▸ 国家卫生和计划生育委员会“十二五”规划教材
▸ 全国高等医药教材建设研究会规划教材
▸ 全国高等学校医药学成人学历教育（专科）规划教材
▸ 供药学专业用

药事管理学

第2版

主　　编　刘兰茹
副主编　田丽娟
编　　者　（以姓氏笔画为序）

田丽娟（沈阳药科大学）
任丽平（吉林医药学院）
刘兰茹（哈尔滨医科大学）
刘佐仁（广东药学院）
李　璠（昆明医科大学）
杨　波（哈尔滨商业大学）
吴云红（大连医科大学）
张征林（东南大学）
孟凡莉（杭州师范大学）
赵　丽（山东大学药学院）
郭丰广（泰山医学院）
龚时薇（华中科技大学同济医学院）
章　卓（泸州医学院）
舒丽芯（第二军医大学）
颜久兴（天津医科大学）

学术秘书　朱　虹（哈尔滨医科大学）

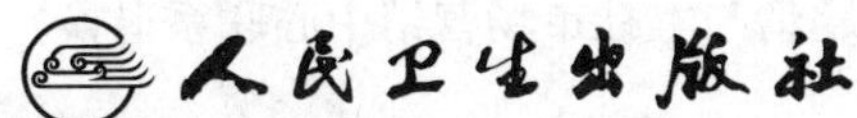

图书在版编目（CIP）数据

药事管理学/刘兰茹主编．—2版．—北京：人民卫生出版社，2013

ISBN 978-7-117-17778-8

Ⅰ.①药…　Ⅱ.①刘…　Ⅲ.①药政管理-管理学-成人高等教育-教材　Ⅳ.①R95

中国版本图书馆CIP数据核字（2013）第207225号

人卫社官网	**www.pmph.com**	**出版物查询，在线购书**
人卫医学网	**www.ipmph.com**	**医学考试辅导，医学数据库服务，医学教育资源，大众健康资讯**

药 事 管 理 学

第 2 版

主　　编：刘兰茹
出版发行：人民卫生出版社（中继线 010-59780011）
地　　址：北京市朝阳区潘家园南里19号
邮　　编：100021
E - mail：pmph @ pmph.com
购书热线：010-59787592　010-59787584　010-65264830
印　　刷：北京市艺辉印刷有限公司
经　　销：新华书店
开　　本：787×1092　1/16　　**印张**：28
字　　数：699千字
版　　次：2007年8月第1版　2013年9月第2版
2017年11月第2版第5次印刷（总第8次印刷）
标准书号：ISBN 978-7-117-17778-8/R·17779
定　　价：49.00元
打击盗版举报电话：010-59787491　E-mail：WQ @ pmph.com
（凡属印装质量问题请与本社市场营销中心联系退换）

全国高等学校医药学成人学历教育规划教材第三轮

修订说明

随着我国医疗卫生体制改革和医学教育改革的深入推进，我国高等学校医药学成人学历教育迎来了前所未有的发展和机遇，为了顺应新形势、应对新挑战和满足人才培养新要求，医药学成人学历教育的教学管理、教学内容、教学方法和考核方式等方面都展开了全方位的改革，形成了具有中国特色的教学模式。为了适应高等学校医药学成人学历教育的发展，推进高等学校医药学成人学历教育的专业课程体系及教材体系的改革和创新，探索医药学成人学历教育教材建设新模式，全国高等医药教材建设研究会、人民卫生出版社决定启动全国高等学校医药学成人学历教育规划教材第三轮的修订工作，在长达2年多的全国调研、全面总结前两轮教材建设的经验和不足的基础上，于2012年5月25～26日在北京召开了全国高等学校医药学成人学历教育教学研讨会暨第三届全国高等学校医药学成人学历教育规划教材评审委员会成立大会，就我国医药学成人学历教育的现状、特点、发展趋势以及教材修订的原则要求等重要问题进行了探讨并达成共识。2012年8月22～23日全国高等医药教材建设研究会在北京召开了第三轮全国高等学校医药学成人学历教育规划教材主编人会议，正式启动教材的修订工作。

本次修订和编写的特点如下：

1. 坚持国家级规划教材顶层设计、全程规划、全程质控和“三基、五性、三特定”的编写原则。

2. 教材体现了成人学历教育的专业培养目标和专业特点。坚持了医药学成人学历教育的非零起点性、学历需求性、职业需求性、模式多样性的特点，教材的编写贴近了成人学历教育的教学实际，适应了成人学历教育的社会需要，满足了成人学历教育的岗位胜任力需求，达到了教师好教、学生好学、实践好用的“三好”教材目标。

3. 本轮教材的修订从内容和形式上创新了教材的编写，加入“学习目标”、“学习小结”、“复习题”三个模块，提倡各教材根据其内容特点加入“问题与思考”、“理论与实践”、“相关链接”三类文本框，精心编排，突出基础知识、新知识、实用性知识的有效组合，加入案例突出临床技能的培养等。

本次修订医药学成人学历教育规划教材药学专业专科教材14种，将于2013年9月陆续出版。

全国高等学校医药学成人学历教育规划教材药学专业（专科）教材目录

教材名称	主编	教材名称	主编
1. 无机化学	刘　君	8. 人体解剖生理学	李富德
2. 有机化学	李柱来	9. 微生物学与免疫学	李朝品
3. 生物化学	张景海	10. 药物分析	于治国
4. 物理化学	邵　伟	11. 药理学	乔国芬
5. 分析化学	赵怀清	12. 药剂学	曹德英
6. 药物化学	方　浩	13. 药事管理学	刘兰茹
7. 天然药物化学	宋少江	14. 药用植物学与生药学	周　晔　李玉山

第三届全国高等学校医药学成人学历教育规划教材

评审委员会名单

顾　　　　问　何　维　陈贤义　石鹏建　金生国

主　任　委　员　唐建武　闻德亮　胡　炜

副主任委员兼秘书长　宫福清　杜　贤

副　秘　书　长　赵永昌

副　主　任　委　员（按姓氏笔画排序）

史文海　申玉杰　龙大宏　朱海兵　毕晓明　佟　赤
汪全海　黄建强

委　　　　员（按姓氏笔画排序）

孔祥梅　尹检龙　田晓峰　刘成玉　许礼发　何　冰
张　妍　张雨生　李　宁　李　刚　李小寒　杜友爱
杨克虎　肖　荣　陈　廷　周　敏　姜小鹰　胡日进
赵才福　赵怀清　钱士匀　曹德英　矫东风　黄　艳
谢培豪　韩学田　漆洪波　管茶香

秘　　　　书　白　桦

前　言

本书是“全国高等学校医药学成人学历教育（专科）规划教材”之一，是根据高等学校药学专业课程设置和培养目标的要求，结合国家执业药师资格考试中《药事管理与法规》的基本内容，注重突出成人教育以自学为主的特点编写而成。

药事管理学是药学科学的一个分支，它运用管理科学、经济学、法学等社会学学科的原理和方法，以药学事业中涉及的制度、法律、经济、信息、机构、人员等各要素为研究对象，探索药学事业科学管理的客观规律，以实现对各种药学事项与药品研制、生产、经营、使用各环节的科学化管理。药事管理学现已发展成为我国医药卫生事业管理的一个重要组成部分，已形成较为完整的学科知识体系。

药事管理学是高等药学教育的专业课程。该课程的教学目的是使学生掌握药事管理法律法规和药师的职责与行为准则，熟悉药品研制、生产、流通、使用等各环节的质量保证和控制，明确药品的安全有效与管理的关系，了解药学的社会性和管理方面的基本知识及经济全球化形势下药事管理的发展趋势。

药事管理学属于药学类毕业生从事药学工作必须具备的核心专业知识。各种学历性质的药学类专科、本科学历教育、执业药师、临床药师等各种资格的考试培训，均将药事管理学课程作为重要的专业基础课或独立的考试科目。世界药学界也公认药事管理学科是药学的重要组成部分，因此在药学专业建设、课程设置、人才培养模式方面，药事管理学课程都发挥了基础性的作用。

根据高等教育的培养目标，编者在编写本书时，本着需求为准、实用为先、够用为度的原则，结合我国执业药师资格考试《药事管理与法规》考试大纲的要求，同时注重基础知识、基本理论的阐述，注意突出“新”、“精”、“专”。本书编写之时，正处在我国药事管理体制改革、药事法律法规修订完善的阶段，本书紧跟国家药事法律法规的最新发展，力求反映药事管理方面的新体制、新法规、新进展、新知识。并尽可能结合医药实践进行编写，文字语言通俗易懂，重点突出，各章附有问题与思考、案例分析、相关链接、复习题，便于学生自学。

本书可作为药学、中药学、制药工程、生物制药、临床药学、医药贸易、医药信息管理、卫生管理等药学类专业的本、专科学生的教材，也可作为药品监督管理部门、药物研发机构、药品生产企业、药品经营企业、医院药学部门专业人员、管理人员的参考用书，以及国家执业药师资格考试的参考用书，还可供药学函授、自学考试及其他形式的成人教育学生使用。

全书共分 14 章，包括：绪论、药事管理组织及职能、医药卫生体制改革、药品管理立法、药品研究与注册管理、药品生产质量管理、药品经营质量管理、医疗机构药事管理、特殊管理的药品、中药管理、药品信息管理、医药知识产权保护。

本书在编写过程中参考借鉴了相关的书籍和文献，在此一并向原作者、出版部门表示诚挚的谢意！特别感谢上版教材主编山东大学邵瑞琪教授。

由于编者知识结构和水平所限，难免有不足之处，敬请读者批评指正。

刘兰茹

2013 年 5 月于哈尔滨医科大学

目　录

第一章

绪　论

学习目标

1. 掌握药品、药事、药事管理的概念，药品质量特性，药品标准、药品质量标准体系，GLP、GCP、GMP、GSP、GAP的中文全称、制定目的及使用范围。
2. 熟悉药品的特殊性，药品的管理分类，药品监督管理，药品质量监督检验的概念、类型，《中国药典》的特点、制定与修订，编制原则和主要内容。
3. 了解药事管理的特点，药事管理学科课程体系，药品监督管理的主要内容。

第一节　药　　品

一、药品的概念

药品是与人的生命健康有着密切关系的物质，“药品”与美国的drugs、英国的medicines、日本的“医薬品”同义。在《药品管理法》的英译本中，药品的对应英文是“drugs”。

（一）药品的概念

《中华人民共和国药品管理法》（以下简称《药品管理法》）关于药品的概念是：“药品是指用于预防、治疗、诊断人的疾病，有目的地调节人的生理功能并规定有适应证或者功能主治、用法和用量的物质，包括中药材、中药饮片、中成药、化学原料药及其制剂、抗生素、生化药品、放射性药品、血清、疫苗、血液制品和诊断药品等。”

（二）药品概念的内涵

1. 我国《药品管理法》中规定的药品仅指人用药品；世界卫生组织、美国、日本、英国等许多国药事法规中的药品均包括人用药和兽用药。

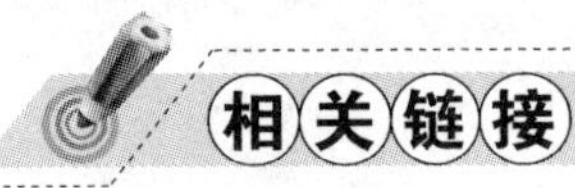

国外对药品的概念

世界卫生组织（WHO）的《药品生产质量管理规范》（GMP）对药品的概念是：任何生产、出售、推销或提供治疗、缓解、预防或诊断人和动物的疾病、身体异常或症状的，或者恢复、矫正或改变人或动物的器官功能的单一物质或混合物。

美国对药品的含义是：①法定的《美国药典》（USP）、法定的《美国顺势疗法药典》（Homeopathic Pharmacopoeia of the United States）或法定的《国家处方集》（National Formulary）以及任何增补本所认可的任何物品；②用于诊断、治疗、缓解或预防人或其他动物疾病的物品；③影响人体或其他动物的结构和功能的物品（食品除外）；④用作①②③项所规定的物品的成分之一，但不包括器械或其组成部分、零部件或附件。

英国《药品法》对药品的概念是：主要或全部以医学目的应用于人体或动物的任何物质或物品。医学目的为以下几点的任何一种：①治疗或预防疾病；②诊断疾病或确定某种生理状况的存在、程度、范围；③避孕；④诱导麻醉；⑤其他预防或干预某种生理功能的正常运作。

日本《药事法》关于药品的概念：医药品包括：①《日本药局方》中所列的物品；②为诊断、治疗、预防人或动物的疾病而使用的物品；③以影响人或动物的结构或功能为目的的物品，但不包括医疗器械、化妆品。

2. 规定了药品的使用目的、使用方法。药品的使用目的是预防、治疗、诊断人的疾病，有目的地调节人的生理功能，使用方法是有规定的适应证或者功能与主治、有一定的用法和用量。这一点与保健品、食品、毒品相区别。

3. 采用列举法强调了传统药（中药材、中药饮片、中成药）和现代药（化学药品、抗生素、生化药品、生物制品等）均是药品。规定了“药品”可作为中药、药材、饮片、成药、西药、原料药、制剂、医药、药物等用语的总称。虽然原料药没有具体规定用于治疗疾病的用法、用量，但也作为药品管理。

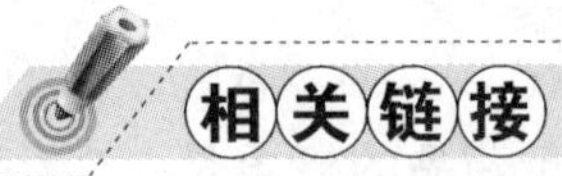

食品、保健食品、化妆品、医疗器械

1. 食品　是指各种供人食用或者饮用的成品和原料以及按照传统既是食品又是药品的物品，但是不包括以治疗为目的的物品。

——《食品安全法》

2. 保健食品　是指声称具有特定保健功能或者以补充维生素、矿物质为目的的食品。即适宜于特定人群食用，具有调节机体功能，不以治疗疾病为目的，并且对人体不产生任何急性、亚急性或者慢性危害的食品。

——《保健食品注册管理办法（试行）》

3. 化妆品 是指以涂擦、喷洒或者其他类似的方法，散布于人体表面任何部位（皮肤、毛发、指甲、口唇等），以达到清洁、消除不良气味、护肤、美容和修饰目的的日用化学工业产品。

——《化妆品卫生监督条例》

4. 医疗器械 是指单独或者组合使用于人体的仪器、设备、器具、材料或者其他物品，包括所需要的软件；其用于人体体表及体内的作用不是用药理学、免疫学或者代谢的手段获得，但是可能有这些手段参与并起一定的辅助作用；其使用旨在达到下列预期目的：①对疾病的预防、诊断、治疗、监护、缓解；②对损伤或者残疾的诊断、治疗、监护、缓解、补偿；③对解剖或者生理过程的研究、替代、调节；④妊娠控制。

——《医疗器械监督管理条例》

（三）药品的特殊性

药品与人的生命和健康密切相关，对人类的生存繁衍有重大作用，是极为特殊的商品，其特殊性就表现在生命关联性，公共福利性，高质量性，高度专业性和品种多样性。药品的生命关联性是药品的首要特征。

1. 生命关联性 药品维护人的生命和健康，是药品特殊于其他商品的关键所在。药品的专属性是指每种药品都有特定的适应证、功能主治和使用方法，要因病施治，对症下药，不同的药品有不同的适应证与用法用量。同时，药品也具有双重性，即“治病”和“致病”，正确的选择药品，正确的使用药品，可维护和促进人们的生命与健康。若没有对症下药，或用法用量不适当，就会导致疾病，影响人的健康，甚至危及生命。

2. 公共福利性 药品是防治疾病、维护健康的特殊商品，社会公众应普遍享有安全使用质量合格、价格适宜的药品的权利。国家通过制定基本药物目录、基本医疗保险药品目录、新农合报销药物目录，减轻了公众的用药经济负担，是药品公共福利性的具体体现。医药企业、医疗机构应当认清药品的公共福利性，担负起为人类健康服务的社会职责。

3. 高质量性 药品是人们用以防治疾病、计划生育、康复保健的物质，药品质量的好坏、是否合理使用，都将直接影响人的生命和健康。因而高质量性的要求是源于药品的生命关联性，药品必须符合质量标准，只有依据法定的药品标准检验合格的才能判断为合格品，药品作为商品只有合格品与不合格品的区分，不划分优质品与劣等品、等外品。

药品的高质量性还反映在国家推行 GLP、GCP、GMP、GSP、GAP 等质量管理规范。规范药品的研制、生产、经营、使用的行为，实行严格的质量监督管理，确保药品质量。

4. 高度专业性 医药产业为高科技产业，在药品的研发、生产、经营、使用环节都需要专业人员。药品的研究和开发需要多学科专家合作；药品经营环节中，需要配备执业药师；处方药必须凭执业医师或执业助理医师处方才能购买、调配和使用。药品被称为指导性商品，药品这一商品要发挥预防、治疗、诊断人们疾病，维护人们健康的作用，必须通过合格的医师、药师指导作用才能得以实现。

5. 品种多样性 人类疾病种类繁多，客观上需要多种药品来防治疾病。药品的需求与疾病的发生、发展、预后及疾病谱的变化密切相关，使得药品呈现动态需求状态。故药品生产企业要根据市场变化安排生产。个别罕见病种，仅需极少数药品，但也应生产，这种药称为罕见药或孤儿药（orphan drugs）。

二、药品的质量与质量特性

（一）质量和质量特性

不同时期，不同的质量专家，从不同的角度，赋予质量不同的内涵。

1. 1977 年美国著名的质量管理专家朱兰（J. M. Juran）博士在第三版《质量控制手册》中指出："产品质量就是产品的适用性"。1988 年，朱兰在第四版《质量控制手册》中又指出："质量应定义为：一是符合顾客需求；二是无产品缺陷。"

2. 1994 年版 ISO84024《质量——术语》中，质量的概念为："反映实体满足明确和隐含需要的能力的特性总和"，这里的实体是指可以单独描述和研究的事物，可以是活动或过程、产品、组织、体系、人或他们的任何组合。这个概念包括了产品的实用性和符合性的全部内涵。

3. 2000 年 ISO9000：《质量管理体系——基础和术语》中质量的概念是："一组固有特性满足要求的程度"。概念中"特性"（characteristic）是指"可区分的特征"，"要求"（requirement）是指"明示的，通常隐含的或必须履行的需求或期望"也就是说，质量是指"一组固有的可区分的特征满足明示的、通常隐含的或必须履行的需求或期望的程度"。固有特性是产品、过程、体系的一部分，固有的是指事物本身所具有的那种特性，而不是外界所赋予的特征。

综上，质量的概念是动态的；质量是对顾客需要的反映；质量是将顾客含糊的感性的需要用质量特性加以表述；质量特性是指产品、过程或体系与要求有关的固有特性，是以顾客的需求为出发点，将其作为测量依据的一组固有特点。

质量既可以是产品质量，也可以是某项活动或过程的工作质量，还可以是质量管理体系运行的质量。

产品质量不仅是由质量特性体现的、而且也是通过过程工作质量形成的，产品质量是经过设计和生产出来的，不是检验出来的，质量形成于从识别顾客需求到顾客对产品的反馈的全过程；质量是各个质量职能部门的有机结合共同实现的；质量是通过生产全过程产生、形成和实现的，质量是靠人实现的。

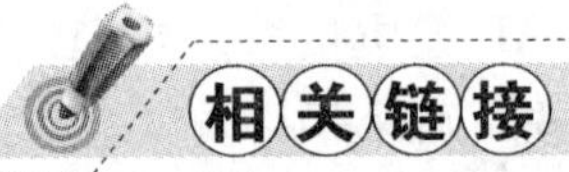

朱兰质量螺旋和桑德霍姆的质量循环图

1. 朱兰质量螺旋　美国质量管理权威朱兰博士把生产全过程中各质量职能按照逻辑顺序串联起来，用以表征产品质量形成的整个过程及其规律性，将生产过程分析为 13 个环节，即市场研究-研制开发-设计-产品规格-制定工艺-采购-设备配置-生产-工序控制-检验-测试-销售-售后服务（图 1-1），在这一过程中的每一个环节都影响到产品的质量，环环相扣，互相依存，互相促进，不断循环，产品的质量在过程中螺旋形上升，它是质量管理的理论基础。

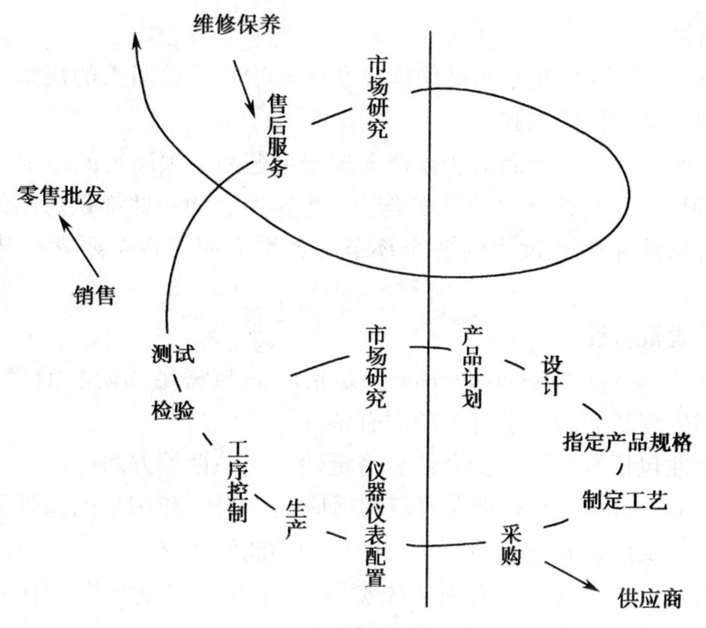

图 1-1 朱兰质量螺旋

2. 桑德霍姆的质量循环图 瑞典质量管理专家桑德霍姆将朱兰质量循环螺旋曲线的13个环节归并成为企业内部的八大质量职能（市场研究、产品研发、制定工艺、采购、生产、检验、销售、服务）和企业外部的两个环节（供应单位和用户），以质量循环图（图 1-2）表示。

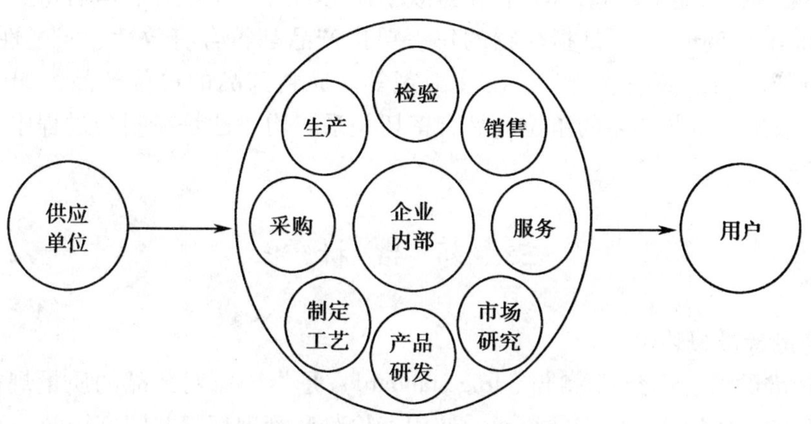

图 1-2 桑德霍姆的质量循环图

质量循环图可以看成质量螺旋曲线的俯视投影。所谓质量循环是指从识别需要直至评定能否满足需要为止的各个阶段中，影响产品或服务质量的互相作用活动的理论模式，它是指导企业建立质量管理体系的理论基础和基本依据。质量管理体系必须贯穿于质量循环的所有环节。通过质量管理体系的运行，圆满地完成质量循环中所有环节的质量活动，就能保证产品的质量，满足规定或用户的要求。

（二）药品质量

药品质量（drug quality）是指药品能满足预防、治疗、诊断人的疾病，有目的地调节人的生理功能的使用要求的特征总和。

药品质量属于产品质量，药品的法律概念规定了药品必须满足的需求，药品（原料药及其制剂）的质量特性所包括的有效性、安全性、稳定性、均一性都是药品的固有特性。从朱兰质量螺旋可以看出药品生产过程的各个环节、各个方面、各个要素对药品的质量有直接的、重要的影响。

（三）药品的质量特性

药品的质量特性（quality characteristic）是指药品与满足预防、治疗、诊断人的疾病，有目的地调节人的生理功能的要求有关的固有特性。

药品的质量特性包括有效性、安全性、稳定性、均一性等方面。

1. 有效性（effectiveness） 是指在规定的适应证、用法和用量的条件下，药品能满足预防、治疗、诊断人的疾病，有目的地调节人的生理功能的要求。

有效程度的表示方法，在我国采用“痊愈”、“显效”、“有效”以区别之；在国外一般采用“完全缓解”、“部分缓解”、“稳定”来区别。

2. 安全性（safety） 是指按规定的适应证和用法、用量使用药品后，人体产生毒副反应的程度。只有在衡量有效性大于毒副反应，或可解除、缓解毒副作用的情况下才使用某种药品。

安全性的考察指标是指药品的毒性、不良反应、副作用、三致（致癌、致畸、致突变）、依赖性等。

3. 稳定性（stability） 是指药品在规定的条件下保持其有效性和安全性的能力。这里所指的规定条件一般是指规定的时间，即药品的有效期，以及生产、贮存、运输和使用的要求。

4. 均一性（uniformity） 是指药物的每一单位产品都符合有效性、安全性的规定要求。药物制剂的单位产品，如一片药、一支注射剂等。原料药品的单位产品，如一箱药、一袋药。人们用药效果一般与药品的单位产品有密切关系。均一性是在制药过程中形成的药物制剂的固有特性。

三、药品标准

（一）药品标准概述

1. 药品标准的概念 药品标准（drug standard）是指国家对药品的质量规格及检验方法所作的技术规定，是药品的生产、流通、使用、检验和管理部门共同遵循的法定依据。

凡正式批准生产的药品、辅料和基质以及商品经营的中药材，都要制定标准。

《药品管理法》规定：“药品必须符合国家药品标准，不符合国家药品标准或者不按照省、自治区、直辖市人民政府药品监督管理部门制定的中药饮片炮制规范炮制的，不得出厂”。

2. 国家药品标准 《药品管理法》规定，国家食品药品监督管理部门颁布的《中华人民共和国药典》和药品标准为国家药品标准。

（1）《中国药典》：《中华人民共和国药典》（The Pharmacopoeia of the People's Republic of China，ChP），简称《中国药典》，是国家为保证药品质量、保证人民用药安全有效、质量可控而制定的法典，药典由国家药典委员会编纂，并由国家食品药品监督管理部门批准颁布实施，具有法律约束力。

新中国成立以来，我国先后编纂《中国药典》共9版，即1953年版、1963年版、1977年版、1985年版、1990年版、1995年版、2000年版、2005年版、2010年版。从1980年起，《中国药典》每5年修订一次。从1963年版开始根据药品属类的不同分为一部和二部；2005年版开始分为三部；现行版本为2010年版。一部为中药，二部为化学药，三部为生物制品。

《中国药典》主要包括凡例、正文和附录三部分组成，药典收载的凡例、附录对药典以外的其他国家药品标准具有同等效力。

（2）局颁标准：局颁标准是指未列入《中国药典》而由国家食品药品监督管理部门颁布的药品标准，以及与药品质量指标、生产工艺和检验方法相关的技术指导原则和规范。

局颁标准的收载范围是：①国家食品药品监督管理部门批准的新药；②疗效肯定，但质量标准仍需进一步改进的药品；③上版药典收载，而新版药典未收入，疗效肯定，国内仍然生产使用，需要统一标准的品种。

（3）药品注册标准：是指国家食品药品监督管理部门批准给申请人特定的药品标准，生产该药品的药品生产企业必须执行该注册标准。

同一种药品，国家批准给不同申请人的注册标准可以是不同的。注册标准的这一特点，决定了不能以这个企业的注册标准去监督检验另一个企业生产的同种药品，而只能依据该企业的注册标准来监督检验该企业生产的该种药品。

3. 其他药品标准　下列标准虽然具有法律效力，但尚未实行全国统一，可以称为有法律效力的药品标准，与国家药品标准共同形成完备的药品标准管理体系。

（1）尚未制定国家标准的中药饮片炮制标准，仍然执行省级药品监督管理部门制定的炮制规范。

（2）医疗机构制剂的标准，仍由省级药品监督管理部门审核批准。

问题与思考

行业组织、协会或企业自定的药品标准，适用于什么范围？在哪种情况下使用？

（二）药品标准管理

1.《中国药典》的制定与颁布　《中国药典》的制定按立项、起草、复核、审核、公示、批准、颁布等环节进行。载入《中国药典》的药品标准是国家对同品种药品质量的最基本要求，该药品的研制、生产、经营、使用、监督及检验等活动的标准不得低于该要求。

2.《中国药典》的修订与废止　《中国药典》的修订，是指对已载入的及需要载入但尚未载入的药品标准，按照《中国药典》收载原则的重新审定，一般每五年修订一次。根据药品标准管理的需要，需增补本的，原则上每年一版。

新版《中国药典》颁布实施后，原版《中国药典》载入的及增补本的药品标准同时废止。

3.《中国药典》的载入原则　载入《中国药典》的药品标准，是国家对该品种药品质量的最基本要求，该药品的研制、生产、经营、使用、监督及检验等活动的标准均不得低于《中国药典》的要求。

药品标准的载入应当按照《中国药典》收载原则进行，一般为质量可控、疗效确切且工艺成熟的药品品种，其来源为药品注册标准、技术指导原则或规范及其他需要制定国家药品标准的，凡涉及专利的，按照国家有关规定执行。

4.《中国药典》的主要内容

（1）凡例：为正确使用《中国药典》进行药品质量检定的基本原则，对一些与标准有关的、共性的、需要明确的问题以及采用的计量单位、符号、术语等，用条文加以规定，以帮助人们理解和掌握药典正文。

（2）正文：根据药品自身的理化与生物学特性，按照批准的处方来源、生产工艺、贮藏运输条件等所制定的，用以检测药品质量是否达到用药要求并衡量其质量是否稳定均一的技术规定。

（3）附录：主要收载制剂通则、通用检测方法和指导原则。

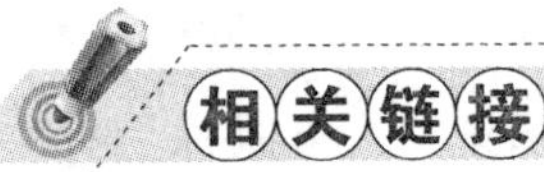

问题与思考

接到检验某种药品的任务，如何利用药典？

相关链接

2010 版《中国药典》

《中国药典》（2010 年版）坚持“继承与发展相结合、理论与实际相结合”的方针，坚持“科学、实用、规范”的药典编纂原则，根据中药、化学药、生物制品的特点和实际情况，积极采用先进适用的方法和技术，增加药品检测项目和检测方法，使中药标准有了突破和创新，进一步与国际接轨，收载品种有较大幅度的增加，基本覆盖国家基本药物目录品种和基本医疗保险报销药品目录品种，并且凡例、品种的标准要求、附录的制剂通则等方面均有较大的变化和进步，从而使《中国药典》2010 年版更加严谨和完善。

《中国药典》（2010 年版）于 2010 年 10 月 1 日起执行，原收载于例版药典、原卫生部颁布药品标准、原国家食品药品监督管理局颁布新药转正标准、地方标准上升国家标准的同品种药品标准同时废止。

《中国药典》（2010 年版）分为三部。一部中药收载中药材、中药饮片、植物油脂和提取物、成方制剂和单味制剂等，设置 19 个项目：品名、来源、处方、制法、形状、鉴别、检查、浸出物、特征图谱或指纹图谱、含量测定、炮制、性味与归经、功能主治、用法与用量、注意、规格、贮藏、制剂、附注等，共收载 2165 个品种；二部化学药品收载化学药品、抗生素、生化药品、放射性药品以及药用辅料等，设置 15 个项目：品名、有机物结构式、分子式与分子量、来源或有机药物化学名称、含量或效价测定、处方、制法、形状、鉴别、检查、类别、规格、贮藏、制剂等，共收载 2271 个品种；三部生物制品，设置 7 个项目：品名、定义和组成及用途、基本要求、制造、检定、保持和运输及有效期、使用说明等，共收载品种 131 个。

四、药品的质量管理体系

药品质量的形成经过药品研究、药品生产、药品经营及使用几个阶段，各阶段相对独立，又密切相关，每一阶段都有独特的内容和特点。因此，药品的质量管理是一个复杂的体系，一项系统的工程。

为规范药品的研制、生产、经营、使用的行为，国家以药品标准为依据，以确定和达到药品质量所必需的全部职能和活动作为对象，推行 GLP、GCP、GMP、GSP、GAP 等质量管理规范，构建了药品质量管理体系（表 1-1）。

表 1-1　药品质量管理体系（GXP）

中文名称	英文名称	缩写	制定目的	适用范围	现行版施行时间
药物非临床研究质量管理规范	Good Laboratory Practice	GLP	为了提高药物非临床研究的质量，确保实验资料的真实性、完整性和可靠性，保障人民用药安全	适用于为申请药品注册而进行的非临床研究	2003 年 9 月 1 日
药物临床试验质量管理规范	Good Clinical Practice	GCP	为了保证药物临床试验过程的规范，结果科学可靠、保护受试者的权益并保障其安全	适用于进行各期临床试验、人体生物利用度或生物等效性试验	2003 年 9 月 1 日
药品生产质量管理规范	Good Manufacturing Practice	GMP	规范药品生产企业，加强药品生产和质量管理，保证药品生产过程的质量合格	适用于药品生产的全过程	2011 年 3 月 1 日
药品经营质量管理规范	Good Supplying Practice	GSP	为加强药品经营质量管理，规范药品经营行为，保障人体用药安全、有效	适用于中华人民共和国境内药品经营企业，药品生产企业销售药品、药品流通过程中其他涉及储存与运输药品的，也应当符合本规范相关要求。	2013 年 6 月 1 日
中药材生产质量管理规范	Good Agricultural Practice	GAP	规范中药材生产，保证中药材质量，促进中药标准化、现代化	适用于中药材生产企业生产中药材（含植物、动物药）的全过程	2002 年 6 月 1 日

五、药品的管理分类

药品的分类方法有很多，本教材主要从药品管理法律、法规中有关药品分类管理的类别来讨论药品的分类。

（一）现代药与传统药

按照药品的历史发展，可分为现代药和传统药。

1. 现代药（modern drugs） “现代药”又称西药，是指19世纪以来发展起来的化学药品、抗生素、生化药品、血清、疫苗、血液制品等。一般是用化学合成、分离提取、生物发酵、基因工程等现代科学技术手段获得的物质，这些物质是用现代医学的理论和方法筛选确定其药效，并按照现代医学理论用以防治疾病的。

2. 传统药（traditional drugs） “传统药”是指历史上各国、各民族传统医学或民间医学使用而流传下来的药物，在我国主要是指中药和民族药（藏药、蒙药等）。中药主要是来自天然的植物药、动物药和矿物药。其特点是在中医辨证理论指导下，根据药物的性味、归经、功效、组合在方剂中使用。中药不仅历史悠久，至今仍是我国人民防治疾病不可缺少的药物，而且在世界各国影响很大。

《药品管理法》第三条明确规定："国家发展现代药和传统药，充分发挥其在预防、医疗和保健中的作用。"这将为保障公众健康，满足人们对健康水平日益增长的需求，促进社会经济发展起着重要的作用。

（二）化学药品、中药、生物制品

按照药品原材料物质本源和加工制造方法等，可分为化学药品、中药和天然药物、生物制品，这也是药品注册和药典的分类方式。

1. 化学药品（chemical drugs） 一般是用合成、分离、提取、化学修饰等方法制取的物质，这些物质是用现代医学的理论和方法筛选确定其药效，并按照现代医学理论用以防治疾病的。

化学药品是所有药品中数量、品种最多的一类，也是人们日常生活中使用最为广泛的一类。

2. 中药（traditional Chinese medicine） 是指在中医基础理论指导下，用以防病治病的药物，包括中药材、中药饮片、中成药和民族药。

3. 生物制品（biological product） 用生物技术（普通的或基因工程、细胞工程、蛋白质工程、发酵工程）获得的生物材料（微生物、细胞、各种动物和人源的细胞及体液）可制备生物制品等。

（三）处方药与非处方药

按照药品的安全性、有效性和使用方便性，可分为处方药与非处方药。

1. 处方药（prescription drugs） 处方药是指"凭执业医师和执业助理医师处方方可购买、调配和使用的药品。"

2. 非处方药（nonprescription drugs，over-the-counter drugs，OTC drugs） 非处方药是指"由国务院药品监督管理部门公布的，不需要凭执业医师和执业助理医师处方，消费者可以自行判断、购买和使用的药品。"

《药品管理法》规定："国家对药品实行处方药与非处方药分类管理。"药品分类是根据安全有效、使用方便的原则，依其品种、规格、适应证、剂量及给药途径不同，分别按处方药和非处方药进行管理。根据药品的安全性，非处方药分为甲、乙两类。

（四）新药、仿制药品、进口药、医疗机构制剂

按照药品注册申请方式，可分为新药、仿制药品、进口药品、医疗机构制剂。

1. 新药（new drugs）《药品管理法实施条例》中新药的概念是："新药是指未曾在中国境内上市销售的药品"。《药品注册管理办法》规定："对已上市药品改变剂型、改变给药途径、增加新适应证的药品注册按照新药申请的程序申报。改变剂型但不改变给药途径，以及增加新适应证的注册申请获得批准后不发给新药证书；靶向制剂、缓释、控释制剂等特殊剂型除外。"

2. 仿制药品（generic drugs） 仿制药品又称为已有国家标准的药品，指仿制（生产）国家食品药品监督管理部门已批准上市的已有国家标准的药品品种，但是生物制品按照新药申请的程序申报。

3. 进口药品（import drugs） 进口药是指境外生产的，安全、有效而且临床需要，经国家食品药品监督管理部门批准在中国境内上市销售的药品。

4. 医疗机构制剂（pharmaceutical preparations dispensed by medical institutions） 医疗机构制剂指医疗机构根据本单位临床需要经批准而配制、自用的固定处方制剂。医疗机构制剂不得上市销售。

（五）国家基本药物、基本医疗保险药品、新农合药品、公费医疗药品

按照药品的社会价值和社会功能，可分为国家基本药物、基本医疗保险药品、新农合药品、公费医疗药品。

1. 国家基本药物（national essential drugs） 国家基本药物是适应基本医疗卫生需求，剂型适宜，价格合理，能够保障供应，公众可公平获得的药品。

2. 基本医疗保险药品 为了保障城镇职工基本医疗保险用药，合理控制药品费用，规范基本医疗保险用药管理，由国家人力资源和社会保障部组织制定并发布国家《基本医疗保险药品目录》。

3. 新农合药品 新农合药品指新型农村合作医疗基金可以支付费用的药品。目前实行分级药物目录，由各省级卫生行政部门结合实际，调整和制定全省（自治区、直辖市）统一的新农合报销药物目录，分县级（及以上）、乡或镇、村3级目录。

4. 公费医疗药品 公费医疗用药指公费医疗经费中可以报销费用的药品。由省级卫生行政部门制定药品目录。

（六）特殊管理的药品

1. 特殊管理药品（the drugs of special control）《药品管理法》规定：国家对麻醉药品（narcotic drugs）、精神药品（psychotropic substances）、医疗用毒性药品（medicinal toxic drugs）、放射性药品（radioactive pharmaceuticals）实行特殊管理。这四类药品被称为特殊管理药品。

《禁毒法》规定，国家对麻醉药品和精神药品实施管制，对麻醉药品和精神药品的实验研究、生产、经营、使用、储存、运输实行许可和查验制度。

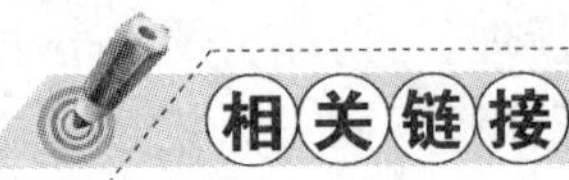

什么是毒品

《禁毒法》所称毒品，是指鸦片、海洛因、甲基苯丙胺（冰毒）、吗啡、大麻、可卡因，以及国家规定管制的其他能够使人形成瘾癖的麻醉药品和精神药品。

2. 其他严格管理的药品

（1）药品类易制毒化学品：是指可用于制造海洛因、甲基苯丙胺（冰毒）、可卡因等麻醉药品和精神药品的物质。依照国务院制定的《易制毒化学品管理条例》中所列物质。包括：①麦角；②麦角胺；③麦角新碱；④麻黄素、伪麻黄素、消旋麻黄素、去甲麻黄素、甲基麻黄素、麻黄浸膏、麻黄浸膏粉等麻黄素类物质；⑤高锰酸钾。（注：所列物质可能存在的盐类也纳入管制。包括原料药及单方制剂。）

（2）兴奋剂：《反兴奋剂条例》所称兴奋剂，是指兴奋剂目录所列的禁用物质等，如蛋白同化制剂、肽类激素等。兴奋剂目录是由国家体育总局、商务部、原卫生部、海关总署、原国家食品药品监督管理局制定、调整并公布。2010 年《兴奋剂目录》所列的禁用物质包括 7 类共 219 种。国家对兴奋剂目录所列禁用物质实行严格管理，任何单位和个人不得非法生产、销售、进出口。

3. 预防性生物制品　原卫生部《预防用生物制品生产供应管理办法》规定：预防用生物制品是指《中华人民共和国传染病防治法》规定管理的甲类、乙类和丙类传染病的菌苗、疫苗、类毒素等人用生物制品。《药品管理法》第一百零四条规定："国家对预防性生物制品的流通实行特殊管理"。

（七）假、劣药品

1. 假药　《药品管理法》第四十八条规定了假药及按假药论处的情形：

假药是指药品所含成分与国家药品标准规定的成分不符，以非药品冒充药品或者以他种药品冒充此种药品。

有下列情形之一的药品，按假药论处：

（1）国家食品药品监督管理部门规定禁止使用的；

（2）依照本法必须批准而未经批准生产、进口或者依照本法必须检验而未经检验即销售的；

（3）变质的；

（4）被污染的；

（5）使用依照本法必须取得批准文号而未取得批准文号的原料生产的；

（6）所标明的适应证或者功能主治超出规定范围的。

2. 劣药　《药品管理法》第四十九条规定了劣药及按劣药论处的情形：

劣药是指药品成分的含量不符合国家药品标准。

有下列情形之一的药品，按劣药论处：

（1）未标明有效期或者更改有效期的；

（2）不注明或更改生产批号的；

（3）超过有效期的；
（4）直接接触药品的包装材料和容器未经批准的；
（5）擅自添加着色剂、防腐剂、香料、矫味剂及辅料的；
（6）其他不符合药品标准规定的。

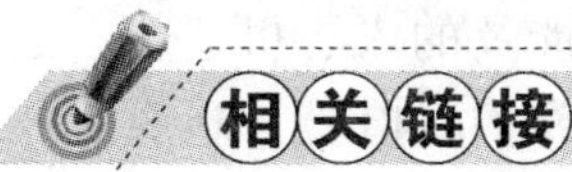

美国的不合格药品界定简介

美国药品管理的主体思想为保证药品的安全、有效和正确标签，因而把不合格药品划分伪劣药和违标药。对把内在质量存在问题的药品归为伪劣药，而药品本身无问题但标签有问题的药品归为违标药。

伪劣药：不遵守 GMP；使用的药品容器使其内容物危害健康；使用非法的色素添加剂；违反美国药典的要求；不符合标识的效价或纯度要求以及有关法案明令禁止的行为等。

违标药：一切虚假或误导的标签；未提供生产厂家名称、地址及内容物净重等必要信息；未载明适当的使用说明；未遵守美国药典有关包装和标签的要求；未得到生产抗生素所需的产品许可证；未遵守其他众多法规如药厂注册、产品注册、防治污染及蓄意破坏包装法规等。

美国《联邦食品、药品和化妆品法案》（FDCA）明确指出，严禁使用伪劣药和违标药，FDA 将对违法行为进行严厉处罚。

第二节 药 事 管 理

“药事”一词源于我国古代医药管理用语，19 世纪成为日本药品管理法律用语。20 世纪 80 年代，“药事管理”成为我国高等教育课程和专业名称、专业教育计划用语，并广泛应用于机构名称、药学社团名称、药学期刊名称、医药卫生行政管理、药品管理立法、司法活动中。

一、药事的概念和范围

（一）药事的概念

“药事”对应的英文是 pharmaceutical affairs，本教材将“药事”一词界定为：药事是指与药品的研制、生产、流通、使用、价格、广告、信息、监督等活动有关的事。

药事的概念是动态变化，古代所使用“药事”是指与皇帝用药有关事项。1997 年颁发的《中共中央、国务院关于卫生改革与发展的决定》提出必须依法加强对药品研制、生产、流通、价格、广告及使用等各个环节的管理。2001 年施行的《中华人民共和国药品管理法》

的适用范围、管理对象和内容包括了药品的研制、生产、经营、使用、包装、价格、广告和监督管理等。

（二）药事的范围

药事是一个较为宽泛的概念，它涵盖了自然界与社会所有与药品有关的事项与活动，如药品研制、生产、流通、使用和监督管理过程中与药品安全性、有效性、经济性、合理性有关的事项或活动；药品的研制、生产、流通、使用和监管环节中所涉及的人、机、料、法、环等各种要素；与药品生产经营相关的原辅料采购、验收、储存、养护、检验、制剂生产、包装、成品检验、审核出厂、价格制定、广告等；在药品使用过程，包括人（药师、患者、医师、护士）的心理与行为及其交流沟通与药物治疗合理性关系等。这些事项或环节在药学实践的管理过程中不是孤立存在的，同时还会涉及保障这些事项或活动正常进行的管理组织、法规文件以及职业的道德要求等方面。

（三）药学事业

药学事业泛指与“药”有关的事业，是由人所从事的，以药品、药学服务为对象，按一定的组合，具有一定的目标、规模，组织起来开展对社会发展具有影响的经常性药学活动的完整的社会大系统。

这个完整的社会大系统由药物研究机构、药品生产企业、药品经营企业、医疗机构药房、药学教育单位、药品检验机构、药品监督管理部门、药学社会团体等单位、部门和行业构成。在该系统中，各个部门、各个单位既相对独立，发挥各自的职能作用，以增进人类健康为目标而开展各项药事活动。同时各部门、各单位又密切联系，互为条件，互为制约，互相促进和发展。整体推动药学事业为人类健康服务，为社会进步和经济繁荣作出贡献。

药学事业的各项工作都是围绕药品展开的，由于药品具有与人体健康和生命安全息息相关的特殊属性，保证公众用药安全、有效、经济、合理，已成为药学事业各项工作的核心问题，也成为药学事业各项管理活动以及国家药品监督管理工作的基本内容。

（四）医药行业

医药行业是药学事业的重要组成部分，是国民经济发展的重要产业领域，是一个不断向前发展的朝阳产业，同时，也是高技术、高投资、高风险、高收益的行业。

医药行业主要包括：化学原料药及其制剂、中药材、中药饮片、中成药、抗生素、生化药品、放射性药品、血清、疫苗、血液制品和诊断药品以及医疗器械、卫生材料、制药机械、药用包装材料等的研制、生产部门和医药商业领域。

二、药 事 管 理

（一）管理

在人类历史上，自从出现了有组织的活动以来，就产生了管理活动。随着社会经济与科学技术的发展，各项事业或各个行业对管理重要性的认识也越来越深刻，进而形成了各种独特的管理结构体系与理论和各种有效的管理方式与方法，管理的科学化程度也日益提高。

不同学者对“管理”的概念有不同界定，“现代经营管理之父”法国的亨利·法约尔

(Henri Fayol) 认为：管理是由计划、组织、指挥、协调及控制等职能为要素组成的活动；南京大学商学院周三多教授认为：管理是组织为了达到个人无法实现的目标，通过各项职能活动，合理分配、协调相关资源的过程。

本教材认为，“管理”是某项事业或行业中的组织、机构或单位等具有一定权力的群体或个人，为达到一定的目的、目标，对照料、管制、治理的对象实施的一系列领导、计划、组织、控制和协调的活动。

（二）药事管理

1. 药事管理的概念　药事管理是社会管理的一个分支，是我国医药卫生事业管理的一个重要组成部分。从古到今，药事管理一直受到世界各国的高度重视，并与各国的政体、国情有密切关系。

药事管理指国家对药学事业的综合管理，是运用管理学、法学、社会学、经济学的原理和方法对药事活动进行研究，总结其规律，并用以指导药事工作健康发展的社会活动。药事管理是药学事业科学化、规范化、法制化的管理，涉及药学事业的各方面（药品研制、生产、经营、价格、广告、使用等），形成较为完整的管理体系，包括宏观和微观两个方面。

2. 宏观药事管理与微观药事管理　宏观药事管理是国家药事公共行政部门依法对药事私部门实施有效的监督管理。微观药事管理是药品的研制、生产、流通、使用过程中相关组织严格遵守药事管理法律法规及相关技术要求。

（1）宏观药事管理：是指国家政府的行政机关，运用管理学、政治学、经济学、法学等多学科理论和方法，依据国家的政策、法律，运用法定权力，为实现国家制定的医药卫生工作的社会目标，对药事进行有效治理的管理活动，又称为药政管理（drug administration）或药品监督管理（drug supervision）。

宏观的药事管理职责包括制定和执行国家药物政策与药事法律、法规、规章；建立健全药事管理体制与药品监督管理机构；药事物力资源、信息资源、人力资源（药学技术人员、药品监督管理人员）管理等。

宏观的药事管理部门又称为公共部门或公共组织，泛指不以营利为目的，服务大众，提高公共利益为宗旨的组织。

（2）微观药事管理：是指药事组织各部门内部的管理。主要包括医药生产、经营企业管理、医疗机构药房管理等。

微观药事管理职责主要包括人员管理、财务管理、物资设备管理、药品质量管理，技术管理、药学信息管理、药学服务管理等工作。

微观药事管理组织又称为私部门组织，大都以利润为导向，是个人（或小集团）利益最大化的追求者，以经济利润为其管理的底线。由于药品的特殊性，药事管理就是要求药事各部门必须把药品和药品生产经营全过程的质量管理放在首位，把社会效益放在首位。

（三）药事管理的特征

药事管理的特征表现为专业性、实践性、政策性、综合性。

1. 专业性　药事管理人员应熟悉药学科学和社会科学的基础理论、专业知识和基本方法，总结药品生产、经营、流通等领域的基本管理规则，解决药学实践问题。

2. 实践性　药事管理是联系自然科学知识、社会科学知识与药学实践的桥梁，药事管理的法规文件的制定来自于药品生产、经营、使用的实践总结，并用于指导、监督、管理各项实践工作，同时接受实践的检验，对药事法规适时予以修订、补充、完善，使药事管理工作不断改进、提高和发展。

3. 政策性　药事管理的依据是国家药物政策、药事管理的法规文件，为保证药品质量，保障人们用药安全，国家对药品的监督管理及药事机构自身的经营管理都要依据政策、法律办事。

4. 综合性　药事管理学科不是完全的人文学科，而是自然科学与社会科学交叉渗透的边缘学科。为此研究者必须具有药学和相关社会科学理论知识和技术的基础，药事管理研究要从药学事业整体为出发点。

（四）药事管理的工作方法

1. 行政管理方法　世界各国广泛运用行政的手段管理药学事业，设立了专门负责药学事业管理的行政部门，制定标准和规范，负责审批和认证，进行监督和处罚。我国药品监督管理的机构是国家食品药品监督管理总局（China Food and Drug Administration，CFDA），运用行政方法对药物研究机构、药品生产企业、药品经营企业、医疗机构药学部门进行监管，有效规范药品的研发、生产、经营和使用的行为，确保药品的质量和合理的使用。

2. 法律管理方法　世界各国普遍采用法律方法管理药事活动，制定和颁布了药品相关的法律法规，运用法律规范和具有法律规范性质的各种政策行为规则进行管理的方法，对药品的研制、生产、流通、使用和监督管理实行严格的法治化管理。我国药事管理法律体系以宪法为依据，以《药品管理法》、《药品管理法实施细则》为主干，由数量众多的单行药事管理法律、法规、规章组成。对各项药事活动进行严格的法律调整、规范，通过明确法律责任，依法严格处罚违法行为，增强对药学事业各个行业的约束力。

3. 经济管理方法　经济管理方法受到了世界各国医药行业的普遍重视，运用经济学方法，调节各方面利益关系，刺激组织行为动力的管理方法。经济方法是通过价格、税收、信贷等方法来实现宏观管理的职能和通过工资、奖金、罚款、福利等方法来实现微观管理的职能。经济方法的功能在于最大限度的调度各方面的积极性、主动性、创造性和责任感，变外在的强制管理为内在的自觉管理。经济学方法的应用可为药政管理、药品资源的优化配置、医疗保险等提供决策依据。药物研究机构评估新药开发项目的经济风险，进行项目可行性分析；药品生产企业研究药品供需方的经济行为，进行药品市场定价；医疗机构对比分析和评价不同药物治疗方案，使药物治疗达到最好的价值效应；药物研究机构、生产、经营企业、医疗机构内部的财务管理都运用经济学方法。

4. 系统管理方法　药事管理是对药学事业的系统管理，各项药事管理活动构成的一个复杂体系，药事管理职责涉及许多行政部门，各级部门在其各自的职责范围内负责与药品有关的监督管理工作。如药品监督管理部门负责药品监督管理，工商行政部门负责对药品生产、经营企业的登记及药品在购销过程中的不正当竞争行为的查处和对药品广告实行监督管理等。这些行政部门相互配合，以药学事业大系统功能最优化为共同目标，运用系统科学的方法对药事系统进行监管。另一方面，也应根据药物研究、生产、经营子系统的特点和功能，运用系统科学的方法，实现子系统内部的最优化。

5. 舆论监督管理方法　充分发挥舆论的力量，监督药品研发、生产、经营行为，监督药品信息、药学技术人员管理、监督药品研发、监督药事公共部门和私部门、强化人民群众的自我保护意识，维护用药者的合法利益，通过药品质量公告、药品不良反应信息通报，让假药、劣药无处藏身。

6. 科学技术方法 通过采用先进的质量检验仪器，运用现代科学的检验方法，提高技术监督水平，以实现对药品质量的有效控制，提高监督管理效率。

三、药品监督管理

（一）药品监督管理概述

1. 药品监督管理的概念 药品监督管理（drug supervision）是指国家授权的行政机关，依法对药品、药事组织、药事活动、药品信息进行管理和监督；另一方面也包括司法机关、检察机关和药事法人和非法人组织、自然人对管理药品的行政机关和公务员的监督。

药品监督管理的实质是药品质量的监督管理，是我国行政监督体系中一个组成部分。

药品监督管理的目的是实现国家对药学事业的管理，促进新药研究开发，提高制药工业的竞争力，规范药品市场，保证药品供应，保证药品质量，保障人体用药安全，维护人民身体健康和用药的合法权益。

2. 药品监督管理的性质 药品监督管理的性质属于国家行政，是国家药品行政监督管理的重要组成部分。

（1）行政执法性：药品监督管理是政府职能部门运用法律授予的行政权力来履行法律、法规赋予的行政职责，是一种完全意义上的行政执法行为。

（2）法律强制性：药品监督管理是依法行政，体现的是国家意志，由国家强制力作保障，对违反法律、法规的行为要受到法律制裁。

（3）专业技术性：药品监督管理是一项专业技术特性很强的工作，必须以扎实的专业知识和技能为基础。

（4）监管双重性：药品监督管理也包括司法机关、检察机关和药事法人和非法人组织、自然人对管理药品的行政机关和公务员的监督。对在监督管理工作中可能出现的执法者滥用职权、放弃履行职责（不作为行为）和以权谋私等偏离执法目标的情况，均应该受到法律、法规及各种监督措施的制约。

3. 药品监督管理的法律关系 药品监督管理的行政主体是《药品管理法》规定享有药品监督管理主管权的各级药品监督管理部门。还有法律、法规授权的组织，如工商行政部门、物价主管部门。

药品监督管理的对象是作为行政相对方的公民、法人或其他组织，如药品研究机构、生产、经营企业，医疗机构以及销售自种药材的农民等。

药品监督管理的内容是相对方遵守药品管理法及相关法规、规章、国家药品标准的情况，主要是对药品质量和企事业单位保证药品质量体系、质量管理进行监督。

（二）药品监督管理的类型

药品监督管理可以分为依申请的药品监督管理和依职权的药品监督管理。

1. 依申请的药品监督管理 依申请的药品监督管理属于预防性药品监督管理，是指药品监督管理部门只在管理相对人提出申请的情况下，才能依法采取的药品监督管理行为。

当管理相对人为获得某种资格根据药事管理法律法规的规定提出申请意愿时，如药品注册申请、开办药品生产经营企业的申请、GMP 和 GSP 认证申请等，药品监督管理部门必须在法律法规规定的期限内实施相应的管理行为，对药品的研制、生产、流通、使用事项进行现场检查、验收或审核等监督管理活动，并根据监督检查结果对相对人的申请作出正式答复。主要包括药品注册审批，开办药品生产、经营企业的审批、GCP 认定、GLP、GMP 和 GSP 认证等。药品监督管理部门未在法律法规规定的期限内答复的，即构成违法，要承担相应的法律责任。

2. 依职权的药品监督管理 依职权的药品监督管理是指药品监督管理部门根据法律法规的授权，定期或不定期对辖区内发生的药品研制、生产、流通、使用活动的机构和人等相对方，遵守药事法律、法规、规章，执行行政决定、命令的情况进行检查、对其生产、经营、使用的药品和质量体系进行抽检、监督，执行行政处罚的行政行为。如监督抽验、定点监测、飞行检查。对于通过 GMP 和 GSP 认证的企业，进行的跟踪检查也属于这种类型。对于检查中发现的问题，及时采取措施，时责令改正，对于严重的违法行为及时实施行政处罚，对于触犯刑律的，及时移交司法机关追究刑事责任。

（三）药品监督管理的主要内容

药品监督管理是各级药品监督管理部门依据法律法规的授权，对药品的研制、生产、流通、使用过程进行检查督促，以保证药事管理法律法规的贯彻实施，是各级药品监督管理部门的基本职能。

1. 药品研究环节实行审批和许可

（1）国家对新药、仿制药、进口药品等实行注册审批制度：国家食品药品监督管理部门负责新药、仿制药品、进口药品的注册审批，这是药品质量监督管理的基点和关键环节。通过新药审批注册、进口药品注册，发给《新药证书》及药品生产批准文号或发给《进口药品注册证》，审批仿制已有国家药品标准的药品，发给生产批准文号。无生产批准文号的药品任何单位不得生产、销售。

（2）核发药品标准、药品说明书：药品标准、药品说明书是新药研究的产物，是新药审批的重要资料，经审核批准的药品标准、药品说明书是药品的法定文件，药品标准是我国药品质量技术监督的核心，是保证药品质量的关键。药品说明书是临床用药的指导性文件，审核药品标准、药品说明书由国家食品药品监督管理部门审批。

（3）GLP、GCP 认证制度：GLP、GCP 认证制度，是为了确保新药研究规范科学，资料真实可靠，促进我国药物新药研究。其中 GLP 适用于为申请药品注册而进行的非临床安全性研究，包括单次给药的毒性试验、反复给药的毒性试验、生殖毒性试验、致突变实验、致癌试验、各种刺激性试验、依赖性试验及评价药品安全性有关的其他毒性试验。GCP 适用于药物临床试验和生物等效性试验。

2. 药品生产、经营环节实行许可和监管

（1）生产、经营药品，实行许可证制度：《药品生产许可证》、《药品经营许可证》是对生产药品、经营药品的能力、条件的要求和认可，是开办药品生产、经营企业的法律条件。

（2）GMP、GSP 认证制度：实行 GMP、GSP 强制认证制度，对企业贯彻实施 GMP、GSP 情况实施动态的监督管理。对通过 GMP、GSP 认证的药品生产经营企业进行认证后的跟踪检查。

（3）审定药品广告、标识物：通过药品广告审批、药品商标注册、药品包装标签检查，确认其符合安全用药要求，颁发药品广告批准文号、注册商标。

（4）行使监督权，实施法律制裁：药品监督管理部门有针对性地、有计划地对上市药品质量及药品生产、经营企业和医院制剂的质量体系及管理进行抽查监督。对制售假药、劣药，对无证生产、经营药品和配制医院制剂的，以及违反《药品管理法》有关规定的，依法进行处罚。

（5）严格控制特殊管理的药品：根据法律法规，确认特殊管理的药品，规定特殊标志，进行生产、供应、使用的严格管制、管理，确保人们用药安全。

3. 药品使用环节实施药品不良反应监测和药品再评价

（1）建立和执行药品不良反应报告和监测制度：药品监督管理部门应当组织药品不良反应监测，药品生产企业、药品经营企业、医疗卫生机构及药品不良反应监测机构，必须按规定报告所发现的药品不良反应，并执行逐级、定期报告制度，必要时可以越级报告。对知情不报的违规单位，视情节轻重予以处罚。

（2）药品的再评价和药品品种整顿工作：国家食品药品监督管理部门对已经批准生产的药品将组织专家进行再评价；对已经批准生产或者进口的药品进行调查；对疗效不确切、不良反应大或者其他原因危害人体健康的药品，应当撤销批准文号或者进口药品注册证书。已被撤销批准文号或者进口药品注册证书的药品，不得生产或者进口、销售和使用。已经生产或者进口的药品，由所在地药品监督管理部门监督销毁或者处理。

（四）药品监督管理的主要手段

根据相关法律规定，药品监督管理部门应当行使以下监督管理职权，并严格遵守《药品管理法》关于药品监督管理的有关禁止性规定。

1. 监督检查与实施行政处罚　药品监督管理部门有权按照法律和行政法规的规定，对药品的研制、生产、流通、使用进行全过程的监督检查，接受监督检查的单位不得拒绝和隐瞒，应当主动配合药品监督管理部门，提供真实情况，如研制资料、生产记录、购销记录等。

药品监督管理部门对监督检查中发现的违反药事管理法律法规的行为，依法实施行政处罚，违法行为构成犯罪的，应当及时移交司法部门依法追究刑事责任。

2. 监督抽验与发布质量公告　药品质量抽查检验与质量公告是药品监督管理的重要手段。

抽查检验是国家食品药品监督管理部门设置或确定的药品检验机构，对药品监督管理部门根据抽验计划和监督管理需要进行质量检验的药品，按照法定的药品标准，以了解药品质量动态和掌握药品的生产、流通、使用状况为目的，而进行的药品检验。药品监督抽查检验不得向被监督对象收取检验费。

药品质量公告是药品质量抽验的结果公示。国家定期向公众发布质量抽验结果的公告。药品质量抽检结果公告的项目包括药品名称、检品来源、检品标示生产企业、生产批号、药品规格、检验机构、检验依据、检验结果、不合格项目。

通过药品质量公告向全社会公布全国药品质量信息，让人们了解药品质量状况，接受公众监督，以促进药品质量的提高。

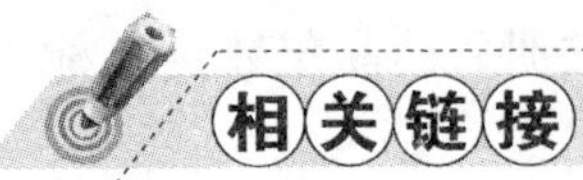

药品监督管理的行政主体与行政职权

《药品管理法》规定国家食品药品监督管理部门主管全国药品监督管理工作，是药品监督管理工作的行政主体。拥有药品监督管理行政职权的所有权，主要包括以下行政职权：①行政规范权；②行政许可权；③行政禁止权；④行政形成权；⑤行政处罚权；⑥行政强制权；⑦行政确认权；⑧行政裁决权；⑨行政监督权。

四、药品质量监督检验

药品质量监督检验是药品质量监督的重要组成部分，质量监督必须采用检验手段，检验的目的是为了监督，如果检验技术不可靠，检验数据不真实，必然造成质量监督工作的失误和不公正。因此必须加强药品质量监督检验的管理。

（一）药品质量监督检验的性质

药品质量监督检验是法定的药品检验机构为了国家药品监督管理的需要所进行的药品检验，具有公正性，权威性，仲裁性。

1. 公正性　药品质量监督检验的要求应具有公正的立场，不以盈利为目的、精良的技术三个条件，药品质量监督检验是法定的药品检验机构检验，属于第三方检验，不涉及买卖双方的经济利益，更具有公正性。

2. 权威性　药品质量监督检验是代表国家对研制、生产、经营、使用的药品质量进行的检验，具有比生产或验收检验更高的权威性。

3. 仲裁性　药品质量监督检验是根据国家的法律规定进行的检验，在法律上具有更强的仲裁性。

（二）药品质量监督检验的类型

药品质量监督检验根据其目的和处理方法不同，可以分为抽查检验、注册检验、国家检验、委托检验、进口检验、复验等不同类型。

1. 抽查检验　抽查检验是由药品监督管理部门授权的药品检验机构，根据药品监督管理部门抽检计划，对药品生产、经营、使用单位抽出样品实施检验。

抽查检验属于药品监督管理部门的日常监督，是一种强制性检验，不收取任何费用，抽查检验结果由政府药品监督管理部门发布药品质量检验公告，并依法处理不合格药品的生产、经营、使用者。

2. 注册检验　注册检验是指审批新药和仿制已有国家标准药品品种进行审批时的检验以及审批进口药品所需进行的检验。

依据《药品注册管理办法》的相关规定，申请药品注册必须进行药品注册检验。药品注册检验包括对申请注册的药品进行的样品检验和药品标准复核。样品检验是指药品检验所按照申请人申报的药品标准对样品进行的检验。药品标准复核是指药品检验所对申报的药品标准中检验方法的可行性、科学性、设定的项目和指标能否控制药品质量等进行的实验室检验和审核工作。药品注册检验是药品注册审评的重要技术依据。

3. 国家检验　国家检验是指国家法律或药品监督部门规定某些药品在销售前或者进口时必须经过指定的政府药品检验机构检验，合格的才准予销售和进口。

国家检验属于强制性检验。销售前虽然已经取得了药品生产批准证明文件，并经过生产企业检验，但没有经过药品检验机构对其药品实施检验，则该销售行为被认为是违法行为。

4. 委托检验　委托检验是国家食品药品监督管理部门设置或确定的药品检验机构充分利用其技术及装备优势，为药品的研制、生产、流通、使用、监督单位提供技术服务的一种方式，包括行政、司法等部门涉案样品的送检，药品生产、流通、使用单位的收检样品，这种检验的结果只对送检的样品负责。

5. 进口检验　进口检验是对进口药品实施的检验。国家设立口岸药品检验所，由口岸药检所对进口药品进行检验。

6. 复验　药品被抽检者对药品检验机构的检验结果有异议，应在《药品管理法》规定的时限内，可以向原药品检验机构或者上一级药品监督管理部门设置或确定的药品检验机构申请复验，也可以直接向国家食品药品监督管理部门设置或者确定的药品检验机构申请复验。受理复验的药品检验机构必须在国家食品药品监督管理部门规定的时间内作出复验结论。

复验是为了保证药品检验结果的真实准确，保护当事人的合法权益。

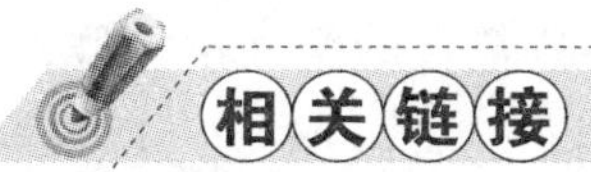

补充检验方法和检验项目

《药品管理法实施条例》第五十八条规定："对有掺杂、掺假嫌疑的药品，在国家药品标准规定的检验方法和检验项目不能检验时，药品检验机构可以补充检验方法和检验项目进行药品检验；经国务院药品监督管理部门批准后，使用补充检验方法和检验项目所得出的检验结果，可以作为药品监督管理部门认定药品质量的依据。"

本条规定是针对执法实践中遇到的掺杂、掺假的药品以药品标准规定的检验方法进行检验不能得出正确检验结论的情况而专门设立的。

第三节　药事管理学科

随着医药经济全球化发展，国家的药事行政和药事组织管理的内容、措施日益增多并自成体系。药事管理开始列入高等药学教育内容，逐渐形成药学科学的一支新兴分支学科。

一、药事管理学概述

（一）药学科学

药学科学简称药学（pharmacy），是研究药品的来源、制造、加工、性状、作用、用途、分析鉴定、调配分发、使用、管理及其药学职业的科学。它以人体为对象，以医学为基础，以患者为中心，研究人类防治疾病所用的药物。其所涉及的专业知识较多、较广，主要包括以下几门主干学科：药剂学（pharmaceutics）、药物化学（pharmaceutical chemistry）、药理学（pharmacology）、生药学（pharmacognosy）、中药学（Chinese materia medical）、临床药学（clinical pharmacy）、微生物与生化药学（microbial and biochemical pharmacy）、药事管理学（pharmacy administration）。

（二）药事管理学

1. 药事管理学是药学科学的重要组成部分　药事管理学是药学科学的重要组成部分，是高等药学教育体系的重要分支和必修课程，是从事药学工作必须具备的核心专业知识。所有的药学类专业都将药事管理学课程作为专业必修课。各种学历性质的药学类专科、本科学历教育、各种职业资格的考试培训，均将药事管理课程作为重要的专业基础课或独立的考试科目，药事管理课程与其他药学学科如药理学、药物化学、临床药学具有同等地位。

2. 药事管理学是多学科整合的交叉学科群　根据吴蓬教授主编的《药事管理学》（第4版）中的概念，“药事管理学科是应用社会学、法学、经济学、管理与行为科学等多学科理论与方法，研究药事的管理活动及其规律的学科体系，它是一个学科整合的交叉学科群，是以解决公众用药问题为导向的应用学科。”

3. 药事管理学具有社会科学的特性　《药事管理学科的历史》中的概念为：“药事管理学是一个知识领域，它具有社会科学的特性，涵盖了管理学、社会学、法学、经济学、心理学等学科的理论和知识，与行政管理、经济、政策、法律和经营管理的功能、原理和实践紧密相连，涉及生产、分配、机构和人员，涉及满足法定药品的需求，满足给患者、处方者、调配者和卫生保健工业部门提供药学服务和药物信息。”

4. 药事管理学是一门应用学科　药事管理是运用社会科学的原理和方法研究药品研制、生产、经营、使用中非专业技术性方面的各种问题；是来自于实践又应用于指导实践的应用学科体系。例如药物的使用阶段，研究药学实践环境、人（药师、患者、医师、护士）与药物治疗合理性关系的规律。研究使用药品过程中药师、医护人员、患者的心理与行为及其交流沟通，环境因素与药物治疗合理性关系分析等内容。

综上，药事管理学是药学科学的重要组成部分，具有社会科学的特性，是应用社会学、法学、经济学、管理学与行为科学等多学科的理论与方法，多学科整合而成的交叉学科群，是研究“药事”的管理活动及其规律的学科，是以药品质量监督管理为重点、解决公众用药问题为导向的应用学科。

（三）药事管理学与相关学科

药事管理学是联系自然科学知识和社会科学知识的桥梁，是药学与社会科学相互交叉、渗透而形成的药学类应用性学科，其理论基础来源于社会学、法学、经济学、管理学等社会科学。

1. 药事管理与药学科学 药事管理人员应熟悉药学科学的基础理论、专业知识和基本方法，总结药品生产、经营、流通等领域的基本管理规则，解决药学实践问题。

例如药品的研究开发，药学其他学科从药物的提取分离、合成、组合、制剂工艺、质量分析检验、稳定性考核、吸收、分布、代谢、作用机制、药理、病理、生理等方面进行研究。药事管理学科则从申请注册、质量要求、法律控制、资源利用等对药品的研究活动进行规范。按照药品的有效性、安全性、质量可控性进行评定，从而决定药品能否成功上市。

2. 药事管理与社会科学 用社会科学的理论和方法研究药学领域的社会现象与问题的是药事管理学的组成部分之一，研究对象为药学活动的社会现象和人的社会行为，研究范畴包括药学领域内关于社会、心理、教育、公共卫生、信息、伦理、交流等方方面面的现象与问题。研究药学与社会的相互作用，包括药学工作者与社会环境、药学团体与社会、药学科学与社会的双向作用，药学系统内部的社会关系，如药学组织中的社会关系和药学组织间的社会关系等。药学工作者在药学系统中的作用，如药学工作者的社会角色问题、社会心理因素对药学工作者的影响问题、药学人员群体结合的优化问题等。

3. 药事管理与法学 运用法学的基本原理研究药物相关政策、法律、法规、规章的产生、发展，运用法学的基本原理分析问题，运用药事法律来管理药事活动，运用法律手段解决问题是药事管理的重要内容之一，药事管理的法规文件的制定来自于药品生产、经营、使用的实践总结，并用于指导、监督、管理各项实践工作，同时接受实践的检验，对药事法规适时予以修订、补充、完善，使药事管理工作不断改进、提高和发展。在药学实践中，研究相关的政策和法律也是为了保障药事活动的有序进行，调整和规范药事行为，从而促进药学事业的健康发展。

4. 药事管理与管理学 运用管理学的基本理论和方法，研究对象系统（药房、制药企业等）管理过程活动规律的科学。研究内容以管理的基本理论为核心，从属于基础的管理原理，并涵盖了企业所有的管理范畴，包括生产管理、质量管理、成本管理、设备管理、科技管理及财务管理等内容。

5. 药事管理与经济学 应用经济学等相关理论研究医药领域中有关药物资源利用的经济问题和经济规律是药事管理学组成内容之一，研究如何提高药物资源的配置和利用效率，以有限的药物资源实现健康状况最大改善的一门科学。其常用的分析法有：最小成本分析法（cost minimization analysis，CMA）、成本效果分析法（cost effectiveness analysis，CEA）、成本效用分析法（cost utility analysis，CUA）和成本效益分析法（cost benefit analysis，CBA），研究成果可以为政府提高药物资源的技术效率和配置效率，控制药品费用的不合理增长，促进临床合理用药及制定药品政策提供参考。

二、药事管理学科的课程体系

药事管理学科是多学科组成的学科群，其应用性很强，由于各个时期、各国各地区药学事业及其管理的差异，在药学学士学位教育中开设的药事管理学科课程有所不同。目前国内外药学院开设课程名称很多，按其基本内容性质，分类及其代表课程如图 1-3 所示，六大类多门课程构成了药事管理学科的学科体系。

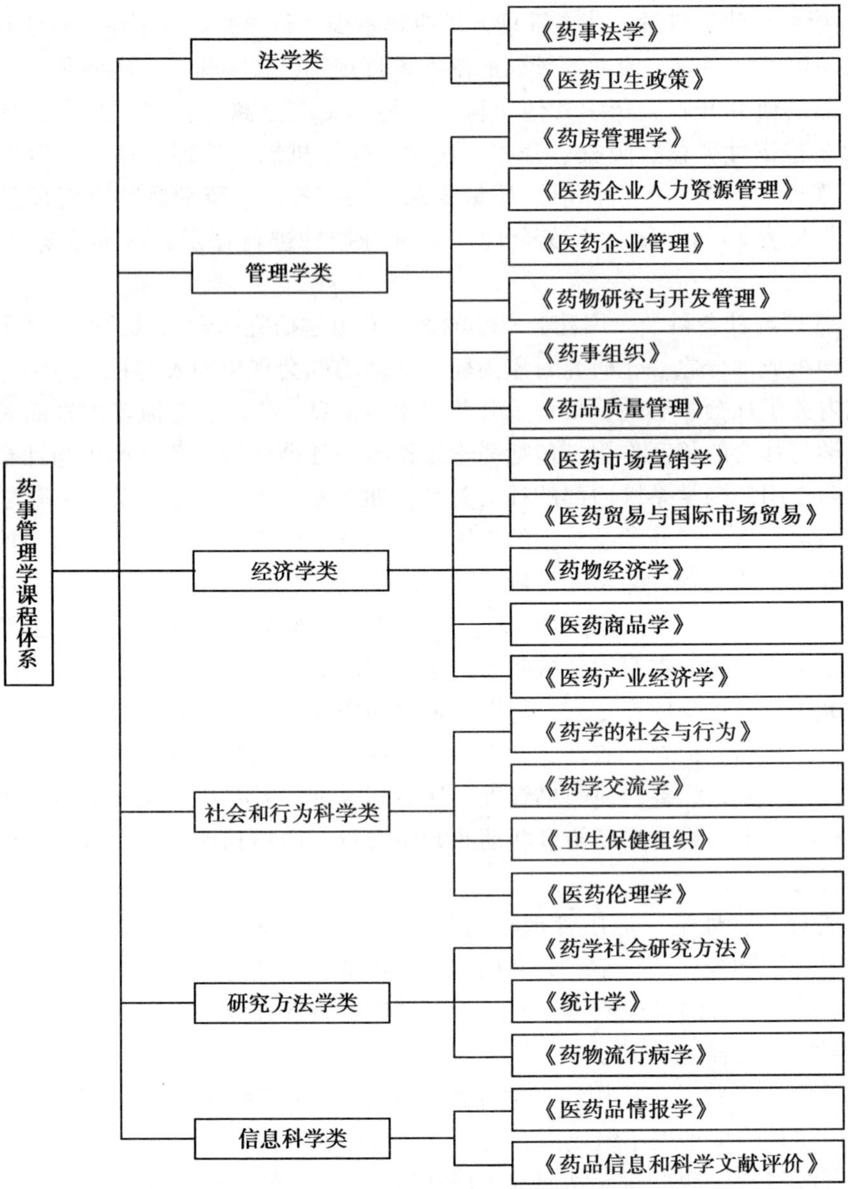

- 药事管理学课程体系
  - 法学类
    - 《药事法学》
    - 《医药卫生政策》
  - 管理学类
    - 《药房管理学》
    - 《医药企业人力资源管理》
    - 《医药企业管理》
    - 《药物研究与开发管理》
    - 《药事组织》
    - 《药品质量管理》
  - 经济学类
    - 《医药市场营销学》
    - 《医药贸易与国际市场贸易》
    - 《药物经济学》
    - 《医药商品学》
    - 《医药产业经济学》
  - 社会和行为科学类
    - 《药学的社会与行为》
    - 《药学交流学》
    - 《卫生保健组织》
    - 《医药伦理学》
  - 研究方法学类
    - 《药学社会研究方法》
    - 《统计学》
    - 《药物流行病学》
  - 信息科学类
    - 《医药品情报学》
    - 《药品信息和科学文献评价》

图 1-3 药事管理课程体系

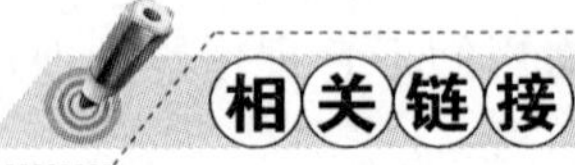

我国药事管理学科发展

我国高等药学教育开设药事管理学科课程，历经曲折过程，其发展主要经历了以下两个阶段。

1. 药事管理学早期阶段 从 1911～1949 年间，我国先后创办了高等药学学校、系共有二十余所，这一阶段开设的与现阶段药事管理学相类似的相关课程有“药物管理法及药学伦理”、“药房管理”等，这些都是药事管理学课程的早期形式。

1949～1964年间我国政府接管了全部医药教育机构，受到当时国家政策的影响，课程设置以学习苏联模式为主，即以围绕“药事组织”学习、研究为主。1954年，原高教部颁布的药学教学计划中，明确将“药事组织”列为必修课程和生产实习内容。1956年，各药学院校正式成立了药事组织学教研室，开设药事组织学。

2. 药事管理学发展阶段　1980年原卫生部药政管理局举办的全国药政干部进修班上正式开设“药事管理”课程。1984年，《药品管理法》的颁布引起了全社会对药事管理学科的广泛重视，促进了该学科的迅速发展。1985年，华西医科大学率先给药学类各专业开设“药事管理学”课程，1987年，国家教委决定将药事管理学列为药学专业的必修课程，1990年，经国务院学位委员会药学评议组分组讨论同意，在药剂专业中招收培养药事管理学研究方向的硕士研究生。1992年，华西医科大学吴蓬教授率先在药剂学专业下招收了我国药事管理方向的第一个硕士研究生。1993年吴蓬教授主编的《药事管理学》作为全国规划教材出版使用。1994年，国家执业药师考试将“药事管理与法规”列为四门必考科目之一。国家在本科专业目录中设置了药事管理学专业，制定了课程基本要求，2000年，沈阳药科大学按照药学一级学科招收了我国药事管理方向的第一个博士研究生。随后，已有许多高校招收了药事管理专业或方向的硕士、博士研究生，我国各高等药学院校也相继开设药事管理学。除“药事管理学”外，各高等药学院系还开设了药事管理学课系列课程，如药事法规、药学概论、医药市场营销、医药贸易、药物经济学、医院药房管理、药品生产企业管理、药品生产质量管理、药品经营质量管理、新药开发管理等。

目前，药事管理专业已经形成专科、本科、研究生教育的高等药学教育体系，药事管理师资队伍人数增多、学历提高、药事管理学的教材、专著、论文等大幅提高。药事管理学科已成为中国高等药学教育的重要组成部分、药学教育的基本科目。

三、药事管理学科的研究内容

药事管理学的研究内容与药学事业的整体发展水平有关，随着制药工业和药品贸易蓬勃发展，药学事业日益受社会、经济、教育、公众心理等多方面因素的影响，药品的作用也更加受到经济、文化、管理等非专业技术因素的制约。总的来说，药事管理学的研究内容主要包括以下几个方面：

（一）药事组织和药事管理体制

研究药事管理体制，涉及药事工作的组织方式、管理制度和管理方法，国家权力机关关于药事组织机构设置、职能配置及运行机制等方面的制度，药品研发、生产、经营、使用组织、药学教育和社团组织。

（二）药学技术人员管理

研究药师管理的制度、办法，药学职业道德的规定，研究从事药品研发、生产、经营、使用工作的药学技术人员的管理规定。保证药品的质量，首先要有一支依法经过资格认定的药学技术人员队伍，他们要有良好的职业道德和精湛的业务技术水平，优良的药学服务能力。

（三）医药卫生改革和药品管理制度

介绍我国医药卫生体制改革的发展与现状，医药卫生体制改革的基本原则和总体目标，医药卫生体制改革的主要内容，医药卫生体制改革的配套文件，以及国家药物政策、国家基本药物制度、医疗保障与基本医疗保险政策，药品分类管理制度等药品管理的相关制度。

（四）药事管理法律体系与药品管理法

运用法律的方法管理药品和药事活动，介绍法学基础，包括法的确立，法的渊源、法律行为和法律责任；介绍我国药品管理立法的发展，我国药品管理立法的概念及特征，以及我国药事管理的法律体系，重点介绍《中华人民共和国药品管理法》及其实施条例。

（五）药品研究与注册管理

介绍药物研究与药品注册管理的内容，包括药品注册的概念、分类，新药、仿制药、非处方药、进口药品的注册管理，药物临床前研究质量管理、临床研究质量管理及其申报、审批进行规范化、科学化的管理，制定实施管理规范如 GLP、GCP，建立公平、合理、高效的评审机制，提高我国上市药品在国际市场的竞争力。

（六）药品生产、经营监督管理

运用管理科学的原理和方法，研究国家对药品生产、经营企业的管理和药品企业自身的科学管理，研究制定科学的管理规范如 GMP、GSP，指导企业生产、经营活动。药学学生对药品生产、药品生产企业和药品生产监督管理、GMP 及其认证管理、药品经营方式、药品经营企业、药品流通监督管理、GSP 的内容应予以掌握，为毕业后从事药学实践打下良好的基础。

（七）医疗机构药事管理

研究的内容涉及医疗机构药事管理组织机构，药学专业技术人员配置与管理，调剂和处方管理，制剂管理，药品供应与管理，药物临床使用的管理等。

（八）特殊管理的药品

根据《中华人民共和国药品管理法》的规定，国家对麻醉药品、精神药品、医疗用毒性药品和放射性药品实行特殊管理，以保证其合法、安全、合理使用，正确发挥防治疾病的作用，严防滥用和流入非法渠道，构成对人们健康、公共卫生和社会的危害。主要介绍麻醉药品、精神药品国际管制的相关内容，我国麻醉药品、精神药品和医疗用毒性药品生产、经营和使用的管理要求，兴奋剂、生物制品等的特殊管理要求。

（九）中药管理

中药是中华民族的传统药，是祖国医学极其重要的组成部分，中药管理是我国药品管理的内容之一。介绍国家对中药管理的规定，中药材、中药饮片、中成药管理，中药品种保护等级划分、保护的程序，中药保护品种的保护措施，野生药材资源保护，中药材生产质量管理规范。

（十）药品信息管理

药品信息管理包括对药品信息活动的管理和国家对药品信息的监督管理。从药事管理的角度来讲，主要讨论国家对药品信息的监督管理，以保证药品信息的真实性、准确性、全面性，保障人们用药安全有效，维护人民身体健康。国家对药品信息的监督管理包括药品包装、说明书和标签的管理，药品广告管理，互联网药品信息服务管理的内容。

（十一）药品不良反应及上市后再评价

研究药品不良反应的概念与界定、药品不良事件，药品不良反应监测管理与方法、药品不良反应报告及处置管理，以及对上市药品进行再评价，提出整顿与淘汰的药品品种。

（十二）医药知识产权

研究知识产权的性质、特征，专利制度、药品专利的类型、授予专利的条件，运用专利法对药品知识产权进行保护，涉及药品的注册商标保护、专利保护、医药著作权及其保护等内容。

案例分析

“帕纳巴”实验问题带来的思考

美国普强公司的药品“帕纳巴”是多种抗生素的混合物，在20世纪70年代十分畅销，每月为公司盈利100万美元之多。但美国FDA和国家科学院（National Academy of Sciences）发现，这种药的应用易产生严重的副作用。普强公司也很早就认识到这一问题，但一直隐瞒，且采取政治和法律手段，以阻挡药品被撤市，从而延长该药品的上市时间。

宾夕法尼亚大学沃顿商学院的教授阿姆斯特朗，专门设计了实验，被称为普强实验。他把学生分为两组，第一组作为社会公众，第二组都扮演普强公司的一个董事。共同的问题是普强公司的这种做法对社会是否负责？结果，第一组参加者中97%的人认为这种做法不负责任，3%的人弃权。第二组参加者中有79%的“董事会”成员一致选择尽全力继续销售该药，同时采取一切可用手段，阻止政府的禁令。此后多年，普强实验在十多个国家重复了近百次，结果大同小异。

从上述案例中可以得到哪些启示？对药事该如何管理？

本章小结

药品是指用于预防、治疗、诊断人的疾病，有目的地调节人的生理功能并规定有适应证或者功能主治、用法和用量的物质，其特殊性表现为生命关联性，公共福利性，高度专业性，高质量性和品种多样性。药品的法律概念规定了药品必须满足的需求，具有有效性、安全性、稳定性、均一性等质量特性。因此，药品必须符合国家药品标准，《药品管理法》规定，国家食品药品监督管理部门颁布的《中华人民共和国药典》和药品标准为国家药品标准。现行《中国药典》为2010年版。一部为中药，二部为化学药，三部为生物制品，主要包括凡例、正文和附录三部分组成。为规范药品的研制、生产、经营、使用的行为，国家以药品标准为依据，以确定和达到药品质量所必需的全部职能和活动作为对象，推行GLP、GCP、GMP、GSP、GAP等质量管理规范的认证，以此构建了药品质量管理体系。按管理的分类方法，药品可分为：现代药与传统药；化学药品、中药、生物制品；处方药与非处方药；新药、仿制药品、进口药、医疗机构制剂；国家基本药物、基本医疗保险药品、新农合药品、公费医疗药品；特殊管理的药品；假药、劣药等。

与药品的研制、生产、流通、使用、价格、广告、信息、监督等活动有关的事称为药事。国家对药学事业的综合管理，是运用管理学、法学、社会学、经济学的原理和方法对药事活动进行研究，总结其规律，并用以指导药事工作健康发展的社会活动称为药事管理。药品监督管理是药事管理的重要组成部分，是指国家授权的行政机关，依法对药品、药事组织、药事活动、药品信息进行管理和监督，并以监督检查与实施行政处罚、监督抽验与发布质量公告为主要手段。药品质量监督检验是药品质量监督的重要组成部分，是法定的药品检验机构为了国家药品监督管理的需要所进行的药品检验。可分为抽查检验、注册检验、国家检验、委托检验、进口检验、复检等不同类型。

药事管理学是药学科学的重要组成部分，具有社会科学的特性，是应用社会学、法学、经济学、管理学与行为科学等多学科的理论与方法，多学科整合而成的交叉学科群，是研究“药事”的管理活动及其规律的学科，是以药品质量监督管理为重点、解决公众用药问题为导向的应用学科。其研究内容主要包括：药事组织和药事管理体制、药学技术人员管理、药品管理立法与药品管理法律体系、医药卫生改革和药品管理制度、特殊管理的药品、中药管理、药品信息管理、药品研究与注册管理、药品生产、经营监督管理、医疗机构和药品使用管理、医药知识产权、药品再评价和不良反应监测等。

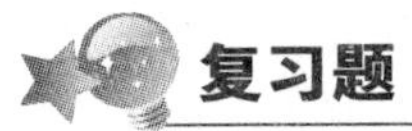

复习题

1. 从药品管理的角度谈药品的分类。
2. 简述药品监督管理的概念及主要内容。
3. 以2010版化学药品为例，谈药品的标准的制定，编写体例和格式要求。
4. 浅谈药品质量管理规范，中文和英文名称、制定目的、适用范围。
5. 药事管理学科研究领域涉及哪些方面？

（刘兰茹 尤 旭）

第二章

药事组织和药事管理体制

学习目标

1. 掌握我国药品监督管理组织体系，国家食品药品监督管理机构的职责，国家食品药品监督管理总局直属机构的职责。
2. 熟悉省级食品药品监督管理部门的相关职责，国家食品药品监督管理总局药品化妆品注册管理司、药品化妆品监管司、稽查局的主要职责。
3. 了解药品监督管理相关部门的职责，药事组织的含义、类型，中国药学会的宗旨及主要职能，药学教育、科研组织概况。

第一节　概　　述

一、组织与药事组织

组织（organizations）对人类生活的渗透已经无所不在，其影响已深入到社会政治生活、经济生活、文化生活和家庭生活等各主要的社会生活领域之中。

药事活动必须依赖于各级药事组织，药事组织的设置是药事管理体制的关键所在，20世纪以来，各国药品管理法律中均明确规定了药品监督管理的主管部门，从而强化药品的监督管理，保障公众用药安全。

（一）组织

1. 组织和组织工作的含义　“组织”在希腊文中的原意是和谐、协调。随着社会的发展，组织的含义有了新的变化。将组织作为管理的主要功能之一的学派认为，组织是指有意识形成的职务结构或岗位结构，包含两方面含义：一是指组织结构（organizational structure），即指按照一定的宗旨和目标建立起来的人群集合体，如各级政府部门、各个层次的经济实体、各个党派和学术团体等；二是指组织工作，是建立组织机构的过程，即按一定规则和程序设置多层次、多部门及具有相应人员隶属关系的权责角色结构的过程。

通过设置合理的组织结构和划分明确的职责，使组织结构中每个成员都清晰自己在这一单位结构内外、上下、左右的相互配合关系，既要有明确的分工，又要相互协作、相互制约，从而提高工作效率和保证组织整体的目标。

2. 组织结构图（organization chart）　组织内职能、职权关系可以用组织结构图来表示。组织结构图提供了组织结构的两方面的信息：一是权力的垂直层级分布，表示权力和责任的关系——谁向谁报告；二是水平专业化分工——谁从事什么工作。

（二）药事组织的含义

药事组织（pharmaceutical affairs organization）是一个复杂的综合性概念，凡是药事组织机构、体系、体制都称为药事组织。一般来说，“药事组织”的概念有广义和狭义之分。广义的概念是指：以实现药学社会任务为共同目标的人们的集合体；是药学人员相互影响的社会心理系统；是运用药学知识和技术的技术系统；是人们以特定形式的结构关系而共同工作的系统。狭义的概念是指：为了实现药学社会任务所提出的目标，经由人为的分工形成的各种形式的组织机构的总称。

（三）药事组织的类型

药事组织分类的基本框架是以药学的社会任务为基础。药学的社会任务可以分解为：药品管理，研制新药，生产供应药品，合理用药，培养药学专业人员、管理人员和企业家，组织药学力量等方面。据此，药事组织主要分为以下的基本类型：

1. 药品监督管理组织　药品监督管理组织是指政府机构中管理药品和药学企事业组织的行政机构。其功能是代表国家对药品、药学企事业组织和药事活动进行管理、监督控制，以法律授予的权力，对药品整个生命周期的质量进行严格监督，并依法处理违反药品管理法律、法规和规章的行为，以保证国家意志的贯彻执行。

2. 医疗机构药事组织　这类组织的主要功能是通过给患者采购药品、调配处方、配制制剂、提供用药咨询等活动，保证合理用药。这类组织的基本特征是直接给患者供应药品和提供药学服务，它在药事组织中占有重要地位和比重，在我国是药师人数最多的组织，是和医疗系统直接交叉的组织。医疗机构药事组织主要包括药事管理组织与药学部门。

3. 药品生产、经营组织　在我国被称为药品生产企业、药品经营企业；在欧美称为制药公司、社会药房；在日本称为制药株式会社、经营株式会社和社会药局。虽然名称各异，但其主要功能作用都是生产药品和经营药品。

药品作为一种特殊商品，其社会功能是为了防治疾病，保障人们的身体健康。因此，药品生产、经营组织应将社会效益放在首位。

药品生产、经营企业可以根据企业的性质、规模、组织形式、生产形态以及药品类型等各种角度进一步划分其子系统。

4. 药学教育、科研组织　药学教育组织的主要功能是教育，是为维持和发展药学事业培养药师、药学家、药学工程师、药学企业家和药事管理干部的组织机构。药学教育组织的目标是双重的，既培养药学人才，又创造药学研究成果。药学教育组织的子系统基本上可以按学科专业类型划分，或以学历层次划分，也可以根据办学形式划分。

药学科研组织的主要功能是研究开发新药、改进现有药品，以及围绕药品和药学的发展进行基础研究，提高创新能力，发展药学事业。

5. 药事社团组织　药事社团组织是指药学人员或药学行业自愿组成并经政府审查同意的非营利性社会组织（学会、协会），是药学企事业组织与政府机构联系的纽带，发挥协助政府管理药事的作用。它的任务是组织药学力量，功能体现在行业、职业的管理及学术研究、咨询服务等。

二、药事管理体制

（一）药事管理体制概述

药事管理体制，是指一定社会制度下药事系统的组织方式、管理制度和管理方法，是国家关于药事工作的机构设置、职能配置和运行机制等方面的制度。它是指药事组织机构的建立和药事管理制度的建设，包括药事组织机构内部垂直纵向的权限、水平横向的职能的合理划分，也包括药事组织机构外部即药事组织机构与相关组织机构之间权限和职能的合理划分，各级各类药事单位沟通、协调、制约等。

20 世纪 80 年代和 90 年代，我国开展了深入的经济体制、教育体制、科技体制和政治体制改革，药事管理体制也发生了很大变化。目前，药品监督管理体制已通过立法明确了权责义务。在 2008 年和 2013 年的两次国务院机构改革中，药事管理体制也进行了调整。

（二）我国药事管理体制的发展与演变

我国药事管理体制的发展与演变大体可以分为以下三个阶段：

1. 1949 ~ 1956 年药事管理体制的建立时期　在此阶段，我国的药事管理体制已基本形成。管理的方式主要采用行政管理的手段（表 2-1）。

表 2-1　我国药事管理体制的发展与演变第一阶段的主要事件

时间	主要事件
1949 年	成立中央人民政府卫生部和地方政府卫生部门，并在其中设立药政管理处，专门负责药品监督管理工作
1950 年	建立卫生部药物食品检验所和生物制品检定所 中国医药公司成立，统一领导全国医药商业，直属卫生部领导
1953 年	药政管理处改名为药政管理司，各省设立药政处，地市设药政科，全国药政管理体系初步形成
1954 年	各省设立药品检验部门
1955 年	中国药材公司成立，负责全国中药的生产、收购和经营工作，设在商业部
1956 年	全国的药品检验系统已基本形成

2. 1957 ~ 1997 年药事管理体制的调整变化时期　在此阶段，随着我国制药工业的不断发展，药品监督管理的方式开始从行政手段向法制化方向发展。药品生产经营管理体制从高度分散到相对集中；药品使用管理也从无到有；药学教育和科技管理逐步向现代化管理发展。我国的药事管理体制在国家卫生和经济管理体制的制约下，与我国药学事业的发展规模和水平相同步，经历了一个从无到有，从建立到逐步完善，不断发展的过程，并正逐步向法制化、科学化管理迈进（表 2-2）。

表 2-2　我国药事管理体制的发展与演变第二阶段的主要事件

时间	主要事件
1958 年	商业部中国医药公司更名为医药商贸局，中国药材公司改由卫生部领导
1961 年	成立卫生部药品生物制品检定所，加强了药品检验工作
1964 年	成立中国医药工业公司，隶属化工部领导
1978 年	成立国家医药管理总局，对医药公司、药材公司、医药工业公司及医疗器械公司统一管理
1982 年	国家医药管理总局改名为国家医药管理局，并在各省、市建立了医药管理局或医药总公司，负责医药（不含中药）的生产、流通监管
1985 年	首部《中华人民共和国药品管理法》正式实施，第一次以法律形式规定了药品监督管理的权利和职责
1993 年	药典委员会成为卫生部直属单位，并设立国家中药品种保护审评委员会办公室和卫生部药品审评中心

3. 1998 年以来药事管理体制进入新的历史发展时期　在此阶段，国家根据形势需要对药品监管机构和药品管理立法进行了必要的改革和修订（表 2-3）。

表 2-3　我国药事管理体制的发展与演变第三阶段的主要事件

时间	主要事件
1998 年	组建国家药品监督管理局，直属国务院领导
2000 年	国家药品监督管理局、中央机构编制委员会办公室、中华人民共和国人事部联合发文，对省级以下药品监督管理机构实行垂直管理
2001 年	新修订的《中华人民共和国药品管理法》正式实施
2003 年	组建国家食品药品监督管理局，为国务院直属
2008 年	国家食品药品监督管理局改由卫生部管理，省级以下食品药品监督管理机构实行地方政府分级管理
2013 年	将卫生部的职责、人口计生委的计划生育管理和服务职责整合，组建国家卫生和计划生育委员会 成立国家食品药品监督管理总局，为国务院直属，对食品、药品实行统一监督管理

第二节　我国药品监督管理组织

一、我国药品监督管理组织体系

目前，我国药品监督管理体系主要由药品监督管理行政机构和药品监督管理技术机构组成（图 2-1）。

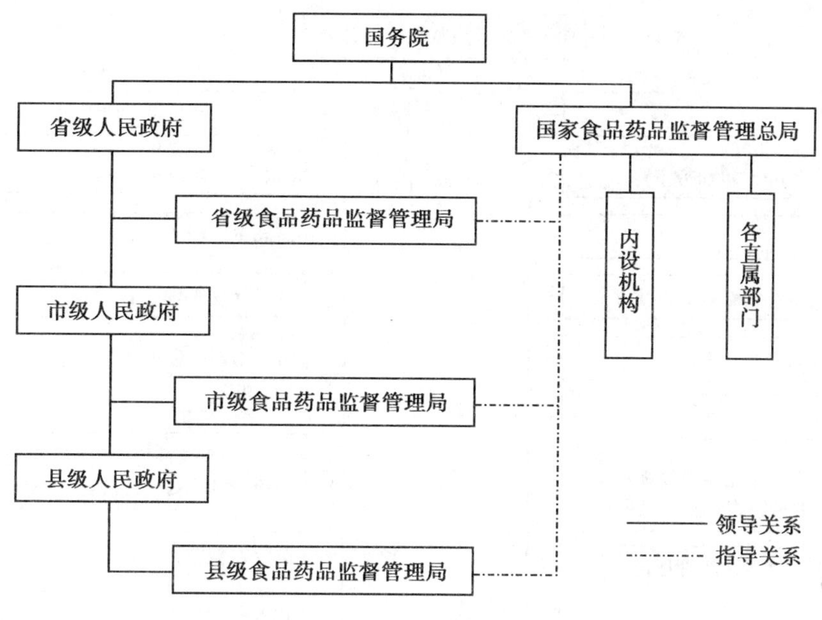

图2-1　我国药品监督管理体系示意图

二、我国药品监督管理组织机构设置

（一）药品监督管理行政机构

1. 国家食品药品监督管理总局（China Food and Drug Administration，CFDA）　根据第十二届全国人民代表大会第一次会议批准的《国务院机构改革和职能转变方案》和《国务院关于机构设置的通知》（国发［2013］14号），设立国家食品药品监督管理总局，为国务院直属机构，主管全国药品监督管理工作，监管食品、药品、保健品、化妆品的科研、生产、流通、使用等环节。根据国务院办公厅《关于印发国家食品药品监督管理总局主要职责内设机构和人员编制规定的通知》，国家食品药品监督管理总局内设17个内设机构，18个直属单位（图2-2）。

2. 省、自治区、直辖市药品监督管理机构　属于省级人民政府的工作部门，负责本行政区域内的药品监督管理工作。

3. 市药品监督管理机构　地（州、盟）、地级市根据需要设置药品监督管理机构。

4. 县药品监督管理机构　县、县级市根据工作需要设置药品监督管理分局，并加挂药品检验机构牌子。

（二）药品监督管理的技术机构

1. 药品检验机构　是同级药品监督管理机构的直属事业单位，承担依法实施药品审批和药品质量监督检查所需的药品检验工作。国家食品药品监督管理总局设置中国食品药品检定研究院，省级药品监督管理部门设置药检所，市级和县级药品检验机构根据工作需要设置。

2. 国家食品药品监督管理总局直属技术机构　设有国家药典委员会、药品审评中心、药品评价中心、药品认证管理中心等直属技术机构（图2-2）。

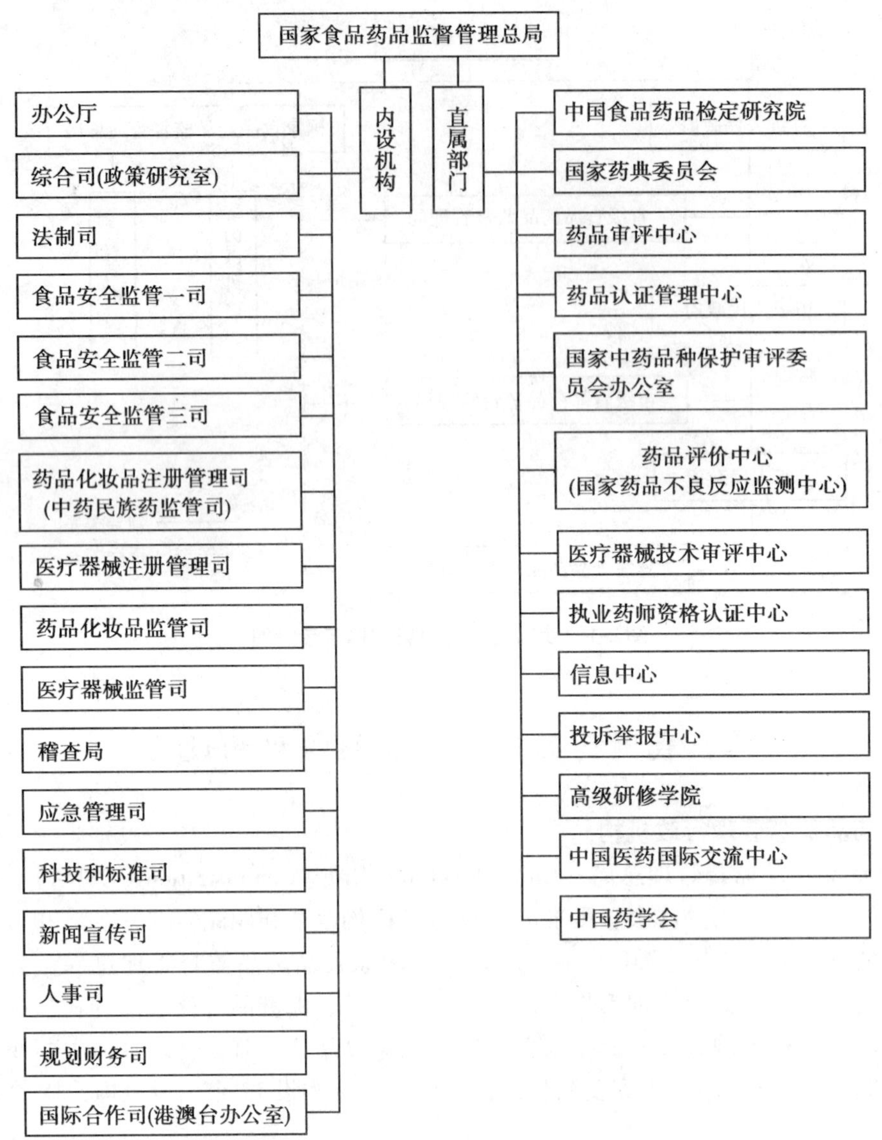

图2-2　国家食品药品监督管理总局内设机构和主要直属部门

三、药品监督管理行政机构职能

（一）国家食品药品监督管理总局的主要职能

1. 负责起草食品（含食品添加剂、保健食品，下同）安全，药品（含中药、民族药，下同）、医疗器械、化妆品监督管理的法律法规草案，拟订政策规划，制定部门规章，推动建立落实食品安全企业主体责任、地方人民政府负总责的机制，建立食品药品重大信息直报制度，并组织实施和监督检查，着力防范区域性、系统性食品药品安全风险。

2. 负责制定食品行政许可的实施办法并监督实施。建立食品安全隐患排查治理机制，制订全国食品安全检查年度计划、重大整顿治理方案并组织落实。负责建立食品安全信息统一公布制度，公布重大食品安全信息。参与制订食品安全风险监测计划、食品安全标准，根据食品安全风险监测计划开展食品安全风险监测工作。

3. 负责组织制定、公布国家药典等药品和医疗器械标准、分类管理制度并监督实施。负责制定药品和医疗器械研制、生产、经营、使用质量管理规范并监督实施。负责药品、医疗器械注册并监督检查。建立药品不良反应、医疗器械不良事件监测体系，并开展监测和处置工作。拟订并完善执业药师资格准入制度，指导监督执业药师注册工作。参与制定国家基本药物目录，配合实施国家基本药物制度。制定化妆品监督管理办法并监督实施。

4. 负责制定食品、药品、医疗器械、化妆品监督管理的稽查制度并组织实施，组织查处重大违法行为。建立问题产品召回和处置制度并监督实施。

5. 负责食品药品安全事故应急体系建设，组织和指导食品药品安全事故应急处置和调查处理工作，监督事故查处落实情况。

6. 负责制定食品药品安全科技发展规划并组织实施，推动食品药品监测体系、电子监管追溯体系和信息化建设。

7. 负责开展食品药品安全宣传、教育培训、国际交流与合作。推进诚信体系建设。

8. 指导地方食品药品监督管理工作，规范行政执法行为，完善行政执法与刑事司法衔接机制。

9. 承担国务院食品安全委员会日常工作。负责食品安全监督管理综合协调，推动健全协调联动机制。督促检查省级人民政府履行食品安全监督管理职责并负责考核评价。

10. 承办国务院以及国务院食品安全委员会交办的其他事项。

（二）国家食品药品监督管理总局负责药品管理的业务机构主要职能

国家食品药品监督管理总局负责药品管理的业务机构主要有药品化妆品注册管理司、药品化妆品监管司、稽查局和法制司等（表2-4）。

（三）省级食品药品监督管理部门的主要职责

省级食品药品监督管理部门为省级人民政府的综合监督食品、保健品、化妆品安全管理和主管药品监督管理的直属机构，它在药品监督管理方面的主要职能有以下几个方面。

1. 贯彻实施国家有关药品等安全监督管理的法律法规和政策、规划。

2. 负责对药品质量管理规范进行认证；负责对药品的行政监督和技术监督，监督实施药品研制、生产、流通、使用方面的质量管理规范。

3. 依法负责药品的注册、再注册和监督管理，监督实施国家药品标准，组织开展药品不良反应监测；推荐国家基本药物目录和非处方药物目录，监督实施国家有关处方药和非处方药分类管理制度。

4. 组织实施中药、民族药监督管理规范，监督实施中药材生产质量管理规范，制定中药饮片炮制规范并监督实施，组织实施中药品种保护制度。

5. 监督管理药品质量安全，监督管理放射性药品、麻醉药品、毒性药品及精神药品，发布省内药品质量安全信息。

6. 对辖区内违反《药品管理法》及相关法规的行为进行查处。

7. 审批药品委托生产行政许可、药品广告。

8. 贯彻执行国家执业药师资格准入制度，指导监督执业药师注册工作。

9. 指导全省药品有关方面的监督管理、应急、稽查和信息化建设工作。

（四）市、县级食品药品监督管理部门的主要职责

市、县级食品药品监督管理部门作为同级政府的工作机构，保证其相对独立地依法履行职责，保证其对药品研究、生产、流通、使用全过程的有效监管。

表 2-4 国家食品药品监督管理总局负责药品管理的业务机构主要职能

机构名称	主要职能
药品化妆品注册管理司	严格依照法律法规规定的条件和程序办理药品注册和部分化妆品行政许可并承担相应责任，优化注册和行政许可管理流程，监督实施药物非临床研究、药物临床试验质量管理规范、中药饮片炮制规范，实施中药品种保护制度
药品化妆品监管司	掌握分析药品、化妆品安全形势、存在问题并提出完善制度机制和改进工作的建议，督促下级行政机关严格依法实施行政许可、履行监督管理责任，及时发现、纠正违法和不当行为。承担放射性药品、麻醉药品、毒性药品及精神药品、药品类易制毒化学品监督管理工作。组织开展药品不良反应监测、再评价
稽查局	组织查处重大食品药品安全违法案件，指导和监督地方稽查工作，规范行政执法行为，推动完善行政执法与刑事司法衔接机制。监督问题产品召回和处置。指导地方药品、医疗器械、保健食品广告审查工作
应急管理司	推动食品药品安全应急体系建设，组织编制应急预案并开展演练，承担重大食品药品安全事故应急处置和调查处理工作，指导协调地方食品安全事件应急处置工作
科技和标准司	组织实施食品药品监督管理重大科技项目，推动食品药品检验检测体系、电子监管追溯体系和信息化建设。拟订食品药品检验检测机构资质认定条件和检验规范并监督实施。组织拟订药品、医疗器械、化妆品标准及直接接触药品的包装材料和容器产品目录、药用要求、标准，参与拟订食品安全标准
新闻宣传司	承担食品药品安全科普宣传、新闻和信息发布工作
综合司	研究食品、药品、医疗器械、化妆品监督管理重大政策，起草重要文稿
法制司	组织起草法律法规草案和规章，承担规范性文件的合法性审核工作，承担行政执法监督、行政复议、行政应诉等工作
人事司	拟订并完善执业药师资格准入制度，监督和指导执业药师注册工作等
规划财务司	拟订食品药品安全规划并组织实施
国际合作司	组织开展食品药品监督管理的国际交流与合作，以及与港澳台地区的交流与合作

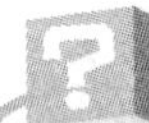

问题与思考

地方食品药品监督管理体制是如何进行改革的？

四、药品监督管理技术机构职能

（一）中国食品药品检定研究院的主要职能

中国食品药品检定研究院（National Institutes for Food and Drug Control，NIFDC）是国家食品药品监督管理总局的直属事业单位，是国家检验药品生物制品质量的法定机构和最高技术仲裁机构，是世界卫生组织指定的“世界卫生组织药品质量保证中心”、“国家病毒性肝炎研究中心”、“国家抗生素细菌耐药性监测中心”及国家指定的“中国医学细菌保藏管理中心”、“中国药品生物制品标准化研究中心”、“国家实验动物质量检测中心”、“国家啮齿类实验动物种子中心”和“国家新药安全评价中心”。中国食品药品检定研究院设置了26个内设机构，其承担的主要职能有以下方面：

1. 承担药品、医疗器械的注册审批检验及其技术复核工作，承担保健食品、化妆品审批所需的检验检测工作，负责进口药品注册检验及其质量标准复核工作。

2. 承担药品、医疗器械、保健食品、化妆品和餐饮服务食品安全相关的监督检验、委托检验、抽查检验以及安全性评价检验检测工作，负责药品进口口岸检验工作。

3. 承担或组织药品、医疗器械检验检测的复验及技术检定工作。

4. 承担生物制品批签发相关工作。

5. 承担药品、医疗器械和餐饮服务食品安全相关标准、技术规范及要求、检测方法制修订的技术复核与验证工作，承担保健食品、化妆品技术规范、技术要求及检测方法的制修订工作。

6. 承担药用辅料、直接接触药品的包装材料及容器的注册检验、监督检验、委托检验、复验及技术检定工作，以及承担相关国家标准制修订的技术复核与验证工作。

7. 负责药品、医疗器械国家标准物质的研究、制备、标定、分发和管理工作。

8. 负责生产用菌毒种、细胞株的检定工作，承担医用标准菌毒种、细胞株的收集、鉴定、保存、分发和管理工作。

9. 承担实验动物质量检测和实验动物保种、育种和供种工作。

10. 承担有关药品、医疗器械和保健食品广告以及互联网药品信息服务的技术监督工作。

11. 承担全国食品药品监管系统检验检测机构的业务指导、规划和统计等相关工作，组织开展药品研究、生产、经营相关单位以及医疗机构中的药品检验检测机构及人员的业务指导工作。

12. 组织开展药品、医疗器械、保健食品、化妆品和餐饮服务食品安全相关标准研究以及安全监测和质量控制新方法、新技术研究。

13. 承担国家食品药品监督管理总局科技管理日常工作，承担保健食品、化妆品和餐饮服务食品安全相关专家委员会的日常工作。

14. 承担严重药品不良反应或事件以及医疗器械不良事件原因的实验研究。

15. 组织开展药品、医疗器械、保健食品、化妆品和餐饮服务食品安全相关检验检测工作的国际交流与合作。

16. 承办国家食品药品监督管理总局交办的其他事项。

（二）国家药典委员会的主要职能

中华人民共和国药典委员会（The Pharmacopoeia Commission of the People’s Republic of China），简称国家药典委员会（China Pharmacopoeia Committee），其主要职能有以下方面：

1. 编制《中国药典》及其增补本。

2. 组织制定和修订国家药品标准以及直接接触药品的包装材料和容器、药用辅料的药用要求与标准。

3. 负责药品试行标准转为正式标准的技术审核工作。

4. 负责国家药品标准及其相关内容的培训与技术咨询。

5. 负责药品标准信息化建设，参与药品标准的国际交流与合作。

6. 负责《中国药品标准》等刊物的编辑、出版和发行；负责国家药品标准及其配套丛书的编纂及发行。

7. 承办国家食品药品监督管理总局交办的其他事项。

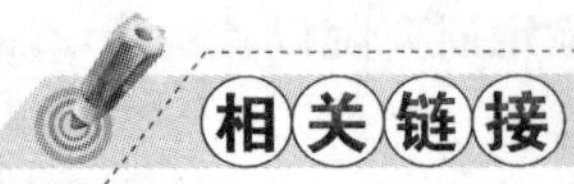

中华人民共和国药典委员会

国家药典委员会成立于1950年，为国家食品药品监督总局直属事业单位，是国家药品标准化管理的法定机构。

药典委员会的常设办事机构实行秘书长负责制，下设办公室、人事处、业务综合处、药品信息处、中药处、化学药品处、生物制品处等处室，以及《中国药品标准》杂志社等分支机构。

1950年，第一届中国药典委员会开始编纂我国第一版《中国药典》（1953年版），2007年，第九届中国药典委员会编纂现行版本《中国药典》（2010年版），并于2010年底成立了第十届中国药典委员会，下设24个委员会，开始筹备第十版《中国药典》（2015年版）的编纂工作。

问题与思考

中华人民共和国药典委员会执行委员会的职责是什么?

（三）药品审评中心的主要职能

药品审评中心（Center for Drug Evaluation，CDE）是国家食品药品监督管理总局直属事业单位。中心内设9个部门，分别是：审评管理与协调部、审评一部、审评二部、审评三部、审评四部、审评五部、人力资源部、信息部和财务部。其主要职能有以下方面：

1. 国家食品药品监督管理总局药品审评中心是国家食品药品监督管理总局药品注册技术审评机构，负责对药品注册申请进行技术审评。

2. 参与起草药品注册管理相关法律法规、部门规章和规范性文件；参与制定我国药品技术审评规范并组织实施。

3. 受国家食品药品监督管理总局委托，组织协调省级药品审评部门对部分注册申请事项进行技术审评，并进行质量监督和技术指导；为基层药品监管机构提供技术信息支撑；为公众用药安全有效提供技术信息服务。

4. 承办国家食品药品监督管理总局交办的其他事项。

（四）药品认证管理中心的主要职能

药品认证管理中心（Certificate Committee for Drugs，CCD）是国家药品监督管理总局的直属事业单位。其主要职能有以下方面：

1. 参与制定、修订《药物非临床研究质量管理规范》（GLP）、《药物临床试验质量管理规范》（GCP）、《药品生产质量管理规范》（GMP）、《中药材生产质量管理规范》（GAP）、《药品经营质量管理规范》（GSP）和《医疗器械生产质量管理规范》（医疗器械GMP）及其相应的实施办法。

2. 对依法向国家食品药品监督管理总局申请GMP认证的药品、医疗器械生产企业、GAP认证的企业（单位）和GCP认定的医疗机构实施现场检查等相关工作。受国家食品药品监督管理总局委托，对药品研究机构组织实施 GLP 现场检查等相关工作。

3. 受国家食品药品监督管理总局委托，对有关取得认证证书的单位实施跟踪检查和监督抽查；负责对省（自治区、直辖市）食品药品监督管理局药品认证机构的技术指导；协助国家食品药品监督管理总局依法开展医疗器械 GMP 的监督抽查等相关工作。

4. 负责药品 GMP 认证检查员库及其检查员的日常管理工作，承担对药品、医疗器械认证检查员的培训、考核和聘任的具体工作，组织有关企业（单位）的技术及管理人员开展 GLP、GCP、GMP、GAP、GSP 等规范的培训工作。

5. 承担进口药品 GMP 认证及国际药品认证互认的具体工作。开展药品认证的国内、国际学术交流活动。

6. 承办国家食品药品监督管理总局交办的其他事项。

（五）国家中药品种保护审评委员会办公室（保健食品审评中心）的主要职能

国家中药品种保护审评委员会办公室（National Committee on Assessment of the Protected Chinese Medicinal Products P. R. C，NPTMP）是国家食品药品监督管理总局直属事业单位，承担的主要职能有以下方面：

1. 负责国家中药品种保护审评委员会的日常工作。

2. 负责组织国家中药保护品种的技术审查和审评工作。

3. 配合国家食品药品监督管理总局制定或修订中药品种保护的技术审评标准、要求、工作程序以及监督管理局中药保护品种。

4. 负责组织保健食品的技术审查和审评工作。

5. 配合国家食品药品监督管理总局制定或修订保健食品技术审评标准、要求及工作程序。

6. 协助国家食品药品监督管理总局制定保健食品检验机构工作规范并进行检查。

7. 负责化妆品的技术审查和审评工作。

8. 配合国家食品药品监督管理总局制定或修订化妆品审评标准、要求及工作程序。

9. 承办国家食品药品监督管理总局交办的其他事项。

（六）药品评价中心（国家药品不良反应监测中心）的主要职能

药品评价中心（Center for Drug Reevaluation，CDR）是国家药品监督管理总局的直属事业单位。国家药品不良反应监测中心（National Center for ADR Monitoring）设在药品评价中心。其主要职能有以下方面：

1. 承担全国药品不良反应、医疗器械不良事件监测与评价的技术工作及其相关业务组织工作，对省、自治区、直辖市药品不良反应、医疗器械不良事件监测与评价机构进行技术指导。

2. 参与拟订、调整国家基本药物目录的相关技术工作。

3. 承担拟订、调整非处方药目录的技术工作及其相关业务组织工作。

4. 承担发布药品不良反应和医疗器械不良事件警示信息的技术工作。

5. 开展药品不良反应、医疗器械不良事件监测工作有关的国际交流与合作。

6. 承办国家食品药品监督管理总局交办的其他事项。

（七）执业药师资格认证中心的主要职能

执业药师资格认证中心（Center for Qualification of Licensed Pharmacists，CQLP）是国家食品药品监督管理总局直属事业单位。其主要职能有以下方面：

1. 承担执业药师资格考试、注册、继续教育等专业技术业务组织工作。

2. 受国家食品药品监督管理总局委托，起草执业药师业务规范。
3. 承办国家食品药品监督管理总局交办的其他事项。

五、我国药品监督管理的相关部门及职能

根据现行法律、法规和国务院办公厅印发的相关部委主要职责、内设机构和人员编制规定，药品监督管理工作涉及多个政府职能部门，如国家卫生和计划生育委员会、国家中医药管理局、发展和改革宏观调控部门、人力资源和社会保障部门、工商行政管理部门、商务管理部门、海关、公安部门、工业和信息化管理部门、知识产权局等，这些行政部门在各自的职责范围内也负责与药品有关的监督管理工作（图2-3）。

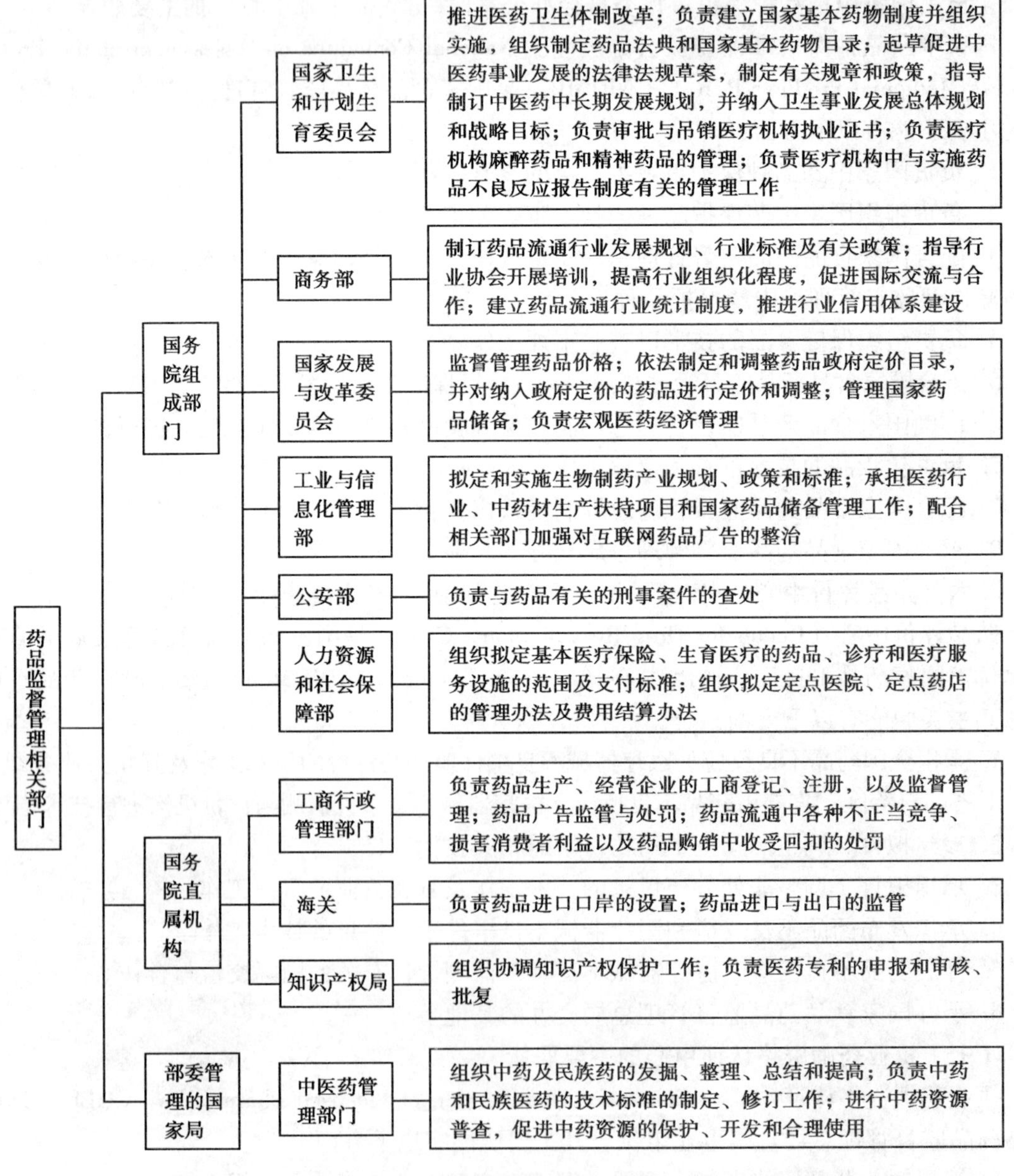

图2-3 药品监督管理相关部门及主要职能

第三节　药品生产经营及医疗机构药事组织

药品生产经营组织是一种经济组织，主要包括药品生产企业、药品批发企业、药品零售企业和药品零售连锁企业等。

一、药品生产企业

（一）药品生产企业的定义

《药品管理法》对药品生产企业的描述是："药品生产企业是指生产药品的专营企业或兼营企业。"药品生产企业是依法成立的、从事药品生产活动、为社会提供药品，实行独立核算、自主经营、照章纳税、具有法人资格的经济组织。

（二）药品生产企业的类型

依据不同的分类方法，可将药品生产企业划分为多种类型（表2-5）。

表2-5　药品生产企业类型

分类依据	药品生产企业类型
生产资料所有制形式	①全民所有制企业；②集体所有制企业；③私营企业；④合营企业；⑤外资企业（中外合资经营企业、中外合作经营企业、外商独资经营企业）
企业承担经济责任	①股份有限公司；②有限责任公司；③无限责任公司
生产的药品类型	①化学原料药及制剂生产企业；②中药生产企业；③生物制品生产企业；④生物技术制药公司；⑤药用辅料生产企业；⑥药用包材容器生产企业
企业规模	①大型企业；②中型企业；③小型企业

二、药品经营企业

（一）药品经营企业的定义

药品经营企业是指经营药品的专营企业或兼营企业，是从事流通活动，为社会提供药品，为营利而进行自主经营的具有法人资格的经济组织。若经营企业经营的品种完全是药品，则是药品专营企业；如果经营企业在经营其他商品的同时，也经营药品，则属于药品的兼营企业。

（二）药品经营企业的类型

依据不同的分类方法，可将药品经营企业划分为多种类型（表2-6）。

表 2-6　药品经营企业类型

分类依据	药品经营企业类型
企业所有制形式	①全民所有制企业；②集体所有制企业；③合营企业；④外资企业；⑤私营企业等
经营形式、药品销售渠道	①药品批发企业（含零售连锁企业总部）；②药品零售企业（含零售连锁门店）
经营范围	①麻醉药品、精神药品、医疗用毒性药品经营企业；②生物制品经营企业；③中药材、中药饮片、中成药经营企业；④化学原料药及其制剂经营企业；⑤抗生素原料药及其制剂经营企业；⑥生化药品经营企业等
经营规模	①大型经营企业；②中型经营企业；③小型经营企业

三、医疗机构药事组织

医疗机构是药品最主要的使用单位，是药品消费的终端环节。医疗机构中药事活动质量的高低直接关系到人民用药是否安全、有效。为此 2011 年《医疗机构药事管理规定》中要求医疗机构应成立药事管理组织和药学部门，以服务患者为中心，临床药学为基础，开展促进临床科学、合理用药的药学技术服务和相关的药品管理工作。

医疗机构应当根据本机构功能、任务、规模设置相应的药学部门，三级医院设置药学部，并可根据实际情况设置二级科室；二级医院设置药剂科；其他医疗机构设置药房。

第四节　药学教育、科研及药事社团组织

药学教育、科研组织及药事社团组织都是药事组织的重要组成部分，发挥着重要作用。

一、药学教育组织

我国的药学教育始于 1902 年（北洋水师军医学堂药科），经历了百余年的发展。目前，已逐步形成了药学研究生（博士、硕士）、大学本科、专科教育，药学继续教育，在职药学人员继续教育等多层次、多类型、多种办学形式的药学教育体系。药学教育组织体系由高等药学教育、中等药学教育和药学继续教育构成。至 2010 年底，全国设置有药学类及相关专业的普通高等学校共603 所，其中，本科院校 342 所、医药高等专科学校 43 所、高等职业技术学院 218 所。

药学研究生教育是精英教育，以药学的分支学科来设计，设置在大学或药物科研机构中，专业有药剂学、药物分析学、药理学、药物代谢动力学、药物化学、天然药物化学、中药学、药事管理学、社会与管理药学、企业管理等 30 余个。

药学本科教育从精英教育转向大众化教育。大学扩招，药学院系和药学专业的数量快速增长，专业设置分为三种情况。有些院校设置二级学院，药学院、中药学院、生物制药学院、制药工程学院、生命科学与技术学院、医药商学院、医药信息工程学院等，药学专业细

分为药学、中药学、药物制剂、临床药学、药事管理专业等、另外还有工商管理（医药方向）、国际经济与贸易（医药方向）、市场营销专业（医药方向）、经济学（医药方向）、信息管理与信息系统（医药方向）等相关专业。有些院校以厚基础、宽专业口径，培养通用人才为目标，不设置二级专业学科和方向，也有一些在一级学科范围内自主设置学科专业。

药学专科教育，以培养药学技能人才为目标，设置的专业有药学、中药学、药物制剂技术、药事管理、药品经营与管理专业等。

在职药学人员继续教育是指医药职业技术教育、医药行业职工的岗位培训和继续教育，医药教育涉及培养在职的各岗位普通员工、初级到高级的专业技术人员、行业管理干部（包括执业药师继续教育），涉及各层次、各岗位和各专业领域（研究、生产、流通、使用和监管）。

二、药学科研组织

我国的药学科研组织主要有独立的药物研究院所，以及附属于高等院校、大型制药企业、大型医院中的药学科研机构。在附属科研机构中除大型企业内设置的药学科研机构外，其他为国家投资的事业单位。部分独立科研组织则随着体制改革从事业性组织过渡为企业。我国著名的药物研究单位有中国科学院上海药物研究所、中国医学科学院药物研究所、中国中医研究院中药研究所、军事医学科学院药物毒理研究所、上海医药工业研究院、天津药物研究院等。

三、药事社团组织

（一）中国药学会

中国药学会（Chinese Pharmaceutical Association，CPA）成立于1907年，是中国最早成立的学术团体之一。中国药学会是国际药学联合会和亚洲药物化学联合会成员。现有高级会员3000余人，团体会员53个。学会下设7个工作委员会，19个专业委员会，主办20种学术期刊。

中国药学会的宗旨是坚持以马克思列宁主义、毛泽东思想、邓小平理论和“三个代表”重要思想为指导，全面落实科学发展观。坚持科学技术是第一生产力的思想，团结和组织广大药学科学技术工作者，实施科教兴国和可持续发展战略，促进药学科学技术的普及、繁荣和发展，促进药学人才的成长和提高，促进药学科学技术与经济的结合，为我国社会主义现代化建设服务，为构建社会主义和谐社会服务。维护药学科学技术工作者的合法权益，为会员和药学科学技术工作者服务。

（二）药学协会

我国的医药协会主要有中国医药企业管理协会、中国化学制药工业协会、中国非处方药物协会、中国医药商业协会、中国中药协会、中国医药教育协会和中国执业药师协会等协会。

1. 中国医药企业管理协会（Chinese Pharmaceutical Enterprises Association，CPEA）于1985年7月成立，其业务指导部门为国务院国有资产监督管理委员会。

2. 中国化学制药工业协会（China Pharmaceutical Industry Association，CPIA）成立于1988年9月，会员单位主要由从事（化学）药品生产的多种经济类型的骨干企业（集团）、地区性医药行业协会、医药研究及设计单位和大中专院校等组成。其业务主管单位是国务院国有资产监督管理委员会。CPIA 是企业和政府之间的桥梁和纽带，承担政府部门委托的化学制药工业行业管理任务。

3. 中国非处方药物协会（China Nonprescription Medicines Association，CNMA）　前称为中国大众药物协会，成立于 1988 年。由非处方药（OTC）相关领域的生产企业、分销企业，研究、教育机构及媒体等单位组成。

4. 中国医药商业协会（China Association of Pharmaceutical Commerce，CAPC）　是 1989 年经民政部批准成立的全国性社会经济团体，是医药商业相关企事业单位自愿结成的行业性、全国性、非营利性社会组织。

5. 中国中药协会（China Association of Traditional Chinese Medicine，CATCM）于 2000 年 12 月 18 日经民政部批准成立，是国家中医药管理局主管的，在国内代表中药行业的权威社团法人组织。

6. 中国医药教育协会（China Medicine Education Association，CMEA）　成立于 1992 年 7 月 3 日，是全国唯一一个医药教育学术性社团组织，其主管部门是国务院国有资产监督管理委员会。

7. 中国执业药师协会（China Licensed Pharmacist Association，CLPA）　于 2003 年 2 月 22 日正式成立。接受国家药品监督管理部门的业务指导和国务院民政部门的监督管理。中国执业药师协会是由与执业药师相关的个人及从事药品生产、经营、使用、教育、科研的企事业单位及相关团体自愿结成的专业性的全国性的非营利性的社会组织。

相关链接

部分药品监督管理组织及协会网址

国家食品药品监督管理总局	www. sfda. gov. cn
中国食品药品检定研究院	www. nicpbp. org. cn
国家中药品种保护审评委员会办公室	www. zybh. gov. cn
药品评审中心	www. ced. org. cn
药品评价中心	www. cdr. gov. cn
药品认证管理中心	www. ccd. org. cn
执业药师资格认证中心	www. cqlp. org
中国医药企业管理协会	www. cpema. org
中国化学制药工业协会	www. cpia. info
中国非处方药物协会	www. cnma. org. cn
中国医药商业协会	www. capc. org. cn
中国中药协会	www. catcm. org. cn
中国医药教育协会	www. cmea. net. cn
中国执业药师协会	www. clponline. cn

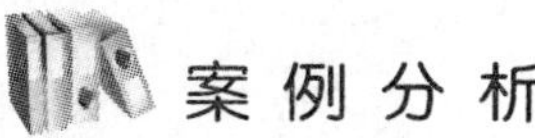

案例分析

2013年国务院机构改革中最受医药产业关注的是有关药品监管体制的改革，按照机构改革方案，撤销原国家食品药品监督管理局和国务院食品安全办公室，组建新的国家食品药品监督管理总局，充分体现了国家对食品药品监管工作的重视。本轮机构改革通过药品监管机构的“职能转变”及相关部门职责的分工配合以求构建一个令国人放心并满足需求的药品行业，为人民健康服务。你知道以下职责应由哪个部门负责吗？

1. 药品质量管理规范认证；
2. 药品的再注册；
3. 制定《药物非临床研究质量管理规范》；
4. 药品广告活动的监督检查和处理；
5. 拟订药品流通发展规划和政策；
6. 指导药品犯罪案件侦查工作；
7. 组织展开药品不良反应监测。

本章小结

本章介绍了我国药事组织的类型，药品监督管理行政机构、技术机构的组织体系和药品监督管理相关部门及其主要职责。

国家食品药品监督管理总局主管全国药品监督管理工作。省、自治区、直辖市药品监督管理部门负责所辖行政区域内的药品监督管理工作，并由地方政府分级管理，业务接受上级主管部门的指导和监督。构成我国药品监管体系中的监管行政机构主要负责对药品的审批和质量监督检查；监管技术机构主要负责药品检验工作。诸如发改委、中医药管理局、海关等其他相关部门则在各自职责范围内负责与药品有关的监督管理工作。

药事组织类型中除上述行政组织外，还有医疗机构药事组织，其主要功能是，通过给患者采购药品、调配处方、配制制剂、提供用药咨询等活动，以保证合理用药；药品生产、经营组织，可根据企业的性质、规模、组织形式、生产形态以及药品类型等各种角度进一步划分其子系统；药学教育、科研组织，承担了培养药学人才和药物的科学研究等任务；药事社团组织，其任务是组织药学力量，功能体现在行业、职业的管理及学术研究、咨询服务等。

复习题

1. CFDA 的主要职能是什么？
2. 药事组织的类型有哪些？
3. CFDA 主要内设机构的职能是什么？
4. 中国药学会的宗旨和主要职能是什么？
5. 药品监督管理的主要技术机构职责是什么？

（杨 波）

第三章

药学技术人员管理

学习目标

1. 掌握药学技术人员、药师的概念和分类，执业药师的概念和相关的管理规定。
2. 熟悉药学职业道德的相关规定。
3. 了解药学技术人员的管理规定，药师的职责与作用。

第一节　药学技术人员概述

21世纪以来，国家医疗卫生体制及监管体系的改革不断深入，在方便群众的同时，对用药的安全、有效、合理提出了更高的要求。而个别药品生产企业、药品经营企业和医疗机构，由于受经济利益驱使或自身业务水平与管理能力的局限，各类不合理用药现象普遍存在，给人们的生命健康和生活质量带来不同程度的损害。因此，生产和经营合格的药品，提供优良的药学服务、增强合理用药意识是当前必须高度重视的问题。而这项工作的开展，决定性因素就是药学技术人员的配备及其业务能力的提高。

一、药学技术人员的概念

药学技术人员是指取得药学、中药学或相关专业学历（包括化工制药类、生物学类、医学类等），具有一定的操作和科研能力，从事药学及其相关技术工作的人员。

二、药学技术人员的分类

药学技术人员的分类比较复杂，主要包括依法经过资格认定和未经过资格认定两种。

（一）依法经过资格认定的药学技术人员

依法经过资格认定的药学技术人员是指取得药学、中药学或相关专业学历（包括化工制药类、生物学类、医学类等），并依法经过国家有关部门考试合格后取得专业技术职务证书或执业证书的药学技术人员。

1. 具有药学（中药学）及相关专业技术职称的人员（表3-1）。

表 3-1　药学技术人员的专业技术职称

职称级别	职称类别		
	医药卫生系列	医药工程系列	药学研究系列
初级职称	药士、中药士 药师、中药师	药学类技术员 药学类助理工程师	研究实习员
中级职称	主管药师、主管中药师	药学类工程师	助理研究员
高级职称			
副高级	副主任药师、副主任中药师	药学类高级工程师	副研究员
高级	主任药师、主任中药师	药学类高级工程师（研究员级）	研究员

2. 执业药师　是指经全国统一考试合格，取得《中华人民共和国执业药师资格证书》（以下简称《执业药师资格证书》）并经注册登记，在药品生产、经营、使用单位中执业的药学技术人员。

3. 从业药师　是国家有关部门根据当前执业药师数量不足的情况而采取的过渡性政策，允许其在一定时期内替代执业药师的职能。我国规定：从 2004 年 7 月 1 日起不再进行从业药师资格认定工作。对 2004 年 6 月 30 日以前通过考试、考核认定取得从业药师资格的人员，可延长其从业药师资格有效期。

4. 临床药师　是指以系统药学专业知识为基础，并具有一定医学和相关专业基础知识与技能，直接参与临床用药，促进药物合理应用和保护患者用药安全的药学专业技术人员。

5. 驻店药师　是具备执业药师、从业药师资格或具备药师以上药学技术职称，在药品零售企业从事用药指导和处方审核的人员。

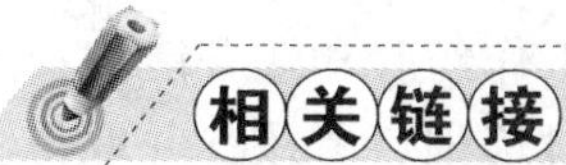

驻店药师“人机对话”考核系统正式开通使用

为加强辖区药品零售企业驻店药师的准入控制和日常管理，促使驻店药师在岗履职，提升药品经营质量管理水平，江西省抚州市食品药品监督管理局于 2011 年底出台并实施了《抚州市药品零售企业驻店药师管理规定（暂行）》，为进一步配合和落实该规定的实施，又开发了一套旨在提高全市药品零售企业药学技术人员法律法规和岗位能力水平的“人机对话”考核测试系统。该系统建立了试题库，试题库可以根据情况适时更新，库中暂时收集整理了 2000 余道命题，内容涵盖药品管理法律、法规、规章、药学（中药学）等专业知识，以及与药品零售企业质量管理相关的企业管理制度、人员职责、药品销售等基本知识。考试题由计算机在 2000 余道题库中自动组卷、出卷，参考人员通过注册用户名和密码可在任何一台能上网的计算机上免费进行考核测试，且系统会自动存盘和显示考核测试结果，对通过考核测试的人员，当场核发由该局统一印制的“抚州市驻店药师考核合格证”，对考核测试不合格的人员，可申请 1 次补考。

为保证此次“人机对话”考核测试过程的公开公正，抚州市局派人全程了参与了整个考核测试，在首批参考的 10 名人员中，有 6 名通过。

资料来源：国家食品药品监督管理总局网站，2012 年 03 月 09 日发布

（二）未依法经过资格认定的药学技术人员

未依法经过资格认定的药学技术人员是指取得药学或相关专业学历（包括化工制药类、生物类、医学类等），但是没有获得专业技术职务证书或执业资格，从事与药品的生产、经营、使用、科研、检验和管理等有关活动的药学技术人员。

三、药学技术人员的管理规定

（一）法律规定

《药品管理法》（2001 年版）规定：开办药品生产企业，必须具有依法经过资格认定的药学技术人员、工程技术人员及相应的技术工人；开办药品经营企业必须具有依法经过资格认定的药学技术人员；医疗机构必须配备依法经过资格认定的药学技术人员。非药学技术人员不得直接从事药剂技术工作。

（二）行政法规中的规定

《药品管理法实施条例》（2002 年版）规定：经营处方药、甲类非处方药的药品零售企业，应当配备执业药师或者其他依法经资格认定的药学技术人员。医疗机构审核和调配处方的药剂人员必须是依法经资格认定的药学技术人员。

（三）部门规章及相关文件中的规定

1. 《药物非临床研究质量管理规范》（2003 年版）规定　非临床安全性评价研究机构负责人应具备医学、药学或其他相关专业本科以上学历及相应的业务素质和工作能力。非临床安全性评价研究机构应设立独立的质量保证部门，其人员的数量根据非临床安全性评价研究机构的规模而定。每项研究工作必须聘任专题负责人。

非临床安全性评价研究机构的人员，应具备严谨的科学作风和良好的职业道德以及相应的学历，经过专业培训，具备所承担的研究工作需要的知识结构、工作经验和业务能力；定期进行体检，患有影响研究结果的疾病者，不得参加研究工作；经过培训、考核，并取得上岗资格等。

2. 《药物临床试验质量管理规范》（2003 年版）规定　负责临床试验的研究者应具备下列条件：

（1）在医疗机构中具有相应专业技术职务任职和行医资格。

（2）具有试验方案中所要求的专业知识和经验。

（3）对临床试验方法具有丰富经验或者能得到本单位有经验的研究者在学术上的指导。

（4）熟悉申办者所提供的与临床试验有关的资料与文献。

（5）有权支配参与该项试验的人员和使用该项试验所需的设备。

3. 《药品生产质量管理规范》（2010 年版）规定　企业应当配备足够数量并具有适当资质（含学历、培训和实践经验）的管理和操作人员。关键人员应当为企业的全职人员，至少应当包括企业负责人、生产管理负责人、质量管理负责人和质量受权人。

生产管理负责人应当至少具有药学或相关专业本科学历（或中级专业技术职称或执业药师资格），具有至少三年从事药品生产和质量管理的实践经验，其中至少有一年的药品生产管理经验，接受过与所生产产品相关的专业知识培训。

质量管理负责人应当至少具有药学或相关专业本科学历（或中级专业技术职称或执业药

师资格），具有至少五年从事药品生产和质量管理的实践经验，其中至少一年的药品质量管理经验，接受过与所生产产品相关的专业知识培训。

质量受权人应当至少具有药学或相关专业本科学历（或中级专业技术职称或执业药师资格），具有至少五年从事药品生产和质量管理的实践经验，从事过药品生产过程控制和质量检验工作。

4.《药品生产监督管理办法》（2004 年版）规定　开办药品生产企业，除应当符合国家制定的药品行业发展规划和产业政策外，还应当具有依法经过资格认定的药学技术人员、工程技术人员及相应的技术工人，企业法定代表人或者企业负责人、质量负责人无《药品管理法》第七十六条规定的情形。

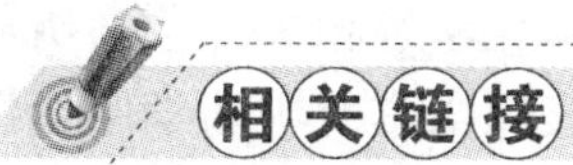

《药品管理法》第七十六条内容

《药品管理法》第七十六条规定：从事生产、销售假药及生产、销售劣药情节严重的企业或者其他单位，其直接负责的主管人员和其他直接责任人员十年内不得从事药品生产、经营活动。

5.《药品经营质量管理规范》（2012 年版）规定

药品批发和零售企业技术人员的共同要求：

（1）企业从事药品经营和质量管理工作的人员，应当符合有关法律法规及本规范规定的资格要求，不得有相关法律法规禁止从业的情形。

（2）企业应当对各岗位人员进行与其职责和工作内容相关的岗前培训和继续培训，以符合本规范要求。

（3）质量管理、验收、养护、储存等直接接触药品岗位的人员应当进行岗前及年度健康检查，并建立健康档案。患有传染病或者其他可能污染药品的疾病的，不得从事直接接触药品的工作。身体条件不符合相应岗位特定要求的，不得从事相关工作。

药品批发企业技术人员的管理要求：

（1）企业负责人应当具有大学专科以上学历或者中级以上专业技术职称，经过基本的药学专业知识培训，熟悉有关药品管理的法律法规及本规范。

（2）企业质量负责人应当具有大学本科以上学历、执业药师资格和 3 年以上药品经营质量管理工作经历，在质量管理工作中具备正确判断和保障实施的能力。

（3）企业质量管理部门负责人应当具有执业药师资格和 3 年以上药品经营质量管理工作经历，能独立解决经营过程中的质量问题。

（4）企业应当配备符合以下资格要求的质量管理、验收及养护等岗位人员：①从事质量管理工作的，应当具有药学中专或者医学、生物、化学等相关专业大学专科以上学历或者具有药学初级以上专业技术职称；②从事验收、养护工作的，应当具有药学或者医学、生物、化学等相关专业中专以上学历或者具有药学初级以上专业技术职称；③从事中药材、中药饮片验收工作的，应当具有中药学专业中专以上学历或者具有中药学中级以上专业技术职称；

从事中药材、中药饮片养护工作的，应当具有中药学专业中专以上学历或者具有中药学初级以上专业技术职称，直接收购地产中药材的，验收人员应当具有中药学中级以上专业技术职称；④经营疫苗的企业还应当配备2名以上专业技术人员专门负责疫苗质量管理和验收工作，专业技术人员应当具有预防医学、药学、微生物学或者医学等专业本科以上学历及中级以上专业技术职称，并有3年以上从事疫苗管理或者技术工作经历；⑤从事采购工作的人员应当具有药学或者医学、生物、化学等相关专业中专以上学历，从事销售、储存等工作的人员应当具有高中以上文化程度。

药品零售企业技术人员的管理要求：

（1）企业法定代表人或者企业负责人应当具备执业药师资格。企业应当按照国家有关规定配备执业药师，负责处方审核，指导合理用药。

（2）质量管理、验收、采购人员应当具有药学或者医学、生物、化学等相关专业学历或者具有药学专业技术职称。从事中药饮片质量管理、验收、采购人员应当具有中药学中专以上学历或者具有中药学专业初级以上专业技术职称。

（3）营业员应当具有高中以上文化程度或者符合省级药品监督管理部门规定的条件。中药饮片调剂人员应当具有中药学中专以上学历或者具备中药调剂员资格。

6.《药品流通监督管理办法》（2007年版）规定　经营处方药和甲类非处方药的药品零售企业，执业药师或者其他依法经资格认定的药学技术人员不在岗时，应当挂牌告知，并停止销售处方药和甲类非处方药。药品零售企业在执业药师或者其他依法经过资格认定的药学技术人员不在岗时销售处方药或者甲类非处方药的，责令限期改正，给予警告；逾期不改正的，处以一千元以下的罚款。

医疗机构设置的药房，应当具有与所使用药品相适应的场所、设备、仓储设施和卫生环境，配备相应的药学技术人员。

7.《互联网药品信息服务管理办法》（2004年版）规定　申请提供互联网药品信息服务，应当具有与开展互联网药品信息服务活动相适应的专业人员、设施及相关制度；有两名以上熟悉药品、医疗器械管理法律、法规和药品、医疗器械专业知识，或者依法经资格认定的药学、医疗器械技术人员。

8.《互联网药品交易服务审批暂行规定》（2005年版）规定　为药品生产企业、药品经营企业和医疗机构之间的互联网药品交易提供服务的企业，应当具有药学或者相关专业本科学历，熟悉药品、医疗器械相关法规的专职专业人员组成的审核部门负责网上交易的审查工作。

向个人消费者提供互联网药品交易服务的企业，应当具有执业药师负责网上实时咨询，并有保存完整咨询内容的设施、设备及相关管理制度。

9.《处方管理办法》（2007年版）规定　取得药学专业技术职务任职资格的人员方可从事处方调剂工作。具有药师以上专业技术职务任职资格的人员负责处方审核、评估、核对、发药以及安全用药指导；药士从事处方调配工作。药师应当凭医师处方调剂处方药品，非经医师处方不得调剂。药师应当按照操作规程调剂处方药品，应当认真逐项检查处方前记、正文和后记书写是否清晰、完整，并确认处方的合法性。药师经处方审核后，认为存在用药不适宜时，应当告知处方医师，请其确认或者重新开具处方。药师发现严重不合理用药或者用药错误，应当拒绝调剂，及时告知处方医师，并应当记录，按照有关规定报告。药师对于不规范处方或者不能判定其合法性的处方，不得调剂等。

10.《医疗机构药事管理规定》（2011 年版）规定　医疗机构药学专业技术人员按照有关规定取得相应的药学专业技术职务任职资格。依法取得相应资格的药学专业技术人员方可从事药学专业技术工作。

药学专业技术人员应当严格按照《药品管理法》、《处方管理办法》、《药品调剂质量管理规范》等法律、法规、规章制度和技术操作规程，认真审核处方或者用药医嘱，经适宜性审核后调剂配发药品。发出药品时应当告知患者用法用量和注意事项，指导患者合理用药。

医疗机构药学专业技术人员不得少于本机构卫生专业技术人员的 8%；医疗机构建立静脉用药调配中心（室），应当根据实际需要另行增加药学专业技术人员数量。

医疗机构应当配备临床药师，三级医院临床药师不少于 5 名，二级医院临床药师不少于 3 名。临床药师应当全职参与临床药物治疗工作，对患者进行用药教育，指导患者安全用药；且应当具有高等学校临床药学专业或者药学专业本科毕业以上学历，并应当经过规范化培训。

医疗机构应当加强对药学专业技术人员的培养、考核和管理，制订培训计划，组织药学专业技术人员参加毕业后规范化培训和继续医学教育，将完成培训及取得继续医学教育学分情况，作为药学专业技术人员考核、晋升专业技术职务任职资格和专业岗位聘任的条件之一。

11.《二、三级综合医院药学部门基本标准（试行）》（2010 年版）规定　药剂科人员岗位设置和药学人员配备，应当能够保障药学专业技术发挥职能，并确保药师完成工作职责及任务。医院应当按照有关规定，培养、配备临床药师。

药学专业技术人员数量不得少于医院卫生专业技术人员总数的 8%。设置静脉用药调配中心、对静脉用药实行集中调配的药剂科，所需的人员以及药剂科的药品会计、运送药品的工人，应当按照实际需要另行配备。

药剂科中具有高等医药院校临床药学专业或者药学专业全日制本科毕业以上学历的药学人员，应当不低于药学专业技术人员总数的 20%。药学专业技术人员中具有副高级以上药学专业技术职务任职资格的应当不低于 6%。

第二节　药师及其管理

一、药师的概念

目前世界范围内对药师的概念尚没有明确统一的界定。我国《辞海》中药师的概念是指：“受过高等药学教育或在医疗预防机构、药事机构和制药企业从事药品调剂、制备、检定和生产等工作，并经卫生部门审查合格的高级药学人才。”根据人们对药师概念的理解和认识不同，药师可分为广义药师和狭义药师。

广义的药师：泛指具有药学、中药学或相关专业学历，并从事药学专业技术工作的人员。包括高等医药院校专科以上和中等医药学校毕业的从事中药、西药和临床药学专业技术工作的人才。

狭义的药师：是指专业技术资格评定中，取得药师系列职称的药学技术人员。包括药师、主管药师、副主任药师、主任药师等。

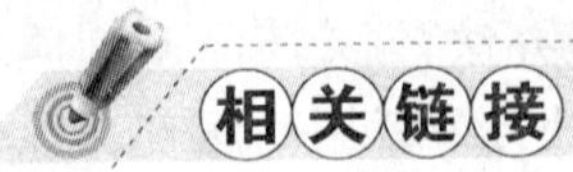

国家关于药师系列职称的管理规定

1. 逐步推行卫生专业技术资格考试制度　卫生系列医、药、护、技各专业的中、初级专业技术资格逐步实行以考代评和与执业准入制度并轨的考试制度；高级专业技术资格采取考试和评审结合的办法取得。——摘自人事部、原卫生部《关于加强卫生专业技术职务评聘工作的通知》（人发〔2000〕114 号）

2. 药学专业技术资格分为初级资格、中级资格、高级资格

（1）取得初级资格，根据有关规定，按照下列条件聘任相应专业技术职务：①药师：取得中专学历，担任药士职务满 5 年；取得大专学历，从事本专业工作满 3 年；取得本科学历，从事本专业工作满 1 年。②不符合上述条件的人员只可聘任药士职务。

（2）取得中级资格，并符合有关规定，可聘任主管药师职务。

（3）高级资格的取得均实行考评结合方式。

参加药学专业技术资格考试的人员，应具备下列基本条件：①遵守中华人民共和国的宪法和法律；②具备良好的医德医风和敬业精神。参加初级资格考试的人员，还必须具备相应专业中专以上学历。参加中级资格考试的人员，还必须具备下列条件之一：①取得相应专业中专学历，受聘担任药师职务满 7 年；②取得相应专业大专学历，从事药师工作满 6 年；③取得相应专业本科学历，从事药师工作满 4 年；④取得相应专业硕士学位，从事药师工作满 2 年；⑤取得相应专业博士学位。——摘自《预防医学、全科医学、药学、护理、其他卫生技术等专业技术资格考试暂行规定》（卫人发〔2001〕164 号）

3. 药学专业初、中级资格考试原则上每年举行 1 次，考试日期定于每年 10 月，考试均分 4 个半天进行，各级别考试均设置了“基础知识”、“相关专业知识”、“专业知识”、“专业实践能力”等 4 个考试科目。考试原则上采用人机对话的方式。参加相应专业考试的人员，必须在一个考试年度内通过全部科目的考试，方可获得专业技术资格证书。

参加考试的人员，必须符合《暂行规定》中与报名有关的各项条件。由本人提出申请，经所在单位审核同意，按规定携带有关证明材料到当地考试机构报名，经考试管理机构审核合格后，领取准考证，凭准考证在指定的时间、地点参见考试。

报名条件中有关学历的要求，是指经国家教育、卫生行政主管部门认可的正规全日制院校毕业的学历；有关工作年限的要求，是指取得正规学历前后从事本专业工作时间的总和。工作年限计算的截止日期为考试报名年度当年年底。——摘自《临床医学、预防医学、全科医学、药学、护理、其他卫生技术等专业技术资格考试实施办法》（卫人发〔2001〕164 号）

二、药师的分类

1. 根据所学专业的不同可分为：西药师、中药师和临床药师。

2. 根据专业技术资格的不同可分为：药（中药）师、主管药（中药）师、副主任药（中药）师、主任药（中药）师等。

3. 根据工作领域的不同可分为：药品生产企业药师、药品批发企业药师、药品零售企业药师（又称社会药房药师）、医院药房药师、医药科研单位药师、药品检验所药师和药品监督管理部门药师等。

4. 根据所取得的执业资格的不同可分为：从业药师、执业药师、驻店药师、医院药剂师和临床药师等。

5. 根据对药房所有权的不同可分为：开业药师和被聘任药师。

6. 根据是否依法注册可分为：注册药师和未注册药师。

三、药师的职责与作用

（一）药品生产企业药师的工作职责

负责生产管理的药师职责：①按照批准的工艺规程生产、贮存药品，以保证药品质量；②严格执行与生产操作相关的各种操作规程；③认真审核批生产记录和批包装记录并送交质量管理部门；④负责厂房和设备的维护保养，以保持其良好的运行状态；⑤完成各种必要的验证工作等；⑥确保生产相关人员经过必要的岗前培训和继续培训，并根据实际需要调整培训内容等。

负责质量管理的药师职责：①确保原辅料、包装材料、中间产品、待包装产品和成品符合经注册批准的要求和质量标准；②确保在产品放行前完成对批记录的审核；③确保完成所有必要的检验；④对所有重大偏差和检验结果超标进行调查并及时处理；⑤监督厂房和设备的维护，以保持其良好的运行状态；⑥进行各种必要的确认或验证工作，撰写、审核和批准确认或验证方案和报告；⑦制订产品的持续稳定性考察计划，提供稳定性考察的数据；⑧开展产品质量回顾分析等。

（二）药品经营企业药师的工作职责

药品经营企业药师应对所在单位购进的药品进行验收与检验，对所用设施和设备定期进行检查、维修、保养并建立档案，负责经营药品的储存与养护、出库与运输、销售和售后服务，开展药品质量管理工作，收集、报告药品不良反应情况，定期对企业各类人员进行药品法律、法规、规章和专业技术、药品知识、职业道德等教育和培训，并建立档案等。

此外，药品零售企业药师销售药品必须准确无误，并正确说明用法、用量和注意事项。销售处方药必须有医生签名的正式处方，必须经过核对，对处方所列药品不得擅自更改或者代用。对有配伍禁忌或者超剂量的处方，应当拒绝调配；必要时，经处方医师更正或者重新签字，方可调配。对患者、消费者进行用药的指导和咨询或提出寻求医师治疗的建议。

（三）医疗机构药师（含临床药师）的工作职责

（1）负责药品采购供应、处方或者用药医嘱审核、药品调剂、静脉用药集中调配和医院制剂配制，指导病房（区）护士请领、使用与管理药品。

（2）参与临床药物治疗，进行个体化药物治疗方案的设计与实施，开展药学查房，为患者提供药学专业技术服务。

（3）参加查房、会诊、病例讨论和疑难、危重患者的医疗救治，协同医师做好药物使用遴选，对临床药物治疗提出意见或调整建议，与医师共同对药物治疗负责。

（4）开展抗菌药物临床应用监测，实施处方点评与超常预警，促进药物合理使用。

（5）开展药品质量监测，药品严重不良反应和药品损害的收集、整理、报告等工作。

（6）掌握与临床用药相关的药物信息，提供用药信息与药学咨询服务，向公众宣传合理用药知识。

（7）结合临床药物治疗实践，进行药学临床应用研究；开展药物利用评价和药物临床应用研究；参与新药临床试验和新药上市后安全性与有效性监测。

（8）其他与医院药学相关的专业技术工作。

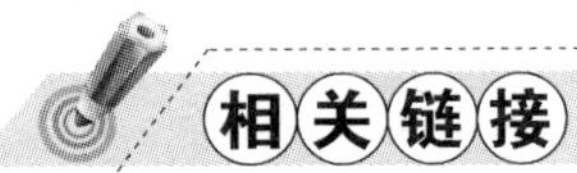

我国临床药师的管理规定

医疗机构应当根据本机构性质、任务、规模配备适当数量临床药师，三级医院临床药师不少于5名，二级医院临床药师不少于3名。

临床药师应当具有高等学校临床药学专业或者药学专业本科毕业以上学历，并应当经过规范化培训。临床药师应当全职参与临床药物治疗工作，对患者进行用药教育，指导患者安全用药。医疗机构应当建立由医师、临床药师和护士组成的临床治疗团队，开展临床合理用药工作。

医疗机构未按照规定配备药学专业技术人员、建立临床药师制，不合理用药问题严重，并造成不良影响的，由县级以上地方卫生、中医药行政部门责令改正、通报批评、给予警告；对于直接负责的主管人员和其他直接责任人员，依法给予降级、撤职、开除等处分。

——摘自《医疗机构药事管理规定》（卫医政发〔2011〕11号）

（四）执业药师的工作职责

1. 执业药师必须遵守职业道德，忠于职守，以对药品质量负责、保证人民用药安全有效为基本准则。

2. 执业药师必须严格执行《药品管理法》及国家有关药品研究、生产、经营、使用的各项法规及政策；执业药师对违反《药品管理法》及有关法规的行为或决定，有责任提出劝告、制止、拒绝执行并向上级报告。

3. 执业药师在执业范围内负责对药品质量的监督和管理，参与制定、实施药品全面质量管理及对本单位违反规定的处理。

4. 执业药师负责处方的审核及监督调配，提供用药咨询与信息，指导合理用药，开展治疗药物的监测及药品疗效的评价等临床药学工作。

第三节 我国执业药师资格制度

为了实行对药学技术人员的职业准入控制，科学、公正、客观地评价和选拔人才，全面提高药学技术人员的素质，建设一支既有专业知识和实际能力，又有药事管理和法规知识、能严格依法执业的药师队伍，以确保药品质量、保障人民用药的安全有效，国家从 1994 年开始实行执业药师资格制度。

1994 年 3 月 15 日，原国家医药管理局与人事部联合颁发了《执业药师资格制度暂行规定》；1995 年 7 月 5 日，原国家中医药管理局与人事部联合颁发了《执业中药师资格制度暂行规定》，从此我国开始实施执业药师资格制度。

1998 年国务院机构改革，成立国家药品监督管理局，并赋予其实施执业药师资格制度的职能。原国家药品监督管理局与人事部对原规定的有关内容进行了修改，并颁发了新的《执业药师资格制度暂行规定》，明确执业药师和执业中药师统称为执业药师，执业药师分为药学和中药学两个类别。

执业药师是我国药学专业技术队伍中的一支生力军，是保障人民群众用药安全有效的守护者。充分发挥执业药师的作用，有利于提升我国安全用药、合理用药水平；加大执业药师的管理力度，有利于提高药品经营企业市场准入标准，规范药品经营行为，防范由过度竞争、无序竞争导致的药品安全风险和隐患。

一、执业药师的概念

执业药师（licensed pharmacist）是指经全国统一考试合格，取得《执业药师资格证书》并经注册登记，在药品生产、经营、使用单位中执业的药学技术人员。

从执业药师的概念可以看出：执业药师资格的取得必须通过全国统一考试；执业药师必须注册登记；执业药师的执业范围是生产、经营和使用单位；执业类别分药学类、中药学类、药学与中药学类。

凡从事药品生产、经营、使用的单位都应该配备相应的执业药师，并以此作为开办药品生产、经营、使用单位的必备条件之一。人事部和国家食品药品监督管理部门共同负责全国执业药师资格制度的政策制定、组织协调、资格考试、注册登记和监督管理工作。

二、执业药师的管理规定

（一）执业药师资格考试

1. 执业药师资格考试的性质　我国实行执业药师资格制度，纳入全国专业技术人员执业资格制度统一规划的范围。执业药师资格考试属于职业准入性考试，凡经过考试并成绩合格者，国家发给执业药师资格证书，表明其已经具备执业药师的学识、技术和能力。执业药师资格在全国范围内有效。

2. 执业药师报考条件 凡中华人民共和国公民和获准在我国境内就业的其他国籍的人员具备以下条件之一者，均可申请参加执业药师资格考试：

（1）取得药学、中药学或相关专业中专学历，从事药学或中药学专业工作满七年。

（2）取得药学、中药学或相关专业大专学历，从事药学或中药学专业工作满五年。

（3）取得药学、中药学或相关专业大学本科学历，从事药学或中药学专业工作满三年。

（4）取得药学、中药学或相关专业第二学士学位、研究生班结业或取得硕士学位，从事药学或中药学专业工作满一年。

（5）取得药学、中药学或相关专业博士学位。

3. 执业药师资格考试 执业药师资格考试科目及有关信息见表3-2。

表3-2 执业药师资格考试科目及有关信息

类别	考试科目	科目性质	题型	总分
药学类	药学专业知识（一），包括： （1）药理学（60分） （2）药物分析（40分）	可免考科目	客观性试题，包括三种类型： （1）A型题（最佳选择题） （2）B型题（配伍选择题） （3）X型题（多项选择题）	400分
	药学专业知识（二），包括： （1）药剂学（60分） （2）药物化学（40分）	可免考科目		
	药事管理与法规（100分）	必考科目		
	药学综合知识与技能（100分）	必考科目		
中药学类	中药学专业知识（一），包括： （1）中药学（60分） （2）中药药剂学（40分）	可免考科目	客观性试题，包括三种类型： （1）A型题（最佳选择题） （2）B型题（配伍选择题） （3）X型题（多项选择题）	400分
	中药学专业知识（二），包括： （1）中药鉴定学（60分） （2）中药化学（40分）	可免考科目		
	药事管理与法规（100分）	必考科目		
	中药学综合知识与技能（100分）	必考科目		

执业药师资格考试以两年为一个周期，参加全部科目考试的人员须在连续两个考试年度内通过全部科目的考试。参加免试部分科目的人员须在一个考试年度内通过应试科目。考试日期定为每年十月，分四个半天进行，每个科目的考试时间为2.5小时。

执业药师资格考试合格者，由各省、自治区、直辖市人事（职改）部门颁发人事部统一印制的、人事部与国家食品药品监督管理部门用印的《执业药师资格证书》，该证书在全国范围内有效。

截止到2012年2月底，全国累计有200095人取得执业药师资格。2006～2011年执业药师考试情况见表3-3。

表 3-3　2006～2011 年执业药师考试情况

年份（年）	报考人数（人）	参考人数（人）	合格人数（人）	合格率（%）
2006	105 838	84 407	14 174	16.79%
2007	108 881	86 576	9 472	10.94%
2008	107 862	84 333	9 479	11.24%
2009	125 205	92 547	11 461	12.38%
2010	132 755	100 569	11 183	11.12%
2011	145 970	109 717	14 403	13.13%

目前，我国执业药师在药品生产、流通、使用领域的分布各占约 1/3，即药品流通领域的执业药师数量约为 7 万人。而截至 2009 年底，全国共有药品批发企业 1.3 万多家；零售药店门店 38.8 万多家，总计约 40 万药品流通企业。按每一家药品流通企业配备一名执业药师来算，目前执业药师缺口达 30 余万。

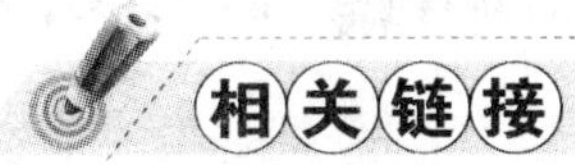

执业药师考试免试条件

按照国家有关规定评聘为高级专业技术职务，并具备下列条件之一者，可免试药学（或中药学）专业知识（一）、药学（或中药学）专业知识（二）：①中药学徒、药学或中药学专业中专毕业，连续从事药学或中药专业工作满 20 年；②取得药学、中药学专业或相关专业大专以上学历，连续从事药学或中药学专业工作满 15 年。

（二）执业药师注册

1. 注册管理机构和注册机构　执业药师资格实行注册制度。国家食品药品监督管理部门为全国执业药师资格注册管理机构，各省、自治区、直辖市药品监督管理局为注册机构。

取得《执业药师资格证书》的人，需要按规定向所在省（区、市）药品监督管理局申请注册。经注册后，才可以按照注册的执业类别、执业范围从事相应的执业活动。未经注册者，不得以执业药师身份执业。

2. 执业药师注册条件　申请执业药师注册者，必须同时具备下列条件：

（1）取得《执业药师资格证书》。

（2）遵纪守法，遵守药师职业道德。

（3）身体健康，能坚持在执业药师岗位工作。

（4）经所在单位考核同意。

经批准注册者，由各省、自治区、直辖市药品监督管理局在《执业药师资格证书》中的注册情况栏内加盖注册专用印章，同时发给国家食品药品监督管理部门统一印制的中华人民共和国《执业药师注册证》，并报国家食品药品监督管理部门备案。

执业药师只能在一个省、自治区、直辖市注册。执业药师变更执业地区、执业范围应及时办理变更注册手续。

问题与思考

乙肝表面抗原携带者可以注册执业药师吗?

3. 执业药师注册有效期　执业药师注册有效期为三年，有效期满前三个月，持证者须到注册机构办理再次注册手续。再次注册者，除须满足注册的四个条件外，还要有参加继续教育的证明。

4. 执业药师注销注册的情况　执业药师有下列情形之一的，由所在单位向注册机构办理注销注册手续：

（1）死亡或被宣告失踪的。

（2）受刑事处罚的。

（3）受取消执业资格处分的。

（4）因健康或其他原因不能或不宜从事执业药师业务的。

凡注销注册的，由所在省（区、市）的注册机构向国家食品药品监督管理部门备案，并由国家食品药品监督管理部门定期公告。

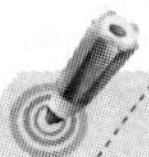

相关链接

同时考取药学类、中药学类《中华人民共和国执业药师资格证书》的人员注册

执业药师只能在一个单位注册。执业类别分药学类、中药学类、药学与中药学类。持有专业类别为药学类、中药学类《中华人民共和国执业药师资格证书》的人员，可申请办理《执业药师注册证》（药学与中药学类）。

（三）执业药师继续教育

执业药师继续教育是不断提高执业药师药学专业素质、法律和道德素质、执业能力以及药学服务质量的必要手段。为使执业药师逐步适应以消费者和病患者为中心，开展药学服务的需要，政府须进一步加强执业药师继续教育，不断提高执业药师队伍的整体素质。

1. 继续教育的目的　执业药师继续教育的目的是使执业药师保持良好的职业道德，以病患者和消费者为中心，开展药学服务；不断提高依法执业能力和业务水平，认真履行职责，维护广大人民群众的身体健康，保障公众用药安全、有效、经济、合理。

2. 继续教育的对象和内容　执业药师继续教育对象是针对已取得《执业药师资格证书》的人员，内容主要包括有关法律法规、职业道德和药学、中药学及相关专业知识与技能，并分为必修、选修和自修三类。

必修内容是按照《全国执业药师继续教育指导大纲》的要求，执业药师必须进行更新、补充的继续教育内容。选修内容是按照《全国执业药师继续教育指导大纲》的要求，执业药师可以根据需要有选择地进行更新、补充的继续教育内容。自修内容是按照《全国执业药师继续教育指导大纲》的要求，执业药师根据需要在必修、选修内容之外自行选定的与执业活动相关的继续教育内容。自修的形式可以灵活多样，如参加研讨会、学术会，阅读专业期刊，培训，学历教育，讲学，自学，研究性工作计划、报告或总结，调研或考察报告等。

执业药师继续教育实行学分制。具有执业药师资格的人员每年参加执业药师继续教育获取的学分不得少于 15 学分，注册期 3 年内累计不得少于 45 学分。其中必修和选修内容每年不得少于 10 学分，自修内容学习可累计获取学分。

3. 继续教育登记制度　执业药师继续教育实行登记制度，登记内容包括：继续教育内容、分类、形式、学分、考核结果、日期、施教机构等。《执业药师继续教育登记证书》由国家食品药品监督管理部门统一印制，由执业药师本人保存。

具有执业药师资格的人员参加必修内容和选修内容的学习并经考核合格后，由施教机构在《执业药师继续教育登记证书》上确认并登记盖章。采取网络教育、远程教育形式实施必修、选修内容，经考核合格的，由施教机构出具《执业药师继续教育学分证明》，各省、自治区、直辖市食品药品监督管理部门凭此证明在《执业药师继续教育登记证书》上进行学分登记，并将登记过的《执业药师继续教育学分证明》收回。

执业药师继续教育自修内容学分由各省、自治区、直辖市食品药品监督管理部门人事教育处或由省级食品药品监督管理部门委托的机构确认，并在《执业药师继续教育登记证书》上进行学分登记。

执业药师参加必修内容、选修内容及自修内容获取的学分在《执业药师继续教育登记证书》上进行登记后在全国范围内有效。

《执业药师继续教育登记证书》是执业药师再次注册的必备证件。注册机构以《执业药师继续教育登记证书》为依据，考查执业药师接受继续教育的情况。

4. 违反执业药师有关规定的处罚　对未按规定配备执业药师的单位，应限期配备，逾期将追究单位负责人的责任。

对涂改、伪造或以虚假和不正当手段获取《执业药师资格证书》或《执业药师注册证》的人员，发证机构应收回证书，取消其执业药师资格，注销注册。并对直接责任者根据有关规定给予行政处分，或送交有关部门追究法律责任。

对执业药师违反本规定有关条款的，所在单位须如实上报，由药品监督管理部门根据情况给予处分。注册机构对执业药师所受处分，应及时记录在其《执业药师资格证书》中的备注《执业情况记录》栏内。

执业药师在执业期间违反《药品管理法》及其他法律法规构成犯罪的，由司法机关依法追究其刑事责任。

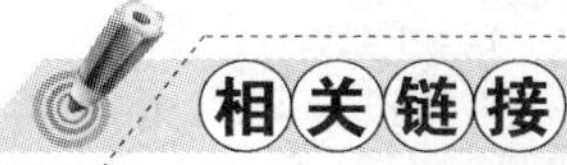

《国家药品安全“十二五”规划》中对执业药师的要求

加大执业药师配备使用力度，自 2012 年开始，新开办的零售药店必须配备执业药师；到“十二五”末，所有零售药店法人或主要管理者必须具备执业药师资格，所有零售药店和医院药房营业时有执业药师指导合理用药，逾期达不到要求的，取消售药资格。

第四节 药学职业道德

药学职业道德是调整药学工作人员与患者、同仁及社会之间关系的行为规范、准则的总和。药学职业道德，是一般社会道德在医药领域中的特殊表现，是从事药学科研、生产、经营、使用、教育和管理等医药工作者的职业道德。

在我国古代历史上，医和药多为同一学科系统，医者多是医、药、护相兼。因此，我国古代医学和药学的基本道德原则及行为规范多是相同的。“医乃仁术”，这是我国古人对医学特殊性质的认识，“治病救人”是古代医学的基本道德准则，它包含朴素的人道主义精神和生命神圣论思想。人们早已明确地认识，医必须通过药的功效才能实现其“仁爱救人”、“治病救人”的宗旨，从而要求凡是用于治病防病的药品，必须对人体和生命安全，对疾病有效。因此，追求药品的使用安全，治病有效，是我国自古以来传统药学职业道德原则。

一、药学职业道德的特点和意义

（一）药学职业道德的特点

药学工作人员的服务质量直接关系着人民的健康和安危，关系着千家万户的悲欢离合。高尚的药学职业道德要求药学工作人员具有扎实的药学知识与技能，在药学工作中容不得半点马虎。否则，就会出现差错，轻则增加患者的痛苦，重则危及患者的生命。同时，药学工作人员还应当具有对社会、对公众、对患者健康的高度责任感和献身精神。药学工作人员应做到关心患者，热忱服务；一视同仁，平等对待；语言亲切，态度和蔼；尊重人格，保护隐私。

（二）药学职业道德的意义

药学职业道德是药学领域中各种道德关系的集中反映，它可以调整药学职业领域中人与人的关系，促进药学工作人员更好地为人民服务。药学职业道德涉及人的生命、疾病和健康等最切身的利益，关系着社会的和谐稳定。因此，只有在建立良好的药学职业道德基础上，才能做好本职工作，保障人民群众的健康，为国家医疗卫生事业作贡献。

二、药学职业道德的作用

（一）激励

药学职业道德能激励药学工作人员职业认识的提高，职业情感的养成，职业意志的锻炼，职业理想的树立，以及良好的职业行为和习惯的形成等。

（二）促进

药学职业道德在协调医药行业内部关系，完成和树立医药行业新风貌方面有着直接的促进作用。医药人员通过药学职业道德的自我教育，总结医药行业的优良传统，不断纠正本行业的缺点。

（三）调节

医药领域涉行业内部，以及工业、农业、商业、行政等多方面的关系，难免会发生某些利害冲突和意见分歧。药学职业道德则可以在思想上、感情上、作风上和行为等方面起到调节作用。

（四）约束

药学职业道德原则和规范都严格地要求药学工作人员在履行自己的职业任务时，应当顾大局、讲原则、守信用、公平竞争、诚实待人、廉洁奉公。对于各种歪风邪气有着显著的约束作用。

（五）督促和启迪

医药行业需要专业才能和道德觉悟的辩证统一，方能做好本职工作。专业才能是搞好药品生产、经营和药学服务的基础，道德觉悟则是搞好药品生产和医药服务的动力。

三、药学职业道德的基本原则、规范

（一）药学职业道德的基本原则

药学职业道德的基本原则可以概括为“提高药品质量，保证药品安全有效，实行社会主义的人道主义，全心全意地为人民健康服务”。

1. 提高药品质量，保证药品安全有效　是维护人民身体健康的重要前提，也是医药事业的根本目的。药品生产、经营、使用都是提高医药质量，增进药品疗效，保障人民用药安全的重要环节。为了维护公众健康，药学工作人员一方面必须努力发展药品生产，增加品种，满足公众对身体健康的需要；另一方面要提高药品质量，保证用药安全有效。药学工作是实现医疗救死扶伤的重要组成部分，是医疗活动的重要基础。

2. 实行社会主义的人道主义　人道主义作为伦理道德原则，在医药道德领域内，具有十分重要的意义。社会主义医药人道主义继承了传统医药人道主义的精华，在新的历史条件下，表现为对患者的尊重和关心，预防和治疗疾病，保障人人享有用药的平等权利。

3. 全心全意地为人民健康服务　药学职业道德要求药学工作人员应当站在国家和社会主义建设的历史高度，为社会主义现代化建设事业服务。药学工作人员在药学实践过程中要真正做到全心全意为人民的健康服务，必须处理好如下三个方面的关系。

（1）正确处理医药人员与服务对象的关系：药学工作人员的直接服务对象是患者，在二者关系中，一般而言，药学工作人员处于主动地位，患者处于被动地位。这就需要药学工作人员时刻以患者的利益为重，以高度负责的精神确保药品质量，保证人民的生命健康。

（2）正确处理个人利益与集体利益的关系：药品的生产、储运、销售和使用都需要依靠集体的力量来完成。因此，药学工作人员在处理个人利益与集体利益之间的冲突时，应以集体利益为重，以广大人民的生命健康为重，不可因个人或小集体利益损害人民群众的利益。

（3）正确处理德与术的关系：药学工作者要做到全心全意为人民的防病治病、健康服务，既需要有良好的道德品质，又要有过硬的技术本领，二者缺一不可。

（二）药学职业道德规范

药学职业道德规范是指药学工作人员在工作中应遵守的道德规则和道德标准，是社会对药学工作人员行为要求的概括。它是药学职业道德基本原则的具体表现、展开和补充；用以指导药学工作人员的言行，协调药学领域中的各种人际关系。药学职业道德规范除具有道德的一般特点外，还具有以下特点：

1. 针对性　药学职业道德规范是针对药学工作人员中存在的不良道德现象所提出的具体的职业道德要求。

2. 理想性　每个药学工作人员的生活经历和所受的教育不同，道德认识水平也有高低之别。药学职业道德规范既含有基本的道德要求，又包含有较高的理想的道德要求，如“为药学事业献身”。

3. 现实性　药学职业道德规范是在药学实践的基础上提出的，因此，药学工作人员通过努力是完全可以实现的。

四、药学职业道德的具体内容

（一）药学工作人员对服务对象的职业道德规范

1. 仁爱救人，文明服务　药学工作人员对服务对象一定要有仁爱之心，同情、体贴患者疾苦，对患者、服务对象认真负责，应做到不是亲人胜似亲人，无论在药品科研还是生产实践中，都应该始终把人民的利益放在至高无上的地位，尊重患者、服务对象的人格，一视同仁，满腔热情地为患者、服务对象服务。

2. 严谨治学，理明术精　药学是一门科学，药学工作人员要以科学的“求真”态度对待药学实践活动。任何马虎或弄虚作假的行为不仅会有损科学的尊严，还可能危害人们的生命健康，造成极为严重的后果。

3. 济世为怀，清廉正派　药学事业是一项解除患者痛苦，促进人体健康的高尚职业。药学工作者在工作中应当抵制各种诱惑，一心一意为患者的健康服务；不能利用自身在专业上的优势欺诈患者，谋取私利。

（二）药学工作人员对社会的职业道德规范

1. 坚持公益原则，维护人类健康　药学工作人员在实践中运用自己掌握的知识和技能为患者、服务对象工作的同时，还肩负着维护社会公共利益的责任。药学工作人员应坚持做到对服务对象与对社会负责的高度统一。

2. 宣传医药知识，承担保健职责　药品的应用不仅在于治疗疾病，还特别要强调预防疾病发生的作用。提高人口质量和生命质量已成为医药工作人员的社会职责。为确保药品对人们的健康既不构成威胁又能起到治疗、保健的作用，要求医药工作人员必须自觉履行向社会宣传医药知识，实现社会公众的合理用药。

（三）药学工作者同仁间的职业道德规范

1. 谦虚谨慎，团结协作　谦虚的态度是一切求知行为的保障。药学工作者要孜孜不倦地钻研业务知识，以谦虚谨慎的态度向任何对象学习。同时，谦虚也是团结协作的基础。现代药学已经分化出众多的学科，现代药学工作的开展已经离不开各学科之间的精诚合作，唯有合作才能促进药学事业的长足发展。

2. 勇于探索创新，献身医药事业　解除人类疾病之苦，不断满足广大人民群众对健康日益增长的需求，不断在科学发展的道路上探索新理论、新技术、新产品是药学工作人员的使命和职责。在科研过程中要全身心地现身于药学科学事业，追求至善至美的境界。

五、药学领域的职业道德要求

（一）药品生产中的道德要求

药品生产过程是药品质量形成过程的组成部分，是药品质量能否符合预期标准的关键。

在生产过程中，药品质量受到人员、机器设备、原辅材料及包装材料、工艺方法、生产环境、管理等多方面因素的影响。因此，在药品生产过程中，道德公约、社会舆论、职业道德规范是所有从业人员行为不可缺少的调节工具。药品生产中的道德要求如下：

1. 用户至上，以患者为中心　急患者之所急，想患者之所想，保证药品供应，及时提供社会需要的药品。

2. 质量第一，自觉遵守规范　药品质量关系人们的生命安全，为保证药品质量，药品生产的全过程必须自觉遵循和执行GMP的指导原则，这既是法律责任，也是道德的根本要求。

3. 保护环境，保护药品生产者的健康　药品生产过程中的“三废”对环境极易造成污染，环境保护已经成为药品生产企业不可推卸的社会责任。

4. 规范包装，如实宣传　药品包装应具备保护药品、便于储存和运输、便于使用等功能。药品包装所附的药品说明书应实事求是，并将相应的警示语或忠告语印制在药品包装或药品使用说明书上。任何扩大药品疗效或适应证、隐瞒药品不良反应、通过包装设计夸大药品的作用、过度包装，或采用劣质包装等行为都是不道德的，也是违法的。

（二）药品经营中的道德要求

药品经营是实现为消费者服务的中心环节，药品经营者在市场交易中应遵循自愿、平等、公平、诚实守信的原则。加强药品经营道德建设，对于保证药品质量、改善服务态度、提高服务质量、保护消费者生命安全、促进合理用药具有十分重要的意义。药品经营领域的道德要求如下：

1. 诚实守信，确保药品质量　在销售药品时，不夸大药效，不虚高定价，不做虚假广告，实事求是地介绍药品的疗效与不良反应。

2. 依法促销，诚信推广　药品促销应符合国家的政策、法律或一般道德规范。所有药品的促销口号必须真实合法、准确可信。促销宣传资料应有科学依据，经得起检验。没有误导或不实语言，不会导致药品的不正确使用。为医师药师提供科学资料，不能以经济或物质利益促销。药品广告中不得含有不科学的表示功效的断言或者保证用词，不得含有其他不恰当的语言、名义和形象。

3. 指导用药，做好药学服务　在零售药房的药品销售过程中，做好药学服务工作。坚持执业药师在岗，自觉严格履行药品分类管理的规定，处方药必须凭医师处方才能调配；同时，应当耐心向用药者进行用药指导，在有条件的地方还可以为购药者建立药历。收集并记录药品不良反应，建立不良反应报告制度和台账，并按规定上报。做到时时把消费者的利益放在首位。

（三）医院药学工作中的道德要求

医院药学是医疗机构业务工作的组成部分。医疗机构药学部门的主要工作包括调剂、制剂、药品供应、药品质量管理、经济管理以及药品信息管理。随着现代医药卫生事业的发展，医院药学工作模式由单纯供应型逐渐向技术服务型转变，由面向药品，转而面向患者，开展以患者合理用药为中心的临床药学服务工作。医院药学工作中的道德要求如下：

1. 精心调剂，耐心解释　在调剂过程中医药工作人员应仔细认真地审药方，准确无误地调配；配药后配药人与审核人认真核对签字；发药时，要耐心向患者讲清服用方法与注意事项，语言通俗易懂，语气亲切。

2. 精益求精，确保质量　医院制剂必须坚持为临床服务的方向，坚持自用原则。医院制剂也要实施 GMP。

3. 合法采购，规范进药　医院药品采购要坚持质量第一的原则，按照国家有关规定，从合法有证的单位采购药品，对采购的药品严格执行验收制度；在药效相同情况下，选择质量保证、价格合理的药品。

4. 维护患者利益，提高生命质量　药品不良反应是危害人们身体健康的重要因素。医院药师要具有高度的社会道德责任感，从维护人类生命健康的角度，主动报告药品不良反应。在深入临床的过程中，始终以患者为本，维护患者的利益，真诚、主动、热情、全心全意地为患者服务。以精湛的专业知识帮助临床正确选药、合理用药，为患者解除痛苦，提高生命质量。

六、中国执业药师职业道德准则

1. 救死扶伤，不辱使命　执业药师应当将患者及公众的身体健康和生命安全放在首位，以专业知识、技能和良知，尽心尽职尽责为患者及公众提供药品和药学服务。

2. 尊重患者，一视同仁　执业药师应当尊重患者或者消费者的价值观、知情权、自主权、隐私权，对待患者或者消费者应不分年龄、性别、民族、信仰、职业、地位、贫富，一律平等相待。

3. 依法执业，质量第一　执业药师应当遵守药品管理法律、法规，恪守职业道德，依法独立执业，确保药品质量和药学服务质量，科学指导用药，保证公众用药安全、有效、经济、合理。

4. 进德修业，珍视声誉　执业药师应当不断学习新知识、新技术，加强道德修养，提高专业水平和执业能力；知荣明耻，正直清廉，自觉抵制不道德行为和违法行为，努力维护职业声誉。

5. 尊重同仁，密切协作　执业药师应当与同仁和医护人员相互理解，相互信任，以诚相待，密切配合，建立和谐的工作关系，共同为药学事业的发展和人类的健康奉献力量。

案例分析

2012 年 5 月 7 日，某县食品药品监督管理局在 GSP 专项检查中，发现辖区内 A 药店在执业药师吴某不在岗的情况下，未悬挂警示牌告知消费者，也未停止销售处方药和甲类非处方药。检查结束后，执法人员给 A 药店下达了《责令改正通知书》，责令该药店执业药师吴某要在7 日内到岗履职；同时，要求 A 药店在药师不在岗时，要悬挂警示牌告知消费者和停止销售处方药、甲类非处方药。同年5 月 16 日，该局对 A 药店改正措施落实情况进行复查，发现该药店执业药师吴某已到岗履职。8 月 13 日，该局在日常监督检查中又发现 A 药店在执业药师吴某不在岗的情况下，未悬挂警示牌告知消费者，也未停止销售处方药和甲类非处方药。执法人员随即根据《药品流通监督管理办法》的规定，就 A 药店的违法行为下达了当场行政处罚决定书，给予了警告的行政处罚。11 月 9 日，该食品药品监督管理局接到举报称，A 药店吴某为“挂职”药师，长期不在岗履职。接到举报后，执法人员立即到现场检查，发现 A 药店执业药师吴某不在岗，药店内也未悬挂警示牌告知消费者和停止销售处方药、甲类非处方药。

问题：针对该药店的违法行为，应做出何种处罚？

案例分析：首次发现A药店存在执业药师不在岗销售处方药和甲类非处方药的行为，药品监管部门应当依照《药品流通监督管理办法》的规定对其进行责令改正和给予警告的处罚。在这之后一年内，发现该药店两次发生该违法行为，说明A药店没有认真改正原来的违法行为，药品监管部门有权依照《药品流通监督管理办法》的规定，对该药店直接处以1000元以下的罚款。

本章小结

药学技术人员对保证生产和经营优质药品，提供优良的药学服务、增强公众合理用药意识、保障患者用药安全具有重要意义，在药学事业中发挥着越来越重要的作用。国家对药学从业人员的管理非常严格，要求只有依法经过资格认定的药学技术人员才能从事相应的药事活动。此外，还明确提出了药学技术人员应遵循的药学职业道德基本原则、规范、具体内容和要求。

本章首先介绍了药学技术人员的概念和分类，并简要论述了国家关于药学技术人员的相关管理规定。药学技术人员是指取得药学、中药学或相关专业学历（包括化工制药类、生物学类、医学类等），具有一定的操作和科研能力，从事药学及其相关技术工作的人员。目前从事药学技术工作的大多是依法经过资格认定的药学技术人员，主要包括具有药学专业技术职称的人员、执业药师、从业药师、临床药师、驻店药师等。

其次，阐述了药师的概念、分类、职责与作用。药师的概念有广义和狭义之分。其中广义的药师泛指具有药学、中药学或相关专业学历，并从事药学专业技术工作的人员。狭义的药师是指专业技术资格评定中，取得药师系列职称的药学技术人员，包括药师、主管药师、副主任药师、主任药师等。

本章的重点是第三部分，即我国的执业药师资格制度，详细论述了执业药师的概念、资格考试、注册及继续教育等内容。执业药师是指经全国统一考试合格，取得《执业药师资格证书》并经注册登记，在药品生产、经营、使用单位中执业的药学技术人员。取得药学、中药学或相关专业中专以上学历，从事药学或中药学专业工作达到规定年限的药学技术人员可以报考执业药师资格考试，考试科目为药学（中药学）专业知识（一）、药学（中药学）专业知识（二）、药事管理与法规、综合知识与技能，其中药事管理与法规、综合知识与技能可免考。通过执业药师资格考试，并经过省级食品药品监督管理局注册，取得《执业药师注册证》，方可执业。执业药师注册有效期为三年，有效期满前三个月，持证者须到注册机构办理再次注册手续。再次注册者，除须满足注册的四个条件外，还要有参加继续教育的证明。具有执业药师资格的人员每年参加执业药师继续教育获取的学分不得少于15学分，注册期3年内累计不得少于45学分。

最后，明确了药学职业道德的相关内容及中国执业药师职业道德准则。其中药学职业道德的作用表现为激励、促进、调节、约束、督促和启迪。药学职业道德的基本原则被概括为“提高药品质量，保证药品安全有效，实行社会主义的人道主义，全心全意地为人民健康服务”。中国执业药师职业道德准则包括：救死扶伤，不辱使命；尊重患者，一视同仁；依法执业，质量第一；进德修业，珍视声誉；尊重同仁，密切协作。

通过本章的学习，可使学生全面了解国家关于药学技术人员，尤其是执业药师的管理规定和药学职业道德的具体要求，更加明确自身的使命和责任，努力把自己培养成为既掌握扎实的药事管理专业知识，又具有崇高的药学职业道德的优秀药学技术人员，全面保障和促进公众用药的安全、有效。

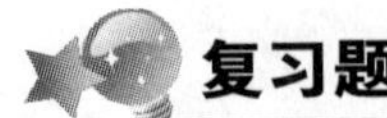

复习题

1. 简述依法经过资格认定的药学技术人员的概念及分类。
2. 简述药品生产、经营企业药师的主要职责。
3. 简述执业药师的报考条件和注册条件。
4. 简述药学职业道德的基本原则。

（田丽娟）

第四章

医药卫生改革和药品管理制度

学习目标

1. 掌握深化医药卫生体制改革的意见，我国基本药物制度的主要内容。
2. 熟悉国家药品安全“十二五”规划，药品分类管理的主要规定，医疗保障与基本医疗保险政策。
3. 了解 WHO 的基本药物政策。

第一节　医药卫生体制改革与药品安全规划

一、深化医药卫生体制改革的意见

2009 年 4 月 6 日，《中共中央国务院关于深化医药卫生体制改革的意见》发布，标志着中国医药卫生体制进入深化改革阶段，新一轮医改正式启动。该医改方案的出台既是对过去多年医改方针政策的创新总结，也是对未来一个时期改革推进的实质性启动。

（一）深化医药卫生体制改革的基本原则和总体目标

1. 基本原则

（1）医药卫生体制改革必须立足国情，一切从实际出发，坚持正确的改革原则。该原则强调：①坚持以人为本，把维护人民健康权益放在第一位；②坚持立足国情，建立中国特色医药卫生体制；③坚持公平与效率统一，政府主导与发挥市场机制作用相结合；④坚持统筹兼顾，把解决当前突出问题与完善制度体系结合起来。

（2）基本原则既着眼长远，创新体制机制，又立足当前，着力解决医药卫生事业中存在的突出问题。既注重整体设计，明确总体改革方向目标和基本框架，又突出重点，分步实施，积极稳妥地推进改革。

2. 总体目标

（1）建立健全覆盖城乡居民的基本医疗卫生制度，为群众提供安全、有效、方便、价廉的医疗卫生服务。

（2）按照规定，到 2011 年，基本医疗保障制度全面覆盖城乡居民，基本药物制度初步建立，城乡基层医疗卫生服务体系进一步健全，基本公共卫生服务得到普及，公立医院改革试点取得突破，明显提高基本医疗卫生服务可及性，有效减轻居民就医费用负担，确实缓解“看病难、看病贵”问题。

（3）到2020年，覆盖城乡居民的基本医疗卫生制度基本建立。普遍建立比较完善的公共卫生服务体系和医疗服务体系，比较健全的医疗保障体系，比较规范的药品供应保障体系，比较科学的医疗卫生机构管理体制和运行机制，形成多元办医格局，人人享有基本医疗卫生服务，基本适应人民群众多层次的医疗卫生需求，人民群众健康水平进一步提高。

（二）基本医疗卫生制度的主要内容

基本医疗卫生制度主要由医药卫生四大体系、八项支撑组成。

1. 基本医疗卫生制度的四大体系　四大体系是指建设公共卫生服务体系、医疗服务体系、医疗保障体系和药品供应保障体系，构成我国的基本医疗卫生制度。

（1）公共卫生服务体系

1）建立健全疾病预防控制、健康教育、妇幼保健、精神卫生、应急救治、采供血、卫生监督和计划生育等专业公共卫生服务网络；完善以基层医疗卫生服务网络为基础的医疗服务体系的公共卫生服务功能；建立分工明确、信息互通、资源共享、协调互动的公共卫生服务体系；提高公共卫生服务和突发公共卫生事件应急处置能力；促进城乡居民逐步享有均等化的基本公共卫生服务。

2）确定公共卫生服务范围。明确国家基本公共卫生服务项目，逐步增加服务内容。鼓励地方政府根据当地经济发展水平和突出的公共卫生问题，在中央规定服务项目的基础上增加公共卫生服务内容。

3）完善公共卫生服务体系。进一步明确公共卫生服务体系的职能、目标和任务，优化人员和设备配置，探索整合公共卫生服务资源的有效形式。完善重大疾病防控体系和突发公共卫生事件应急机制，加强对严重威胁人民健康的传染病、慢性病、地方病、职业病和出生缺陷等疾病的监测与预防控制。加强城乡急救体系建设。

4）加强健康促进与健康教育。医疗卫生机构及机关、学校、社区、企业等要大力开展健康教育，充分利用各种媒体，加强健康、医药卫生知识的传播，倡导健康文明的生活方式，促进公众合理营养，提高群众的健康意识和自我保健能力。

5）深入开展爱国卫生运动。将农村环境卫生与环境污染治理纳入社会主义新农村建设规划，推动卫生城市和文明村镇建设，不断改善城乡居民生活、工作等方面的卫生环境。

6）加强卫生监督服务。大力促进环境卫生、食品卫生、职业卫生、学校卫生，以及农民工等流动人口卫生工作。

（2）医疗服务体系：坚持非营利性医疗机构为主体、营利性医疗机构为补充，公立医疗机构为主导、非公立医疗机构共同发展的办医原则，建设结构合理、覆盖城乡的医疗服务体系。

1）大力发展农村医疗卫生服务体系。进一步健全以县级医院为龙头、乡镇卫生院和村卫生室为基础的农村医疗卫生服务网络。县级医院作为县域内的医疗卫生中心，主要负责基本医疗服务及危重急症病人的抢救，并承担对乡镇卫生院、村卫生室的业务技术指导和卫生人员的进修培训；乡镇卫生院负责提供公共卫生服务和常见病、多发病的诊疗等综合服务，并承担对村卫生室的业务管理和技术指导；村卫生室承担行政村的公共卫生服务及一般疾病的诊治等工作。有条件的农村实行乡村一体化管理。积极推进农村医疗卫生基础设施和能力建设，政府重点办好县级医院，并在每个乡镇办好一所卫生院，采取多种形式支持村卫生室建设，使每个行政村都有一所村卫生室，大力改善农村医疗卫生条件，提高服务质量。

2）完善以社区卫生服务为基础的新型城市医疗卫生服务体系。加快建设以社区卫生服务中心为主体的城市社区卫生服务网络，完善服务功能，以维护社区居民健康为中心，提供疾病预防控制等公共卫生服务、一般常见病及多发病的初级诊疗服务、慢性病管理和康复服务。转变社区卫生服务模式，不断提高服务水平，坚持主动服务、上门服务，逐步承担起居民健康“守门人”的职责。

3）健全各类医院的功能和职责。优化布局和结构，充分发挥城市医院在危重急症和疑难病症的诊疗、医学教育和科研、指导和培训基层卫生人员等方面的骨干作用。有条件的大医院按照区域卫生规划要求，可以通过托管、重组等方式促进医疗资源合理流动。

4）建立城市医院与社区卫生服务机构的分工协作机制。城市医院通过技术支持、人员培训等方式，带动社区卫生服务持续发展。同时，采取增强服务能力、降低收费标准、提高报销比例等综合措施，引导一般诊疗下沉到基层，逐步实现社区首诊、分级医疗和双向转诊。整合城市卫生资源，充分利用城市现有一、二级医院及国有企事业单位所属医疗机构和社会力量举办的医疗机构等资源，发展和完善社区卫生服务网络。

5）充分发挥中医药（民族医药）在疾病预防控制、应对突发公共卫生事件、医疗服务中的作用。加强中医临床研究基地和中医院建设，组织开展中医药防治疑难疾病的联合攻关。在基层医疗卫生服务中，大力推广中医药适宜技术。采取扶持中医药发展政策，促进中医药继承和创新。

6）建立城市医院对口支援农村医疗卫生工作的制度。发达地区要加强对口支援贫困地区和少数民族地区发展医疗卫生事业。城市大医院要与县级医院建立长期稳定的对口支援和合作制度，采取临床服务、人员培训、技术指导、设备支援等方式，帮助其提高医疗水平和服务能力。

（3）医疗保障体系

加快建设医疗保障体系。加快建立和完善以基本医疗保障为主体，其他多种形式补充医疗保险和商业健康保险为补充，覆盖城乡居民的多层次医疗保障体系。

1）建立覆盖城乡居民的基本医疗保障体系。城镇职工基本医疗保险（以下简称城镇职工医保）、城镇居民基本医疗保险（以下简称城镇居民医保）、新型农村合作医疗（以下简称新农合）和城乡医疗救助共同组成基本医疗保障体系，分别覆盖城镇就业人口、城镇非就业人口、农村人口和城乡困难人群。坚持广覆盖、保基本、可持续的原则，从重点保障大病起步，逐步向门诊小病延伸，不断提高保障水平。建立国家、单位、家庭和个人责任明确、分担合理的多渠道筹资机制，实现社会互助共济。

2）鼓励工会等社会团体开展多种形式的医疗互助活动。鼓励和引导各类组织和个人发展社会慈善医疗救助。

3）做好城镇职工基本医疗保险制度、城镇居民基本医疗保险制度、新型农村合作医疗制度和城乡医疗救助制度之间的衔接。以城乡流动的农民工为重点，积极做好基本医疗保险关系转移接续；以异地安置的退休人员为重点，改进异地就医结算服务。妥善解决农民工基本医疗保险问题。签订劳动合同并与企业建立稳定劳动关系的农民工，要按照国家规定，明确用人单位缴费责任，将其纳入城镇职工基本医疗保险制度；其他农民工根据实际情况，参加户籍所在地新型农村合作医疗或务工所在地城镇居民基本医疗保险。

4）积极发展商业健康保险。鼓励商业保险机构开发适应不同需要的健康保险产品，简化理赔手续，方便群众，满足多样化的健康需求。鼓励企业和个人通过参加商业保险及多种形式的补充保险解决基本医疗保障之外的需求。在确保基金安全和有效监管的前提下，积极提倡以政府购买医疗保障服务的方式，探索委托具有资质的商业保险机构经办各类医疗保障管理服务。

（4）药品供应保障体系：建立国家基本药物制度，规范药品生产流通。加快建立以国家基本药物制度为基础的药品供应保障体系，保障人民群众安全用药。

2. 基本医疗卫生制度的八项支撑　八项支撑就是协调统一的医药卫生管理体制；高效规范的医药卫生机构运行机制；政府主导的多元卫生投入机制；科学合理的医药价格形成机制；严格有效的医药卫生监管体制；可持续发展的医药卫生科技创新机制和人才保障机制；共享的医药卫生信息系统，健全医药卫生法律制度。

（1）建立协调统一的医药卫生管理体制

1）实施属地化和全行业管理。所有医疗卫生机构，不论所有制、投资主体、隶属关系和经营性质，均由所在地卫生行政部门实行统一规划、统一准入、统一监管。中央、省级可以设置少量承担医学科研、教学功能的医学中心或区域医疗中心，以及承担全国或区域性疑难病症诊治的专科医院等医疗机构；县（市）主要负责举办县级医院、乡村卫生和社区卫生服务机构；其余公立医院由市负责举办。

2）强化区域卫生规划。省级人民政府制定卫生资源配置标准，组织编制区域卫生规划和医疗机构设置规划，明确医疗机构的数量、规模、布局和功能。科学制定乡镇卫生院（村卫生室）、社区卫生服务中心（站）等基层医疗卫生机构和各级医院建设与设备配置标准。充分利用和优化配置现有医疗卫生资源，对不符合规划要求的医疗机构要逐步进行整合，严格控制大型医疗设备配置，鼓励共建共享，提高医疗卫生资源利用效率。新增卫生资源必须符合区域卫生规划，重点投向农村和社区卫生等薄弱环节。加强区域卫生规划与城乡规划、土地利用总体规划等的衔接。建立区域卫生规划和资源配置监督评价机制。

3）推进公立医院管理体制改革。从有利于强化公立医院公益性和政府有效监管出发，积极探索政事分开、管办分开的多种实现形式。进一步转变政府职能，卫生行政部门主要承担卫生发展规划、资格准入、规范标准、服务监管等行业管理职能，其他有关部门按照各自职能进行管理和提供服务。落实公立医院独立法人地位。

4）进一步完善基本医疗保险管理体制。中央统一制定基本医疗保险制度框架和政策，地方政府负责组织实施管理，创造条件逐步提高统筹层次。有效整合基本医疗保险经办资源，逐步实现城乡基本医疗保险行政管理的统一。

（2）建立高效规范的医药卫生机构运行机制

1）公共卫生机构收支全部纳入预算管理。按照承担的职责任务，由政府合理确定人员编制、工资水平和经费标准，明确各类人员岗位职责，严格人员准入，加强绩效考核，建立能进能出的用人制度，提高工作效率和服务质量。

2）转变基层医疗卫生机构运行机制。政府举办的城市社区卫生服务中心（站）和乡镇卫生院等基层医疗卫生机构，要严格界定服务功能，明确规定使用适宜技术、适宜设备和基本药物，为广大群众提供低成本服务，维护公益性质。要严格核定人员编制，实行人员聘用制，建立能进能出和激励有效的人力资源管理制度。要明确收支范围和标准，实行核定任务、核定收支、绩效考核补助的财务管理办法，并探索实行收支两条线、公共卫生和医疗保障经费的总额预付等多种行之有效的管理办法，严格收支预算管理，提高资金使用效益。要改革药品加成政策，实行药品零差率销售。加强和完善内部管理，建立以服务质量为核心、以岗位责任与绩效为基础的考核和激励制度，形成保障公平效率的长效机制。

3）建立规范的公立医院运行机制。公立医院要遵循公益性质和社会效益原则，坚持以患者为中心，优化服务流程，规范用药、检查和医疗行为。深化运行机制改革，建立和完善医院法人治理结构，明确所有者和管理者的责权，形成决策、执行、监督相互制衡，有责任、有激励、有约束、有竞争、有活力的机制。推进医药分开，积极探索多种有效方式逐步改革以药补医机制。通过实行药品购销差别加价、设立药事服务费等多种方式逐步改革或取消药品加成政策，同时采取适当调整医疗服务价格、增加政府投入、改革支付方式等措施完善公立医院补偿机制。进一步完善财务、会计管理制度，严格预算管理，加强财务监管和运行监督。地方可结合本地实际，对有条件的医院开展“核定收支、以收抵支、超收上缴、差额补助、奖惩分明”等多种管理办法的试点。改革人事制度，完善分配激励机制，推行聘用制度和岗位管理制度，严格工资总额管理，实行以服务质量及岗位工作量为主的综合绩效考核和岗位绩效工资制度，有效调动医务人员的积极性。

4）健全医疗保险经办机构运行机制。完善内部治理结构，建立合理的用人机制和分配制度，完善激励约束机制，提高医疗保险经办管理能力和管理效率。

（3）建立政府主导的多元卫生投入机制

1）明确政府、社会与个人的卫生投入责任。确立政府在提供公共卫生和基本医疗服务中的主导地位。公共卫生服务主要通过政府筹资，向城乡居民提供均等化的公共卫生服务。基本医疗服务由政府、社会和个人三方合理分担费用。特需医疗服务由个人直接付费或通过商业健康保险支付。

2）建立和完善政府卫生投入机制。中央政府和地方政府都要增加对卫生的投入，并兼顾供给方和需求方。逐步提高政府卫生投入占卫生总费用的比重，使居民个人基本医疗卫生费用负担有效减轻；政府卫生投入增长幅度要高于经常性财政支出的增长幅度，使政府卫生投入占经常性财政支出的比重逐步提高。新增政府卫生投入重点用于支持公共卫生、农村卫生、城市社区卫生和基本医疗保障。

3）按照分级负担的原则合理划分中央和地方各级政府卫生投入责任。地方政府承担主要责任，中央政府主要对国家免疫规划、跨地区的重大传染疾病预防控制等公共卫生、城乡居民的基本医疗保障以及有关公立医疗卫生机构建设等给予补助。加大中央、省级财政对困难地区的专项转移支付力度。

4）完善政府对公共卫生的投入机制。专业公共卫生服务机构的人员经费、发展建设和业务经费由政府全额安排，按照规定取得的服务收入上缴财政专户或纳入预算管理。逐步提高人均公共卫生经费，健全公共卫生服务经费保障机制。

5）完善政府对城乡基层医疗卫生机构的投入机制。政府负责其举办的乡镇卫生院、城市社区卫生服务中心（站）按国家规定核定的基本建设经费、设备购置经费、人员经费和其承担公共卫生服务的业务经费，使其正常运行。对包括社会力量举办的所有乡镇卫生院和城市社区卫生服务机构，各地都可采取购买服务等方式核定政府补助。支持村卫生室建设，对乡村医生承担的公共卫生服务等任务给予合理补助。

6）落实公立医院政府补助政策。逐步加大政府投入，主要用于基本建设和设备购置、扶持重点学科发展、符合国家规定的离退休人员费用和补贴政策性亏损等，对承担的公共卫生服务等任务给予专项补助，形成规范合理的公立医院政府投入机制。对中医院（民族医院）、传染病院、精神病院、职业病防治院、妇产医院和儿童医院等在投入政策上予以倾斜。严格控制公立医院建设规模、标准和贷款行为。

7）完善政府对基本医疗保障的投入机制。政府提供必要的资金支持新型农村合作医疗、城镇居民基本医疗保险、城镇职工基本医疗保险和城乡医疗救助制度的建立和完善。保证相关经办机构正常经费。

8）鼓励和引导社会资本发展医疗卫生事业。积极促进非公立医疗卫生机构发展，形成投资主体多元化、投资方式多样化的办医体制。抓紧制定和完善有关政策法规，规范社会资本包括境外资本办医疗机构的准入条件，完善公平公正的行业管理政策。鼓励社会资本依法兴办非营利性医疗机构。国家制定公立医院改制的指导性意见，积极引导社会资本以多种方式参与包括国有企业所办医院在内的部分公立医院改制重组。稳步推进公立医院改制的试点，适度降低公立医疗机构比重，形成公立医院与非公立医院相互促进、共同发展的格局。支持有资质人员依法开业，方便群众就医。完善医疗机构分类管理政策和税收优惠政策。依法加强对社会力量办医的监管。

9）大力发展医疗慈善事业。制定相关优惠政策，鼓励社会力量兴办慈善医疗机构，或向医疗救助、医疗机构等慈善捐赠。

（4）建立科学合理的医药价格形成机制

1）规范医疗服务价格管理。对非营利性医疗机构提供的基本医疗服务，实行政府指导价，其余由医疗机构自主定价。中央政府负责制定医疗服务价格政策及项目、定价原则及方法；省或市级价格主管部门会同卫生、人力资源社会保障部门核定基本医疗服务指导价格。基本医疗服务价格按照扣除财政补助的服务成本制定，体现医疗服务合理成本和技术劳务价值。不同级别的医疗机构和医生提供的服务，实行分级定价。规范公立医疗机构收费项目和标准，研究探索按病种收费等收费方式改革。建立医用设备仪器价格监测、检查治疗服务成本监审及其价格定期调整制度。

2）改革药品价格形成机制。合理调整政府定价范围，改进定价方法，提高透明度，利用价格杠杆鼓励企业自主创新，促进国家基本药物的生产和使用。对新药和专利药品逐步实行定价前药物经济性评价制度。对仿制药品实行后上市价格从低定价制度，抑制低水平重复建设。严格控制药品流通环节差价率。对医院销售药品开展差别加价、收取药事服务费等试点，引导医院合理用药。加强医用耗材及植（介）入类医疗器械流通和使用环节价格的控制和管理。健全医药价格监测体系，规范企业自主定价行为。

3）积极探索建立医疗保险经办机构与医疗机构、药品供应商的谈判机制，发挥医疗保障对医疗服务和药品费用的制约作用。

（5）建立严格有效的医药卫生监管体制

1）强化医疗卫生监管。健全卫生监督执法体系，加强城乡卫生监督机构能力建设。强化医疗卫生服务行为和质量监管，完善医疗卫生服务标准和质量评价体系，规范管理制度和工作流程，加快制定统一的疾病诊疗规范，健全医疗卫生服务质量监测网络。加强医疗卫生机构的准入和运行监管。加强对生活饮用水安全、职业危害防治、食品安全、医疗废弃物处置等社会公共卫生的监管。依法严厉打击各种危害人民群众身体健康和生命安全的违法行为。

2）完善医疗保障监管。加强对医疗保险经办、基金管理和使用等环节的监管，建立医疗保险基金有效使用和风险防范机制。强化医疗保障对医疗服务的监控作用，完善支付制度，积极探索实行按人头付费、按病种付费、总额预付等方式，建立激励与惩戒并重的有效约束机制。加强商业健康保险监管，促进规范发展。

3）加强药品监管。强化政府监管责任，完善监管体系建设，严格药品研究、生产、流通、使用、价格和广告的监管。落实药品生产质量管理规范，加强对高风险品种生产的监管。严格实施药品经营管理规范，探索建立药品经营许可分类、分级的管理模式，加大重点品种的监督抽验力度。建立农村药品监督网。加强政府对药品价格的监管，有效抑制虚高定价。规范药品临床使用，发挥执业药师指导合理用药与药品质量管理方面的作用。

4）建立信息公开、社会多方参与的监管制度。鼓励行业协会等社会组织和个人对政府部门、医药机构和相关体系的运行绩效进行独立评价和监督。加强行业自律。

（6）建立可持续发展的医药卫生科技创新机制和人才保障机制

1）推进医药卫生科技进步。把医药卫生科技创新作为国家科技发展的重点，努力攻克医药科技难关，为人民群众健康提供技术保障。加大医学科研投入，深化医药卫生科技体制和机构改革，整合优势医学科研资源，加快实施医药科技重大专项，鼓励自主创新，加强对重大疾病防治技术和新药研制关键技术等的研究，在医学基础和应用研究、高技术研究、中医和中西医结合研究等方面力求新的突破。开发生产适合我国国情的医疗器械。广泛开展国际卫生科技合作交流。

2）加强医药卫生人才队伍建设。制定和实施人才队伍建设规划，重点加强公共卫生、农村卫生、城市社区卫生专业技术人员和护理人员的培养培训。制定优惠政策，鼓励优秀卫生人才到农村、城市社区和中西部地区服务。对长期在城乡基层工作的卫生技术人员在职称晋升、业务培训、待遇政策等方面给予适当倾斜。完善全科医师任职资格制度，健全农村和城市社区卫生人员在岗培训制度，鼓励参加学历教育，促进乡村医生执业规范化，尽快实现基层医疗卫生机构都有合格的全科医生。加强高层次科研、医疗、卫生管理等人才队伍建设。建立住院医师规范化培训制度，强化继续医学教育。加强护理队伍建设，逐步解决护理人员比例过低的问题。培育壮大中医药人才队伍。稳步推动医务人员的合理流动，促进不同医疗机构之间人才的纵向和横向交流，研究探索注册医师多点执业。规范医院管理者的任职条件，逐步形成一支职业化、专业化的医疗机构管理队伍。

3）调整高等医学教育结构和规模。加强全科医学教育，完善标准化、规范化的临床医学教育，提高医学教育质量。加大医学教育投入，大力发展面向农村、社区的高等医学本专科教育，采取定向免费培养等多种方式，为贫困地区农村培养实用的医疗卫生人才，造就大批扎根农村、服务农民的合格医生。

4）构建健康和谐的医患关系。加强医德医风建设，重视医务人员人文素养培养和职业素质教育，大力弘扬救死扶伤精神。优化医务人员执业环境和条件，保护医务人员的合法权益，调动医务人员改善服务和提高效率的积极性。完善医疗执业保险，开展医务社会工作，完善医疗纠纷处理机制，增进医患沟通。在全社会形成尊重医学科学、尊重医疗卫生工作者、尊重患者的良好风气。

(7) 加快医疗卫生信息系统建设

1）完善以疾病控制网络为主体的公共卫生信息系统，提高预测预警和分析报告能力；以建立居民健康档案为重点，构建乡村和社区卫生信息网络平台；以医院管理和电子病历为重点，推进医院信息化建设；利用网络信息技术，促进城市医院与社区卫生服务机构的合作。积极发展面向农村及边远地区的远程医疗。

2）建立和完善医疗保障信息系统。加快基金管理、费用结算与控制、医疗行为管理与监督、参保单位和个人管理服务等具有复合功能的医疗保障信息系统建设。加强城镇职工基本医疗保险、城镇居民基本医疗保险、新型农村合作医疗和医疗救助信息系统建设，实现与医疗机构信息系统的对接，积极推广“一卡通”等办法，方便参保（合）人员就医，增加医疗服务的透明度。

3）建立和完善国家、省、市三级药品监管、药品检验检测、药品不良反应监测信息网络。建立基本药物供求信息系统。

(8) 建立健全医药卫生法律制度

1）完善卫生法律法规。加快推进基本医疗卫生立法，明确政府、社会和居民在促进健康方面的权利和义务，保障人人享有基本医疗卫生服务。建立健全卫生标准体系，做好相关法律法规的衔接与协调。加快中医药立法工作。完善药品监管法律法规。逐步建立健全与基本医疗卫生制度相适应、比较完整的卫生法律制度。

2）推进依法行政。严格、规范执法，切实提高各级政府运用法律手段发展和管理医药卫生事业的能力。加强医药卫生普法工作，努力创造有利于人民群众健康的法治环境。

（三）建立健全药品供应保障体系

建立药品供应保障体系的总体要求是加快建立以国家基本药物制度为基础的药品供应保障体系，保障人民群众安全用药。其具体要求如下：

1. 建立国家基本药物制度　中央政府统一制定和发布国家基本药物目录，合理确定品种和数量。建立基本药物的生产供应保障体系，基本药物实行公开招标采购，统一配送，减少中间环节，保障群众基本用药。

2. 规范药品生产流通　完善医药产业发展政策和行业发展规划，严格市场准入和药品注册审批，大力规范和整顿生产流通秩序，推动医药企业提高自主创新能力和医药产业结构优化升级，发展药品现代物流和连锁经营，促进药品生产、流通企业的整合。建立便民惠农的农村药品供应网。

3. 完善药品储备制度　支持用量小的特殊用药、急救用药生产。规范药品采购，坚决治理医药购销中的商业贿赂。加强药品不良反应监测，建立药品安全预警和应急处置机制。

（四）实施方案中重点改革的内容

根据国务院发布的《医药卫生体制改革近期重点实施方案（2009—2011 年）》，具体部署了医改近期三年的五项重点工作，其主要内容可以概括为“四项基本”和“一个试点”，即加快推进基本医疗保障制度建设、初步建立国家基本药物制度、健全基层医疗卫生服务体系、促进基本公共卫生服务逐步均等化和推进公立医院改革试点。

实施方案五项重点改革的内容中，建立国家基本药物制度的内容在前面已进行说明，另外四项内容包括：

1. 加快推进基本医疗保障制度建设

（1）扩大基本医疗保障覆盖面：三年内，城镇职工医保、城镇居民医保和新农合覆盖城乡全体居民，参保率均提高到90%以上。

（2）提高基本医疗保障水平：实施方案中提出，到2010年，对城镇居民医保和新农合的补助标准提高到每人每年120元，并适当提高个人缴费标准，提高报销比例和最高支付限额，分别提高到当地职工年平均工资和居民可支配收入的6倍左右，新农合最高支付限额提高到当地农民人均纯收入的6倍以上。

（3）规范基本医疗保障基金管理：合理控制城镇职工医保基金、城镇居民医保基金的年度结余和累计结余。新农合统筹基金当年结余率原则上控制在15%以内，累计结余不超过当年统筹基金的25%。提高基金统筹层次，2011年城镇职工医保、城镇居民医保基本实现市（地）级统筹。

（4）完善城乡医疗救助制度：资助城乡低保家庭成员、五保户参加城镇居民医保或新农合，逐步提高对经济困难家庭成员自付医疗费用的补助标准。

（5）提高基本医疗保障管理服务水平：合理确定药品、医疗服务和医用材料支付标准，控制成本费用。改进医疗保障服务，实现医保经办机构与定点医疗机构直接结算。允许参加新农合的农民在统筹区域内自主选择定点医疗机构就医，简化县域外就医的转诊手续。建立异地就医结算机制。

2. 健全基层医疗卫生服务体系

（1）加强基层医疗卫生机构建设：完善农村三级医疗卫生服务网络。按照规划，三年内中央重点支持2000所左右县级医院（含中医院）建设，使每个县至少有1所县级医院基本达到标准化水平。完善乡镇卫生院、社区卫生服务中心建设标准。2009年，全面完成中央规划支持的2.9万所乡镇卫生院建设任务，再支持改扩建5000所中心乡镇卫生院，每个县1～3所。支持边远地区村卫生室建设，三年内实现全国每个行政村都有卫生室。三年内新建、改造3700所城市社区卫生服务中心和1.1万个社区卫生服务站。

（2）加强基层医疗卫生队伍建设：制定并实施免费为农村定向培养全科医生和招聘执业医师计划。用三年时间，分别为乡镇卫生院、城市社区卫生服务机构和村卫生室培训一定数量的医疗卫生人员。完善城市医院对口支援农村制度。按照规定，城市三级医院要与县级医院（包括有条件的乡镇卫生院）建立长期对口协作关系。采取有效措施提高县级医院医生水平。

（3）改革基层医疗卫生机构补偿机制：基层医疗卫生机构运行成本通过服务收费和政府补助补偿。医务人员的工资水平，要与当地事业单位工作人员平均工资水平相衔接。基层医疗卫生机构提供的医疗服务价格，按扣除政府补助后的成本制定。实行药品零差率销售后，药品收入不再作为基层医疗卫生机构经费的补偿渠道，不得接受药品折扣。政府对乡村医生承担的公共卫生服务等任务给予合理补助。

（4）转变基层医疗卫生机构运行机制：基层医疗卫生机构要使用适宜技术、适宜设备和基本药物，提供安全有效和低成本服务。乡镇卫生院要组织医务人员在乡村开展巡回医疗；城市社区卫生服务中心和服务站对行动不便的患者要实行上门服务、主动服务。建立基层医疗机构与上级医院双向转诊制度。全面实行人员聘用制，完善收入分配制度。

3. 促进基本公共卫生服务逐步均等化

（1）基本公共卫生服务覆盖城乡居民：制定基本公共卫生服务项目，明确服务内容。从2009年开始，逐步在全国统一建立居民健康档案，并实施规范管理。

（2）增加国家重大公共卫生服务项目：继续实施结核病、艾滋病等重大疾病防控和国家免疫规划、农村妇女住院分娩等重大公共卫生项目。

（3）加强公共卫生服务能力建设：重点改善精神卫生、妇幼卫生、卫生监督、计划生育等专业公共卫生机构的设施条件。加强重大疾病以及突发公共卫生事件预测预警和处置能力。

（4）保障公共卫生服务所需经费：按项目为城乡居民免费提供基本公共卫生服务，提高公共卫生服务经费标准，中央财政通过转移支付对困难地区给予补助。

4. 推进公立医院改革试点

（1）改革公立医院管理体制、运行机制和监管机制：公立医院要坚持维护公益性和社会效益原则，以患者为中心，鼓励各地积极探索政事分开、管办分开的有效形式。完善医院法人治理结构。探索注册医师多点执业的办法和形式。强化医疗服务质量管理。

（2）推进公立医院补偿机制改革：逐步将公立医院补偿由服务收费、药品加成收入和财政补助三个渠道改为服务收费和财政补助两个渠道。推进医药分开，逐步取消药品加成，不得接受药品折扣。医院由此减少的收入或形成的亏损通过增设药事服务费、调整部分技术服务收费标准和增加政府投入等途径解决。药事服务费纳入基本医疗保险报销范围。

（3）加快形成多元办医格局：要积极稳妥地把部分公立医院转制为民营医疗机构。鼓励民营资本举办非营利性医院。

二、国家药品安全“十二五”规划

药品安全是重大的民生和公共安全问题，事关人民群众身体健康和社会和谐稳定。为进一步提高我国药品安全水平，维护人民群众健康权益，促进医药产业持续健康发展，国务院于2012年1月20日发布了《国家药品安全“十二五”规划》（国发［2012］5号）。《国家药品安全“十二五”规划》从药品标准、生产、流通、使用、监管等方面提出了国家药品安全保障工作的具体指标和任务。

（一）国家药品安全“十二五”基本原则

1. 坚持安全第一，科学监管。以确保人民群众用药安全为根本目的，以提高药品标准和药品质量为工作重心，完善监管体制，创新监管机制，依法科学实施监管。

2. 坚持从严执法，规范秩序。建立健全科学、公正、公开、高效的药品安全执法体系，严厉打击制售假劣药品行为，严肃追究药品安全责任，促进药品市场秩序和安全形势持续向好。

3. 坚持强化基础，提升能力。加强药品安全保障基础建设，健全药品监管技术支撑体系，充实监管力量，提升队伍素质，提高监管效能。

4. 坚持统一协调，分工负责。强化各级政府药品安全责任，落实部门职责分工，建立统一协调的部门联动机制，联合执法，齐抓共管，实现药品安全各领域、各环节的全面有效监管。

（二）国家药品安全“十二五”发展目标

1. 总体目标　经过5年努力，药品标准和药品质量大幅提高，药品监管体系进一步完善，药品研制、生产、流通秩序和使用行为进一步规范，药品安全保障能力整体接近国际先进水平，药品安全水平和人民群众用药安全满意度显著提升。

2. 规划指标

（1）全部化学药品、生物制品标准达到或接近国际标准，中药标准主导国际标准制定。医疗器械采用国际标准的比例达到90%以上。

（2）2007年修订的《药品注册管理办法》施行前批准生产的仿制药中，国家基本药物和临床常用药品质量达到国际先进水平。

（3）药品生产100%符合2010年修订的《药品生产质量管理规范》要求；无菌和植入性医疗器械生产100%符合《医疗器械生产质量管理规范》要求。

（4）药品经营100%符合《药品经营质量管理规范》要求。

（5）新开办零售药店均配备执业药师。2015年零售药店和医院药房全部实现营业时有执业药师指导合理用药。

问题与思考

根据国家药品安全“十二五”规划，2013年修订的GSP规定了药品零售企业的法定代表人或企业负责人应当具备执业药师资格；企业应当按有关规定配备执业药师，负责处方审核，指导合理用药。目前全国有药品批发企业1.3万家，药品零售企业42万家。而现在全国通过考试的执业药师是20多万人，实际注册的才8万多人。

想一想如何解决药品批发企业和零售企业数量与执业药师数量的不对称情形？

（三）药品安全主要任务

“十二五”期间，我国药品安全的主要任务是要全面提高国家药品标准、强化药品全过程质量监管、健全药品检验检测体系、提升药品安全监测预警水平。依法严厉打击制售假劣药品行为、完善药品安全应急处置体系、加强药品监管基础设施建设、加快监管信息化建设、提升人才队伍素质。

（四）保障措施

根据规划的要求，提出了六个方面的保障措施。

1. 完善保障药品安全的配套政策，主要是指完善医药产业政策，调整产业结构，支持和鼓励企业科技创新。

2. 完善药品安全法律法规。推动制订执业药师法，修订《中华人民共和国药品管理法》，研究制订处方药和非处方药分类管理条例等。

3. 加强药品安全监管能力建设。

4. 全面落实药品安全责任。按照“地方政府负总责，监管部门各负其责，企业是第一责任人”的要求，进一步健全药品安全责任体系。

5. 完善执业药师制度。配合深化医药卫生体制改革，制订实施执业药师业务规范，严格执业药师准入，推进执业药师继续教育工程，提高执业药师整体素质，推动执业药师队伍发展。加大执业药师配备使用力度，自2012年开始，新开办的零售药店必须配备执业药师；到“十二五”末，所有零售药店法人或主要管理者必须具备执业药师资格，所有零售药店和医院药房营业时有执业药师指导合理用药，逾期达不到要求的，取消售药资格。

6. 加强对规划实施工作的组织领导。

第二节　国家基本药物制度

一、WHO的基本药物政策

（一）发展概况

1977年，WHO正式提出基本药物的概念，并积极进行推广。1978年，WHO在阿拉木图召开了国际初级卫生保健大会，制定并通过了《阿拉木图宣言》，确认提供基本药物是初级卫生保健的八大要素之一。1981年，WHO成立了基本药物行动委员会。

1985年，在内罗毕会议上，WHO扩展了基本药物的概念：基本药物不仅是能够满足大多数人口卫生保健需要的药物，国家应保证其生产和供应，还应高度重视合理用药。因此，基本药物必须与合理用药相结合。到目前为止，已有160多个国家制订了国家基本药物目录，而且，为促进和规范基本药物在医疗机构的使用，已有100多个国家制订了以促进和保障基本药物合理使用为目的的“标准治疗指南”或“治疗处方集”。

WHO基本药物示范目录自诞生以来被全球所认可，成为支持整个医药系统平稳运行和促进卫生公平的有力工具。它指导着各国和机构基本药物目录的制订。WHO基本药物示范目录每两年由一个独立的专家委员会更新一次，以反映新的卫生挑战、药品开发和耐药性的变化。1977年版目录包含186个药品，覆盖当时治疗全球疾病的基本药物。最新的2007版目录收录了340个药物，覆盖目前全球基本疾病负担的药物。目录分核心目录和补充目录两部分。核心目录收录的是基本医疗卫生服务所需的最少数量的药品，这些药品可满足当前和未来的公共健康需要，是在药品中遴选出来的治疗常见疾病的最有效、最安全和经济性最好的药品。补充目录收录需要采用专科诊断或监测设施进行诊疗的常见疾病所需的药物。

（二）WHO的基本药物遴选标准

在基本药物遴选时，应当考虑如下标准：

1. 首先应考虑地方疾病和各国的具体条件，特别是疾病谱的情况。为节约有限的药物资源，保证所选出的药物是最有效的药物，选择药物之前，各国要进行周密的计划和流行病学调查，找出本国、本地区的常见病、多发病，尽可能收集能够得到的流行病学数据，并进行认真分析和统计，还应考虑现有的医疗设施、医务人员的素质、财政来源和遗传、地理、环境等因素。

2. 应选择在各种医疗单位常规使用中或在临床研究中具有较好疗效和安全可靠的药物。

3. 应保证选出的每种药都能以一定的方式获得，保证药品质量和在一定条件下保存及使用过程中的稳定性。

4. 如果两种或更多的药物在上述几方面均很相似，则应对它们之间的相对疗效、安全性、质量、价格、可获得性等进行仔细评价，再在它们之间做出选择。

5. 药物间的价格比较不仅要考虑其单价，更应考虑整个疗程的费用。

6. 基本药物应由单一成分组成，但是如果有证据表明复方制剂在疗效、安全性、依从性等方面的确比分别使用单组分药有优越性时，应该考虑选择复方制剂。

二、我国的基本药物制度

我国政府积极响应 WHO 的倡导，为加强药品使用和生产供应的宏观调控和管理，保障人民群众安全、有效、合理地用药，从 1979 年就开始国家基本药物的制定工作，1992 年为配合医疗保障制度的改革，促进合理用药，我国政府决定制定并实施国家基本药物制度（表 4-1）。

表 4-1 我国基本药物政策制定实施过程

时间	政策制定实施过程
1979 年	开始国家基本药物的制定工作
1991 年	我国被指定为基本药物行动委员会西太平洋区代表
1992 年	我国政府决定制定并实施国家基本药物政策
1997 年	国家基本药物政策已列入我国的国家卫生改革与发展的纲要之中
2007 年	党的“十七大”把“建立国家基本药物制度”作为加快推进以改善民生为重点的社会建设的一项重要内容
2009 年	国务院印发了《医药卫生体制改革近期重点实施方案》提出了重点抓好五项改革，其中一项为初步建立国家基本药物制度
2009 年	《关于建立国家基本药物制度的实施意见》、《国家基本药物目录管理办法（暂行）》和《国家基本药物目录（基层医疗卫生机构配备使用部分）》（2009 版）同时发布
2013 年	2012 年版《国家基本药物目录》（以下简称 2012 年版目录）已经 2012 年 9 月 21 日原卫生部部务会议讨论通过，自 2013 年 5 月 1 日起施行

（一）《关于建立国家基本药物制度的实施意见》

2009 年 8 月 18 日，原卫生部等 9 部门发布《关于建立国家基本药物制度的实施意见》，正式启动国家基本药物制度建设工作。要点如下：

1. 建立国家基本药物制度的目的是为保障群众基本用药，减轻医药费用负担。

2. 基本药物和基本药物制度的界定

（1）基本药物是适应基本医疗卫生需求，剂型适宜，价格合理，能够保障供应，公众可公平获得的药品。

（2）基本药物制度是对基本药物的遴选、生产、流通、使用、定价、报销、监测评价等环节实施有效管理的制度，与公共卫生、医疗服务、医疗保障体系相衔接。

3. 国家基本药物工作委员会

（1）职能：①负责协调解决制定和实施国家基本药物制度过程中各个环节的相关政策问题；②确定国家基本药物制度框架；③确定国家基本药物目录遴选和调整的原则、范围、程序和工作方案；④审核国家基本药物目录。

（2）组成：①国家卫生行政部门、国家发展和改革委员会、工业和信息化部、监察部、财政部、人力资源和社会保障部、商务部、国家食品药品监督管理部门、国家中医药管理局等部门组成；②办公室设在国家卫生行政部门，承担国家基本药物工作委员会的日常工作。

4. 基本药物使用规定

（1）基本药物的采购　政府举办的医疗卫生机构使用的基本药物，由省级人民政府指定的、以政府为主导的药品集中采购相关机构实行省级集中网上公开招标采购。其他医疗机构和零售药店基本药物采购方式由各地确定。

（2）招标：①招标依据：相关机构按《招标投标法》和《政府采购法》的有关规定，实行省级集中网上公开招标采购；②招标原则：坚持“质量优先、价格合理”的原则；③配送企业：由招标选择的药品生产企业、具有现代物流能力的药品经营企业或具备条件的其他企业统一配送；④配送费用：经招标确定。

（3）基本药物使用：①建立基本药物优先和合理使用制度；②政府举办的基层医疗卫生机构全部配备和使用国家基本药物；③政府举办的基层医疗卫生机构增加使用非目录药品品种数量，应坚持防治必需、结合当地财政承受能力和基本医疗保障水平从严掌握；④其他各类医疗机构也要将基本药物作为首选药物并达到一定使用比例，具体使用比例由卫生行政部门确定；⑤医疗机构要按照国家基本药物临床应用指南和基本药物处方集，加强合理用药管理，确保规范使用基本药物；⑥民族自治区内政府举办的基层医疗卫生机构配备使用国家基本药物目录以外的民族药，由自治区人民政府制定相应管理办法。

5. 基本药物销售规定

（1）基本药物购销合同管理：①生产企业、经营企业和医疗卫生机构按照《合同法》等规定，根据集中采购结果签订合同，履行药品购销合同规定的责任和义务；②合同内容：明确品种、规格、数量、价格、回款时间、履约方式、违约责任等内容；③各级卫生行政部门要会同有关部门督促检查。

（2）基本药物价格规定：①制定部门：国家发展和改革委员会制定基本药物全国零售指导价格；②基本药物零售指导价格原则上按药品通用名称制定公布，不区分具体生产经营企业；③在国家零售指导价格规定的幅度内，省级人民政府根据招标形成的统一采购价格、配送费用及药品加成政策确定本地区政府举办的医疗卫生机构基本药物具体零售价格；④实行基本药物制度的县（市、区），政府举办的基层医疗卫生机构配备使用的基本药物实行零差率销售。

（3）患者凭处方可以到零售药店购买药物。

6. 基本药物报销的规定　基本药物全部纳入基本医疗保障药品报销目录，报销比例明显高于非基本药物。具体办法按医疗保障有关规定执行。

7. 实施计划

（1）2009 年，每个省（区、市）在 30% 的政府办城市社区卫生服务机构和县（基层医疗卫生机构）实施基本药物制度，包括实行省级集中网上公开招标采购、统一配送，全部配备使用基本药物并实现零差率销售。

（2）2011 年，初步建立国家基本药物制度。

（3）2020 年，全面实施规范的、覆盖城乡的国家基本药物制度。

（二）《关于加强基本药物质量监督管理的规定》

2009 年 9 月 22 日，原国家食品药品监督管理局发布了《关于加强基本药物质量监督管理的规定》。

1. 基本药物质量监督管理机构

（1）机构分工：国家食品药品监督管理部门负责组织协调、监督指导全国基本药物质量监督管理工作；省级食品药品监督管理部门负责组织实施和指导协调本辖区内基本药物质量监督管理工作；省以下食品药品监督管理部门负责具体实施基本药物生产、配送和使用环节的质量监督管理工作。

（2）分工原则：各级食品药品监督管理部门应当按照职责分工和属地管理的原则，各负其责，切实加强基本药物质量监督管理，确保基本药物质量。

2. 基本药物生产企业管理

（1）处方和工艺自查：基本药物生产企业应当对处方和工艺进行自查，针对基本药物生产规模大、批次多的特点，严格按照《药品生产质量管理规范》组织生产，建立和实施质量受权人制度，完善质量管理、强化风险控制体系建设，对原辅料采购、投料、工艺控制及验证、产品检验、放行等环节加强管理，确保药品质量。

（2）药监部门核查处方和工艺：省级食品药品监督管理部门应当组织对基本药物生产企业进行处方和工艺核查，建立基本药物生产核查品种档案，核查结果不符合要求的，企业不得组织生产。

（3）药监部门监督检查：省级食品药品监督管理部门应当根据生产企业的诚信记录、既往监督检查的情况，合理安排监管资源，提高监管效率，加强对本辖区内基本药物生产企业的监督检查，每年组织常规检查不得少于两次。对检查中发现的问题，及时督促企业整改。对存在违法行为的，依法予以查处，并将查处结果通报本省基本药物招标采购机构。

3. 基本药物配送企业管理

（1）配送企业要求：基本药物的配送企业应当严格按照《药品经营质量管理规范》的要求，加强对基本药物进货、验收、储存、出库、运输等环节的管理。对农村、偏远地区的药品配送，必须根据药品包装及道路、天气状况等采取相应措施，防止运输过程中不良因素对药品质量造成影响。

（2）配送企业监督管理：省级食品药品监督管理部门应当加强对基本药物配送企业的监督管理，对在监督检查中发现的违法行为，依法予以查处，并将查处结果通报本省基本药物招标采购机构。

4. 基本药物使用管理　医疗机构和零售药店必须按照规定加强对基本药物进货、验收、储存、调配等环节的管理，保证基本药物质量。零售药店应当充分发挥执业药师等药学技术人员的作用，指导患者合理用药。食品药品监督管理部门应当加强对医疗机构和零售药店基本药物质量的日常监督检查，对违法行为要依法予以查处，对医疗机构的查处结果应当及时通报同级卫生行政部门。

5. 基本药物评价抽验　国家对基本药物实行全品种覆盖抽查检验，并及时向社会公布抽验结果。

国家食品药品监督管理部门组织基本药物的评价抽验，在年度药品抽验计划中加大对基本药物的抽验比例。

省级食品药品监督管理部门应当制定基本药物的监督抽验年度计划，统一组织、统筹协调辖区内基本药物的监督抽验，每年至少对辖区内基本药物生产企业生产的基本药物进行一次抽验。

县级以上食品药品监督管理部门应当结合本辖区实际，加强对辖区内基本药物经营企业和使用单位的监督抽验。

6. 基本药物不良反应报告　基本药物生产企业、配送企业以及医疗机构和零售药店应当建立健全药品不良反应报告、调查、分析、评价和处理制度，主动监测、及时分析、处理和上报药品不良反应信息，对存在安全隐患的，应当按规定及时召回。

各级食品药品监督管理部门应当进一步加强药品不良反应报告与监测工作，及时分析评价基本药物不良反应病例报告，完善药品安全预警和应急处置机制。

（三）《国家基本药物临床应用指南（基层部分）》和《国家基本药物处方集（基层部分）》

为稳妥地推进国家基本药物制度，指导基层医务人员合理使用基本药物，按照国务院医改领导小组《关于2009年实施国家基本药物制度工作方案》的要求，2010年，原卫生部、国家中医药管理局组织编写了《国家基本药物临床应用指南（基层部分）》（以下简称《指南》）和《国家基本药物处方集（基层部分）》（以下简称《处方集》）。

1. 编写依据　《指南》和《处方集》是根据《国家基本药物目录（基层部分）》2009版编写的，主要用于指导和规范基层医务人员合理使用基本药物治疗基层常见病、多发病，也可供其他医疗机构医务人员使用基本药物时参考。

2. 《指南》和《处方集》特点　《指南》介绍了在疾病诊断明确的前提下，具有处方权的医生应当如何使用基本药物，以便规范医生的用药行为。基本覆盖了目前基层医疗卫生机构日常诊疗工作中的常见病、多发病。各类疾病的编写力求简明扼要、科学实用，内容包括概述、诊断要点、药物治疗与注意事项四个部分。

《处方集》根据《国家基本药物目录（化学药品和生物制品）》（2009版基层部分）收载的药物排列顺序进行编写，由前言、使用说明、总论、各论、附录和索引等部分组成。基本药物剂型严格控制在国家基本药物目录所规定的剂型范围内，规格为临床常用规格。为便于医务人员检索所需信息，《处方集》还编制了附录和索引。

（四）《关于基本药物进行全品种电子监管工作的通知》

1. 实施方法和步骤

（1）凡生产基本药物品种的中标企业，应在2011年3月31日前加入药品电子监管网，基本药物品种出厂前，生产企业须按规定在上市产品最小销售包装上加印（贴）统一标识的药品电子监管码（图4-1），并通过监管网进行数据采集和报送；凡经营基本药物品种的企业，须按规定进行监管码信息采集和报送。

样式A

中国药品电子监管码
09612 01700 00010 00001
电话查询：95001111
短信查询：106695001111
网站查询：www.drugadmin.com

样式B

中国药品电子监管码
电话查询：95001111
短信查询：106695001111
网站查询：www.drugadmin.com
09612 01700 00010 00001

样式C

图4-1　中国药品电子监管码印刷规范

（2）2011 年 4 月 1 日起，对列入基本药物目录的品种，未入网及未使用药品电子监管码统一标识的，一律不得参与基本药物招标采购。

（3）对未中标的基本药物目录品种生产企业的电子监管工作，要按照国家食品药品监督管理部门的部署逐步完成。

2. 工作要求

（1）进一步提高对基本药物进行全品种电子监管重要性的认识。对基本药物进行全品种电子监管，是贯彻落实国务院深化医药卫生体制改革的具体要求，是实践科学发展观、践行科学监管理念、保障人民群众饮食用药安全的重要举措，也是利用现代化手段转变监管方式、提高监管效能的迫切需要。

（2）国家食品药品监督管理部门基本药物全品种电子监管实施工作由局信息办牵头，统一组织具体实施工作；政策法规司、药品注册司、药品安全监管司、稽查局、信息中心配合。各省（区、市）局要明确分管领导，指定牵头部门和联系人，具体负责本辖区基本药物全品种电子监管实施工作。

（3）药品电子监管网的技术服务机构及运营维护管理机构必须确保网络的正常运行和数据的安全、可靠，积极做好企业入网、赋码、核注核销、监管追溯等各个环节的技术服务工作，以及对入网企业的技术指导和培训工作。各地食品药品监督管理部门应予以积极配合。

（五）《建立和规范政府办基层医疗卫生机构基本药物采购机制的指导意见》

1. 建立和规范基本药物采购机制的总体思路　对实施基本药物制度的政府办基层医疗卫生机构使用的基本药物（包括各省区市增补品种，下同）实行以省（区、市）为单位集中采购、统一配送；坚持政府主导与市场机制相结合，发挥集中批量采购优势，招标和采购结合，签订购销合同，一次完成采购全过程，最大限度地降低采购成本，促进基本药物生产和供应。通过建立和规范基本药物采购机制，实现基本药物安全有效、品质良好、价格合理、供应及时，逐步建立起比较完善的基层用基本药物供应保障体系，使群众真正得到实惠。

2. 建立和规范基本药物采购机制的主要措施

（1）明确基本药物采购的相关责任主体。政府举办的基层医疗卫生机构使用的基本药物在政府组织和调控下，通过市场竞争进行采购。省级卫生行政部门是本省（区、市）基本药物集中采购的主管部门，负责搭建省级集中采购平台，确定具备独立法人及采购资格的采购机构开展基本药物采购工作，并对基本药物集中采购过程中采购机构和基层医疗卫生机构进行管理和监督，协调解决采购中出现的问题。各省（区、市）应充分利用现有药品集中采购平台和药品集中采购机构开展基本药物采购工作。市（地）及以下不设采购平台，不指定采购机构。

基本药物集中采购平台为政府建立的非营利性网上采购系统，面向基层医疗卫生机构、药品生产和经营企业提供药品采购、配送、结算服务。省级卫生行政部门确定的采购机构利用基本药物集中采购平台开展基本药物采购工作，负责平台的使用、管理和维护。基层医疗卫生机构与采购机构签订授权或委托协议。采购机构作为采购的责任主体，负责定期汇总本省（区、市）基本药物采购需求，编制基本药物采购计划，实施基本药物采购，并与药品供应企业签订购销合同，负责合同执行。采购机构在提供服务过程中不得向企业和基层医疗卫生机构收取费用，采购机构必要的工作经费列入政府预算。卫生、监察等相关部门要切实加强对采购机构的监管。

基层医疗卫生机构按照协议定期向采购机构提出基本药物用药需求，并按协议约定及时付款。

（2）合理编制基本药物采购计划。采购机构定期汇总基层医疗卫生机构基本药物需求，编制基本药物集中采购计划，按照临床必需和基层实际确定基本药物采购的具体剂型、规格、质量要求，明确采购数量。要兼顾成人和儿童用药需要。各省（区、市）卫生行政部门要加强指导和协调。

暂无法确定采购数量的省（区、市）可以通过单一货源承诺方式进行采购，即对每种基本药物（具体到剂型和规格）只选择一家企业采购，使该企业获得供货区域内该药品全部市场份额，该供货区域内的所有政府办基层医疗卫生机构使用的基本药物（具体到剂型和规格）只由这一家企业供应。

（3）加强基本药物市场价格调查。各省（区、市）卫生行政和价格主管等相关部门要对基本药物近三年市场实际购销价格进行全面调查，包括社会零售药店零售价格以及基本药物制度实施前基层医疗卫生机构的实际进货价格。市场实际购销价格应作为基本药物采购的重要依据，原则上集中采购价格不得高于市场实际购销价格。国家卫生行政部门和国家发展和改革委员会要收集汇总各地市场价格调查情况，建立基本药物价格信息库。

采购机构通过集中采购确定的采购价格（包括配送费用）即为基层医疗卫生机构实际销售价格。

（4）明确基本药物供货主体。原则上用量大（具体标准由各省、区、市自行确定）的基本药物直接向生产企业采购，由生产企业自行委托经营企业进行配送或直接配送；用量小的基本药物可以集中打包向药品批发企业采购（含配送）。也可以向代理生产企业销售药品的批发企业采购。无论采取哪种方式，供货主体都要对药品的质量和供应一并负责。

（5）区别情况分类采购。区分基本药物的不同情况，采取不同的采购方式：

1）对独家生产的基本药物，采取与生产或批发企业进行单独议价的方式进行采购。

2）对基层必需但用量小的特殊用药、急救用药，采用邀请招标、询价采购或定点生产的方式采购。

3）对临床常用且价格低廉（建议为日平均使用费用在3元以下的基本药物，具体标准由各省（区、市）自行确定），或者经多次采购价格已基本稳定的基本药物，采取邀请招标或询价采购的方式采购。

4）对基本药物中的麻醉药品、精神药品、免费治疗的传染病和寄生虫病用药、免疫规划用疫苗、计划生育药品及中药饮片，仍按国家现有规定采购。

5）其他基本药物均应进行公开招标采购。招标中如出现企业投标价格均高于市场实际购销价格，采购机构应与投标企业依次进行单独议价，均不能达成一致的，即宣布废标。

6）对通过以上方式均未能采购到的基本药物，经省级卫生行政部门同意，采购机构可以寻找替代剂型、规格重新采购，或者委托有资质的企业定点生产，并及时上报国家卫生行政部门和国务院深化医药卫生体制改革领导小组办公室（以下简称国务院医改办公室）备案。鼓励各地探索省际联合采购等多种方式，进一步降低基本药物价格、保障供应。

（6）坚持质量优先、价格合理。基本药物采购要遵循质量优先、价格合理的原则。鼓励各地采用“双信封”的招标制度，即在编制标书时分别编制经济技术标书和商务标书，企业同时投两份标书。经济技术标书主要对企业生产规模、配送能力、销售额、行业排名、市场信誉，以及GMP（GSP）资质认证、药品质量抽验抽查历史情况、电子监管能力等指标进行评审，保证基本药物质量。只有经济技术标书评审合格的企业才能进入商务标书评审，商务标书评审由价格最低者中标。各地也可以通过设立资质条件的方式，对投标企业进行筛选；还可以根据基本药物质量和价格等要素设计评分指标体系，对投标企业进行综合评分。由省级卫生行政部门会同采购机构根据供货主体和实际情况，合理设计本省（区、市）的具体招标办法。

采购机构确定供货企业后，供货企业要将拟供货的药品样品送省级食品药品监督管理部门备案。省级食品药品监督管理部门要加强对基本药物质量的抽验，必要时将抽检样品与备案样品进行比对，对质量出现问题的按照有关规定惩处，并及时向社会公布。

（7）充分听取基层医疗卫生机构意见。要发挥基层医疗卫生机构管理者和医务工作者在基本药物采购中的积极作用。在采购计划制订、评标、谈判等重要环节，要有相当比例的基层医疗卫生机构管理者和医务人员代表参与，具体由各省级卫生行政部门会同采购机构根据实际情况确定。

（8）签订基本药物购销合同。采购机构代表基层医疗卫生机构与供货企业签订购销合同，明确品种、剂型、规格、数量、价格、供货时间和地点、付款时间、履约方式、违约责任等，并负责合同的执行。如合同约定的采购数量不能满足临床用药需要，基层医疗卫生机构可以提出申请，由采购机构与供货企业签订追加合同，各供货企业原则上不得拒绝。国家卫生行政部门会同相关部门要制定并推行标准合同文本。

（9）严格基本药物采购付款制度。各地要建立完善的基本药物采购付款制度，并在购销合同中明确付款程序和时间。供货企业按照合同要求将药品配送到基层医疗卫生机构后，基层医疗卫生机构进行交货验收并出具签收单，采购机构根据签收单付款，原则上从交货验收合格到付款不得超过30日（具体天数要在合同中约定）。未能按时付款的，采购机构要向企业支付违约金。采购机构要设立专用账户，制定具体付款流程和办法，对各基层医疗卫生机构基本药物货款进行统一支付。各地可以设立一定的基本药物采购周转资金，确保基本药物货款及时足额支付。

（10）建立严格的诚信记录和市场清退制度。对采购过程中提供虚假证明文件，蓄意抬高价格或恶意压低价格，中标后拒不签订合同，供应质量不达标的药品，未按合同规定及时配送供货，向采购机构、基层医疗卫生机构和个人进行贿赂或变相贿赂的，一律记录在案并按以下规定进行处罚：一次违规严厉警告，并限期纠正或整改；逾期不改或二次违规的，由省级卫生行政部门将违法违规企业和法人代表名单及违法违规情况向社会公布，全国所有省（区、市）两年内不得允许该企业及其法人代表参与本省（区、市）任何药品的招标采购。违反相关法律法规的，要依法惩处。

卫生等有关部门要对参与以上违法违规行为的采购机构、医疗卫生机构及相关人员按有关规定予以严惩，并公开其不良记录，接受社会监督。

（11）完善基本药物电子监管和供应的信息系统。国家食品药品监督管理部门要完善全国统一的基本药物信息条形码（电子监管码）和药品电子监管平台，对基本药物进行全品种电子监管。2011年4月1日起，各省（区、市）不得采购未入药品电子监管网及未使用基本药物信息条形码统一标识的企业供应的基本药物。

鼓励各省（区、市）进一步拓展基本药物集中采购平台的功能，打通卫生行政部门、基本药物生产及批发企业和基层医疗卫生机构之间的信息通道，建立起基本药物从出厂到使用全过程实时更新的供应信息系统，动态监管和分析药品生产、流通、库存和使用情况。鼓励有条件的地方开展电子交易，节约交易成本，提高交易透明度。

(12) 规范基本药物质量标准和包装规格。国家食品药品监督管理部门要逐步提高基本药物质量标准。国家卫生行政部门要逐步规范基层医疗卫生机构使用的基本药物剂型和规格，根据基层用药的实际需求，确定基本药物的标准剂型、标准规格和标准包装。在国家未出台规范的基本药物剂型和规格之前，各省（区、市）每种基本药物采购的剂型原则上不超过3种，每种剂型对应的规格原则上不超过2种。

(13) 建立基本药物采购信息公开制度。各省级卫生行政部门必须在采购结束3日内主动向社会公布基层医疗卫生机构基本药物采购价格、采购数量和中标企业，接受社会监督，同时报国家卫生行政部门备案并抄国务院医改办公室。鼓励新闻媒体等社会各界监督基本药物采购过程，建立有奖举报制度，营造公开、公平、公正的采购环境。

(14) 建立基本药物指导价格动态调整机制。价格主管部门要加强对基本药物成本调查和市场购销价格监测，进一步完善基本药物定价方式，动态调整基本药物指导价格水平，指导各地合理确定集中采购价格。对独家品种以及经多次集中采购价格已基本稳定且供应充足的基本药物，要探索实行国家统一定价。各省（区、市）价格主管部门要加强对基本药物价格执行情况的监督检查，依法查处各种价格违法行为。

(15) 促进基层医务人员合理用药。各地区、各有关部门要利用建立和规范基本药物采购机制的契机，引导和规范基层医务人员用药行为。加强基层医务人员的培训和考核，尽快推进基本药物临床应用指南和处方集在基层普遍使用，鼓励各地利用信息系统对基层医疗卫生机构和医务人员的用药行为进行监管。加大宣传力度，引导群众转变用药习惯，促进临床首选和合理使用基本药物。

（六）《国家基本药物目录管理办法(暂行)》

为落实《中共中央国务院关于深化医药卫生体制改革的意见》和《国务院关于印发医药卫生体制改革近期重点实施方案（2009—2011年）的通知》精神，建立国家基本药物目录遴选调整管理机制，原卫生部等9部门制定了《国家基本药物目录管理办法（暂行）》，于2009年8月18日发布。其内容要点包括：

1. 基本药物目录的遴选

(1) 遴选原则：基本药物目录的遴选原则是防治必需、安全有效、价格合理、使用方便、中西药并重、基本保障、临床首选、基层能够配备。目录在遴选调整时应坚持科学、公开、公正、透明。

(2) 遴选品种：国家基本药物目录中的药品包括化学药品、生物制品、中成药。药品应当是《中华人民共和国药典》收载的，国家卫生行政部门、国家食品药品监督管理部门颁布药品标准的品种。化学药品和生物制品名称采用中文通用名称和英文国际非专利药名中表达的化学成分的部分，剂型单列；中成药采用药品通用名称。

2. 不纳入遴选范围的情形　①含有国家濒危野生动植物药材的；②主要用于滋补保健作用，易滥用的；③非临床治疗首选的；④因严重不良反应，国家食品药品监督管理部门明确规定暂停生产、销售或使用的；⑤违背国家法律、法规，或不符合伦理要求的；⑥国家基本药物工作委员会规定的其他情况。

3. 制定国家基本药物目录的程序

成立专家组⟶形成备选目录⟶形成目录初稿⟶征求意见，形成送审稿⟶审核发布

4. 目录调整　对目录实行动态管理，原则上3年调整一次，具体调整情形见表4-2。

（1）调整因素：调整的品种和数量根据下列因素：①我国基本医疗卫生需求和基本医疗保障水平变化；②我国疾病谱变化；③药品不良反应监测评价；④国家基本药物应用情况监测和评估；⑤已上市药品循证医学、药物经济学评价；⑥国家基本药物工作委员会规定的其他情况。

（2）调出情形：属于下列情形之一的品种，应当从国家基本药物目录中调出：①药品标准被取消的；②国家食品药品监督管理部门撤销其药品批准证明文件的；③发生严重不良反应的；④根据药物经济学评价，可被风险效益比或成本效益比更优的品种所替代的；⑤国家基本药物工作委员会认为应当调出的其他情形。

表4-2　基本药物目录调整情况

发布调整时间	化学药品（含生物制品）	中成药	合计数
1982年	278种		278种
1996年	699种	1699种	2398种
1998年	740种	1333种	2073种
2000年	770种	1249种	2019种
2002年	759种	1242种	2001种
2004年	773种	1260种	2033种
2009年	205种	102种	307种
2012年	317种	203种	520种

2012年9月21日，新版国家基本药物目录（以下简称2012年版目录）已经原卫生部部务会议讨论通过，自2013年5月1日起施行。目录分为化学药品和生物制品、中成药、中药饮片三个部分，其中，化学药品和生物制品317种，中成药203种，共计520种。目录中的化学药品和生物制品数量与世界卫生组织现行推荐的基本药物数量相近，并坚持中西药并重。

2012年版目录具有以下特点：一是增加了品种，能够更好地服务基层医疗卫生机构，推动各级各类医疗卫生机构全面配备、优先使用基本药物。二是优化了结构，补充抗肿瘤和血液病用药，注重与常见病、多发病特别是重大疾病以及妇女、儿童用药的衔接。三是规范了剂型、规格，初步实现标准化。尽管品种数量增加，但剂型、规格的数量减少，有利于基本药物招标采购，保障供应，落实基本药物全程监管。四是注重与医保（新农合）支付能力相适应，确保基本药物较高的比例报销。

第三节　医疗保障与基本医疗保险政策

一、基本概念

1. 医疗保障制度含义　医疗保障制度是指国家和社会团体对劳动者和公民因疾病或其他

自然事件如生育、伤残等造成的损失和发生的医疗费用给予经济补偿而实施的各种制度的统称。

2. 医疗保险制度含义 医疗保险制度是指一个国家或地区按照保险原则为解决居民防病治病问题而筹集、分配和使用医疗保险基金的制度。

我国的基本医疗保险政策：包括城镇职工基本医疗保险制度、城镇居民基本医疗保险制度、新型农村合作医疗制度。

二、城镇职工基本医疗保险制度

（一）城镇职工基本医疗保险制度相关文件

为了加快医疗保险制度改革，保障职工基本医疗，以适应建立社会主义市场经济体制的客观要求，在认真总结各地医疗保险制度改革试点经验的基础上，国务院决定，从1998年起在全国范围内进行城镇职工医疗保险制度改革。1998年12月14日，国务院以国发［1998］44号文件印发了《国务院关于建立城镇职工基本医疗保险制度的决定》。为了贯彻落实国务院的决定，1999年4～5月，劳动和社会保障部门会同国务院有关部门印发了《城镇职工基本医疗保险定点医疗机构管理暂行办法》、《城镇职工基本医疗保险用药范围管理暂行办法》、《城镇职工基本医疗保险定点零售药店管理暂行办法》等文件。在建立城镇职工基本医疗保险制度的同时，国务院决定进行城镇医药卫生体制改革，国办发［2000］16号通知转发了《关于城镇医药卫生体制改革的指导意见》，明确了城镇医药卫生体制改革的目标是建立适应社会主义市场经济要求的城镇医药卫生体制，促进卫生机构和医药行业健康发展，让群众享有价格合理、质量优良的医疗服务，提高人民的健康水平。中发［2009］6号《中共中央国务院关于深化医药卫生体制改革的意见》进一步明确深化医药卫生体制改革的总体目标是建立健全覆盖城乡居民的基本医疗卫生制度，为群众提供安全、有效、方便、价廉的医疗卫生服务。

（二）实行医药分开核算、分别管理

探讨如何切断医疗机构和药品购销之间的直接经济利益联系的有效办法，一直以来都是重要和热门的论题。这些年来，医疗机构实行“医药分开核算、分别管理”，解决当前存在的“以药养医”问题，在逐步规范财政补助方式和调整医疗服务价格的基础上，对医院药品收入实行收支两条线管理，药品收支结余全部上缴卫生行政部门，纳入财政专户管理，合理返还，专款专用，主要用于弥补医疗成本以及社区卫生服务、预防保健等其他卫生事业。

（三）建立健全社区卫生服务，加强卫生资源配置的宏观管理

我国逐步建立健全社区卫生服务组织、综合医院和专科医院合理分工的医疗服务体系。社区卫生服务组织主要从事预防、保健、健康教育、计划生育和常见病、多发病、诊断明确的慢性病的治疗和康复；综合医院和专科医院主要从事疾病诊治，其中大型医院主要从事急危重症、疑难病症的诊疗，并结合临床开展教育、科研工作。目前，重视形成规范的社区卫生服务组织和综合医院、专科医院双向转诊制度。保障广大群众对医疗服务的选择权，职工可以选择基本医疗保险定点医疗机构就医、购药，也可持医生开具的处方选择基本医疗保险定点药店购药。位于城市的企业医疗机构逐步移交地方政府统筹管理，纳入城镇医疗服务体系已为发展趋势。

加强卫生资源配置宏观管理。加快实施区域卫生规划，采取多种措施调整和控制卫生资源的存量和增量。卫生资源已经供大于求的地区，不再新建或扩建医疗机构；减少过多的床位，一部分可转向护理、康复服务；调整卫生技术人员结构，引导富余人员向基层、社区卫生服务组织、卫生执法监督机构和医疗服务薄弱的地区流动；开展业务培训，提高人员素质，培养全科医生；严格审批大型医疗设备配置，调整现有设备分布，提高使用效率；对医疗服务量长期不足，难以正常运转的医疗机构，引导其拓展老年护理等服务领域，或通过兼并、撤销等方式进行调整。鼓励各类医疗机构合作、合并，共建医疗服务集团。

社区卫生服务组织、门诊部及个体诊所除可经销由省级卫生、食品药品监督管理部门审定的常用和急救用药外，不得从事药品购销活动。

（四）城镇职工医疗保险制度

医疗保险是为补偿劳动者因疾病风险造成的经济损失而建立的一项社会保险制度。通过用人单位和个人缴费，建立医疗保险基金，参保人员患病就诊发生医疗费用后，由医疗保险机构给予一定的经济补偿。

1. 医疗保险制度改革的任务和原则

（1）医疗保险制度改革的任务：建立城镇职工基本医疗保险制度，即适应社会主义市场经济体制，根据国情、国力及政府财政、企业和个人的承受能力，建立保障职工基本医疗需求的社会医疗保险制度。

（2）建立城镇职工基本医疗保险制度的原则：基本医疗保险的水平要与社会主义初级阶段生产力发展水平相适应；城镇所有用人单位及其职工都要参加基本医疗保险，实行属地管理；基本医疗保险费由用人单位和职工双方共同负担；基本医疗保险基金实行社会统筹和个人账户相结合。

2. 覆盖范围、统筹单位和缴费办法

（1）覆盖范围：职工基本医疗保险适用于城镇所有用人单位，包括企业、机关、事业单位、社会团体、民办非企业单位及其职工，都要参加基本医疗保险。

（2）统筹单位：基本医疗保险原则上以地级以上行政区（包括地、市、州、盟）为统筹单位，也可以县（市）为统筹单位（以下简称统筹地区）。所有用人单位及其职工（包括中央、省属机关、企业和事业单位及其职工）都要按照属地管理原则参加所在统筹地区的基本医疗保险，执行统一政策，实行基本医疗保险基金的统一筹集、使用和管理。

（3）缴费办法：基本医疗保险费由用人单位和职工共同缴纳。用人单位缴费率应控制在职工工资总额的6%左右，职工缴费率一般为本人工资收入的2%。随着经济发展，用人单位和职工缴费率可作相应调整。

3. 建立基本医疗保险统筹基金和个人账户

（1）基本医疗保险基金的构成及如何建立：基本医疗保险基金由统筹基金和个人账户构成。职工个人缴纳的基本医疗保险费，全部计入个人账户。用人单位缴纳的基本医疗保险费分为两部分，一部分用于建立统筹基金，一部分划入个人账户。划入个人账户的比例一般为用人单位缴费的30%左右，具体比例由统筹地区根据个人账户的支付范围和职工年龄等因素确定。

（2）统筹基金和个人账户各自的支付范围　统筹基金和个人账户要划定各自的支付范

围，分别核算，不得互相挤占。要确定统筹基金的起付标准和最高支付限额，起付标准原则上控制在当地职工年平均工资的10%左右，最高支付限额原则上控制在当地职工年平均工资的4倍左右。起付标准以下的医疗费用，从个人账户中支付或由个人自付。起付标准以上、最高支付限额以下的医疗费用，主要从统筹基金中支付，个人也要负担一定比例。超过最高支付限额的医疗费用，可以通过商业医疗保险等途径解决。

4. 健全基本医疗保险基金的管理和监督机制

（1）基本医疗保险基金的管理：基本医疗保险基金纳入财政专户管理，专款专用，不得挤占挪用。社会保险经办机构负责基本医疗保险基金的筹集、管理和支付，并要建立健全预决算制度、财务会计制度和内部审计制度。

（2）基本医疗保险基金的监督：各级劳动保障和财政部门，要加强对基本医疗保险基金的监督管理。审计部门要定期对社会保险经办机构的基金收支情况和管理情况进行审计。

5. 加强医疗服务管理　劳动保障部会同卫生行政部门、财政部等有关部门制定基本医疗服务的范围、标准和医药费用结算办法，制定国家基本医疗保险药品目录、诊疗项目、医疗服务设施标准及相应的管理办法。各省、自治区、直辖市劳动保障行政管理部门根据国家规定，会同有关部门制定本地区相应的实施标准和办法。

劳动保障部会同卫生行政部门、财政部等有关部门制定定点医疗机构和定点药店的资格审定办法。社会保险经办机构要根据中西医并举，基层、专科和综合医疗机构兼顾，方便职工就医的原则，负责确定定点医疗机构和定点药店，并同定点医疗机构和定点药店签订合同，明确各自的责任、权利和义务。在确定定点医疗机构和定点药店时，要引进竞争机制，职工可选择若干定点医疗机构就医、购药，也可持处方在若干定点药店购药。

6. 基本医疗保险、工伤保险和生育保险药品目录　为了保障城镇职工基本医疗保险用药，合理控制药品费用，规范基本医疗保险用药范围管理，国务院有关部门组织制定并发布《国家基本医疗保险、工伤保险和生育保险药品目录》。现行版本为《国家基本医疗保险、工伤保险和生育保险药品目录（2009年版）》（以下简称《药品目录》）。

《药品目录》又分为“甲类目录”和“乙类目录”。纳入“甲类目录”的药品是临床必需、使用广泛、疗效好，同类药品中价格低的药品。“乙类目录”的药品是可供临床治疗选择使用，疗效好，同类药品中比“甲类目录”药品价格略高的药品。“甲类目录”由国家统一制定，各地不得调整。“乙类目录”由国家制定，各省、自治区、直辖市可根据当地经济水平、医疗需求和用药习惯适当进行调整，增加和减少的品种数之和不得超过国家制定的“乙类目录”药品总数的15%。《药品目录》包括西药、中成药和中药饮片3部分。其中，西药部分和中成药部分用准入法，规定基金准予支付费用的药品，基本医疗保险支付时区分甲、乙类，工伤保险和生育保险支付时不分甲、乙类；中药饮片部分用排除法，规定基金不予支付费用的药品。参保人员使用目录内西药、中成药和目录外中药饮片所发生的费用，具体给付标准按基本医疗保险、工伤保险和生育保险的有关规定执行。

三、城镇居民基本医疗保险制度

（一）目标和原则

1. 试点目标　2007年在有条件的省份选择2～3个城市启动试点，2008年扩大试点，争取2009年试点城市达到80%以上，2010年在全国全面推开，逐步覆盖全体城镇非从业居民。要通过试点，探索和完善城镇居民基本医疗保险的政策体系，形成合理的筹资机制、健全的管理体制和规范的运行机制，逐步建立以大病统筹为主的城镇居民基本医疗保险制度。

2. 试点原则 试点工作要坚持低水平起步，根据经济发展水平和各方面承受能力，合理确定筹资水平和保障标准，重点保障城镇非从业居民的大病医疗需求，逐步提高保障水平；坚持自愿原则，充分尊重群众意愿；明确中央和地方政府的责任，中央确定基本原则和主要政策，地方制订具体办法，对参保居民实行属地管理；坚持统筹协调，做好各类医疗保障制度之间基本政策、标准和管理措施等的衔接。

（二）参保范围和筹资水平

1. 参保范围 不属于城镇职工基本医疗保险制度覆盖范围的中小学阶段的学生（包括职业高中、中专、技校学生）、少年儿童和其他非从业城镇居民都可自愿参加城镇居民基本医疗保险。

2. 筹资水平 试点城市应根据当地的经济发展水平以及成年人和未成年人等不同人群的基本医疗消费需求，并考虑当地居民家庭和财政的负担能力，恰当确定筹资水平；探索建立筹资水平、缴费年限和待遇水平相挂钩的机制。

3. 缴费和补助 城镇居民基本医疗保险以家庭缴费为主，政府给予适当补助。参保居民按规定缴纳基本医疗保险费，享受相应的医疗保险待遇，有条件的用人单位可以对职工家属参保缴费给予补助。国家对个人缴费和单位补助资金制定税收鼓励政策。

4. 费用支付 城镇居民基本医疗保险基金重点用于参保居民的住院和门诊大病医疗支出，有条件的地区可以逐步试行门诊医疗费用统筹。

城镇居民基本医疗保险基金的使用要坚持以收定支、收支平衡、略有结余的原则。要合理制定城镇居民基本医疗保险基金起付标准、支付比例和最高支付限额，完善支付办法，合理控制医疗费用。探索适合困难城镇非从业居民经济承受能力的医疗服务和费用支付办法，减轻他们的医疗费用负担。城镇居民基本医疗保险基金用于支付规定范围内的医疗费用，其他费用可以通过补充医疗保险、商业健康保险、医疗救助和社会慈善捐助等方式解决。

（三）加强管理和服务

1. 组织管理 对城镇居民基本医疗保险的管理，原则上参照城镇职工基本医疗保险的有关规定执行。各地要充分利用现有管理服务体系，改进管理方式，提高管理效率。鼓励有条件的地区结合城镇职工基本医疗保险和新型农村合作医疗管理的实际，进一步整合基本医疗保障管理资源。要探索建立健全由政府机构、参保居民、社会团体、医药服务机构等方面代表参加的医疗保险社会监督组织，加强对城镇居民基本医疗保险管理、服务、运行的监督。建立医疗保险专业技术标准组织和专家咨询组织，完善医疗保险服务管理专业技术标准和业务规范。根据医疗保险事业发展的需要，切实加强医疗保险管理服务机构和队伍建设。建立健全管理制度，完善运行机制，加强医疗保险信息系统建设。

2. 基金管理 要将城镇居民基本医疗保险基金纳入社会保障基金财政专户统一管理，单独列账。试点城市要按照社会保险基金管理等有关规定，严格执行财务制度，加强对基本医疗保险基金的管理和监督，探索建立健全基金的风险防范和调剂机制，确保基金安全。

3. 服务管理　对城镇居民基本医疗保险的医疗服务管理，原则上参照城镇职工基本医疗保险的有关规定执行，具体办法由试点城市劳动保障部门会同发展改革、财政、卫生等部门制定。要综合考虑参保居民的基本医疗需求和基本医疗保险基金的承受能力等因素，合理确定医疗服务的范围。通过订立和履行定点服务协议，规范对定点医疗机构和定点零售药店的管理，明确医疗保险经办机构和定点的医疗机构、零售药店的权利和义务。医疗保险经办机构要简化审批手续，方便居民参保和报销医疗费用；明确医疗费用结算办法，按规定与医疗机构及时结算。加强对医疗费用支出的管理，探索建立医疗保险管理服务的奖惩机制。积极推行医疗费用按病种付费、按总额预付等结算方式，探索协议确定医疗费用标准的办法。

4. 充分发挥城市社区服务组织等的作用　整合、提升、拓宽城市社区服务组织的功能，加强社区服务平台建设，做好基本医疗保险管理服务工作。大力发展社区卫生服务，将符合条件的社区卫生服务机构纳入医疗保险定点范围；对参保居民到社区卫生服务机构就医发生的医疗费用，要适当提高医疗保险基金的支付比例。

（四）深化相关改革

1. 继续完善各项医疗保障制度　进一步完善城镇职工基本医疗保险制度，采取有效措施将混合所有制、非公有制经济组织从业人员以及灵活就业人员纳入城镇职工基本医疗保险；大力推进进城务工的农民工参加城镇职工基本医疗保险，重点解决大病统筹问题；继续着力解决国有困难企业、关闭破产企业等职工和退休人员的医疗保障问题；鼓励劳动年龄内有劳动能力的城镇居民，以多种方式就业并参加城镇职工基本医疗保险；进一步规范现行城镇职工基本医疗保险的支付政策，强化医疗服务管理。加快实施新型农村合作医疗制度。进一步完善城市和农村医疗救助制度。完善多层次医疗保障体系，搞好各项医疗保障制度的衔接。

2. 协同推进医疗卫生体制和药品生产流通体制改革　根据深化医药卫生体制改革的总体要求，统筹协调医疗卫生、药品生产流通和医疗保障体系的改革和制度衔接，充分发挥医疗保障体系在筹集医疗资金、提高医疗质量和控制医疗费用等方面的作用。进一步转变政府职能，加强区域卫生规划，健全医疗服务体系。建立健全卫生行业标准体系，加强对医疗服务和药品市场的监管。规范医疗服务行为，逐步建立和完善临床操作规范、临床诊疗指南、临床用药规范和出入院标准等技术标准。加快城市社区卫生服务体系建设，充分发挥社区卫生服务和中医药服务在医疗服务中的作用，有条件的地区可探索实行参保居民分级医疗的办法。

（五）加强组织领导

1. 建立国务院城镇居民基本医疗保险部际联席会议制度　在国务院领导下，国务院城镇居民基本医疗保险部际联席会议（以下简称部际联席会议）负责组织协调和宏观指导试点工作，研究制定相关政策并督促检查政策的落实情况，总结评估试点工作，协调解决试点工作中出现的问题，并就重大问题向国务院提出报告和建议。

2. 选择确定试点城市　省级人民政府可根据本地条件选择 2 ~ 3 个试点城市，报部际联席会议审定。试点城市的试点实施方案报部际联席会议办公室备案，由省（区、市）人民政府批准实施。

3. 制定配套政策和措施　劳动保障部门要会同发展改革、财政、卫生、民政、教育、食品药品监督和中医药管理等有关部门制定相关配套政策和措施。各部门要根据各自的职责，协同配合，加快推进各项配套改革。动员社会各方面力量，为推进医疗保险制度改革创造良好的环境、提供有力的支持，确保试点工作的顺利进行。

4. 精心组织实施　地方各级人民政府要充分认识试点工作的重大意义，切实加强组织领导。省级人民政府要根据本指导意见规定的试点目标和任务、基本政策和工作步骤，统筹规划，积极稳妥地推进本行政区域的试点工作。试点城市要在充分调研、周密测算、多方论证的基础上，制订试点实施方案并精心组织实施。已经先行开展基本医疗保险工作的城市，要及时总结经验，完善制度，进一步探索更加符合实际的基本医疗保险的体制和机制。

5. 做好舆论宣传工作　建立城镇居民基本医疗保险制度直接关系广大群众的切身利益，是一项重大的民生工程，政策性很强。各地要坚持正确的舆论导向，加强对试点工作重要意义、基本原则和方针政策的宣传，加强对试点中好的做法和经验的总结推广，使这项惠民政策深入人心，真正得到广大群众和社会各界的理解和支持，使试点工作成为广大群众积极参与的实践。

四、新型农村合作医疗制度

（一）目标和原则

新型农村合作医疗制度是由政府组织、引导、支持，农民自愿参加，个人、集体和政府多方筹资，以大病统筹为主的农民医疗互助共济制度。从2003年起，各省、自治区、直辖市至少要选择2～3个县（市）先行试点，取得经验后逐步推开。到2010年，实现在全国建立基本覆盖农村居民的新型农村合作医疗制度的目标，减轻农民因疾病带来的经济负担，提高农民健康水平。

建立新型农村合作医疗制度要遵循以下原则：

1. 自愿参加，多方筹资　农民以家庭为单位自愿参加新型农村合作医疗，遵守有关规章制度，按时足额缴纳合作医疗经费；乡（镇）、村集体要给予资金扶持；中央和地方各级财政每年要安排一定专项资金予以支持。

2. 以收定支，保障适度　新型农村合作医疗制度要坚持以收定支，收支平衡的原则，既保证这项制度持续有效运行，又使农民能够享有最基本的医疗服务。

3. 先行试点，逐步推广　建立新型农村合作医疗制度必须从实际出发，通过试点总结经验，不断完善，稳步发展。要随着农村社会经济的发展和农民收入的增加，逐步提高新型农村合作医疗制度的社会化程度和抗风险能力。

（二）组织管理

1. 新型农村合作医疗制度一般采取以县（市）为单位进行统筹。条件不具备的地方，在起步阶段也可采取以乡（镇）为单位进行统筹，逐步向县（市）统筹过渡。

2. 要按照精简、效能的原则，建立新型农村合作医疗制度管理体制。省、地级人民政府成立由卫生、财政、农业、民政、审计、扶贫等部门组成的农村合作医疗协调小组。各级卫生行政部门内部应设立专门的农村合作医疗管理机构，原则上不增加编制。

县级人民政府成立由有关部门和参加合作医疗的农民代表组成的农村合作医疗管理委员会，负责有关组织、协调、管理和指导工作。委员会下设经办机构，负责具体业务工作，人员由县级人民政府调剂解决。根据需要在乡（镇）可设立派出机构（人员）或委托有关机构管理。经办机构的人员和工作经费列入同级财政预算，不得从农村合作医疗基金中提取。

（三）筹资标准

新型农村合作医疗制度实行个人缴费、集体扶持和政府资助相结合的筹资机制。

1. 农民个人每年的缴费标准不应低于10元，经济条件好的地区可相应提高缴费标准。乡镇企业职工（不含以农民家庭为单位参加新型农村合作医疗的人员）是否参加新型农村合作医疗由县级人民政府确定。

2. 有条件的乡村集体经济组织应对本地新型农村合作医疗制度给予适当扶持。扶持新型农村合作医疗的乡村集体经济组织类型、出资标准由县级人民政府确定，但集体出资部分不得向农民摊派。鼓励社会团体和个人资助新型农村合作医疗制度。

3. 地方财政每年对参加新型农村合作医疗农民的资助不低于人均10元，具体补助标准和分级负担比例由省级人民政府确定。经济较发达的东部地区，地方各级财政可适当增加投入。从2003年起，中央财政每年通过专项转移支付对中西部地区除市区以外的参加新型农村合作医疗的农民按人均10元安排补助资金。

（四）资金管理

农村合作医疗基金是由农民自愿缴纳、集体扶持、政府资助的民办公助社会性资金，要按照以收定支、收支平衡和公开、公平、公正的原则进行管理，必须专款专用，专户储存，不得挤占挪用。

1. 农村合作医疗基金由农村合作医疗管理委员会及其经办机构进行管理。农村合作医疗经办机构应在管理委员会认定的国有商业银行设立农村合作医疗基金专用账户，确保基金的安全和完整，并建立健全农村合作医疗基金管理的规章制度，按照规定合理筹集、及时审核支付农村合作医疗基金。

2. 农村合作医疗基金中农民个人缴费及乡村集体经济组织的扶持资金，原则上按年由农村合作医疗经办机构在乡（镇）设立的派出机构（人员）或委托有关机构收缴，存入农村合作医疗基金专用账户；地方财政支持资金，由地方各级财政部门根据参加新型农村合作医疗的实际人数，划拨到农村合作医疗基金专用账户；中央财政补助中西部地区新型农村合作医疗的专项资金，由财政部根据各地区参加新型农村合作医疗的实际人数和资金到位等情况核定，向省级财政划拨。中央和地方各级财政要确保补助资金及时、全额拨付到农村合作医疗基金专用账户，并通过新型农村合作医疗试点逐步完善补助资金的划拨办法，尽可能简化程序，易于操作。要结合财政国库管理制度改革和完善情况，逐步实现财政直接支付。关于新型农村合作医疗资金具体补助办法，由财政部商有关部门研究制定。

3. 农村合作医疗基金主要补助参加新型农村合作医疗农民的大额医疗费用或住院医疗费用。有条件的地方，可实行大额医疗费用补助与小额医疗费用补助结合的办法，既提高抗风险能力又兼顾农民受益面。对参加新型农村合作医疗的农民，年内没有动用农村合作医疗基金的，要安排进行一次常规性体检。各省、自治区、直辖市要制订农村合作医疗报销基本药物目录。各县（市）要根据筹资总额，结合当地实际，科学合理地确定农村合作医疗基金的支付范围、支付标准和额度，确定常规性体检的具体检查项目和方式，防止农村合作医疗基金超支或过多结余。

4. 加强对农村合作医疗基金的监管。农村合作医疗经办机构要定期向农村合作医疗管理委员会汇报农村合作医疗基金的收支、使用情况；要采取张榜公布等措施，定期向社会公布农村合作医疗基金的具体收支、使用情况，保证参加合作医疗农民的参与、知情和监督的权利。县级人民政府可根据本地实际，成立由相关政府部门和参加合作医疗的农民代表共同组成的农村合作医疗监督委员会，定期检查、监督农村合作医疗基金使用和管理情况。农村合作医疗管理委员会要定期向监督委员会和同级人民代表大会汇报工作，主动接受监督。审计部门要定期对农村合作医疗基金收支和管理情况进行审计。

（五）医疗服务管理

加强农村卫生服务网络建设，强化对农村医疗卫生机构的行业管理，积极推进农村医疗卫生体制改革，不断提高医疗卫生服务能力和水平，使农民得到较好的医疗服务。各地区要根据情况，在农村卫生机构中择优选择农村合作医疗的服务机构，并加强监管力度，实行动态管理。要完善并落实各种诊疗规范和管理制度，保证服务质量，提高服务效率，控制医疗费用。

（六）组织实施

1. 省级人民政府要制订新型农村合作医疗制度的管理办法，本着农民参保积极性较高，财政承受能力较强，管理基础较好的原则选择试点县（市），积极、稳妥地开展新型农村合作医疗试点工作。试点工作的重点是探索新型农村合作医疗管理体制、筹资机制和运行机制。县级人民政府要制定具体方案，各级相关部门在同级人民政府统一领导下组织实施。

2. 要切实加强对新型农村合作医疗的宣传教育，采取多种形式向农民宣传新型农村合作医疗的重要意义和当地的具体做法，引导农民不断增强自我保健和互助共济意识，动员广大农民自愿、积极参加新型农村合作医疗。农民参加合作医疗所履行的缴费义务，不能视为增加农民负担。

第四节　处方药与非处方药分类管理

为了加强对麻醉药品、精神药品、毒性药品的控制销售，防止药品滥用，保证公众的用药安全与合法权益，从20世纪40年代起，世界各国从本国药品管理实际出发，纷纷立法，对药品实行分类管理。在法律上明确规定对药品实行处方药与非处方药分类管理，始于1951年的美国，现已被各国普遍采用。各国政府相继颁布处方药或者受控药名单，公布OTC药品标准，将药品分成两类。一类必须凭医生处方才可调配、购买使用，并必须在医务人员指导和监控下使用的药品，即处方药。另一类不必经医生处方，消费者可以自主购买使用的药品，即非处方药。20世纪80年代，世界卫生组织（WHO）向发展中国家推行这一管理模式。目前已有100多个国家和地区对药品实行了分类管理。

处方药与非处方药分类管理是我国卫生医药事业改革与发展的一项重要决策。《药品管理法》对这一制度作出了法律上的规定。药品分类管理对我国药品监督管理、医药卫生保健事业和医药产业都将产生深远的影响。

一、分类管理的意义和目的

处方药与非处方药分类管理是在药品监督管理的实践中形成的高效率的管理方法。通过对处方药的生产经营审批、处方权限、广告、标签说明书进行严格的管理，更有利于保证人民用药安全有效。而对非处方药，经医药专家严格的遴选，通过增强人们自我保健意识，规范其标签说明书，使人民群众用药更加安全有效、方便、及时。因此，我国药品分类管理的意义在于：保证人民用药安全有效、方便及时；有利于推动医疗保险制度的改革，降低医疗费用；提高人民自我保健意识；促进医药行业与国际接轨。

我国在分类管理以前，医院药房销售的全部药品均需要处方，而社会零售药房销售药品时，除对麻醉药品、精神药品、医疗用毒性药品、放射性药品、戒毒药品有特殊限制外，其他药品基本上处于自由销售状况，包括抗生素、注射剂、大输液等药品品种。这一状况使药品滥用、群体耐药性增加，给消费者用药带来安全隐患。为了解决这个问题，参照国外管理药品的经验和世界卫生组织的建议，我国决定建立处方药与非处方药分类管理制度。为此，中共中央、国务院在1997年1月15日发布的《中共中央、国务院关于卫生改革与发展的决定》中明确提出，要建立并完善处方药和非处方药分类管理制度。1999年6月18日，原国家食品药品监督管理局颁布《处方药与非处方药分类管理办法》，正式宣布我国从2000年1月1日起实行药品的分类管理。

我国实行药品分类管理的根本目的是加强对处方药的销售控制，规范非处方药的管理，保证公众用药安全有效、方便及时。实行药品的分类管理对我国医药经济的发展和医疗保健事业也有重要的推动作用。分类管理有利于增强人们自我保健、自我药疗的意识；有利于减少公众对社会资源的依赖心理，使公共卫生资源的分配更趋于合理；有利于医药卫生保健事业健康快速地发展。由于实行了分类管理，世界医药市场更加分化、细化。生产销售处方药的制药企业在新药研究、发明专利方面加大投资，在营销、广告策略上面向医务人员，而生产销售非处方药品的制药企业，更加注重品牌效应，面向大众开辟“自费药”市场。

二、分类管理后处方药与非处方药的特点

从本质上讲，处方药和非处方药首先都是药品，均应符合安全有效的药品质量标准，均应取得药品批准文号方可生产，均应检验合格方可出厂销售。但由于在销售、使用等方式上有不同的管理要求，故处方药与非处方药有一些不同的特点。

（一）处方药的特点

一般而言，处方药具有的特点：①麻醉药品、精神药品等易产生依赖性的药品；②国家批准的新药；③使用时有附加要求，自我用药不安全，需医药工作人员指导的药品。

麻醉药品、精神药品、医疗用毒性药品、放射性药品绝大多数为处方药，抗生素、激素、心脑血管疾病药品绝大多数为处方药。按药物剂型的特点分析，注射剂、粉针剂、大输液、喷雾吸入剂等由于自我使用不安全、不方便，大部分划为处方药。

（二）非处方药的特点

非处方药往往有以下特点：①药品的适应证病人能自行判断并准确选择。②药品安全性高，正常使用时无严重不良反应，或者不良反应轻微、可逆，可察觉；无潜在毒性；无耐药

性。③药品诊疗效果确切且可觉察。④在正常条件下储存时药品质量稳定。⑤药品说明书详尽并易于理解。⑥药品使用时不需要医务人员的指导与监控。

三、我国药品分类管理的概况

（一）实施药品分类管理的基础与条件

要建立并完善药品分类管理体系，有赖于以下几个方面的条件的成熟：①药品分类管理的法律与法规系统的建立与完善；②合法的可控的药品销售供应系统；③公众受教育的程度和整体素质的提高；④公众对自费药的支付能力。

随着我国社会经济的发展，人民物质、文化、生活水平不断提高，人们自我保健意识逐渐增强，对安全有效、方便合理用药的要求也越来越高，这为我国药品分类管理制度的建立提供了重要的社会基础。

（二）实施药品分类管理的指导思想、目标和基本原则

1. 指导思想　从保证人民用药安全、有效和提高药品管理水平出发，坚持以监督管理为核心，充分考虑国情，建立科学、合理的管理思路。在制定政策法规时，要先原则、后具体，先综合、后分类，实施工作要建立在充分调查研究的基础上，既要积极，又要做细，按照分步实施、逐步到位的方式进行。

2. 目标　从2000年开始，初步建立起符合社会主义市场经济体制要求的处方药与非处方药分类管理制度和与之相适应的新的药品监督管理法规体系，再经过若干年时间，建成一个比较完善、具有中国特色的处方药与非处方药分类管理制度。

3. 基本原则　实行药品分类管理，要从我国社会和经济发展的实际出发，采取以下十六字方针："积极稳妥、分步实施、注重实效、不断完善"；要制定和完善相应的政策法规；要按照"应用安全、疗效确切、质量稳定、使用方便"的原则，遴选并分期分批公布《非处方药目录》；广泛宣传分类管理的改革方向与政策法规，促进群众观念转变，学会依靠药品标签和说明书合理选购并正确使用非处方药；严格处方药管理，规范药品市场，加强依法监督，加大执法力度，确保人民用药安全有效、方便及时。

我国实施药品分类管理制度的核心是：严格处方药监督管理，规范非处方药监督管理，保障人民用药安全有效、方便及时。

（三）我国非处方药的分类与目录

我国的药品分类方式是从所有上市的化学药品和中成药中，遴选出非处方药，发布《国家非处方药目录》。

我国对化学药品的非处方药分类参照《国家基本药物目录》，根据非处方药遴选原则与特点划分为解热镇痛药，镇静助眠药，抗过敏药与抗眩晕药，抗酸与胃黏膜保护药，助消化药，消胀药，止泻药，胃肠促动力药，缓泻药，胃肠解痉药，驱肠虫药，肝病辅助药，利胆药，调节水、电解质平衡药，感冒用药，镇咳药，祛痰药，平喘药，维生素与矿物质，皮肤科用药，五官科用药，妇科用药，避孕药等23类。

中成药非处方药分类是参照国家中医药管理局发布的《中医病症诊断疗效标准》，将中成药中符合非处方药遴选原则的38种病症分为内科、外科、骨伤科、妇科、儿科、皮肤科、五官科7个门类。

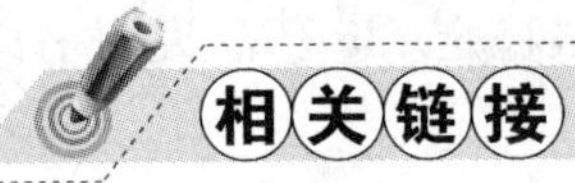

非处方药目录

1999年7月22日，原国家食品药品监督管理局公布了第一批《国家非处方药目录》，共有325个品种，其中西药165个品种，中成药160个品种；每个品种含有不同剂型。在西药的165个品种中，“活性成分”为121个，既可单独作为制剂成分，也可作为复方制剂的成分使用；“限复方制剂活性成分”25个，仅限于复方制剂成分，而不能单独使用。2001年国家已在第一批OTC药品目录中确定了乙类非处方药，其中化学药品制剂88个，中成药制剂106个。

2001年上半年，原国家食品药品监督管理局公布了第二批《非处方药目录》，此次目录共收载1535个制剂品种，化学药品制剂205个，其中甲类非处方药136个，乙类非处方药69个；中成药制剂1330个，其中甲类978个，乙类352个。此次目录由原来的按药品活性成分遴选改为按药物制剂进行遴选，同时扩大了遴选范围，中成药占较大比例，民族药也列入目录之中。按照药品分类管理工作的整体部署和安排，至2004年，原国家食品药品监督管理局共公布了六批4326个非处方药制剂品种。

2004年4月7日，原国家食品药品监督管理局发布了《关于开展处方药与非处方药转换评价工作的通知》。决定从2004年开始开展处方药与非处方药转换评价工作，并对非处方药目录实行动态管理。

《通知》规定，除以下规定情况外，申请单位均可对其生产或代理的品种提出处方药转换评价为非处方药的申请：①监测期内的药品；②用于急救和其他患者不宜自我治疗疾病的药品，如用于肿瘤、青光眼、消化道溃疡、精神病、糖尿病、肝病、肾病、前列腺疾病、免疫性疾病、心脑血管疾病、性传播疾病等的治疗药品；③消费者不便自我使用的药物剂型，如注射剂、埋植剂等；④用药期间需要专业人员进行医学监护和指导的药品；⑤需要在特殊条件下保存的药品；⑥作用于全身的抗菌药、激素（避孕药除外）；⑦含毒性中药材，且不能证明其安全性的药品；⑧原料药、药用辅料、中药材、饮片；⑨国家规定的医疗用毒性药品、麻醉药品、精神药品和放射性药品，以及其他特殊管理的药品；⑩其他不符合非处方药要求的药品。

同时，国家食品药品监督管理部门组织对已批准为非处方药品种的监测和评价工作，对存在安全隐患或不适宜按非处方药管理的品种将及时转换为处方药，按处方药管理。

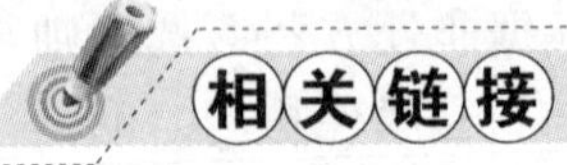

处方药与非处方药的转换

2004年，原国家食品药品监督管理局发布的《关于加强广防己等6种药材及其制剂监督管理的通知》（国食药监注〔2004〕379号）和《关于复方甘草口服溶液生产有关问题的补充通知》（国食药监安〔2004〕323号），已明确规定将肺安片、朱砂莲胶囊、复方拳参片、复方甘草口服溶液4个品种按处方药管理。

2005 年 12 月 20 日，原国家食品药品监督管理局发出通知，氯霉素滴耳剂等 12 种非处方药转换为处方药，按处方药管理。这次由非处方药转换为处方药的药品，包括化学药品 9 种，中成药 3 种。具体药品为：氯霉素滴耳液、氯霉素滴眼液、硫酸沙丁胺醇片、硫酸沙丁胺醇胶囊、硫酸沙丁胺醇缓释片、硫酸沙丁胺醇控释胶囊、复方甘草片、复方甘草含片、吲哚美辛栓、千柏鼻炎片、千柏鼻炎胶囊、源吉林甘和茶。

2007 年 4 月 16 日，原国家食品药品监督管理局发文解毒痤疮丸等 4 种药品转换为甲类非处方药，同时将三维 B 片等 7 种非处方药转换为处方药，2007 年 7 月 11 日，国家食品药品监督管理局发出通知，将碳酸钙口服混悬液等 14 种药品转换为非处方药。

四、处方药的管理

对处方药和非处方药实行分类管理，涉及药品的审批管理、药品的包装、标签、说明书的管理、广告管理、价格管理、处方的管理等多方面内容。

（一）特殊管理的处方药

特殊管理药品基本上属于处方药，其生产、经营、使用的管理方法严格按国务院制定的行政法规执行。

（二）处方药的生产与销售管理

处方药生产企业必须具有《药品生产许可证》，其生产品种必须取得药品批准文号。处方药的批发与零售企业必须具有《药品经营许可证》。药品生产、批发企业不得以任何方式直接向病患者推荐、销售处方药。

处方药的销售和购买必须由执业医师或执业助理医师处方，可在医疗机构药房调配、购买、使用，也可凭处方在有《药品经营许可证》的零售药房购买使用。销售处方药的医疗机构与零售药店必须配备驻店执业药师或者药师以上药学技术人员。执业药师或者药师必须对医生处方进行审核。签字后依据处方正确调配、销售处方药。药师对处方所列药品不得擅自更改或代用。对有配伍禁忌或超剂量的处方，应当拒绝调配、销售，必要时，经处方医师更正或重新签字，方可调配、销售。零售药店对处方必须留存 2 年以上备查；并且处方药不得采用开架自选方式销售，处方药与非处方药应当分柜台摆放，处方药与非处方药均不得采用有奖销售、附赠药品或礼品销售等方式销售。

（三）处方药的包装、标签、说明书的管理

处方药的包装、标签、说明书的管理必须符合《药品管理法》的规定。原国家药品监督管理局于 2000 年颁布了《药品包装、标签和说明书的管理规定（暂行）》，使处方药包装、标签、说明书的管理有了具体的、可操作性的法规规范，详细内容见本书第十章。

（四）处方药的广告管理

处方药不得在大众媒体上发布广告，除特殊情况外可以在国家主管部门批准的医药专业媒体上发布广告。详细内容见本书第十章。

五、非处方药的管理

非处方药与处方药相比，在生产、销售、包装、说明书、广告管理上有明显的不同。根据药品的安全性，非处方药又分为甲类、乙类两种，它们在销售管理方面亦有不同的要求。为规范非处方药的管理，国家已颁布了一系列行政法规，它们是《处方药与非处方药流通管理暂行规定》、《非处方药专有标识管理规定》、《非处方药药品标签、使用说明书和包装指导原则》等。

（一）非处方药的生产与销售管理

与处方药相同，非处方药的生产企业也必须具有《药品生产许可证》，其生产品种必须取得药品批准文号。凡列入《国家非处方药目录》的品种必须按规定进行审核登记，未经过审核登记的非处方药品种将被停止生产。

经营非处方药品的批发企业和甲类非处方药的零售企业必须具有《药品经营许可证》。经过省级食品药品监督部门批准的普通商业企业可以零售乙类非处方药，必须开设专柜，并且配备高中以上文化程度、经专业培训合格的人员。非处方药可以不凭医师处方销售、购买，但患者可以要求在执业药师或药师的指导下购买使用，执业药师或药师应该对患者选购非处方药提供用药指导或提出寻求医师治疗的建议。非处方药可采用开架自选方式销售，但不得采用有奖销售、附赠药品或礼品销售等方式。医疗机构可以根据医疗需要使用或推荐使用非处方药。任何非处方药销售企业均应从合法的渠道采购药品。

（二）非处方药的包装、标签、说明书的管理

非处方药的标签和说明书是指导患者“正确判断适应证、安全使用药品”的重要文件，对其管理必须严格和规范。除了必须符合《药品管理法》和《药品包装、标签和说明书的管理规定（暂行）》等法律法规的规定外，重点还应注意以下几方面：①非处方药的标签和说明书必须经国家食品药品监督管理部门批准；②非处方药的每个销售单元包装必须附有标签、说明书；③消费者有权自主选购非处方药，但必须按其所示内容使用；④非处方药的标签和说明书应科学、简明，通俗易懂，便于消费者自行判断、选择和使用；⑤非处方药的包装、标签或说明书上必须印有以下警示语或忠告语：“请仔细阅读药品说明书并按说明使用或在药师指导下购买和使用”。

为使非处方药的标签和说明书具有科学、简明、易懂的特点，在使用说明书的具体项目上，还有与处方药不同的规范的要求。

在药物组成项下，要求必须注明组方的所有活性成分的通用名称，包括辅料、任何添加剂，不准使用“等等”缩略语。在药理作用项下，要求注明药理作用外，还必须注明此药品的类别，如感冒用药、咳嗽药、驱虫药等字样。在适应证（中成药为功能主治）项下，要求适应证不能夸大，不得超出原批准范围，也不允许使用“……”省略号或“等”缩略词。在注意事项等项目下，还必须根据药品的性质注明以下警示语言，如：“如在××日内症状未缓解，请找医生咨询”；“如服用过量，请立即向医务人员求助”；“当药品性状发生改变时禁止服用”；“儿童必须在成人监护下使用”及“请将药品放在儿童不能接触的地方”；“如正在服用其他处方药药品，使用本品前请咨询医生或药师”。以上带引号的字样均可加重加粗，以起醒目的作用。在不良反应项下，除注明原不良反应外，还必须注明对儿童、孕妇或其他特殊人群的不良反应。

（三）非处方药标识的要求

国家规定非处方药必须有特定的标识。我国非处方药专有标识的图案为椭圆形背景下的OTC三个英文字母，分为红色（红底白字）和绿色（绿底白字），红底白字的图案用于甲类非处方药，绿底白字的图案用于乙类非处方药以及经营非处方药的企业指南性标志。非处方药专有标识允许已列入《国家非处方药目录》并通过国家食品药品监督管理部门审核登记的非处方药使用，作为药品标签、说明书和包装的专有标识，也可用作经营非处方药企业的指南性标识。

本章小结

本章介绍了我国深化医药卫生体制改革的基本原则、目标。其中基本医疗卫生制度的主要内容由医药卫生四大体系、八项支撑组成。重点改革内容包括加快推进基本医疗保障制度建设、初步建立国家基本药物制度、健全基层医疗卫生服务体系、促进基本公共卫生服务逐步均等化和推进公立医院改革试点。2009 年，国家基本药物制度建设工作开始启动。对基本药物的遴选、生产、流通、使用、定价、报销、监测评价等环节实施有效管理。基本药物目录的遴选原则是防治必需、安全有效、价格合理、使用方便、中西药并重、基本保障、临床首选、基层能够配备。对基本药物目录实行动态管理，原则上 3 年调整一次。《国家基本药物目录》（2012 版）分为化学药品和生物制品、中成药、中药饮片三个部分，其中，化学药品和生物制品 317 种，中成药 203 种，共计 520 种。同时，本章也介绍了医疗保障与基本医疗保险政策，我国基本医疗保险制度包括城镇职工基本医疗保险制度、城镇居民基本医疗保险制度、新型农村合作医疗制度。目前，我国实行处方药与非处方药分类管理制度。遴选非处方药的原则是“应用安全、疗效确切、质量稳定、使用方便”。根据药品的安全性，非处方药又分为甲类、乙类两种。国家规定非处方药必须有特定的标识。

复习题

1. 简述我国基本医疗卫生制度的主要内容。
2. 简述国家药品安全“十二五”规划的基本原则。
3. 什么是国家基本药物？我国基本药物的遴选原则是什么？
4. 简述医疗保障制度改革的任务和原则。
5. 简述非处方药的遴选原则及非处方药标识的要求。
6. 在管理上，处方药和非处方药有哪些相同点和不同点？

（刘佐仁）

第五章

药事管理法律体系与药品管理法

学习目标

1. 掌握药品管理立法、药品管理法、药事管理法律关系的含义，现行药品管理法的主要内容。
2. 熟悉药事管理法律体系的构成，《药品管理法》、《实施条例》中规定的法律责任。
3. 了解法学的基本概念。

第一节 法学概述

我国古代思想家管仲曾指出："尺寸也，绳墨也，规矩也，衡石也，斗斛也，角量也，谓之法。"法是一种特殊的社会规范，行为规范或规则。药品作为一种与人的生命健康直接关联的特殊商品，通过法的体系实施监督管理，成为保证人民生命安全的一种必需的国家监督管理模式。

一、法的概念

法（law）：是由国家制定或者认可，体现统治阶级意志，并由国家强制力保证实施的具有普遍效力的行为规范的总称。它所反映的统治阶级意志的内容是由该阶级的物质生活条件所决定的，而且是通过用具体的法律规定人们在相互关系中的权利和义务，以确认、保护和发展对统治阶级有利的社会关系、社会秩序和社会发展目标为目的。

二、法的确立

这里"法的确立"的含义与"立法"的概念基本一致。

广义的立法就是立法主体依据一定的规则制定法的活动，包括国家专门立法机关制定的宪法和法律，也包括得到法律授权或国家立法机关授权的其他国家机关制定的法规、规章及其他规范性文件。

我国的《立法法》对全国人大和全国人大常委会的立法程序做了明确的规定，对行政法规、地方性法规和规章的立法程序进行了原则性规定。立法程序通常包括法案提出、法案审议、法案表决、法的公布四个阶段。

1. 法案的提出　享有法定权限的国家机关或个人向享有某项法律创制权的国家机关提出关于制订、修改、废止该法律的建议。根据《立法法》，可以向全国人民代表大会提出法律案的主体有：全国人大主席团，全国人大常委会，国务院，中央军委，最高人民法院，最高人民检察院等。

2. 法案的审议　享有某项法律创制权的国家机关对已经列入议程的法案正式进行审查、讨论等活动。法案的审议是全国人大、全国人大常委会专有职权。

3. 法案的通过　有关国家机关对经过审议的法律案正式表示同意与否的活动。它是具有决定性意义的阶段。对于全国人大全体会议表决议案，由全体代表的过半数通过。

4. 法的公布　有关国家机关将获得通过的法律以法定的形式公之于众的活动。根据我国《宪法》和《立法法》规定，全国人民代表大会通过的法律和全国人大常委会通过的法律均由国家主席签署主席令予以公布。

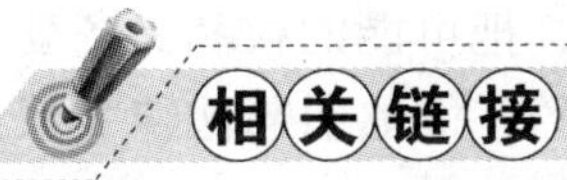

我国现行《中华人民共和国药品管理法》的立法流程

自1999年7月起，国务院法制办和原国家药品监督管理局认真的进行调查研究、总结实践经验，针对实践中出现的问题，草拟了《中华人民共和国药品管理法修正案（草案）》，经国务院第二十九次常务会议讨论通过，于2000年8月提请全国人大常委会审议。全国人大常委会审议时，将《中华人民共和国药品管理法修正案（草案）》改为《中华人民共和国药品管理法（修订草案）》，这个草案经过人大常委会3次审议。2001年2月28日，九届全国人大常委会第二十次会议审议通过了《中华人民共和国药品管理法（修订草案）》。修改后的《中华人民共和国药品管理法》（以下简称药品管理法）自2001年12月1日起施行。

三、法律关系

（一）概念

法律关系是一种特殊的社会关系，是法律在调整社会关系或人的行为过程中所形成的具体法律权利和义务的关系，是法律规则调整社会关系或人的行为的具体结果。其中，法律规则是法律关系形成的前提，法律关系是法律规则调整的结果。法律关系由三个要素即主体、内容（法律权利和法律义务）和客体所组成。

（二）法律关系的主体和客体

1. 法律关系的主体　又称权利主体，是法律关系的参加者，即法律权利（权力）的享受者和法律义务（职责）的承担者。法律关系的主体具有法律性和社会性。

作为法律关系主体，一般必须同时具备法律规定的权利能力和行为能力。法律关系的主体一般包括：个人主体，即自然人；集体主体，包括国家机关、事业单位、社会经济组织；利益共同体，如政党、人民、民族、种族、社团、行政区域；国家，它是特殊的法律关系的主体，是某些重要法律关系的参加者。

2. 法律关系客体　又称权利客体，是法律关系主体的权利和义务所共同指向的对象，又是法律关系主体间发生权利和义务联系的中介，它实质就是能满足人们的某种需要和利益。概括地说，法律关系客体主要包括物、行为和非物质财富三类。非物质财富，包括精神财富、人身利益和国家利益；精神财富、精神产品等内含有信息、知识、技术和其他精神文化，其中包括知识产品和道德财富。

（三）法律关系的内容

法律关系的内容，指法律权利与法律义务，是由法律规定和调整并受国家保护的。法律权利，是指法律所确认和保障的权利人为满足自己一定的利益的意志和行为自由，并与一定的法律上的义务相联系。法律义务，是指法律规定的义务人为满足权利人一定的利益的意志和行为自由所受约束的无可选择性，并与一定的法律上的权利相联系。

（四）法律事实

法律事实，它是把法律规范的抽象权利义务变为具体权利义务，把可能的权利义务变为现实的权利义务的根据或直接原因。法律事实，是指符合法律规定的，能够引起法律关系产生、变更和消灭的客观情况，包括法律行为和法律事件。其中，法律行为包括合法行为和不合法行为。

四、违法及其构成要素

违法，是指违反法律的规定，依法应承担法律责任的行为。

对于违法的构成要素，依据目前比较公认有四要素理论，其共同要素应包括：违法主体、违法主观方面、违法客体、违法客观方面。

（一）违法的主体

违法主体指实施违法危害行为，依法应负法律责任的自然人和单位。根据我国刑法的规定，犯罪主体主要包括自然人犯罪主体和单位犯罪主体两种情形。对于自然人犯罪主体必须具有法律责任能力。如果不具备这些条件，便不能以犯罪主体的身份出现，不负刑事责任。而所谓单位犯罪，是指由公司、企业、事业单位、团体实施，依法应当承担法律责任的危害社会行为。

（二）违法主观方面

违法主观方面指违法主体对于自己之危害行为及危害结果所保持的意识或心理态度，如犯罪故意、犯罪过失、犯罪目的、犯罪动机等心理因素。其中，犯罪故意或者犯罪过失是一切犯罪构成主观方面的必要要件；犯罪的目的只是某些犯罪构成所必备的主观要件，是犯罪构成主观方面的选择要件。

1. 违法犯罪的目的　指行为人主观上欲通过犯罪行为以达某种危害社会结果的意识。某种故意犯罪，刑法分则条文中特别载明了应具备之犯罪目的。

2. 故意　可分为直接故意与间接故意两种类型。直接故意，是指行为人明知自己行为必然或可能发生危害社会结果，并且希望这种结果发生的心理态度。间接故意，是指行为人明知自己的行为可能发生危害社会结果，并且放任这种结果的心理态度。

3. 过失　可区分为疏忽大意的过失及过于自信的过失两种类型。疏忽大意的过失是指行为人应当预见自己行为可能发生危害社会的结果，因疏忽大意而未预见，以致发生这种结果的心理态度。过于自信的过失，是指虽已预见自己行为可能发生危害社会的结果，但轻信能够避免，以致此种结果发生的心理态度。

（三）违法客体

所谓违法客体，指我国法律所保护的而为违法犯罪行为所侵害的“社会关系”。如刑法所保护的生命权、公私财产的所有权等。

（四）违法客观方面

违法客观方面指构成违法所必须具备的外部条件，违法行为对法律所保护社会关系构成侵害的客观之外在的特征或表现，包括违法行为、违法的结果、行为与结果之间的因果关系等。

五、法律责任

（一）法律责任与法律制裁

1. 法律责任　通常是指行为人对自己的违法行为所应承担的带有强制性的否定性后果。法律责任包括：民事责任、刑事责任、行政责任和违宪责任。《药品管理法》中仅规定了前三种法律责任。

法律责任的构成有两个部分：①法律责任的前提是人们的违法行为，法律责任是基于一定的违法行为而产生的，如侵权行为、不履行义务行为；②法律责任的内容是否定性的法律后果，包括法律制裁、法律负担、强制性法律义务、法律不予承认或撤销、宣布无效等。

2. 法律制裁　是指由特定的国家机关对违法者因其所应负的法律责任而实施的惩罚性措施。法律制裁可分为刑事制裁（刑罚）、民事制裁、行政制裁和违宪制裁四种。法律责任中也有非惩罚性方式，如一些民事责任的方式。

（二）法律责任的分类

1. 刑事责任　是指行为人因其犯罪行为必须承担的一种刑事惩罚性的责任。我国刑法规定的刑罚包括主刑和附加刑。主刑共有五种，即管制、拘役、有期徒刑、无期徒刑和死刑。附加刑包括罚金、剥夺政治权利、没收财产和驱逐出境（适用于外国人犯罪）。对一个罪只能适用一种主刑。我国刑罚以自由刑、生命刑为主，财产刑和资格刑为辅。

2. 民事责任　是由于违反民法、违约或者由于民法规定所应承担的一类法律责任。

我国目前法定的民事制裁主要有：停止侵害，排除妨碍，消除危险，返还原物，恢复原状，修理、重作、更换，赔偿损失，支付违约金，消除影响，赔礼道歉，训诫，收缴进行非法活动的财产和非法所得，罚款，拘留等。

3. 行政责任　是指因违反行政法而承担的法律责任，包括具有行政惩罚性的法律责任。行政制裁包括行政处罚和行政处分。

（1）行政处罚：是指行政机关和其他行政主体依照法定权限和程序对违反行政法规范尚

未构成犯罪的相对方给予行政制裁的具体行政行为。行政处罚种类包括：①警告；②罚款；③没收违法所得、没收非法财物；④责令停产停业；⑤暂扣或者吊销许可证；⑥行政拘留；⑦法律、行政法规规定的其他行政处罚。在《药品管理法》的行政处罚中未涉及行政拘留，但是增加了资格罚。

（2）行政处分：是指国家行政机关对其行政系统内部的公务员实施的一种惩戒，不涉及一般相对人的权益。2006年1月1日我国实行的《公务员法》规定，行政处分共6种：警告、记过、记大过、降级、撤职和开除。行政处分的主体是公务员所在地行政机关，上级主管部门或监察机关。而纪律处分是指一般组织内部按其章程、决议等作出的。

4. 违宪责任　是指国家机关及其工作人员、各政党、社会团体、企事业单位和公民的言论或行为违反宪法而承担的特殊法律责任。违宪制裁是依据宪法的特殊规定对违宪者实施的强制措施。违宪制裁权由监督宪法实施的国家机关行使，承受违宪制裁的主体主要是国家机关及其领导者。

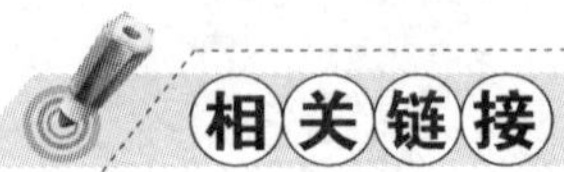

法 律 解 释

法律解释（interpretation of law）：是指对规范性法律文件的内容、含义所作的理解、说明或解答。

正式解释，又称法定解释，是拥有法律解释权的国家机关，在法律实施的过程中，依法定权限所作的解释，其解释具有法律约束力和权威性。正式解释又分为立法解释（由全国人大及其常委会作出）、司法解释（由最高人民法院和最高人民检察院作出）和行政解释（由国家行政机关作出）。

非正式解释，是指由未经国家授权的主体对规范性法律文件所作的解释，其解释有重要意义，但没有法律效力，不能作为执行法律的依据，分为任意解释和学理解释。任意解释，指的是一般公民、社会团体等对规范性法律文件的理解和说明。学理解释，指的是专家、学者等在教学、研究、著述中对规范性法律文件所作的解释。

第二节　药品管理立法与法律体系

一、药品管理立法概述

（一）我国药品管理立法的发展

中华人民共和国成立后，为了促进药学事业的发展和保障公民的身体健康，党和政府制定了大量药品管理的法律文件。新中国建立以来，我国药品管理立法大致经历了以下三个发展阶段（表5-1）。

表 5-1　我国药品管理立法的发展阶段

时间与阶段	我国颁布的药品管理的法律、法规、规章名称
20 世纪 50 ~ 70 年代开始阶段	原卫生部制定并颁布了《关于严禁鸦片烟毒的通令》、《关于管理麻醉药品暂行条例的公布令》、《关于药政管理的若干规定》、《管理毒药、限制剧毒药暂行规定》、《管理中药的暂行管理办法》、《药政管理条例（试行）》、《麻醉药品管理条例》、《新药管理办法》等
20 世纪 80 年代开始迅速发展阶段	1981 年国务院［国发（1981）第 87 号文件］发布了《关于加强医药管理的决定》；1982 年《宪法》第二十一条规定："国家发展医疗卫生事业，保证人民健康"；1984 年 9 月 20 日，第六届人大常委会七次会议通过了《中华人民共和国药品管理法》，并于 1985 年 7 月 1 日起施行；1989 年国务院批准发布了《中华人民共和国药品管理实施办法》。随后，《麻醉药品管理办法》、《医疗用毒性药品管理办法》、《精神药品管理办法》、《放射性药品管理办法》《新药审批办法》、《药品生产质量管理规范》、《进口药品管理办法》、《药品卫生标准》等 30 余部药品管理行政法规和部门规章也相继出台
21 世纪至今不断完善阶段	2001 年 2 月 28 日第九届全国人大常委会第二十次会议正式颁布《药品管理法》，2001 年 12 月 1 日起施行 2002 年 6 月，原国家药品监督管理局发布《中药材生产质量管理规范（试行）》。2002 年 8 月 4 日，国务院发布《中华人民共和国药品管理法实施条例》（以下简称《药品管理法实施条例》），并于 2002 年 9 月 15 日正式施行 2003 年 4 月原国家食品药品监督管理局成立后，进一步修订、制定了有关药品管理的行政规章。包括《药物非临床研究质量管理规范》、《药物临床试验质量管理规范》、《药品进口管理办法》、《药品经营许可证管理办法》、《互联网药品信息服务管理办法》、《生物制品批签发管理办法》、《药品生产监督管理办法》、《药品说明书和标签管理规定》、《药品广告审查办法》、《药品召回管理办法》、《药品流通监督管理办法》、《药品注册管理办法》等 卫生行政部门也非常重视药事法规的建设，2007 年，原卫生部发布《处方管理办法》；2009 年，原卫生部等九部委联合发布了《关于建设国家基本药物制度的实施意见》、《国家基本药物目录管理办法（暂行）》，同时，原卫生部发布《国家基本药物目录（基层医疗卫生机构配备使用部分）》（2009 版）；2011 年，发布《药品生产质量管理规范》（2010 年修订）（卫生部令第 79 号）以及《药品不良反应报告和监测管理办法》（卫生部令第 81 号）；2013 年 1 月，发布《药品经营质量管理规范》（卫生部令第 90 号），2013 年 3 月，2012 年版《国家基本药物目录》出台，自 2013 年 5 月 1 日起施行

（二）药品管理立法的相关概念

1. 药品管理立法　是指特定国家机关依照法定的权限和程序，制定、认可、修改、补充或废止规范性药品管理法律文件的活动。

2. 药事管理法律关系　药事管理法律关系是指国家机关、企事业单位、社会团体、公民个人在药事活动、药学服务和药品监督管理过程中，依据药事管理法律规范所形成的权利与义务关系。药事管理法律关系客体如药品、人身安全、药品专利、药品商标、行为结果等。药事管理法律关系的内容，指药事管理法律中规定的法律权利与法律义务，如合法用药的权利和禁止生产假、劣药品的义务。

二、药事管理法律体系

1. 药事管理法律体系的概念　药事管理法律体系是国家制定和认可并依靠国家强制力保证其实施的，以保障药品质量的形成、保持和实现为目的的行为规范的总称。它以宪法为最终依据，以《药品管理法》和《药品管理法实施条例》为主干，由数量众多的药事管理法律、法规、规章及其他药事管理规范性文件按照一定的标准、原则和功能组成的相互配合、相互补充、相互协调、相互制约的规则系统。

2. 药事管理法律体系的分类　药事管理法律体系按法的渊源形式可分为药事管理法的形式体系，如药事管理的法律、行政法规、地方性法规、自治法规、行政规章、国际条约和其他药事法的形式。

3. 药事管理法律的形式体系　法律形式又称为法律渊源。法律渊源是指一定的国家机关依照法定职权和程序制定或者认可的具有不同法律效力和地位的法的不同表现形式。根据法律的效力来源来划分法的不同形式，包括制定法、判例法、习惯法等。制定法是现代国家的主要法律渊源，包括宪法、法律、行政法规、行政规章、地方性法规、民族自治法规、国际条约和其他规范性文件。

药事管理法律体系在形式上也由宪法、法律、行政法规、部门规章、地方性法规和地方规章等组成。这些不同形式的法律文件，依据其制定修改主体及审议颁布程序的不同，具有不同的法律效力等级。药事管理法律的形式体系，表现的是药事管理法律体系所包含的不同层级的规范性文件构成的纵向结构（表5-2）。我国主要的药事管理部门规章见表5-3。

表5-2　我国的法律和药事管理法律形式体系的构成

法的名称	法的定义	主要的药事管理法律名称
宪法	由全国人民代表大会制定和修改的、具有最高法律效力的根本大法。	《中华人民共和国宪法》（1982-12-04） 第二十一条第一款规定：“国家发展现代医药和传统医药……保护人民健康。”
法律	指全国人大及其常委会依法制定和修改的调整国家、社会和公民生活中重大社会关系和问题的规范性法律文件	《药品管理法》（1984-9-20 颁布，2001-2-28 修订，2001-12-1 施行）
行政法规	国务院根据宪法和法律制定的规范性文件的总称	《药品管理法实施条例》（2002-8-4，国务院令360号） 《野生药材资源保护管理条例》（1987-12-01）， 《医疗用毒性药品管理办法》（1988-12-27） 《放射性药品管理办法》（1989-01-13） 《麻醉药品和精神药品管理条例》（2005-08-03） 《戒毒条例》（2011-06-26） 《中药品种保护条例》（1992-10-14） 《中医药条例》（2003-10-01）等

续表

法的名称	法的定义	主要的药事管理法律名称
行政规章	国务院各部、委员会、中国人民银行、审计署和具有行政管理职能的直属机构根据法律、行政法规以及国务院的决定或命令，在本部门的权限内制定的规章	卫生行政部门、国家食品药品监督管理部门、国家发展和改革委员会、国家中医药管理局、国家工商行政管理总局等在其职责范围内颁布了一系列的药事管理规章（表5-3）
地方性法规	是指有立法权的地方国家权力机关依照法定的职权和程序制定、修改和废止的、在本行政区域范围内有效的规范性法律文件。第一类是省、自治区、直辖市人大及其常委会。第二类是较大的市的人大及其常委会	《湖北省药品使用质量管理规定》（2012-07-13） 《江苏省药品监督管理条例》（2010-09-29） 《深圳市药品零售监督管理办法》（2010-08-26）等
民族自治法规	民族自治地方的权力机关依照当地民族的具体情况而制定的调整自治地方事务的规范性法律文件。自治法规包括自治条例和单行条例	《玉树藏族自治州藏医药管理条例》、《阿坝藏族羌族自治州野生中药材、菌类植物资源保护条例》等
地方政府规章	指有立法权的地方人民政府依法制定的、适用于其管辖的行政区域的规范性法律文件	《广东省药品包装用材料、容器管理办法》等
规范性文件	国务院各部、委员会、中国人民银行、审计署和具有行政管理职能的直属机构内设司室制定的文件	《关于建立国家基本药物制度的实施意见》（卫药政发［2009］78号） 《关于印发加强基本药物质量监督管理规定的通知》（国食药监发［2009］632号） 《关于公布国家基本药物零售指导价格的通知》（发改价格［2009］2489号） 《关于加强药品流通行业管理的通知》（商秩发［2009］571号）等
国际条约	指两个或两个以上的国家或者国际组织缔结的，确定其相互关系中的权利和义务的协议。缔约权由全国人大常委会、国家主席、国务院共同行使	《1971年精神药物公约》、《麻醉品单一公约》（1972年修正）、《濒危野生动植物种国际贸易公约》、《联合国禁止非法贩运麻醉品和精神药物公约》等

表5-3　我国主要的药事管理部门规章

颁布机构	部门规章名称	发布时间
原卫生部	《处方管理办法》（卫生部令第53号）	2007-05-01
	《药品生产质量管理规范》（2010年修订）（卫生部令第79号）	2011-01-17
	《药品不良反应报告和监测管理办法》（卫生部令第81号）	2011-05-04
	《药品经营质量管理规范》（卫生部令第90号）	2013-01-22
原国家食品药品监督管理局	《药品注册管理办法》（局令第28号）	2007-07-10
	《药物非临床研究质量管理规范》（局令第2号）	2003-08-06

续表

颁布机构	部门规章名称	发布时间
	《药物临床试验质量管理规范》（局令第3号）	2003-08-06
	《国家食品药品监督管理局药品特别审批程序》（局令第21号）	2005-11-18
	《药品广告审查办法》（局令第27号）	2007-03-13
	《药品流通监督管理办法》（局令第26号）	2007-01-31
	《药品召回管理办法》（局令第29号）	2007-12-10
	《药品说明书和标签管理规定》（局令第24号）	2006-03-15
	《互联网药品信息服务管理办法》（局令第9号）	2004-07-08
国家工商行政管理总局	《药品广告审查发布标准》（国家工商总局局令第27号）	2007-03-03
国家发展和改革委员会	《电子招标投标办法》（国家发展改革委令第20号）	2013-02-04

第三节 《药品管理法》与《药品管理法实施条例》的主要内容

药品管理法是指由国家制定或认可，并由国家强制保证实施，具有普遍效力和严格程序的行为规范体系，是调整与药事活动相关的行为和社会关系的法律规范的总和。

现行《药品管理法》共十章106条，2001年12月1日起施行。主要内容分别为：第一章总则，第二章药品生产企业管理，第三章药品经营企业管理，第四章医疗机构的药剂管理，第五章药品管理，第六章药品包装的管理，第七章药品的价格和广告管理，第八章药品监督，第九章法律责任，第十章附则。

一、《药品管理法》的效力范围

法律效力，是指法律的适用范围，即法律在什么领域、什么时期和对谁有效的问题。法律效力范围包括空间效力，时间效力，对象效力。

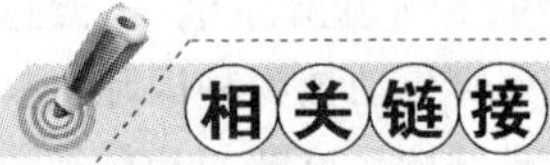

法的效力层次

1. 不同层次法的效力

（1）法律高于法规，法规高于规章；

（2）部门规章之间不一致由国务院裁决；

（3）地方法规和部门规章之间不一致由全国人大常委会裁决；

（4）法律与法规不一致由全国人大常委会裁决；

（5）下位法不能违反上位法，若违反，由有关机关依照该法律规定的权限予以改变或撤销。

2. 相同层次法的效力 特殊规定优于一般规定、新的规定优于旧的规定。

1.《药品管理法》的对象效力 药品管理法的对象效力包括从事药品的研制、生产、经营、使用和监督管理的单位或者个人。

2.《药品管理法》的空间效力 法律的空间效力包括境内效力和境外效力。《药品管理法》适用于中华人民共和国境内，但不包括港、澳、台地区，属境内效力。

3.《药品管理法》的时间效力 法律的时间效力指法律效力的起止时限及法律对生效前的事件和行为有无溯及力。我国目前一般采用新法废旧法的从新原则，且《药品管理法》不具有溯及力。

二、《药品管理法》与《药品管理法实施条例》的总则

一般来讲，总则部分规定的是该部法律的总的原则、基本制度等，是整部法律的纲领性的规定，是法的灵魂。《药品管理法》的总则包括六条内容。

（一）立法目的

为加强药品监督管理，保证药品质量，保障人体用药安全，维护人民身体健康和用药的合法权益，特制定本法。维护人民的合法权益，是既要保证人民用药的安全、有效，使药品真正发挥其预防、治疗、诊断的作用；同时，还要保证人民能够在合理、公平的条件下，真正能够最大限度地享受到安全、有效的药品。

（二）调整对象和适用范围

在中华人民共和国境内从事药品的研制、生产、经营、使用和监督管理的单位或者个人，必须遵守本法。

（三）我国发展药品的方针

1. 强调国家发展现代药和传统药 将发展现代药和我国传统药的方针，制定为药品管理法的法律条文，是当代药品管理立法中的创举。实践证明，我国一贯坚持中西医并举，中西药同发展的方针，为保护人民健康起到巨大作用。

2. 研究和创制新药，保护公民、法人和其他组织研究、开发新药的合法权益 研究开发新药是发展药品的主要途径，是提高我国药品市场竞争力的关键，是防止疾病，保护人民健康的客观要求。我国药品管理法明确了鼓励研究和创制新药的原则，规定了保护公民、法人和其他组织研究、开发新药的合法权益。国家鼓励为落实新药的知识产权的保护。

（四）药品监督管理体制

《药品管理法》规定："国务院药品监督管理部门主管全国药品监督管理工作。国务院有关部门在各自的职责范围内负责与药品有关的监督管理工作"。"省、自治区、直辖市人民政府药品监督管理部门负责本行政区域内的药品监督管理工作。省、自治区、直辖市人民政府有关部门在各自的职责范围内负责与药品有关的监督管理工作"。"国务院药品监督管理部门应当配合国务院经济综合主管部门，执行国家制定的药品行业发展规划和产业政策"。

《药品管理法》第六条指出：药品监督管理部门设置或者确定的药品检验机构，承担依法实施药品审批和药品质量监督检查所需的药品检验工作。

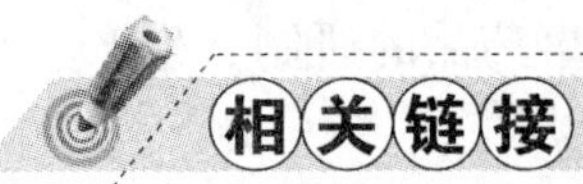

药品出厂检验和药品监督检验

药品检验按照其检验的性质及检验结果的效力可分两类：一类是药品生产者、经营者、医疗机构等因自身需要对药品进行的检验。对于这类药品的检验，法律没有必要强制规定检验机构。另一类药品检验为药品监督管理部门依法履行药品监督管理职能所需要进行的检验，本条规定的检验就是属这种法定的强制检验，如承担药品审批和药品质量监督的检验。药品监督管理部门设置或确定的药品检验机构作出的检验结论，在司法程序中作为证据并依照法律规定确定其效力。

三、药事组织管理

《药品管理法》、《实施条例》的第2～4章分别为：药品生产企业管理、药品经营企业管理和医疗机构的药剂管理，共47条，覆盖从药品生产到使用环节药事组织的管理。《药品管理法》对药品生产企业、药品经营企业的开办和医疗机构制剂的配制实行许可证制度。

行政许可：指行政机关根据公民、法人或其他组织的申请，经依法审查，准予其从事特定活动的行为。药品相关的行政许可，包括药品生产质量管理规范（GMP）认证、药品经营质量管理规范（GSP）认证；药品生产许可证、药品经营许可证核发；执业药师注册等。

药品生产企业、药品经营企业申办人应依法首先获得药品生产许可证、药品经营许可证和营业执照，医疗机构制剂的配制需要依法获得医疗机构制剂许可证。

（一）药品生产企业管理

《药品管理法》主要规范了从事药品生产活动的主体应当具备的条件和资格以及按照国家规定遵守质量管理规范和药品必须按照一定标准或者规范进行生产或者炮制等规定。

1. 开办药品生产企业申报与审批管理规定

（1）开办药品生产企业的审批规定：向省级食品药品监督管理部门申请《药品生产许可证》；向工商行政管理部门申请登记注册。

（2）开办药品生产企业的条件：①依法经过资格认定的药学技术人员、工程技术人员及相应的技术工人；②与其药品生产相适应的厂房、设施和卫生环境；③能对所生产药品进行质量管理和质量检验的机构、人员以及必要的仪器设备；④保证药品质量的规章制度。

（3）开办药品生产企业的审批程序（图5-1）。

（4）有关《药品生产许可证》的规定：《药品生产许可证》应当标明有效期和生产范围。《药品生产许可证》有效期为5年。

2. 对药品生产过程的管理规定

（1）对生产药品原料、辅料要求：生产药品所需原料、辅料，必须符合药用要求。药品生产企业生产药品所使用的原料药，必须具有药品监督管理部门核发的药品批准文号或者进口药品注册证书、医药产品注册证书；但是未实施批准文号管理的中药材、中药饮片除外。

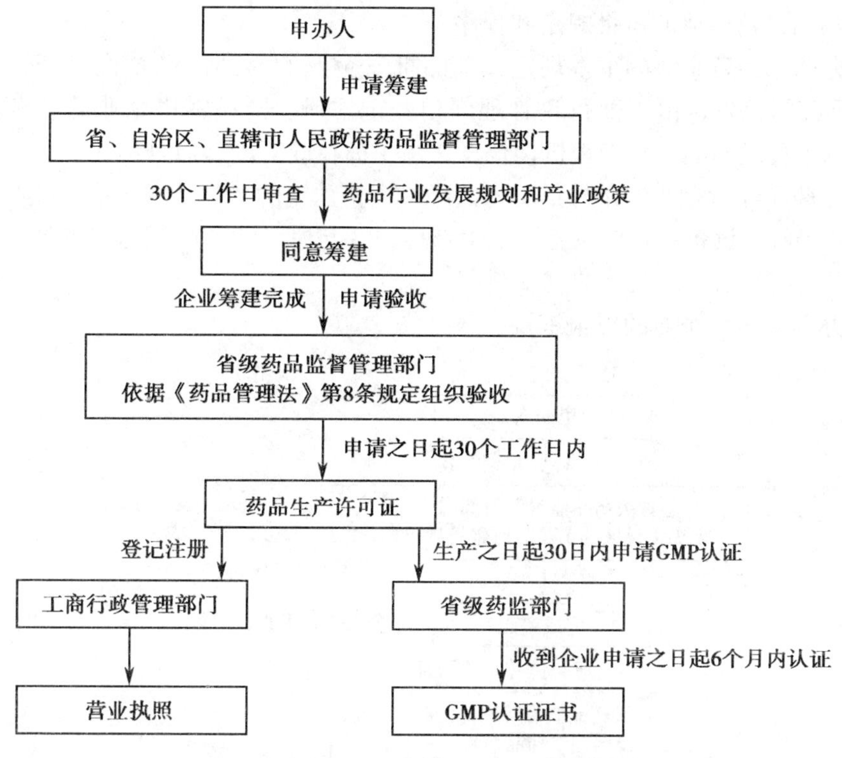

图 5-1 开办药品生产企业申报与审批流程图

（2）药品生产遵循的依据和生产记录规定：除中药饮片的炮制外，药品必须按照国家药品标准和国家食品药品监督管理部门批准的生产工艺进行生产，生产记录必须完整准确。药品生产企业改变影响药品质量的生产工艺的，必须报原批准部门审核批准。中药饮片必须按照国家药品标准炮制；国家药品标准没有规定的，必须按照省、自治区、直辖市食品药品监督管理部门制定的炮制规范炮制。省、自治区、直辖市食品药品监督管理部门制定的炮制规范应当报国家食品药品监督管理部门备案。

（3）关于药品生产检验的规定：药品生产企业必须对其生产的药品进行质量检验；不符合国家药品标准或者不按照省、自治区、直辖市食品药品监督管理部门制定的中药饮片规范炮制的，不得出厂。

（4）关于委托生产药品的规定：委托生产药品是指拥有药品批准文号的企业，委托其他药品生产企业进行药品代加工，其批准文号不变。委托生产的药品由委托方承担相应的法律责任。《药品管理法》和《实施条例》的规定如下："经国务院药品监督管理部门或者国务院药品监督管理部门授权的省、自治区、直辖市人民政府药品监督管理部门批准，药品生产企业可以接受委托生产药品。接受委托生产药品的，受托方必须是持有与其受托生产的药品相适应的《药品生产质量管理规范》认证证书的药品生产企业。疫苗、血液制品和国务院药品监督管理部门规定的其他药品，不得委托生产。"

（二）药品经营企业管理

对药品经营企业规范了从事药品经营活动的主体应当具备的条件和资格，开办原则重点是保证人民用药安全和方便群众购药。对从事药品经营行为的规范主要体现在药品检查验收制度、完整的购销记录和购销渠道必须合法以及对城乡集市贸易市场销售药品的管理等方面。

1. 开办药品经营企业的审批规定和程序

（1）开办药品经营企业的审批规定：药品批发企业的《药品经营许可证》由省级食品药品监督管理部门核发，由工商行政管理部门登记注册。药品零售企业的《药品经营许可证》由县级以上食品药品监督管理机构核发，由工商行政管理部门登记注册。

（2）开办药品经营企业的条件：①依法经过资格认定的药学技术人员；②与所经营药品相适应的营业场所、设备、仓储设施、卫生环境；③与所经营药品相适应的质量管理机构或者人员；④保证所经营药品质量的规章制度。

（3）开办药品经营企业的申报审批程序（图5-2）。

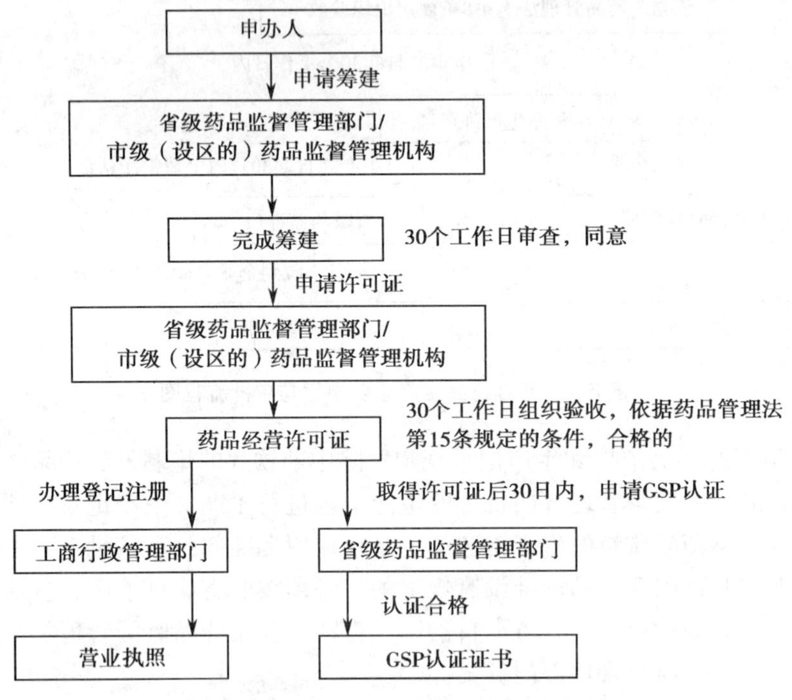

图5-2　开办药品经营企业申报与审批流程图

（4）有关《药品经营许可证》的规定：《药品经营许可证》应标明有效期和经营范围。《药品经营许可证》有效期为5年。

2. 药品经营过程的管理规定

（1）药品购进管理：药品经营企业购进药品，必须建立并执行进货检查验收制度，验明药品合格证明和其他标识；不符合规定要求的，不得购进。

药品经营企业购销药品，必须有真实完整的购销记录。购销记录必须注明药品的通用名称、剂型、规格、批号、有效期、生产厂商、购（销）货单位、购（销）货数量、购销价格、购（销）货日期及国家食品药品监督管理部门规定的其他内容。

（2）零售药品的规定：药品经营企业销售药品必须准确无误，并正确说明用法、用量和注意事项；调配处方必须经过核对，对处方所列药品不得擅自更改或者代用；对有配伍禁忌或者超计量的处方，应当拒绝调配；必要时，经处方医师更正或者重新签字，方可调配；药品经营企业销售中药材，必须标明产地。

（3）药品的保管与入出库管理：药品经营企业必须制定和执行药品保管制度，采取必要的冷藏、防冻、防潮、防虫、防鼠等措施，保证药品质量。药品入库和出库必须执行检查制度。

（4）通过互联网进行药品交易的管理规定：通过互联网进行药品交易的药品生产企业、药品经营企业、医疗机构及其交易的药品，必须符合《药品管理法》和本条例的规定。互联网药品交易服务的管理方法，由国家食品药品监督管理部门会同国务院有关部门制定。

（5）对城乡集贸市场出售中药材等的规定：城乡集市贸易市场可以出售中药材，国务院另有规定的除外。城乡集市贸易市场不得出售中药材以外的药品，但持有《药品经营许可证》的药品零售企业在规定的范围内可以在城乡集市贸易市场设点出售中药材以外的药品。具体办法由国务院规定。

交通不便的边远地区城乡集市贸易市场没有药品零售企业的，当地药品零售企业经所在地县（市）食品药品监督管理机构批准并到工商行政管理部门办理登记注册后，可以在该城乡集市贸易市场内设点并在批准经营的药品范围内销售非处方药品。

问题与思考

开办我国的药品生产企业与开办药品经营企业应具备的条件与差异点是什么？

（三）医疗机构的药剂管理

对于医疗机构的药剂管理，药品管理法主要对医疗机构配制制剂的主体应当具备的条件和资格，配制生产过程以及医疗机构药品调配处方、购药、贮存药品等内容进行了规定。

1. 医疗机构配制制剂的资格要求

（1）医疗机构药剂技术工作人员的规定：医疗机构必须配备依法经过资格认定的药学技术人员。非药学技术人员不得直接从事药剂技术工作。医疗机构审核和调配处方的药剂人员必须是依法经资格认定的药学技术人员。

（2）医疗机构配制制剂必备条件：医疗机构配制制剂，必须具有能够保证制剂质量的设施、管理条件，检验仪器和卫生条件。

2. 《医疗机构制剂许可证》的申报审批规定　医疗机构→申请设立制剂室→省级卫生厅→审查→省级食品药品监督管理局→审批→验收合格→医疗机构制剂许可证。医疗机构无《医疗机构制剂许可证》的，不得配制制剂。

3. 《医疗机构制剂许可证》管理规定　《医疗机构制剂许可证》有效期为5年。有效期届满前6个月，按照国家食品药品监督管理部门的规定可申请换发《医疗机构制剂许可证》。

医疗机构终止配制制剂或者关闭的，《医疗机构制剂许可证》由原发证机关缴销。许可证许可事项变更的，应当在许可事项发生变更30日前，向原审核、批准机关申请《医疗机构制剂许可证》变更登记。原审核、批准机关应当在各自收到申请之日起15个工作日内作出决定。

4. 医疗机构制剂管理的要求

（1）医疗机构配制制剂的含义：应当是本单位临床需要而市场上没有供应的品种，主要为医疗机构根据本单位临床需要经批准而配制、自用的固定处方制剂。

（2）制剂批准文号：医疗机构配制制剂，必须按照国家食品药品监督管理部门的规定报送有关资料和样品，经所在地省、自治区、直辖市食品药品监督管理部门批准，并发给制剂批准文号后，方可配制。

（3）使用管理：配制的制剂必须按照规定进行质量检验；合格的，凭医师处方在本医疗机构使用。医疗机构配制的制剂不得在市场上销售或者变相销售，不得发布医疗机构制剂广告。

（4）特殊情况下的调剂使用：特殊情况下，经国家或者省、自治区、直辖市食品药品监督管理部门批准，医疗机构配制的制剂可以在指定的医疗机构之间调剂使用。发生灾情、疫情、突发事件或者临床急需而市场没有供应时，经国家或者省、自治区、直辖市食品药品监督管理部门批准，在规定期限内，医疗机构配制的制剂可以在指定的医疗机构之间调剂使用。国家食品药品监督管理部门规定的特殊制剂的调剂使用以及省、自治区、直辖市之间医疗机构制剂的调剂使用，必须经国家食品药品监督管理部门批准。

5. 医疗机构药品使用过程的规定

（1）购进药品的规定：医疗机构购进药品，必须建立并执行进货检查验收制度，验明药品合格证明和其他标识；不符合规定要求的，不得购进和使用。医疗机构购进药品，必须有真实、完整的药品购进记录。药品购进记录必须注明药品的通用名称、剂型、规格、批号、有效期、生产厂商、供货单位、购货数量、购进价格、购货日期以及国家食品药品监督管理部门规定的其他内容。

（2）调配处方的规定：医疗机构的药剂人员调配处方，必须经过核对，对处方所列药品不得擅自更改或者代用。对有配伍禁忌或者超剂量的处方，应当拒绝调配；必要时，经处方医师更正或者重新签字，才可调配。医疗机构向患者提供的药品应当与诊疗范围相适应，并凭执业医师或者执业助理医师的处方调配。

计划生育技术服务机构采购和向患者提供药品，其范围应当与经批准的服务范围相一致，并凭执业医师或者执业助理医师的处方调配。

个人设置的门诊部、诊所等医疗机构不得配备常用药品和急救药品以外的其他药品。常用药品和急救药品的范围和品种，由所在地的省、自治区、直辖市卫生行政部门会同同级食品药品监督管理部门规定。

（3）药品保管的规定：医疗机构必须制定和执行药品保管制度，采取必要的冷藏、防冻、防潮、防虫、防鼠等措施，保证药品质量。

四、药品管理

《药品管理法》和《实施条例》的第五章为药品管理的规定，分别有23条（第29～51条）和15条（第28～43条），共计38条。

（一）药品的注册审批

临床试验药物、生产药品和进口药品，应当符合《药品管理法》及其实施条例的规定，经国家食品药品监督管理部门审查批准。

1. 药品研究的质量管理规范　药物非临床安全性评价研究机构必须执行《药物非临床研究质量管理规范》（GLP），药物临床试验机构必须执行《药物临床试验质量管理规范》（GCP）。

2. 研制新药的管理

（1）新药定义：新药，是指未曾在中国境内上市销售的药品。

（2）新药上市的审批程序：研制新药，必须按照国家食品药品监督管理部门的规定如实报送研制方法、质量指标、药理及毒理试验结果等有关资料和样品，经国家食品药品监督管理部门批准后，方可进行临床试验。完成临床试验并通过审批的新药，由国家食品药品监督管理部门批准，发给新药证书。

药物临床试验申请经国家食品药品监督管理部门批准后，申报人应当在经依法认定的具有药物临床试验资格的机构中选择承担药物临床试验的机构，并将该临床试验机构报国家食品药品监督管理部门和国务院卫生行政部门备案。药物临床试验机构进行药物临床试验，应当事先告知受试者或者其监护人真实情况，并取得其书面同意。

（3）新药监测期的规定：国家食品药品监督管理部门根据保护公众健康的要求，可以对药品生产企业生产的新药品种设立不超过5年的监测期；在监测期内，不得批准其他企业生产和进口。

（4）新型化学成分药品的未披露材料的保护规定：国家对获得生产或者销售含有新型化学成分药品许可的生产者或者销售者提交的自行取得且未披露的试验数据和其他数据实施保护，任何人不得对该未披露的试验数据和其他数据进行不正当的商业利用。自药品生产者或者销售者获得生产、销售新型化学成分药品和许可证明文件之日起6年内，对其他申请人未经已获得许可的申请人同意，使用前款数据申请生产、销售新型化学成分药品许可的，药品监督管理部门不予许可；但是，其他申请人提交自行取得数据的除外。

除下列情形外，药品监督管理部门不得披露本条第一款规定的数据：①公共利益需要；②已采取措施确保该类数据不会被不正当地进行商业利用。

3. 批准文号及药品批准文件的规定　生产新药或者已有国家标准的药品的，须经国家食品药品监督管理部门批准，并发给药品批准文号；但是，生产没有实施批准文号管理的中药材和中药饮片除外。实施批准文号管理的中药材、中药饮片品种目录由国家食品药品监督管理部门会同国务院中医药管理部门制定。药品生产企业在取得药品批准文号后，才可生产药品。

变更研制新药、生产药品和进口药品已获批准证明文件及其附件中载明事项的，应当向国家食品药品监督管理部门提出补充申请；国家食品药品监督管理部门经审核符合规定的，应当予以批准。

国家食品药品监督管理部门核发的药品批准文号、《进口药品注册证》、《医药产品注册证》的有效期为5年。有效期届满，需要继续生产或者进口的，应当在有效期届满前6个月申请再注册。药品再注册时，应当按照国家食品药品监督管理部门的规定报送相关资料。有效期届满，未申请再注册或者经审查不符合国家食品药品监督管理部门关于再注册的规定的，注销其药品批准文号、《进口药品注册证》或者《医药产品注册证》。

4. 生产已有国家标准药品的申报审批的规定　生产已有国家标准的药品，应当按照国家食品药品监督管理部门的规定，向省、自治区、直辖市食品药品监督管理部门或者国家食品药品监督管理部门提出申请，报送有关技术资料并提供相关证明文件。省、自治区、直辖市食品药品监督管理部门应当自受理申请之日起30个工作日内进行审查，提出意见后报送国家食品药品监督管理部门审核，并同时将审查意见通知申报方。国家食品药品监督管理部门经审核符合规定的，发给药品批准文号。

5. 进口药品的管理

（1）进口药品注册管理的规定：药品进口，应当按照国家食品药品监督管理部门的规定申请注册，须经国家食品药品监督管理部门组织审查，经审查确认符合质量标准、安全有效的，方可批准进口，并发给进口药品注册证书。国外企业生产的药品取得《进口药品注册证》，中国香港、澳门和台湾地区企业生产的药品取得《医药产品注册证》后，方可进口。

医疗机构因临床急需进口少量药品的，应当持《医疗机构执业许可证》向国家食品药品监督管理部门提出申请；经批准后，方可进口。进口的药品应当在指定医疗机构内用于特定医疗目的。个人自用进口的少量药品，按照国家有关规定办理进口手续。

禁止进口疗效不确定、不良反应大或者其他原因危害人体健康的药品。

(2) 药品进口注册审批程序：申请进口的药品，应当是在生产国家或者地区获得上市许可的药品；未在生产国家或者地区获得上市许可的，经国家食品药品监督管理部门确认该药品品种安全、有效而且临床需要的，可以依照《药品管理法》及本条例的规定批准进口。

药品必须从允许药品进口的口岸进口，进口药品到岸后，进口单位应当持《进口药品注册证》或者《医药产品注册证》以及产地证明原件、购货合同副本、装箱单、运单、货运发票、出厂检验报告书、说明书等材料，向口岸所在地食品药品监督管理部门登记备案。口岸所在地食品药品监督管理部门经审查，提交的材料符合要求的，发给《进口药品通关单》。进口单位凭《进口药品通关单》向海关办理报关验放手续。海关凭食品药品监督管理部门出具的《进口药品通关单》放行。无《进口药品通关单》的，海关不得放行。

口岸所在地食品药品监督管理部门应当通知药品检验机构按照国家食品药品监督管理部门的规定对进口药品逐批进行抽查检验，并依照本法的规定收取检验费。但是，有《药品管理法》第四十一条规定情形的除外。

允许药品进口的口岸由国家食品药品监督管理部门会同海关总署提出，报国务院批准。

(3) 药品进口、上市销售前的检验要求：《药品管理法》第四十一条规定，国家食品药品监督管理部门对下列药品在销售前或者进口时，指定药品检验机构进行检验；检验不合格的，不得销售或者进口：国家食品药品监督管理部门规定的生物制品；首次在中国销售的药品；国务院规定的其他药品。前款所列药品的检验费项目和收费标准由国务院财政部门会同国务院价格主管部门核定并公告。检验费收缴办法由国务院财政部门会同国家食品药品监督管理部门制定。

"首次在中国销售的药品"，是指国内或者国外药品生产企业第一次在中国销售的药品，包括不同药品生产企业生产的相同品种。

疫苗类制品、血液制品、用于血源筛查的体外诊断试剂以及国家食品药品监督管理部门规定的其他生物制品在销售前或者进口时，应当按照国家食品药品监督管理部门的规定进行检验或者审核批准；检验不合格或者未获批准的，不得销售或者进口。

6. 对特殊管理的药品规定　国家对麻醉药品、精神药品、医疗用毒性药品、放射性药品，实行特殊管理。管理办法由国务院制定。进口、出口麻醉药品和国家规定范围内的精神药品，必须持有国家食品药品监督管理部门发给的《进口准许证》、《出口准许证》。

7. 中药管理规定

(1) 中药材的管理："国家保护野生药材资源，鼓励培育中药材"。

"国家实行中药品种保护制度。具体办法由国务院制定。"

"新发现和从国外引种的药材必须经国家药品监督管理部门审核批准后，方可销售。"

"地区性民间习用药材的管理办法，由国务院药品监督管理部门会同国务院中医药管理部门制定。”

“中药材的种植、采集和饲养的管理办法，由国务院另行制定。”国家鼓励培育中药材。对集中规模化栽培养殖、质量可以控制并符合国务院药品监督管理部门规定条件的中药材品种，实行批准文号管理。“实行批准文号管理的中药材、中药饮片品种目录由国务院药品监督管理部门会同国务院中医药管理部门制定。”

“城乡集市贸易市场可以出售中药材，国家另有规定的除外。城乡集贸市场不得出售中药材以外的药品。”

“必须从具有药品生产、经营资格的企业购进药品；但是，购进没有实施批准文号管理的中药材除外。药品经营企业销售中药材，必须标明产地。”

（2）对中药饮片的管理：“中药饮片的炮制，必须按照国家药品标准炮制，国家药品标准没有规定的，必须按照省、自治区、直辖市食品药品监督管理部门制定的炮制规范炮制。”

“生产新药或者已有国家标准的药品，须经国务院药品监督管理部门批准，并发给批准文号；但是，生产没有实施批准文号管理的中药材和中药饮片除外。”

（二）国家药品标准的管理规定

药品必须符合国家药品标准。中药饮片必须按照国家药品标准炮制；国家药品标准没有规定的，必须按照省、自治区、直辖市食品药品监督管理部门制定的炮制规范炮制。省、自治区、直辖市食品药品监督管理部门制定的炮制规范应当报国家食品药品监督管理部门备案。国家食品药品监督管理部门颁布的《中华人民共和国药典》和药品标准为国家药品标准。国家食品药品监督管理部门组织药典委员会，负责国家药品标准的制定和修订。国家食品药品监督管理部门的药品检验机构负责标定国家药品标准品、对照品。

列入国家药品标准的药品名称为药品通用名称。已经作为药品通用名称的，该名称不得作为药品商标使用。

（三）对假药、劣药的管理规定

国家禁止生产、销售假药、劣药。

1. 假药及按假药论处的情形

（1）假药：①药品所含成分与国家药品标准规定的成分不符的；②以非药品冒充药品或者以他种药品冒充此种药品的。

（2）按假药论处的情形：①国家食品药品监督管理部门规定禁止使用的；②依照本法必须批准而未经批准生产、进口，或者依照本法必须检验而未经检验即销售的；③变质的；④被污染的；⑤使用依照本法必须取得批准文号而未取得批准文号的原料药生产的；⑥所标明的适应证或者功能主治超出规定范围的。

2. 劣药及按劣药论处的情形

（1）劣药：药品成分的含量不符合国家药品标准的。

（2）按劣药论处的情形：①未标明有效期或者更改有效期的；②不注明或者更改生产批号的；③超过有效期的；④直接接触药品的包装材料和容器未经批准的；⑤擅自添加着色剂、防腐剂、香料、矫味剂及辅料的；⑥其他不符合药品标准规定的。

（四）药品的再评价与淘汰的规定

国家食品药品监督管理部门对已经批准生产或者进口的药品，应当组织调查；对疗效不确切、不良反应大或者其他原因危害人体健康的药品，应当撤销批准文号或者进口药品注册证书。

《实施条例》第四十一条进一步指出：国家食品药品监督管理部门对已批准生产、销售的药品进行再评价，根据药品再评价结果，可以采取责令修改药品说明书，暂停生产、销售和使用的措施；对不良反应大或者其他原因危害人体健康的药品，应当撤销该药品批准证明文件。

已被撤销批准文号或者进口药品注册证书的药品，不得生产或者进口、销售和使用；已经生产或者进口的，由当地食品药品监督管理部门监督销毁或者处理。

（五）其他药品的管理制度规定

国家对药品实行处方药与非处方药分类管理制度。国家实行药品储备制度。国内发生重大灾情、疫情及其他突发事件时，国务院规定的部门可以紧急调用企业药品。

五、药品包装管理

《药品管理法》和《实施条例》的第六章为药品包装的管理，共计有5条。

（一）对直接接触药品的包装材料和容器的管理

直接接触药品的包装材料和容器，必须符合药用要求，符合保障人体健康、安全的标准，由国家食品药品监督管理部门批准注册，并在审批药品时一并审批。直接接触药品的包装材料和容器的管理办法、产品目录和药用要求与标准，由国家食品药品监督管理部门组织制定并公布。

药品生产企业不得使用未经批准的直接接触药品的包装材料和容器。对不合格的直接接触药品的包装材料和容器，由药品监督管理部门责令停止使用。

（二）对包装的管理

药品包装必须适合药品质量的要求，方便储存、运输和医疗使用。

药品包装必须按照规定印有或者贴有标签并附有说明书。发运中药材必须有包装。生产中药饮片，应当选用与药品性质相适应的包装材料和容器；包装不符合规定的中药饮片，不得销售。中药饮片包装必须印有或者贴有标签。

（三）对医疗机构制剂包材和容器的规定

医疗机构配制制剂所使用的直接接触药品的包装材料的容器、制剂的标签和说明书应当符合《药品管理法》第六章及其实施条例的有关规定，并经省、自治区、直辖市食品药品监督管理部门批准。

（四）药品的专有规定的标志

麻醉药品、精神药品、医疗用毒性药品、放射性药品、外用药品和非处方药的标签，必须印有规定的标志。

（五）对药品标签和说明书的要求

标签或者说明书上必须注明药品的通用名称、成分、规格、生产企业、批准文号、产品批号、生产日期、有效期、适应证或者功能主治、用法、用量、禁忌、不良反应和注意事项。

在每件中药材包装上，必须注明品名、产地、日期、调出单位，并附有质量合格的标志。中药饮片的标签必须注明品名、规格、产地、生产企业、产品批号、生产日期，实施批准文号管理的中药饮片还必须注明药品批准文号。

药品商品名称应当符合国家食品药品监督管理部门的规定。

非药品不得在其包装、标签、说明书及有关宣传资料上进行含有预防、治疗、诊断人体疾病等有关内容的宣传；但是，法律、行政法规另有规定的除外。

六、药品价格和广告的管理

《药品管理法》和《实施条例》的第七章为药品价格和广告的管理，分别有9条（第55~63条）和8条（第48~55条），共计有17条。

（一）药品价格管理

1. 我国药品定价的方式　国家对药品价格实行政府定价、政府指导价或者市场调节价。列入国家基本医疗保险药品目录的药品以及国家基本医疗保险药品目录以外具有垄断性生产、经营的药品，实行政府定价或者政府指导价；对其他药品，实行市场调节价。

2. 我国药品定价的原则

（1）对药品政府定价、政府指导价的规定：依法实行政府定价、政府指导价的药品，政府价格主管部门应当依照《中华人民共和国价格法》（以下简称《价格法》）规定的定价原则，依据社会平均成本、市场供求状况和社会承受能力合理制定和调整价格，做到质价相符，消除虚高价格，保护用药者的正当利益。药品的生产企业、经营企业和医疗机构必须执行政府定价、政府指导价，不得以任何形式擅自提高价格。药品生产企业应当依法向政府价格主管部门如实提供药品的生产经营成本，不得拒报、虚报、瞒报。

依法实行政府定价、政府指导价的药品，由政府价格主管部门依照《药品管理法》第五十五条规定的原则，制定和调整价格；其中，制定和调整药品销售价格时，应当体现对药品社会平均销售费用率、销售利润率和流通差率的控制。具体定价办法由国务院价格主管部门依照《价格法》的有关规定指定。

依法实行政府定价和政府指导价的药品价格制定后，由政府价格主管部门依照《价格法》第二十四条的规定，在指定的刊物上公布并明确该价格施行的日期。

实行政府定价和政府指导价的药品价格，政府价格主管部门制定和调整药品价格时，应当组织药学、医学、经济学等方面专家进行评审和论证；必要时，应当听取药品生产企业、医疗机构、公民以及其他有关单位及人员的意见。

政府价格主管部门依照《价格法》第二十八条的规定实行药品价格监测时，为掌握、分析药品价格变动和趋势，可以指定部分药品生产企业、药品经营企业和医疗机构作为价格监测定点单位；定点单位应当给予配合、支持、如实提供有关信息资料。

（2）对药品市场调节价的规定：依法实行市场调节价的药品，药品的生产企业、经营企业和医疗机构应当按照公平、合理和诚实信用、质价相符的原则制定价格，为用药者提供价格合理的药品。药品的生产企业、经营企业和医疗机构应当遵守国务院价格主管部门关于药价管理的规定，制定和标明药品零售价格，禁止暴利和损害用药者利益的价格欺诈行为。

3. 药品价格信息提供的义务　药品的生产企业、经营企业、医疗机构应当依法向政府价格主管部门提供其药品的实际购销价格和购销数量等资料。

医疗机构应当向患者提供所用药品的价格清单；医疗保险定点医疗机构还应当按照规定的办法如实公布其常用药品的价格，加强合理用药的管理。具体办法由国务院卫生行政部门规定。

4. 在药品购销中禁止回扣 禁止药品的生产企业、经营企业和医疗机构在药品购销中账外暗中给予、收受回扣或者其他利益。禁止药品的生产企业、经营企业或者其代理人以任何名义给予使用其药品的医疗机构的负责人、药品采购人员、医师等有关人员财物或者其他利益。禁止医疗机构的负责人、药品采购人员、医师等有关人员以任何名义收受药品的生产企业、经营企业或者其代理人给予的财物或者其他利益。

上述“禁止药品的生产企业、经营企业或者其代理人以任何名义给予使用其药品的医疗机构的负责人、药品采购人员、医师等有关人员以财务或者其他利益”中的“财物或者其他利益”，是指药品的生产企业、经营企业或者其代理人向医疗机构的负责人、药品采购人员、医师等有关人员提供的目的在于影响其药品采购或者药品处方行为的不正当利益。

（二）药品广告管理的规定

1. 药品广告发布的审批规定 药品广告须经企业所在地省、自治区、直辖市食品药品监督管理部门批准，并发给药品广告批准文号；未取得药品广告批准文号的，不得发布。处方药可以在国务院卫生行政部门和国家食品药品监督管理部门共同指定的医学、药学专业刊物上介绍，但不得在大众传播媒介发布广告或者以其他方式进行以公众为对象的广告宣传。

发布进口药品广告，应当依照前款规定向进口药品代理机构所在地省、自治区、直辖市食品药品监督管理部门申请药品广告批准文号。在药品生产企业所在地和进口药品代理机构所在地以外的省、自治区、直辖市发布药品广告的，发布药品广告的企业应当在发布前向发布地省、自治区、直辖市食品药品监督管理部门备案。接受备案的省、自治区、直辖市食品药品监督管理部门发现广告批准内容不符合药品广告管理规定的，应当交由原核发部门处理。

2. 药品广告内容的要求 药品广告的内容必须真实、合法，以国家食品药品监督管理部门批准的说明书为准，不得含有虚假的内容；药品广告不得含有不科学的表示功效的断言或者保证；不得利用国家机关、医药科研单位、学术机构或者专家、学者、医师、患者的名义和形象作证明。非药品广告不得有涉及药品的宣传。

3. 对药品广告监督处罚的规定 省、自治区、直辖市食品药品监督管理部门应当对其批准的药品广告进行检查，对于违反本法和《中华人民共和国广告法》的广告，应当向广告监督管理机关通报并提出处理建议，广告监督管理机关应当依法作出处理。

经国务院或者省、自治区、直辖市食品药品监督管理部门决定，责令暂停生产、销售和使用的药品，在暂停期间不得发布该品种药品广告；已经发布广告的，必须立即停止。

未经省、自治区、直辖市食品药品监督管理部门批准的药品广告，使用伪造、冒用、失效的药品广告批准文号的广告，或者因其他广告违法活动被撤销药品广告批准文号的广告，发布广告的企业、广告经营者、广告发布者必须立即停止该药品广告的发布。对违法发布药品广告，情节严重的，省、自治区、直辖市食品药品监督管理部门可以予以公告。

七、药品监督管理

《药品管理法》和《实施条例》的第八章为药品监督，分别有9条（第64～72条）和7条（第56～62条），共计16条。

药品监督是指药品监督管理的行政主体，依照法定职权，对行政相对方是否遵守法律、法规、行政命令、决定和措施所进行的监督检查活动。本章规定了药品监督管理部门和药品检验机构在药品管理工作中，所应负的责任、拥有的权利和义务；规定了药品监督管理部门行使行政强制措施和紧急控制措施的情形；设定了药品质量公告和对药品检验结果的申请复验及不良反应报告制度；明确了药品检验部门对药品生产经营企业的业务指导关系；规定了药品监督收费原则等。

（一）药品监督管理部门和药品检验机构的职责

药品监督管理部门有权按照法律、行政法规的规定对报经其审批的药品研制和药品的生产、经营以及医疗机构使用药品的事项进行监督检查，有关单位和个人不得拒绝和隐瞒。

药品监督管理部门进行监督检查时，必须出示证明文件，对监督检查中知悉的被检查人的技术秘密和业务秘密应当保密。

药品监督管理部门根据监督检查的需要，可以对药品质量进行抽查检验。

药品监督管理部门应当按照规定，依据《药品生产质量管理规范》、《药品经营质量管理规范》，对经其认证合格的药品生产企业、药品经营企业进行认证后的跟踪检查。

地方人民政府和药品监督管理部门不得以要求实施药品检验、审批等手段限制或者排斥非本地区药品生产企业依照本法规定生产的药品进入本地区。

药品监督管理部门及其设置的药品检验机构和确定的专业从事药品检验的机构不得参与药品生产经营活动，不得以其名义推荐或者监制、监销药品。药品监督管理部门及其设置的药品检验机构和确定的专业从事药品检验的机构的工作人员不得参与药品生产经营活动。

药品生产企业、药品经营企业和医疗机构的药品检验机构或者人员，应当接受当地药品监督管理部门设置的药品检验机构的业务指导。

（二）对药品质量的抽查检验管理

1. 药品质量抽查检验与复验　药品监督管理部门根据监督检查的需要，可以对药品质量进行抽查检验。抽查检验应当按照规定抽样，并不得收取任何费用。所需费用按照国务院规定列支。

药品抽样必须由两名以上药品监督检查人员实施，并按照国家食品药品监督管理部门的规定进行抽样；被抽检方应当提供抽检样品，不得拒绝。

药品被抽检单位没有正当理由，拒绝抽查检验的，国家食品药品监督管理部门和被抽检单位所在地省、自治区、直辖市食品药品监督管理部门可以宣布停止该单位拒绝抽检的药品上市销售和使用。

当事人对药品检验机构的检验结果有异议的，可以自收到药品检验结果之日起七日内向原药品检验机构或者上一级食品药品监督管理部门设置或者确定的药品检验机构申请复验，也可以直接向国家食品药品监督管理部门设置或者确定的药品检验机构申请复验。受理复验的药品检验机构必须在国家食品药品监督管理部门规定的时间内作出复验结论。

2. 药品检验方法的补充　对有掺杂、掺假嫌疑的药品，在国家药品标准规定的检验方法和检验项目不能检验时，药品检验机构可以补充检验方法和检验项目进行药品检验；经国家食品药品监督管理部门批准后，使用补充检验方法和检验项目所得出的检验结果，可以作为药品监督管理部门认定药品质量的依据。

3. 药品质量公告制度 国务院和省、自治区、直辖市食品药品监督管理部门应当根据药品质量抽查检验结果，定期发布药品质量公告。药品质量公告应当包括抽验药品的品名、检品来源、生产企业、生产批号、药品规格、检验机构、检验依据、检验结果、不合格项目等内容。药品质量公告不当的，发布部门应当自确认公告不当之日起5日内，在原公告范围内予以更正。“国家药品质量公告”，每年4期，每季度发1期。在定期发布公告外，有关药品质量和假劣药品的信息，以不定期发布通报或通知（如刊登在中国医药报和国家食品药品监督管理部门的网站及中国药品生物制品的网站上）。

当事人对药品检验机构的检验结果有异议，申请复验的，应当向负责复验的药品检验机构提交书面申请、原药品检验报告书。复验的样品从原药品检验机构留样中抽取。

（三）行政强制措施

药品监督管理部门对有证据证明可能危害人体健康的药品及其有关材料可以采取查封、扣押的行政强制措施，并在7日内作出行政处理决定；药品需要检验的，必须自检验报告书发出之日起15日内作出行政处理决定。

不符合立案条件的，应当解除行政强制措施；需要暂停销售和使用的，应当由国务院或者省、自治区、直辖市食品药品监督管理部门作出决定。

（四）国家实行药品不良反应报告制度

国家实行药品不良反应报告制度。药品生产企业、药品经营企业和医疗机构必须经常考察本单位所生产、经营、使用的药品质量、疗效和反应。发现可能与用药有关的严重不良反应，必须及时向当地省、自治区、直辖市食品药品监督管理部门和卫生行政部门报告。具体办法由国家食品药品监督管理部门会同国务院卫生行政部门制定。

对已确认发生严重不良反应的药品，国务院或者省、自治区、直辖市食品药品监督管理部门可以采取停止生产、销售、使用的紧急控制措施，并应当在5日内组织鉴定，自鉴定结论作出之日起15日内依法作出行政处理决定。

（五）药品行政性收费的规定

药品抽查检验，不得收取任何费用。当事人对药品检验结果有异议，申请复验的，应当按照国务院有关部门或者省、自治区、直辖市人民政府有关部门的规定，向复验机构预先支付药品检验费用。复验结论与原检验结论不一致的，复验检验费用由原药品检验机构承担。

依据《药品管理法》及其实施条例的规定核发证书、进行药品注册、药品认证和实施药品审批检验及其强制性检验，可以收取费用。具体收费标准由国务院财政部门、国务院价格主管部门制定。

八、法 律 责 任

（一）《药品管理法》、《实施条例》中规定的法律责任

《药品管理法》共29条（第73~101条），实施条例共20条（第63~82条），是药品管理法的法律责任的规定。

1. 药品管理法中行政责任 警告；罚款；没收假劣药品和违法所得；没收专门用于生产假药、劣药的原辅材料、包装材料、生产设备；停产、停业整顿；撤销药品批准证明文件；吊销《药品生产许可证》、《药品经营许可证》或者《医疗机构制剂许可证》（简称为吊销三证)；资格惩罚（如直接负责的主管人员和其他直接责任人10年内不得从事药品生产经营活动，撤销其检验资格等）。

2. 药品管理法中的民事责任　法八十七条：药品检验机构出具的检验结果不实，造成损失的，应当承担相应的赔偿责任。法九十三条：药品的生产企业、经营企业、医疗机构违反本法规定，给药品使用者造成损害的，依法承担赔偿责任。

3. 药品管理法中规定构成犯罪应承担刑事责任的情形　未取得《药品生产许可证》、《药品经营许可证》或者《医疗机构制剂许可证》生产药品、经营药品的；生产、销售假、劣药，为假、劣药品提供便利条件的；伪造、变造、买卖、出租、出借许可证或者药品批准证明文件的；药品检验机构出具虚假检验报告；药品的生产企业、经营企业、医疗机构在药品购销中暗中给予、收受回扣或者其他利益的；违反本法有关药品广告的管理规定的；药品监督管理部门对药品广告不依法履行审查职责，批准发布的广告有虚假或者其他违反法律、行政法规的内容的；药品监督管理部门的渎职犯罪；药品监督管理人员滥用职权、徇私舞弊、玩忽职守的。

4. 药品管理法中的法律责任列表（表5-4～表5-7）。

表5-4　违反许可证、批准证明文件的规定的行政处罚表

依据	违法行为	行政处罚	其他责任
法73	没有许可证生产药品、经营药品的	依法予以取缔 1. 没收药品及违法所得 2. 并处罚款，药品货值金额2～5倍	构成犯罪的依法追究刑事责任
法80 条例66	从没有许可证的企业购进药品以及医疗机构擅自使用其他医疗机构配制的制剂的	责令改正 1. 没收购进药品及违法所得 2. 并处罚款，购进药品货值金额2～5倍 3. 情节严重的，吊销许可证或者医疗机构执业许可证	
法82	伪造、变造、买卖、出租、出借许可证或者药品批准证明文件	1. 没收违法所得 2. 并处罚款：违法所得1～3倍或2万～10万元罚金 3. 情节严重的，吊销许可证或者撤销药品批准证明文件	构成犯罪的依法追究刑事责任
法83	以欺骗手段取得许可证或者药品批准证明文件者	1. 吊销许可证或者撤销药品批准证明文件。 2. 并处罚款1万～3万元	5年内不受理证号申请
条例65	未经批准在城乡集贸市场设点销售药品或者超经营范围销售	依照法73规定给予处罚	
条例67	个人设置门诊部、诊所供药超范围和品种	依照法73规定给予处罚	
条例74	未依法办理许可证变更仍继续从事药品生产、经营的	依照法73规定给予处罚	

表 5-5　生产销售假、劣药品的行政处罚表

依据	违法行为	行政处罚	其他责任
法 74	生产销售假药的企业、医疗机构	1. 没收假药和违法所得 2. 并处罚款，药品货值金额 2～5 倍 3. 撤销药品批准证明文件 4. 并责令停产、停业整顿 5. 情节严重的，吊销许可证	构成犯罪的依法追究刑事责任
法 75	生产销售劣药的企业、医疗机构	1. 没收劣药和违法所得 2. 并处罚款，药品货值金额 1～3 倍 3. 情节严重的，责令停产、停业整顿或者撤销药品批准证明文件、吊销许可证	构成犯罪的依法追究刑事责任
法 76	生产销售假劣药情节严重的企业	1. 直接负责的主管人员和其他直接责任人 10 年内不得从事药品生产经营活动 2. 对生产者专门用于生产假药、劣药的原辅材料、包装材料、生产设备，予以没收	
法 77	为假药劣药提供运输、保管、仓储等便利条件	1. 没收违法收入 2. 并处罚款，违法收入的 0.5～3 倍	构成犯罪的依法追究刑事责任
条例 64	擅自委托或者接受委托生产药品	对委托方和受托方均依照法 74 规定给予处罚	
条例 68	医疗机构使用假劣药的	依照法 74、75 规定给予处罚	
条例 71	生产中药饮片或配制医院制剂不符合省药监局批准的标准	依照法 75 规定给予处罚	

表 5-6　对违反药品管理法有关规定的行政处罚

依据	违法行为	行政处罚	其他责任
法 79 条例 63 条例 69	未按照 GMP、GSP、GLP、GCP 实施，擅自进行临床实验的医疗机构	1. 给予警告，责令限期改正 2. 逾期不改正的，责令停产、停业整顿 3. 并处罚款，0.5 万～2 万元 4. 情节严重的，吊销许可证、药物临床试验机构的资格	
法 81	药品进口者没有向允许药品进口的口岸所在地食品药品监督管理局登记备案	1. 警告、限期整改 2. 逾期不改者，撤销进口药品注册证书	
法 84	医疗机构在市场销售医疗机构配制的制剂	1. 责令改正 2. 没收制剂、违法所得 3. 罚款，制剂货值金额 1～3 倍	
法 85	购销记录不真实或不完整 药品经营企业没有依法销售药品、调配处方、销售中药材	责令改正，给予警告 情节严重者吊销药品经营许可证	

续表

依据	违法行为	行政处罚	其他责任
法 86 条例 73	除已构成假劣药论处以外，药品标识违反本法规定的	1. 责令改正，给予警告 2. 情节严重的，撤销该药品批准证明文件	
法 90 法 91	1. 向使用其药品的机构人员行贿	1. 没收违法所得 2. 工商行政管理部门罚款 1 万～20 万元 3. 情节严重的，吊销许可证及营业执照	构成犯罪的依法追究刑事责任
	2. 药品购销活动中受贿	1. 给予行政处分 2. 没收违法所得 3. 吊销医师执业证书	
法 92 条例 76	违反本法对药品广告管理规定的 篡改经批准的药品广告内容的	1. 按《广告法》规定处罚 2. 并撤销广告批准文号 3. 1 年内不受理申请 由药品监督管理部门责令广告主立即停止该药品广告的发布	构成犯罪的依法追究刑事责任
法 93	给药品使用者造成损害的		赔偿责任
条例 70	报送虚假药品资料和样品的	1. 警告 2. 情节严重的，3 年内不受理该药品申报者该品种临床试验申报	
条例 75	违反价格管理规定	依照价格法处罚	
条例 77	未按规定向发布广告地的省级药监部门备案	1. 责令限期改正 2. 停止该药品在发布地广告活动	

表 5-7 药品监督管理部门、药品检验机构违法行政责任表

依据	违法行为	行政处罚	其他责任
法 87	药品检验机构出具虚假检验报告	1. 责令改正 2. 警告 3. 没收违法所得 4. 罚款，单位并处 3 万～5 万元，主管人员和其他直接责任人员 3 万元以下 5. 主管人员和其他直接责任人员降级、撤职、开除的行政处分 6. 赔偿责任	构成犯罪的依法追究刑事责任 情节严重的，撤销检验资格
法 94	药监部门违法发给 GMP、GSP 认证证书、许可证、进口药品注册证、新药证书、药品批准文号等	1. 责令收回违法发给的证书、撤销药品批准证明文件 2. 行政处分	构成犯罪的依法追究刑事责任
法 95	单位或人员参与药品生产经营活动	1. 责令改正 2. 没收违法所得 3. 行政处分	

续表

依据	违法行为	行政处罚	其他责任
法 96	在药品监督检验中违法收取检验费用的	1. 责令退还 2. 行政处分 3. 情节严重的，撤销检验资格	
法 97	与企业生产销售假劣药品有关的有失职、渎职行为的药监部门人员	行政处分	构成犯罪的依法追究刑事责任
法 99	滥用职权、徇私舞弊、玩忽职守的药监部门人员	行政处分	构成犯罪的依法追究刑事责任
法 92	不履行药品广告审查职责造成虚假广告等	行政处分	构成犯罪的依法追究刑事责任
条例 72	泄漏未披露实验数据，造成损失的药监部门及重大过失工作人员	依法承担赔偿费用 行政处分	

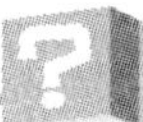

问题与思考

《药品管理法》规定的行政处罚的种类有哪些？

5.《实施条例》中关于从重处罚和从轻处罚的情形

（1）从重处罚的情形：《实施条例》第七十九条，违反《药品管理法》和本条例的规定，有下列行为之一的，由药品监督管理部门在《药品管理法》和本条例规定的处罚幅度内从重处罚：①以麻醉药品、精神药品、医疗用毒性药品、放射性药品冒充其他药品，或者以其他药品冒充上述药品的；②生产、销售以孕产妇、婴幼儿及儿童为主要使用对象的假药、劣药的；③生产、销售的生物制品、血液制品属于假药、劣药的；④生产、销售、使用假药、劣药，造成人员伤害后果的；⑤生产、销售、使用假药、劣药，经处理后重犯的；⑥拒绝、逃避监督检查，或者伪造、销毁、隐匿有关证据材料的，或者擅自动用查封、扣押物品的。

（2）从轻处罚的情形：《实施条例》第八十一条，药品经营企业、医疗机构未违反《药品管理法》和本条例的有关规定，并有充分证据证明其不知道所销售或者使用的药品是假药、劣药的，应当没收其销售或者使用的假药、劣药和违法所得；但是，可以免除其他行政处罚。

（二）刑法中的生产、销售假、劣药罪

1. 生产、销售假药罪　2011 年 2 月 25 日第十一届全国人民代表大会常务委员会第十九次会议通过《中华人民共和国刑法修正案（八）》（中华人民共和国主席令第 41 号，2011-05-01），将刑法第一百四十一条第一款修改为："生产、销售假药的，处三年以下有期徒刑或者拘役，并处罚金；对人体健康造成严重危害或者有其他严重情节的，处三年以上十年以下有期徒刑，并处罚金；致人死亡或者有其他特别严重情节的，处十年以上有期徒刑、无期徒刑或者死刑，并处罚金或者没收财产。”

刑法中所称假药，是指依照《中华人民共和国药品管理法》的规定属于假药和按假药处理的药品、非药品。

2. 生产、销售劣药罪 刑法第一百四十二条：生产、销售劣药，对人体健康造成严重危害的，处三年以上十年以下有期徒刑，并处销售金额百分之五十以上二倍以下罚金；后果特别严重的，处十年以上有期徒刑或者无期徒刑，并处销售金额百分之五十以上二倍以下罚金或者没收财产。

刑法中所称劣药，是指依照《中华人民共和国药品管理法》的规定属于劣药和按劣药处理的药品。

3. 单位犯生产、销售假、劣药罪的处罚 刑法第一百五十条规定：单位犯生产、销售假、劣药规定之罪的，对单位判处罚金，并对其直接负责的主管人员和其他直接责任人员，依照各该条的规定处罚。

（三）最高人民法院、最高人民检察院关于办理生产、销售假药、劣药刑事案件具体应用法律若干问题的解释（法释〔2009〕9 号）

1. 生产、销售的假药具有下列情形之一的，应当认定为刑法第一百四十一条规定的“足以严重危害人体健康”：

（1）依照国家药品标准不应含有有毒有害物质而含有，或者含有的有毒有害物质超过国家药品标准规定的。

（2）属于麻醉药品、精神药品、医疗用毒性药品、放射性药品、避孕药品、血液制品或者疫苗的。

（3）以孕产妇、婴幼儿、儿童或者危重患者为主要使用对象的。

（4）属于注射剂药品、急救药品的。

（5）没有或者伪造药品生产许可证或者批准文号，且属于处方药的。

（6）其他足以严重危害人体健康的情形。

对前款第（1）项、第（6）项规定的情形难以确定的，可以委托省级以上食品药品监督管理部门设置或者确定的药品检验机构检验。司法机关根据检验结论，结合假药标明的适应病症、对人体健康可能造成的危害程度等情况认定。

2. 生产、销售的假药被使用后，造成轻伤以上伤害，或者轻度残疾、中度残疾，或者器官组织损伤导致一般功能障碍或者严重功能障碍，或者有其他严重危害人体健康情形的，应当认定为刑法第一百四十一条规定的“对人体健康造成严重危害”。

生产、销售的假药被使用后，造成重度残疾、三人以上重伤、三人以上中度残疾或者器官组织损伤导致严重功能障碍、十人以上轻伤、五人以上轻度残疾或者器官组织损伤导致一般功能障碍，或者有其他特别严重危害人体健康情形的，应当认定为刑法第一百四十一条规定的“对人体健康造成特别严重危害”。

3. 生产、销售的劣药被使用后，造成轻伤以上伤害，或者轻度残疾、中度残疾，或者器官组织损伤导致一般功能障碍或者严重功能障碍，或者有其他严重危害人体健康情形的，应当认定为刑法第一百四十二条规定的“对人体健康造成严重危害”。

生产、销售的劣药被使用后，致人死亡、重度残疾、三人以上重伤、三人以上中度残疾或者器官组织损伤导致严重功能障碍、十人以上轻伤、五人以上轻度残疾或者器官组织损伤导致一般功能障碍，或者有其他特别严重危害人体健康情形的，应当认定为刑法第一百四十二条规定的“后果特别严重”。

4. 医疗机构知道或者应当知道是假药而使用或者销售，符合本解释第一条或者第二条规定标准的，以销售假药罪追究刑事责任。

医疗机构知道或者应当知道是劣药而使用或者销售，符合本解释第三条规定标准的，以销售劣药罪追究刑事责任。

5. 知道或者应当知道他人生产、销售假药、劣药，而有下列情形之一的，以生产、销售假药罪或者生产、销售劣药罪等犯罪的共犯论处：

（1）提供资金、贷款、账号、发票、证明、许可证件的。

（2）提供生产、经营场所、设备或者运输、仓储、保管、邮寄等便利条件的。

（3）提供生产技术，或者提供原料、辅料、包装材料的。

（4）提供广告等宣传的。

6. 实施生产、销售假药、劣药犯罪，同时构成生产、销售伪劣产品、侵犯知识产权、非法经营、非法行医、非法采供血等犯罪的，依照处罚较重的规定定罪处罚。

7. 在自然灾害、事故灾难、公共卫生事件、社会安全事件等突发事件发生时期，生产、销售用于应对突发事件药品的假药、劣药的，依法从重处罚。

问题与思考

依据违法犯罪的四要素构成法，分析生产、销售假药罪的构成。

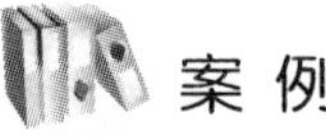

案例分析

“齐二药”事件

2006年5月15日，原SFDA通报了齐齐哈尔第二制药有限公司假药案的调查情况。经查明，齐二药购入的药用辅料丙二醇，经检验为二甘醇。其造假成因系犯罪嫌疑人王××以江苏泰兴化工总厂名义，用二甘醇假冒丙二醇销售给齐二药。齐二药采购员钮××违规购入假冒丙二醇，化验室主任陈××等人严重违反操作规程，未将检测图谱与“药用标准丙二醇图谱”进行对比鉴别，并在发现检验样品“相对密度值”与标准严重不符的情况下，将其改为正常值，签发合格证，致使含“二甘醇”的辅料的“亮菌甲素注射液”投放市场。广州中山三院和广东龙川县中医院使用此药后，14名患者出现急性肾衰竭并死亡。

1. 含有“二甘醇”的亮菌甲素注射液依据《药品管理法》应如何定性？

2. 当事人依据《药品管理法》和《刑法》又该承担怎样的法律责任？

本章小结

法学基础知识包括法的概念、法律关系、违法的构成与法律责任分类。我国药事管理法律形式体系的构成包括宪法、法律、行政法规、行政规章、地方性法规、民族自治法规、国际条约。为了促进药学事业的发展和保障公民的身体健康，国家加强了药品管理的立法。《药品管理法》与《药品管理法实施条例》是我国药品管理的法律基础。主要内容包括立法宗旨，适用范围，药品生产、经营企业和医疗机构制剂部门的开办条件、审批主体及许可证、认证要求和药品生产、经营、制剂行为的管理，不同药品的管理，药品包装，药品价格和广告的管理，药品监督，法律责任体系。国家对药品实施行政监督管理，包括药品监管部门抽查检验，行政强制性和紧急控制措施，药品质量公告，药品检查复验申请，药品不良反应报告制度等。

在药品研发、生产、经营、使用的过程中，对于违反《药品管理法》、《实施条例》、《刑法》等相关规定的行为，应承担相应的法律责任。对于生产销售假、劣药的行政处罚：罚、没、撤、停、吊。对于制售假药、劣药的资格处罚：十年内不得从事生产、经营活动。对于违法购进药品的行政处罚：责令改正、没收、罚款、吊销。未按规定实施“GXP”的行政处罚：警告、停产、停业、罚、吊。构成犯罪的，依法追究刑事责任。

复习题

1. 我国发展药品的方针是什么？
2. 简述药事管理法律体系的分类。
3. 开办药品生产企业、药品经营企业必须具备什么条件？
4. 何为假药？哪些情形的药品按假药论处？
5. 何为劣药？哪些情形的药品按劣药论处？
6. 政府价格主管部门依据什么原则制定药品价格？
7. 未取得《药品生产许可证》生产药品，应当承担何种法律责任？
8. 生产、销售劣药应当承担何种法律责任？

（龚时薇）

第六章

药品注册管理

学习目标

1. 掌握药品注册的概念，药品注册申请的分类，新药的申请与审批程序，药物各期临床试验目的及基本要求。
2. 熟悉《药品注册管理办法》的适用范围，GLP、GCP的适用范围，仿制药、药品再注册的申请和审批，药品注册检验、注册标准的概念。
3. 了解新药特殊审批，药品注册管理的必要性，进口药品注册管理。

药品注册管理是控制药品市场准入的前置性管理制度，是对药品上市的事前管理。它是世界各国通用的药品管理模式之一。尽管各国由于社会经济制度不同而采用不同的药品注册管理模式，但是其管理的出发点与核心是一致的，即采用规范的法定程序控制药品准入，从而把好保障人体用药安全、有效、经济、合理的第一关。

第一节　药品注册管理的发展

一、新药的概念及历史演变

我国1984年《药品管理法》对新药的定义是“我国未生产过的药品。”

1999年《新药审批办法》规定：“新药系指我国未生产过的药品，已生产的药品改变剂型、改变给药途径、增加新的适应证或制成新的复方制剂的，亦按新药管理。”

2002年《中华人民共和国药品管理法实施条例》，对新药的定义是：“新药，是指未曾在中国境内上市销售的药品。”

2007年《药品注册管理办法》及其附件规定：“新药申请，是指未曾在中国境内上市销售的药品的注册申请。对已上市药品改变剂型、改变给药途径、增加新适应症的药品注册按照新药申请的程序申报。”

二、新药研发的特点

新药包括新原料药和新制剂，新原料药是指新化学实体（New Chemical Entities，NC-Es）、新分子实体（New Molecular Entities，NMEs）或新活性实体（New Active Substances，NASs）；新制剂是指新原料制成的制剂、新的复方制剂和新剂型等。

（一）新药研究是一项科学管理系统工程

新药研发是从最初的物质中反复实验筛选出具有药效的目标药物，到有关药学研究及在动物体内进行的药理毒理实验，进而在临床上进行人体试验（即临床研究阶段）等过程。直至最后获得生产批文上市销售，需要植物学、化学、生物学、药学、医学、统计学等多学科的高水平专家及技术人员的密切配合。并涉及资金、技术、管理、市场、环境等诸多因素。所以说新药研究是一个复杂的科学管理系统工程。

（二）新药研发投入高，周期长

20 世纪 30 ~50 年代是新药蓬勃发展时期。这一时期，一个新药的研发周期仅需 2 ~3 年时间；到 60 年代需要 8 年左右；70 年代平均需要 11 年；90 年代需要 15 年了。到目前，即使加快了创新药的日常审批速度，新药的研发也需要 10 年左右。

由于新药研发过程复杂而漫长，加之对新药的技术要求的不断提高，人力、物力、财力等随着经济水平的提高而升高等因素，使得新药研究开发的资金投入不断升高。世界各国大型制药公司投入新研发的费用约占销售额的 15% ~20% 左右，每年经费投入达 30 亿 ~40 亿美元。

（三）新药研发风险高，附加值高

据统计，20 世纪 30 ~50 年代一般从 400 ~500 个化合物中可找到 1 个新药，60 年代可从 900 个化合物中筛选出一个新药，70 年代要合成 5000 个化合物才能筛选出一个新药，80 ~90 年代要合成 1 万多个化合物才能筛选出一个新药。也就是说，研究与开发新药，从筛选到最后注册上市，过去的成功率为几百分之一，而现在却是万分之一甚至几万分之一，可见，新药开发难度越来越大，成功率降低，风险增大。

药品实行专利保护，研究开发企业在专利期内享有市场独占权，新药一旦获得上市批准，很快获得高额利润回报。美国辉瑞公司生产的抗高血脂药“立普妥”（lipitor）于 1997 年上市，2002 年全球销售额为 79.7 亿美元，2004 年为 108.6 亿美元（税前利润达 80 亿美元），2005 年为 122 亿美元，2006 年为 133 亿美元，利润不断增加。

三、国内外药品注册管理的发展

（一）美国药品注册管理的发展

纵观历史，世界各国的药品注册管理都在实践中走过了一条迂回曲折的道路。20 世纪以前，各国有关药品管理的法律法规多侧重于对假药、劣药和毒药的管理。20 世纪初，大量化学药品问世后，新药品种大大增加，但对新药的管理多为事后管理。1906 年美国国会颁布的《纯食品和药品法》对药品的管理只是采取事后把关检验。1937 年发生了磺胺酏剂事件后，美国国会于1938年通过了《联邦食品、药品和化妆品法》的修正案，明确规定新药上市前，必须有充分的材料证明其安全性。所以，当20世纪60年代初在西欧国家发生反应停事件时，美国基本上未受到影响。尽管如此，美国仍于1962年又修订了《联邦食品、药品和化妆品法》，要求新药在保证其安全性的同时要确证其有效性，明确规定了新药临床评价原则，以及新药（包括首次在美国上市的进口药）的审批手续和项目。1979年美国国会通过了新药研制中要符合《非临床安全性实验研究规范》（GLP）的规定，研究新药的实验室若未经FDA认证，其实验研究结果不予承认。1980年美国国会再次通过了《联邦食品、药品和化妆品法》的修正案，更加明确了新药申请所需的资料和审批程序。在加强对新药研制立法的同时，FDA对新药的审批管理更加完善和严格。

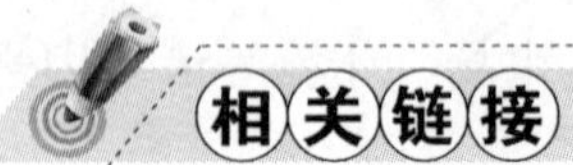

“反应停”事件与药品审批注册制度的完善

1953年，瑞士的一家名为Ciba的药厂（瑞士诺华的前身之一）首次合成了一种名为沙利度胺的化合物。经初步试验表明无确定的临床疗效，便停止了对此药的研发。

然而当时联邦德国一家名为Chemie Gruenenthal的制药公司对此药物颇感兴趣。他们尝试将其用做抗惊厥药物治疗癫痫，但疗效欠佳，又尝试将其用做抗过敏药物，结果同样令人失望。但研究人员在这两项研究过程中发现沙利度胺具有一定的镇静催眠的作用，而且对孕妇怀孕早期的妊娠呕吐疗效极佳，被称为“反应停”。此后，动物试验表明无明显的副作用。该公司便于1957年10月正式推向了市场，很快地在欧洲、南美、加拿、亚洲、非洲、澳洲等国上市。

1960年该药向美国FDA提出申请，两次因申报数据不全、缺乏临床试验数据等原因被退申。此后一年间，欧洲的医生们陆续发现越来越多的畸形婴儿出现，多是海豹肢。

1961年德国医生确定反应停是祸根，这一事件震惊了全世界。在这场灾难中，美国幸免于难。此后，世界各国政府开始重视加强新药的非临床试验研究及临床试验的法规建设。大多数国家均制定了GLP与GCP作为共同的标准，加强了药品的安全性、有效性管理。

20世纪以来，以反应停为代表的医药事故的教训，提高了人们对药品安全性的认识；医学、生理学、病理学等相关学科的发展和技术水平的提高，使药品的深入研究由原来的单一科研临床客观评价，逐渐完善为在政府监管下，形成科学研究、临床验证、应用评价、药品审批注册制度为一体的综合评价体系。

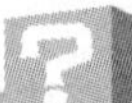

问题与思考

在反应停的灾难中，美国为何幸免于难？

（二）人用药物注册技术规范的国际协调会议(ICH)

由于药害事件的频发，许多国家在二十世纪六七十年代分别制定了产品注册的法规、条例和指导原则。随着制药工业趋向国际化并寻找新的全球市场，各国政府纷纷将“新药申报技术要求的合理化和一致化的问题”提到议事日程上来。在此背景下，人用药物注册技术规范的国际协调会议（International Conference on Harmonization of Technical Requirements for Registration of Pharmaceuticals for Human Use，简称 ICH）成立诞生。

ICH 是由欧盟、美国和日本三方六个单位组成，这六个参加单位分别为：欧盟（European Union，EU）；欧洲制药工业协会联合会（European Federation of Pharmaceutical Industries Associations，EFPIA）；日本厚生省（Ministry of Health and Welfare，Japan，MHW）；日本制药工业协会（Japan Pharmaceutical Manufacturers Association，JPMA）；美国食品与药品管理局（US Food and Drug Administration，FDA）；美国药物研究和生产联合会（Pharmaceutical Research and Manufacturers of America，PRMA）。同时，WHO、加拿大卫生保健局、欧洲自由贸易区作为观察员，国际制药工业协会联合会（International Federation of Pharmaceutical Manufacture Association，IFPMA）作为制药工业的保护伞组织参加协调会。

ICH 由指导委员会、专家工作组和秘书处组成，总部设在瑞士日内瓦 IFPMA 总部，自 1991 年成立召开第一次大会以来，每两年召开一次会议。

ICH 协调的专题共分四个类别：以“S”表示的安全性（Safety，包括药理、毒理、药代等试验）专题；以“Q”表示的质量（Quality，包括稳定性、验证、杂志、规格等）专题；以“E”表示的有效性（Efficacy，包括临床试验中的设计、研究报告、GCP 等）专题；以“M”表示的综合学科（Multidisciplinary，包括术语、管理通讯等）专题。

ICH 具有以下特点：①“病人第一”，一切从病人利益出发是 ICH 讨论和协商的基础；②“对话和协作”，管理部门和工业部门的专家在同一原则下进行讨论，从不同角度提出更合理的见解，避免片面性；③“透明度”，为了使达成一致的协议能很快付诸实施，要求所讨论的技术信息不仅在参加国之间共享，而且应尽量使信息传递到非 ICH 国家，使更多国家了解 ICH 的活动，并从中获益；④“高科技”，ICH 虽然只少数国家参加，但参加国家的制药工业产值占了世界的 80%，新药研究和开发费用占了世界药物研究总投入的 90%，并集中了国际上有经验的药品审评和研究开发方面的专家智慧，提出一套技术要求的指导原则。

目前，ICH 制定的指导原则，已被越来越多的国家和企业采用。ICH 对规范新药研发行为，保证新药安全、有效，发挥了更多的积极作用。

（三）我国药品注册管理的发展

新中国成立以来我国先后制定了一系列药品注册管理规定、办法等。1965 年原卫生部、化工部等部委联合制定并发布《药品新产品管理办法》，第一次以法规形式开始对新药进行审批管理，开创了我国新药规范化统一管理的历史。

1979 年原卫生部和原国家医药管理总局联合发布《新药管理办法（试行）》，明确了新药的定义、新药的分类、新药审批的有关资料及临床试验手续等，并且规定新药要由卫生部门审批，进一步明晰药品注册管理要求。

1985 年国家实施《药品管理法》，第一次将药品审批制度以国家法律形式固定下来，自此国家更加重视对新药的管理。同年，原卫生部根据《药品管理法》中关于新药和新生物制品审批的规定，制定发布了《新药审批办法》和《新生物制品审批办法》，从此，全国开始实行新药统一审批的管理模式。

1998年原国家药品监督管理局成立，对《新药审批办法》、《新生物制品审批办法》、《仿制药品审批办法》、《进口药品管理办法》、《新药保护和技术转让的规定》等5个规章进行了重新修订，并于1999年5月1日开始实施，初步形成了我国药品审批的法规框架。

2001年第九届全国人大常委会第二十次会议审议通过了修订的《药品管理法》，标志着我国首次建立药品中央集权审批制度。

2002年原国家药品监督管理局颁布施行《药品注册管理办法（试行)》，将《新药审批办法》、《新生物制品审批办法》、《仿制药品审批办法》、《进口药品管理办法》、《新药保护和技术转让的规定》等5个规章合并，实现了管理方式、审评方式、审评时限和审评技术要求的基本一致和规范，在一定程度上提高了行政审批的指导性，也适应了我国加入WTO新形势的要求。

2005年和2007年原国家食品药品监督管理局重新对《药品注册管理办法》进行了修订完善，并于2007年10月1日起施行新修订的《药品注册管理办法》，其宗旨是保证药品的安全、有效、质量可控。更加强化了政府对在中国境内申请药物临床试验、药品生产和进口药品审批的监督管理，使我国药品注册管理法律体系日益完善。

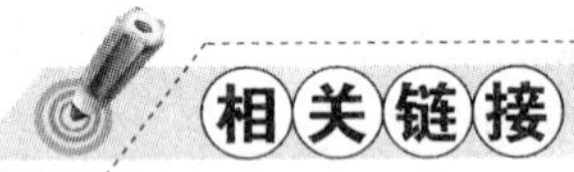

我国现行的药品注册管理行政规章

1.《关于国外药品在中国注册及临床试验的规定》(1988年2月2日公布施行)

2.《关于审批国外药品临床试验的规定》(1988年2月2日公布施行)

3.《药品研究和申报注册违规处理办法（试行)》(1999年8月12日公布，1999年9月1日起施行)

4.《药品研究机构登记备案管理办法（试行)》(1999年10月19日公布施行)

5.《药品研究实验记录暂行规定》(2000年1月3日公布施行)

6.《国家药品审评专家管理办法》(2000年1月7日公布，2000年5月1日起施行)

7.《药物非临床研究质量管理规范》(2003年8月6日公布，2003年9月1日起施行)

8.《药品临床试验质量管理规范》(2003年8月6日公布，2003年9月1日起施行)

9.《直接接触药品的包装材料和容器管理办法》(2004年7月20日公布施行)

10.《医疗机构制剂注册管理办法（试行)》(2005年6月22日公布，2005年8月1日起施行)

11.《国家食品药品监督管理局药品特别审批程序》(2005年11月18日公布施行)

12.《药品说明书和标签管理规定》(2006年3月15日公布，2006年6月1日起施行)

13.《药品注册管理办法》(2007年7月10日公布，2007年10月1日起施行)

14.《药品技术转让注册管理规定》(2009年8月19日公布施行)

第二节 我国的药品注册管理概述

一、我国《药品注册管理办法》

为了保证药品的安全、有效和质量可控，规范药品审批的行为，根据《药品管理法》、《行政许可法》、《药品管理法实施条例》制定发布了《药品注册管理办法》。其适用范围是：在中华人民共和国境内申请药物临床试验、药品生产和药品进口，以及进行药品审批、注册检验和监督管理。《药品注册管理办法》共15章177条。此外，还通过附件的形式对各类药品注册进行了明确的规定。

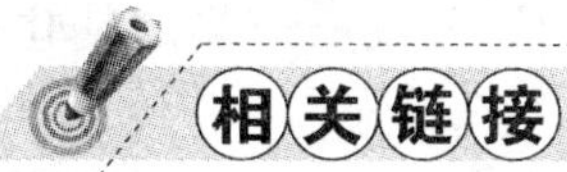

《药品注册管理办法》

我国现行的是2007年10月1日实施的《药品注册管理办法》，共十五章，177条和6个附件。

第一章　总则；
第二章　基本要求；
第三章　药物的临床试验；
第四章　新药申请的申报与审批；
第五章　仿制药的申报与审批；
第六章　进口药品的申报与审批；
第七章　非处方药的申报；
第八章　药品补充申请的申报与审批；
第九章　药品的再注册；
第十章　药品注册检验；
第十一章　药品注册标准和说明书；
第十二章　时限；
第十三章　复审；
第十四章　法律责任；
第十五章　附则。
附件1：　中药、天然药物注册分类及申报资料要求；
附件2：　化学药品注册分类及申报资料要求；
附件3：　生物制品注册分类及申报资料要求；
附件4：　药品补充申请注册事项及申报资料要求；
附件5：　药品再注册申报资料项目；
附件6：　新药监测期期限表。

二、药品注册相关概念

（一）药品注册的定义

《药品注册管理办法》中明确规定，“药品注册是指国家食品药品监督管理局根据药品注册申请人的申请，依照法定程序，对拟上市销售的药品的安全性、有效性、质量可控性等进行系统评价，并决定是否同意其申请的审批过程。”

（二）药品注册申请人

1. 药品注册申请人（以下简称申请人），是指提出药品注册申请并承担相应法律责任的机构。

2. 境内申请人应当是在中国境内合法登记并能独立承担民事责任的机构。

3. 境外申请人应当是境外合法制药厂商。境外申请人办理进口药品注册，应当由其驻中国境内的办事机构或者由其委托的中国境内代理机构代为办理。

4. 办理药品注册申请事务的人员应当具有相应的专业知识，熟悉药品注册的法律、法规及技术要求。

（三）药品注册申请

药品注册申请包括新药申请、仿制药申请、进口药品申请、补充申请及再注册申请。境内申请人申请药品注册按照新药申请、仿制药申请的程序和要求办理，境外申请人申请药品注册按照进口药申请的程序和要求办理。

1. 新药申请（New Drug Application，NDA） 未曾在中国境内上市销售的药品的注册申请。已上市药品改变剂型、改变给药途径，增加新适应证的，按照新药申请程序申报。

2. 仿制药申请（generic drug application 或 application for drugs already with national standards） 国家食品药品监督管理部门已经批准上市的已有国家标准的药品的注册申请。已有国家药品标准的生物制品按照新药的程序申报。

3. 进口药品的申请（import drug application） 在境外生产的药品在中国境内上市销售的注册申请。

4. 补充申请（supplemental application for drug registration） 新药申请、仿制药的申请或者进口药品申请经批准后，改变、增加或取消原批准事项或内容的注册申请。

5. 再注册申请（re-registration of drugs） 药品批准证明文件有效期满后，申请人拟继续生产或者进口该药品的注册申请。

三、药品注册的分类

为了保证新药质量，各国对新药采用分类审批管理。按照新药管理的品种范畴，对新药进行分类，并对各类新药申请注册时应提交的研究资料分别做出规定。

《药品注册管理办法》附件明确规定：化学药品注册分为 6 大类，中药、天然药物注册分为 9 类；治疗和预防用生物制品注册各分为 15 类。

（一）化学药品注册分类

化学药品注册分为6大类，详见表6-1。

表6-1　化学药品注册分类

类别	分类说明
1. 未在国内外上市销售的药品	（1）通过合成或者半合成的方法制得的原料药及其制剂； （2）天然物质中提取或者通过发酵提取的新的有效单体及其制剂； （3）用拆分或者合成等方法制得的已知药物中的光学异构体及其制剂； （4）由已上市销售的多组分药物制备为较少组分的药物； （5）新的复方制剂； （6）已在国内上市销售的制剂增加国内外均未批准的新适应证。
2. 改变给药途径且尚未在国内外上市销售的制剂	
3. 已在国外上市销售但尚未在国内上市销售的药品	（1）已在国外上市销售的制剂及其原料药，和（或）改变该制剂的剂型，但不改变给药途径的制剂； （2）已在国外上市销售的复方制剂，和（或）改变该制剂的剂型，但不改变给药途径的制剂； （3）改变给药途径并已在国外上市销售的制剂； （4）国内上市销售的制剂增加已在国外批准的新适应证。
4. 改变已上市销售盐类药物的酸根、碱基（或者金属元素），但不改变其药理作用的原料药及其制剂	
5. 改变国内已上市销售药品的剂型，但不改变给药途径的制剂	
6. 已有国家药品标准的原料药或者制剂	

注：注册分类1～3是新药，4～5按新药申请程序申报，6是指注册申请我国已批准上市销售的化学药。

（二）中药、天然药物注册分类

中药是指在我国传统医药理论指导下使用的药用物质及其制剂。天然药物是指在现代医药理论指导下使用的天然药用物质及其制剂。中药、天然药注册分为9类，详见表6-2。

表6-2　中药、天然药物注册分类

类别	分类说明
1. 未在国内上市销售的从植物、动物、矿物等物质中提取的有效成分及其制剂	是指国家药品标准中未收载的从植物、动物、矿物等物质中提取得到的天然的单一成分及其制剂，其单一成分的含量应当占总提取物的90%以上
2. 新发现的药材及其制剂	是指未被国家药品标准或省、自治区、直辖市地方药材规范（统称“法定标准”）收载的药材及其制剂

续表

类别	分类说明
3. 新的中药材代用品	是指替代国家药品标准中药成方制剂处方中的毒性药材或处于濒危状态药材的未被法定标准收载的药用物质
4. 药材新的药用部位及其制剂	是指具有法定标准药材的原动、植物新的药用部位及其制剂
5. 未在国内上市销售的从植物、动物、矿物等物质中提取的有效部位及其制剂	是指国家药品标准中未收载的从单一植物、动物、矿物等物质中提取的一类或数类成分组成的有效部位及其制剂，其有效部位含量应占提取物的50%以上
6. 未在国内上市销售的中药、天然药物复方制剂	（1）中药复方制剂应在传统医药理论指导下组方。主要包括：来源于古代经典名方的中药复方制剂、主治为证候的中药复方制剂、主治为病证结合的中药复方制剂等 （2）天然药物复方制剂应在现代医药理论指导下组方，其适应证用现代医学术语表述 （3）中药、天然药物和化学药品组成的复方制剂包括中药和化学药品，天然药物和化学药品，以及中药、天然药物和化学药品三者组成的复方制剂
7. 改变国内已上市销售中药、天然药物给药途径的制剂	指不同给药途径或吸收部位之间相互改变的制剂
8. 改变国内已上市销售中药、天然药物剂型的制剂	指在给药途径不变的情况下改变剂型的制剂
9. 仿制药	指注册申请我国已批准上市销售的中药或天然药物

注：上述注册分类1～6的品种为新药，注册分类7、8按新药申请程序申报。

（三）生物制品注册分类

生物制品分为治疗用生物制品和预防用生物制品，治疗和预防用生物制品注册各分为15类，如表6-3所示。

表6-3　生物制品注册分类及说明

治疗用生物制品	预防用生物制品
1. 未在国内外上市销售的生物制品	未在国内外上市销售的疫苗
2. 单克隆抗体	DNA疫苗
3. 基因治疗、体细胞治疗及其制品	已上市销售疫苗变更新的佐剂，偶合疫苗变更新的载体
4. 变态反应原制品	由非纯化或全细胞（细菌、病毒等）疫苗改为纯化或者组分疫苗
5. 由人的、动物的组织或者体液提取的，或者通过发酵制备的具有生物活性的多组分制品	采用未经国内批准的菌毒种生产的疫苗（流感疫苗、钩端螺旋体疫苗等除外）
6. 由已上市销售生物制品组成新的复方制品	已在国外上市销售但未在国内上市销售的疫苗
7. 已在国外上市销售但尚未在国内上市销售的生物制品	采用国内已上市销售的疫苗制备的结合疫苗或者联合疫苗

续表

治疗用生物制品	预防用生物制品
8. 含未经批准菌种制备的微生态制品	与已上市销售疫苗保护性抗原谱不同的重组疫苗
9. 与已上市销售制品结构不完全相同且国内外均未上市销售的制品 （包括氨基酸位点突变、缺失，因表达系统不同而产生、消除或者改变翻译后修饰，对产物进行化学修饰等）	更换其他已批准表达体系或者已批准细胞基质生产的疫苗；采用新工艺制备并且实验室研究资料证明产品安全性和有效性明显提高的疫苗
10. 与已上市销售制品制备方法不同的制品 （例如采用不同表达体系、宿主细胞等）	改变灭活剂（方法）或者脱毒剂（方法）的疫苗
11. 首次采用 DNA 重组技术制备的制品 （例如以重组技术替代合成技术、生物组织提取或者发酵技术等）	改变给药途径的疫苗
12. 国内外尚未上市销售的由非注射途径改为注射途径给药，或者由局部用药改为全身给药的制品	改变国内已上市销售疫苗的剂型，但不改变给药途径的疫苗
13. 改变已上市销售制品的剂型但不改变给药途径的生物制品	改变免疫剂量或者免疫程序的疫苗
14. 改变给药途径的生物制品 （不包括上述 12 项）	扩大使用人群（增加年龄组）的疫苗
15. 已有国家药品标准的生物制品	已有国家药品标准的疫苗

四、药品注册的申报资料

药品注册管理办法及附件对各类别新药申请注册时应提交的研究资料做出明确规定。不同注册类别（化药、中药、生物制品）有不同申报资料项目。申请注册分类不同级别的品种，按照《申报资料项目表》的要求报送资料。

（一）化学药品注册申报资料项目

1. 综述资料

（1）药品名称。

（2）证明性文件。

（3）立题目的与依据。

（4）对主要研究结果的总结及评价。

（5）药品说明书、起草说明及相关参考文献。

（6）包装、标签设计样稿。

2. 药学研究资料

（1）药学研究资料综述。

（2）原料药生产工艺的研究资料及文献资料；制剂处方及工艺的研究资料及文献资料。

（3）确证化学结构或者组分的试验资料及文献资料。

（4）质量研究工作的试验资料及文献资料。

（5）药品标准及起草说明，并提供标准品或者对照品。

（6）样品的检验报告书。

（7）原料药、辅料的来源及质量标准、检验报告书。

（8）药物稳定性研究的试验资料及文献资料。

（9）直接接触药品的包装材料和容器的选择依据及质量标准。

3. 药理毒理研究资料

（1）药理毒理研究资料综述。

（2）主要药效学试验资料及文献资料。

（3）一般药理学的试验资料及文献资料。

（4）急性毒性试验资料及文献资料。

（5）长期毒性试验资料及文献资料。

（6）过敏性（局部、全身和光敏毒性）、溶血性和局部（血管、皮肤、黏膜、肌肉等）刺激性等特殊安全性试验资料和文献资料。

（7）复方制剂中多种成分药效、毒性、药代动力学相互影响的试验资料及文献资料。

（8）致突变试验资料及文献资料。

（9）生殖毒性试验资料及文献资料。

（10）致癌试验资料及文献资料。

（11）依赖性试验资料及文献资料。

（12）非临床药代动力学试验资料及文献资料。

4. 临床试验资料

（1）国内外相关的临床试验资料综述。

（2）临床试验计划及研究方案。

（3）临床研究者手册。

（4）知情同意书样稿、伦理委员会批准件。

（5）临床试验报告。

（二）中药、天然药物申报资料项目

1. 综述资料

（1）药品名称。

（2）证明性文件。

（3）立题目的与依据。

（4）对主要研究结果的总结及评价。

（5）药品说明书样稿、起草说明及最新参考文献。

（6）包装、标签设计样稿。

2. 药学研究资料

（1）药学研究资料综述。

（2）药材来源及鉴定依据。

（3）药材生态环境、生长特征、形态描述、栽培或培植（培育）技术、产地加工和炮制方法等。

（4）药材标准草案及起草说明，并提供药品标准物质及有关资料。

（5）提供植物、矿物标本，植物标本应当包括花、果实、种子等。

（6）生产工艺的研究资料、工艺验证资料及文献资料，辅料来源及质量标准。

（7）化学成分研究的试验资料及文献资料。

（8）质量研究工作的试验资料及文献资料。

（9）药品标准草案及起草说明，并提供药品标准物质及有关资料。

（10）样品检验报告书。

（11）药物稳定性研究的试验资料及文献资料。

（12）直接接触药品的包装材料和容器的选择依据及质量标准。

3. 药理毒理研究资料

（1）药理毒理研究资料综述。

（2）主要药效学试验资料及文献资料。

（3）一般药理研究的试验资料及文献资料。

（4）急性毒性试验资料及文献资料。

（5）长期毒性试验资料及文献资料。

（6）过敏性（局部、全身和光敏毒性）、溶血性和局部（血管、皮肤、黏膜、肌肉等）刺激性、依赖性等主要与局部、全身给药相关的特殊安全性试验资料和文献资料。

（7）遗传毒性试验资料及文献资料。

（8）生殖毒性试验资料及文献资料。

（9）致癌试验资料及文献资料。

（10）动物药代动力学试验资料及文献资料。

4. 临床试验资料

（1）临床试验资料综述。

（2）临床试验计划与方案。

（3）临床研究者手册。

（4）知情同意书样稿、伦理委员会批准件。

（5）临床试验报告。

申报资料具体试验内容参见原国家食品药品监督管理局药品注册司于 2005 年 3 月 18 日发布的《关于印发中药、天然药物原料药的前处理等 12 个技术指导原则的通知》。

问题与思考

请思考，药品注册申报资料中，哪些需要试验资料，哪些可提供文献研究，哪些可不提供资料？

（三）生物制品申报资料项目的要求

生物制品包括治疗用生物制品和预防用生物制品。（内容略，详见《药品注册管理办法》附件 3）

五、药品注册的基本要求

1. 药物研究机构应当具有与试验研究项目相适应的人员、场地、设备、仪器和管理制度，并保证所有试验数据和资料的真实性；所用实验动物、试剂和原材料应当符合国家有关规定和要求。

2. 药品注册申请人应当提供充分可靠的研究数据，证明药品的安全性、有效性和质量可控性，并对全部资料的真实性负责。

3. 申请人委托其他机构进行药物研究或者进行单项试验、检测、样品的试制等的，应当与被委托方签订合同，并在申请注册时予以说明。申请人对申报资料中的药物研究数据的真实性负责。

4. 药物研究参照国家食品药品监督管理部门发布的有关技术指导原则进行，申请人采用其他评价方法和技术的，应当提交证明其科学性的资料。

5. 药品注册申报资料中有境外药物研究机构提供的药物试验研究资料的，必须附有境外药物研究机构出具的其所提供资料的项目、页码的情况说明和证明该机构已在境外合法登记的经公证的证明文件。国家食品药品监督管理部门根据审查需要组织进行现场核查。

第三节 药物的临床前研究和临床研究

药物的研究包括临床前研究和临床研究。临床研究又分为上市前Ⅰ～Ⅲ期临床试验研究、新药上市Ⅳ期临床研究及生物等效性试验。我国《药品注册管理办法》本着“安全、有效、质量可控”的原则，对药物研究和注册的整个过程做出了科学、严格的规定，规定药品注册实行“两报两批”制度，即“新药临床申请（Investigational New Drug，IND），新药生产申请（New Drug Application，NDA）”，如图6-1所示。

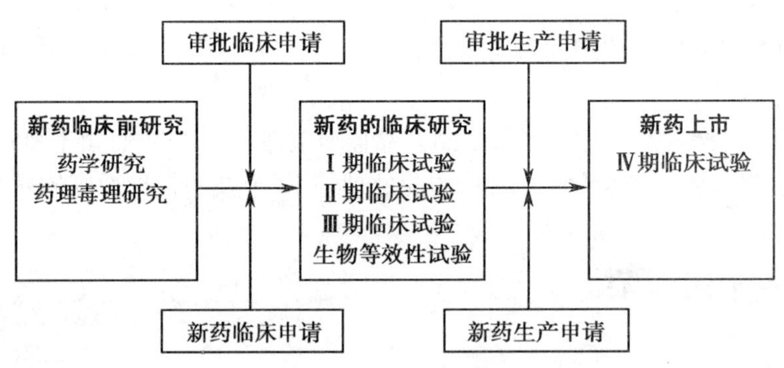

图6-1 药品注册“两报两批”制度

一、药物的临床前研究

（一）药学研究

《药品注册管理办法》第二十一条规定：“为申请药品注册而进行的药物临床前研究，包括药物的合成工艺、提取方法、理化性质及纯度、剂型选择、处方筛选、制备工艺、检验方法、质量指标、稳定性，药理、毒理、动物药代动力学等研究。中药制剂还包括原药材的来源、加工及炮制等的研究；生物制品包括菌毒种、细胞株、生物组织等起始材料的来源、质量标准、保存条件、生物学特征、遗传稳定性及免疫学的研究等。”

1. 新药的理化性质　药物的理化性质与药物的化学结构相关，影响药物在体内的代谢过程。理化性质包括：①性状，包含药物的色、味、嗅、外观等；②分子式、结构式或组分的确定；③理化常数，如溶解度、解离度、pH；④晶型、立体异构现象等。

2. 新药的工艺流程　工艺流程不仅要考虑实验室条件，更要适合工业化生产，工艺流程项目的要求包括：化学原料的规格、制备路线、反应条件、生产工艺、精制方法，制剂的处方、工艺条件和制备过程。改变生产工艺时，必须重新报批，并提供确切的理由和实验数据。

3. 新药的剂型研究　选择新药剂型应依据药物本身的理化性质和药物的临床用途，经过处方筛选，工艺考察，选择合理的处方和合适的工艺来考虑药物的给药途径和产品剂型。新药的剂型包括片剂、胶囊剂、口服液、注射剂、滴丸剂、气雾剂等。

4. 新药的质量标准研究　建立一个合适的质量标准，使药品达到“质量可控”的要求。药品标准应结合实验研究和生产实际制定，药品的质量标准（原料药、制剂）主要包括名称：性状、鉴别、检查、含量测定、检验用对照品等内容。

5. 新药的稳定性研究　药物的的稳定性直接影响药物有效期的确定，受到处方、工艺以及贮存条件的影响，稳定性试验包括影响因素试验、加速试验和长期试验。

（二）药理毒理研究

1. 新药的药理学研究

（1）药效学研究：新药的药效学研究是指对该新药基本药理作用的观测，以及对其作用机理的探讨、研究。主要药效研究是指主要研究药物对机体（病原体）的作用，以阐明药物的治疗作用和构效关系。其目的是为药物的临床适应证提供依据。

（2）一般药理研究：利用产生主要药效作用的剂量与给药途径，对清醒或麻醉动物进行神经系统、心血管系统、呼吸系统的药理研究；以确定药物是否对这些系统有损伤，确定不良反应；为新药临床试验提供安全方面的依据。

（3）药动学研究：主要研究机体（病原体）对药物的反作用，即药物在体内的量变规律，包括机体对药物的吸收速率、吸收程度，药物在体内重要器官的分布、维持情况以及代谢、排泄的速率和程度等。

2. 新药的毒理学研究

（1）急性毒性试验：观察一次给药后动物所产生的毒性反应，并测定其半数致死量（median lethal dose，LD50）。

（2）长期毒性试验：观察动物因连续用药而产生的毒性反应、中毒时首先出现的症状及停药后组织和功能损害的发展和恢复情况。

（3）局部用药的毒性试验：局部用药包括呼吸道吸入药，以及黏膜、皮肤用药等。局部用药应先进行局部吸收试验，根据用药方法，对用药部位要进行局部刺激性试验，用肉眼观察及组织切片的镜检，测试刺激性反应（即炎症）的发展和恢复情况。

（4）特殊毒理研究：包括①致突变试验；②生殖毒性试验；③致癌试验。

（5）药物依赖性试验：需要做依赖性试验的药物主要包括：①与已知人体对其有依赖性作

用的药物的化学结构有关的新药；②作用于中枢神经系统的新药如镇痛药、抑制药、兴奋药。

二、药物的临床研究

（一）药物的临床研究

药物的临床研究包括药物的临床试验和生物等效性试验。

药物的临床试验指任何在人体（患者或健康志愿者）进行药物系统性研究，以证实或揭示试验药物的作用、不良反应及（或）试验药物的吸收、分布、代谢和排泄，目的是确定试验药物的疗效与安全性。

生物等效性试验，是指用生物利用度研究的方法，以药代动力学参数为指标，比较同一种药物的相同或者不同剂型的制剂，在相同的试验条件下，其活性成分吸收程度和速度有无统计学差异的人体试验。已有国家标准的固体制剂或改剂型的固体制剂，需要进行生物等效性试验。生物利用度试验的病例数为18～24例（健康志愿者）。

（二）药物临床试验的分期

药物临床试验分为Ⅰ、Ⅱ、Ⅲ、Ⅳ期进行。

1. Ⅰ期临床试验

（1）新药初步的临床药理学及人体安全性评价试验。

（2）其目的是观察人体对于新药的耐受程度和药代动力学，为制定给药方案提供依据。

（3）病例数：各类新药临床试验的最低病例数为20～30例（健康志愿者）。

2. Ⅱ期临床试验

（1）新药治疗作用初步评价阶段。

（2）其目的是初步评价药物对目标适应证患者的治疗作用和安全性，也包括为Ⅲ期临床试验研究设计和给药剂量方案的确定提供依据。此阶段的研究设计可以根据具体的研究目的，采用多种形式，包括随机盲法对照临床试验。

（3）病例数：各类新药临床试验（除预防用生物制品）最低病例数（试验组）为100例；预防用生物制品最低病例数（试验组）为300例；根据具体情况还应设对照组病例数。

3. Ⅲ期临床试验

（1）新药治疗作用确证阶段。

（2）目的是进一步验证药物对目标适应证患者的治疗作用和安全性，评价利益与风险关系，最终为药物注册申请获得批准提供充分的依据。

（3）病例数：各类新药临床试验（除预防用生物制品）最低病例数（试验组）为300例；预防用生物制品最低病例数（试验组）为500例。

临床试验一般应为具有足够样本量的随机盲法对照试验。

4. Ⅳ期临床试验

（1）新药上市后由申请人自主进行的应用研究阶段。

（2）目的是考察在广泛使用条件下药物的疗效和不良反应，评价在普通或者特殊人群中使用的利益与风险关系以及改进给药剂量等。

（3）中药、天然药物、化学药最低病例数为2000例，不设对照组。

（三）药物临床试验的要求

1. 设计临床试验方案　进行药物临床试验，须从具有药物临床试验资格的机构中选择承担临床试验的机构。进行药物临床试验的申请人应当与选定的临床试验单位签订临床试验合同，并与研究者共同设计和完善临床试验方案。临床试验方案应当提请临床试验机构伦理委员会审查。

2. 临床试验用药物

（1）临床试验用药物由拟进行药物临床试验的申请人免费提供临床用药物和对照用药品（Ⅳ期临床除外）。

（2）临床试验用药物应当在符合 GMP 的车间严格按照 GMP 要求制备的药品。申请人应对临床试验用药物的质量负责。

（3）研究者不得把试验用药物转用于任何非临床试验参加者。临床试验用药物不得销售。

3. 药物临床试验的实施与完成

（1）药物临床试验被批准后应当在 3 年内实施，逾期作废，应当重新申请。

（2）完成每期临床试验后，应当向国家和有关省级食品药品监督管理部门提交临床试验和统计分析报告。完成Ⅳ期临床试验后，还应向国家食品药品监督管理部门提交总结报告。

临床试验超过 1 年的，申请人应当每年提交临床试验进展报告。

4. 获得知情同意书与保障受试者安全

（1）参加临床试验的单位和研究人员应当获得由受试者或者其法定代表人自愿签署的知情同意书，真实、准确、完整、及时、合法地做好临床试验记录。

（2）承担临床试验的单位和研究者有义务采取必要的措施，保障受试者的安全。应当密切注意药物不良事件的发生，及时处理，并记录在案。一旦发生严重不良事件，应当在 24 小时内报告有关省级食品药品监督管理部门和国家食品药品监督管理部门及申请人，并及时报告伦理委员会。

对于临床试验期间发生诸如未经伦理委员会审查，不能有效保护受试者安全等严重情形者，国家食品药品监督管理部门可以责令申请人修改临床试验方案、暂停或终止临床试验。

临床试验中出现大范围、非预期的药物不良反应或者严重不良事件，或者有证据证明临床试验用药物存在严重质量问题时，国家食品药品监督管理部门或者省级食品药品监督管理部门可以采取紧急控制措施，责令暂停或者终止临床试验。

5. 境外申请人在中国进行国际多中心药物临床试验

（1）临床试验用药物应当是已在境外注册的药品或者已进入Ⅱ期或者Ⅲ期临床试验的药物。

（2）国家食品药品监督管理部门可以根据需要，要求申请人在中国首先进行Ⅰ期临床试验。

（3）在中国进行临床试验时，该药物发生在任何国家的严重不良反应和非预期不良反应，申请人都应按照规定及时报告国家食品药品监督管理部门。

（4）临床试验结束后，申请人应当将完整的临床试验报告报送国家食品药品监督管理部门。

（5）国际多中心药物临床试验取得的数据，用于在中国进行药品注册申请的，必须符合《药品注册管理办法》的规定，并同时提交国际多中心药物临床试验的全部研究资料。

（四）药物临床试验的审批

药物的临床试验（包括生物等效性试验），必须经过国家食品药品监督管理部门批准，且必须执行《药物临床试验质量管理规范》。药物临床试验批准后，申请人应当从具有药物临床试验资格的机构中选择承担药物临床试验的机构。

药品监督管理部门应当对批准的临床试验进行监督检查。

三、GLP和GCP

为了确保新药的安全性，并和国际上的新药管理接轨，国家依法推进《药物非临床研究质量管理规范》（Good Laboratory Practice for Non-clinical Laboratory，GLP）和《药物临床试验质量管理规范》（Good Clinical Practice，GCP），以推动我国新药研究与开发走向规范化、科学化、国际化。

（一）《药物非临床研究质量管理规范》

1. 国内外实施GLP现状及其重要意义　自20世纪60年代发生“反应停”等多起药害事件以后，人们逐渐认识到，药物毒性试验的质量是保证新药安全性的关键。世界各国都广泛开展药物毒理学研究。美国FDA在对新药临床前毒性试验情况全面调查的基础上，美国国会于1979年通过了GLP。新药临床前毒性试验研究必须在经过由FDA认证的GLP实验机构进行，并规定FDA负责对毒性试验研究机构进行认证，否则不予受理。此后，北欧、西欧、日本及联合国的经济合作与发展组织（Organization for Economic Cooperation and Development，OECD），先后制定了该国或该组织的GLP规范，其内容基本一致。GLP逐渐成为国与国之间相互认可新药的一种规范，同时也成为少数实力较强国家垄断新药研究开发的手段和体系。

我国自1994年1月1日起开始施行由原国家科委制定的《药品非临床研究质量管理规定（试行）》。并于1994年，在军事医学科学院药物毒物研究所、上海医药工业研究院、原卫生部药品生物制品研究所3个单位筹建GLP中心。2003年我国组建国家食品药品监督管理局以后，于同年9月1日起施行修订后的《药物非临床研究质量管理规范》。

2. 我国GLP的主要内容　我国现行GLP共九章45条。

第一章总则。明确了我国制定GLP的目的、依据和适用范围。

第二章组织机构和人员。要求非临床安全性评价研究机构应：①建立完善的组织管理体系；②配备机构相适应的符合条件的各类人员；③明确了各类人员的职责。

第三章实验设施。规定了非临床安全性评价研究机构应具备与研究任务相适应的不同实验设施。

第四章仪器设备和实验材料。要求该研究机构应：①配备相应的仪器设备，并有完善的管理制度，确保其性能稳定可靠；②对实验用的供试品和对照品的管理作了具体明确的要求；③对实验室的试剂、溶液甚至实验动物的饲料、饮水以及饲养室内消毒等管理等都作了要求。

第五章标准操作规程。明确了16项需要制定标准操作规程的项目及其相应的管理。

第六章研究工作的实施。对研究方案的主要内容、实施以及研究工作结束后总结报告的主要内容等都作了详细具体的规定。

第七章资料档案。要求在研究工作结束后，专题负责人按标准操作规程的要求，将有关材料、物件等整理存档，并按要求进行管理。

第八章监督检查。明确了国家食品药品监督管理部门负责组织实施对非临床安全性评价研究机构的监督检查。

第九章附则。明确了该规范所用术语的定义、解释权以及施行期为2003年9月1日。

3. GLP所用术语的定义

（1）非临床研究：系指为评价药物安全性，在实验室条件下，用实验系统进行的各种毒性试验，包括单次给药的毒性试验、反复给药的毒性试验、生殖毒性试验、遗传毒性试验、致癌试验、局部毒性试验、免疫原性试验、依赖性试验、毒代动力学试验及与评价药物安全性有关的其他试验。

（2）非临床安全性评价研究机构：系指从事药物非临床研究的实验室。

（3）委托单位：系指委托非临床安全性评价研究机构进行非临床研究的单位。

4. GLP认证管理

国家食品药品监督管理部门负责GLP认证工作，并修订《药物非临床研究质量管理规范认证管理办法》，对已通过GLP认证的药物非临床研究机构进行复检。

GLP认证程序包括：报送申请资料、现场检查通知、现场检查。其中现场检查具体包括：首次会议、现场检查与取证、综合评定、末次会议。

（二）《药物临床试验质量管理规范》

GCP是新药研究开发中所推行的一系列标准化管理规范之一，是国际公认的临床试验的标准。以人体为对象的临床试验均应以此标准进行设计、实施、试验以及总结报告，以确保其在科学与伦理道德两个方面都合格。GCP是临床试验全过程的标准规定，包括方案设计、组织、实施、监查、稽查、记录、分析总结和报告，以保证临床试验过程的规范，结果科学、可靠，保护受试者的权益并保障其安全。

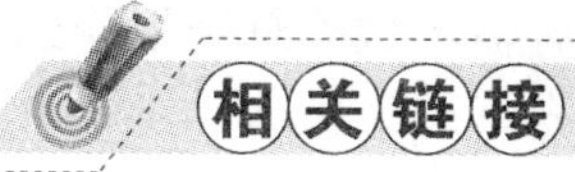

GCP的由来和发展

20世纪60年代的“反应停事件”使得人们对必须加强新药临床试验管理有了进一步的认识，同时也促使各国政府开始重视对新药临床试验的法规管理。1964年芬兰赫尔辛基第18届世界医学大会（World Medical Assembly，WMA）上，关于指导医生进行人体生物医学研究的建议，即赫尔辛基宣言，被大会采纳，后来于1975年在日本东京举行的第29届世界医学大会上正式通过，此后又于1983年、1989年和1996年分别经第35、41和48届世界医学大会修订。

世界医学大会发表赫尔辛基宣言，对以人体作为生物医学研究的医务人员，提出了伦理和科学标准方面的要求。赫尔辛基宣言引起世界广泛注意，1975年WHO发表了《评价人用药物的指导原则》，同年《Clinical Pharmacology》杂志发表了“人体实验中伦理道德的考虑”，对人体试验中道德标准提出了要求。在美国1981年7月首先实施了临床研究者指导原则，规定了对受试者利益的保护，后来经过多次修改，逐渐形成了美国的GCP。日本于1989年10月颁布了《药品临床试验规范》，对经批准进入临床研究的新药（investigational new drugs）的临床研究做出了全面明确的法律性规定。北欧国家、欧共体国家、澳大利亚、法国、加拿大、韩国等国也先后制定颁布了GCP。

我国对 GCP 的了解、研究始于 1986 年，并于 1998 年 3 月由原卫生部颁布了《药品临床试验质量管理规范》（试行）。2003 年国家食品药品监督管理局组建以后，将该《规范》进一步修订为《药物临床试验质量管理规范》，并自 2003 年 9 月 1 日起施行。

1. 我国 GCP 的主要内容　我国的《药物临床试验质量管理规范》共十三章 70 条，并有 2 个附录。

第一章总则。明确了制定该规范的目的、依据和该规范的适应范围以及包括的内容。要求所有以人为对象的研究必须符合《世界医学大会赫尔辛基宣言》，做到公正、尊重人格，力求使受试者最大程度受益和尽可能避免伤害。

第二章临床试验前的准备与必要条件。明确规定进行药物临床试验必须有充分的科学依据，并对临床试验用药品的提供、所提供资料的要求和开展临床试验机构应具备的设施与条件等作了要求。

第三章受试者的权益保障。规定：①在药物临床试验过程中，必须将受试者的权益、安全和健康放在高于科学和社会利益的考虑，对受试者的个人权益，通过伦理委员会与知情同意书给予充分的保障；②对伦理委员会的组成、工作程序都作了要求；③对知情同意书的获得和作用等都有具体要求。

第四章试验方案。要求在临床试验开始前，应制定临床试验方案。同时，对临床试验方案包括的 23 项内容作了明确规定。

第五章研究者的职责。规定了负责临床试验的研究者应具备的条件、职责和工作程序。

第六章申办者的职责。对申办者的职责作了明确规定。

第七章监察员的职责。明确了监察的目的和监察员应具备的素质以及监察员的职责。

第八章记录与报告。对病历报告表的记录作了规范化的要求，对临床试验总结报告的内容和临床试验资料的保存年限作了规定。

第九章数据管理与统计分析。对临床试验的统计分析的方法、人员、工作过程与数据处理都作了规范化规定。

第十章试验用药品的管理。对试验用药品的使用、试验记录内容以及管理都作了明确规定。比如：临床试验用药品不得销售，试验用药品的使用由研究者负责，研究者不得把试验用药品转交任何非临床试验参加者等。

第十一章质量保证。规定了申办者及研究者均应履行各自职责，临床试验中所有观察结果和发现都应加以核实，以保证数据完整、准确、真实、可靠。

第十二章多中心试验。对多中心试验的概念作了解释，并列出了多中心试验在计划和组织实施中应该考虑的诸项问题。

第十三章附则。明确了该规范所用术语的含义、解释权以及施行日期为 2003 年 9 月 1 日。

2. GCP 所用术语的含义

（1）临床试验（clinical trial）：指任何在人体（患者或健康志愿者）进行药物的系统性研究，以证实或揭示试验药物的作用、不良反应及（或）试验药物的吸收、分布、代谢和排泄，目的是确定试验药物的疗效与安全性。

（2）研究者手册（Investigator's Brochure）：是有关试验药物在进行人体研究时已有的临床与非临床研究资料。

（3）知情同意书（informed consent form）：是每位受试者表示自愿参加某一试验的文件证明。研究者需向受试者说明试验性质、试验目的、可能的受益和风险、可供选用的其他治疗方法以及符合《赫尔辛基宣言》规定的受试者的权利和义务等，使受试者充分了解后表达其同意。

（4）伦理委员会（Ethics Committee）：由医学专业人员、法律专家及非医务人员组成的独立组织，其职责为核查临床试验方案及附件是否合乎道德，并为之提供公众保证，确保受试者的安全、健康和权益受到保护。该委员会的组成和一切活动不应受临床试验组织和实施者的干扰或影响。

（5）标准操作规程（Standard Operating Procedure，SOP）：为有效地实施和完成某一临床试验中每项工作所拟订的标准和详细的书面规程。

（6）设盲（blinding/masking）：临床试验中使一方或多方不知道受试者治疗分配的程序。单盲指受试者不知，双盲指受试者、研究者、监察员或数据分析者均不知。

3. 药物临床试验机构资格认证　药物临床试验机构资格认证是指资格认定管理部门依照法定要求对申请承担药物临床试验的医疗机构所具备的药物临床试验条件，药物临床试验机构的组织管理、研究人员、设备设施、管理制度、标准操作规程等进行系统评价，做出其是否具有承担药物临床试验资格决定的过程。

药物临床试验机构资格认定的程序包括：认定申请和初审、形式审查、受理审查、现场检查、认证批准等。

第四节　药品的申报与审批程序

一、药品的申报与审批

（一）新药申报与审批

我国的新药注册申请与审批，分为临床试验申报审批和生产上市申报审批两个阶段（简称两报两批）。两次申报与审批均由省级食品药品监督管理部门受理，最终由国家食品药品监督管理部门审批。

1. 新药申报和审批的有关要求

（1）资料规范真实：申请新药注册所报送的资料应当完整、规范，数据必须真实、可靠。外文资料应当按照要求提供中文译本。

（2）特殊审批：国家食品药品监督管理部门对下列新药申请可以实行特殊审批：①未在国内上市销售的来源于从植物、动物、矿物等物质中提取的有效成分及其制剂，新发现的药材及其制剂；②未在国内外获准上市的化学原料药及其制剂、生物制品；③治疗艾滋病病毒、恶性肿瘤、罕见病等疾病具有明显临床治疗优势的新药；④治疗尚无有效治疗手段的疾病的新药。

（3）新药申请注册和生产均不得重复申请：多个单位联合研制的新药，应当由其中的1个单位申请注册，其他的单位不得重复申请。需要联合申请注册的，应当共同署名作为该新药的申请人。新药申请批准后每个品种只能由1个单位生产，同一品种的不同规格不得分由不同单位生产。

（4）对上市药品改变剂型但不改变给药途径，以及增加新适应证的注册申请，应当由具备生产条件的企业提出，靶向制剂、缓释、控释制剂等特殊剂型除外。

（5）在新药审批期间，新药的注册分类和技术要求不因相同活性成分的制剂在国外获准上市而发生变化。其注册分类和技术要求不因国内药品生产企业申报的相同活性成分的制剂在我国获准上市而发生变化。

（6）药品注册申报资料应当一次性提交，药品注册申请受理后不得自行补充新的技术资料；进入特殊审批程序的注册申请或者涉及药品安全性的新发现，以及按要求补充资料的除外。申请人认为必须补充新的技术资料的，应当撤回其药品注册申请。申请人重新申报的，应当符合本办法有关规定且尚无同品种进入新药监测期。

2. 新药临床试验的申报和审批　新药的临床试验是在新药临床前研究的基础上，将该新药用于人体进行的研究阶段。所以，临床试验工作必须慎重、严格，要经过国家食品药品监督管理部门审核批准，其程序如图6-2所示。

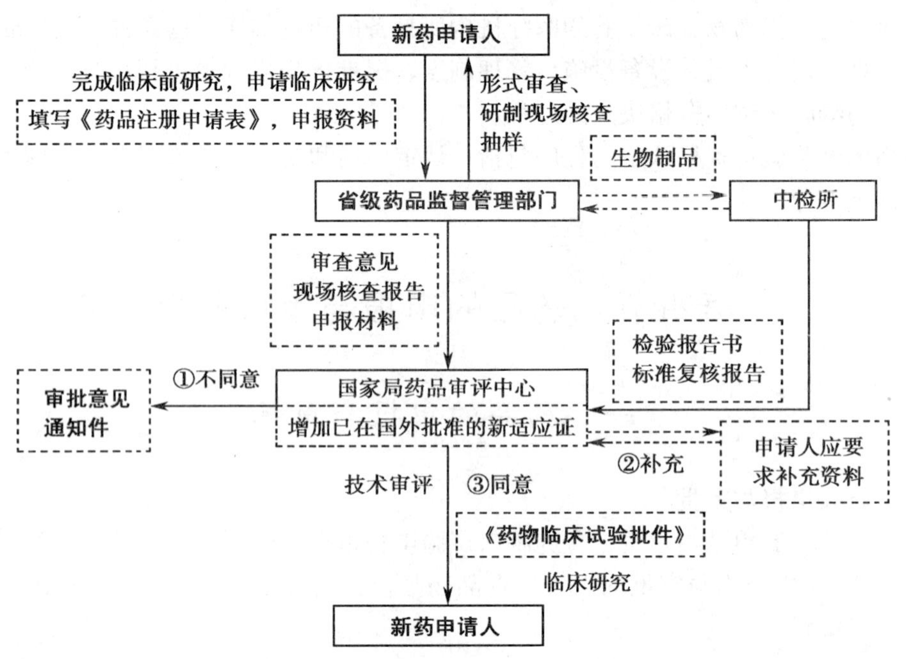

图6-2　新药临床研究申报审批程序

（1）申请人完成临床前研究后，填写《药品注册申请表》，向所在地省级食品药品监督管理局如实报送有关资料。

（2）省、自治区、直辖市食品药品监督管理部门应当自受理申请之日起5日内对申报资料进行形式审查，符合要求的，出具药品注册申请受理通知书；不符合要求的，出具药品注册申请不予受理通知书，并说明理由。

（3）省、自治区、直辖市食品药品监督管理部门应当自受理申请之日起30日内组织对药物研制情况及原始资料进行现场核查，对申报资料进行初步审查，提出审查意见，并将审查意见、核查报告、申报资料交国家食品药品监督管理部门药品审评中心（以下简称药品审评中心），并通知申请人。

申请注册的药品属于生物制品的，还需抽取3个生产批号的检验用样品送中监所进行样品注册检验，其他类药品抽取1个生产批号的检验用样品，并向所在地省级药品检验所发出药品注册检验通知。

（4）药品检验所在30日内完成对抽取的样品进行检验，在60日内完成对申报的药品标准复核，并将药品注册检验报告和复核意见报送到药品审评中心，并抄送申请人。

（5）药品审评中心收到申报资料后，应在90日（特殊药品80日）内完成对申报资料进行技术审评，必要时可以要求申请人补充资料，并说明理由（在四个月内补充完整）。完成技术审评后，提出技术审评意见，连同有关资料报送国家食品药品监督管理部门。

（6）国家食品药品监督管理部门20内作出审批决定。符合规定的，发给《药物临床试验批件》；不符合规定的，发给《审批意见通知件》，并说明理由。

3. 新药上市生产的申报与审批

（1）申请人完成药物临床试验后，应当填写《药品注册申请表》，向所在地省、自治区、直辖市食品药品监督管理部门报送申请生产的申报资料，并同时向中国药品生物制品检定所报送制备标准品的原材料及有关标准物质的研究资料，其程序如图6-3所示。

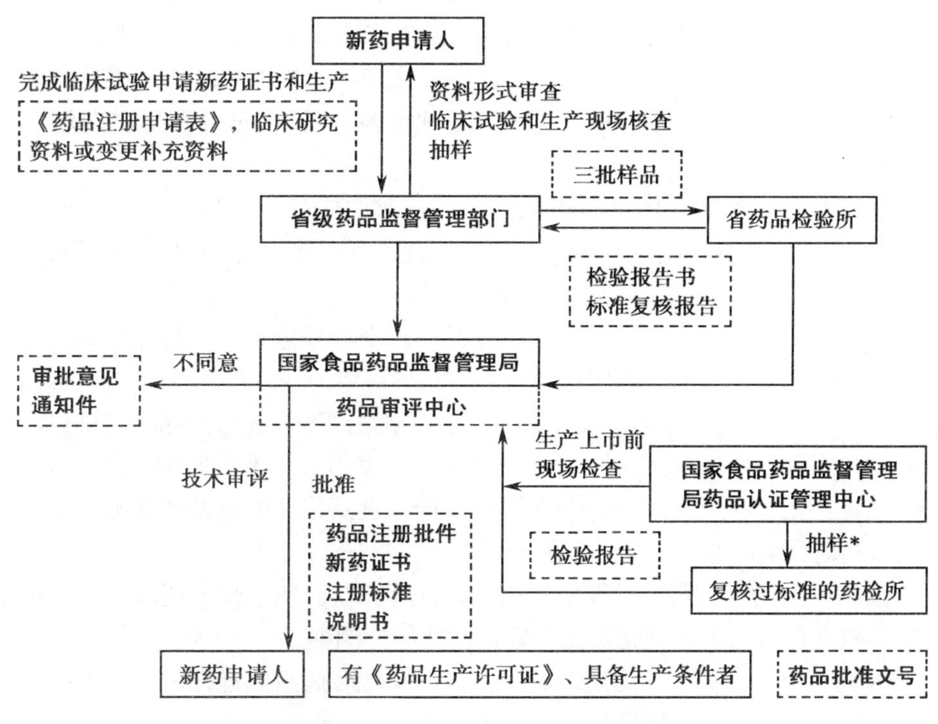

图6-3 新药生产上市申报审批

（2）省、自治区、直辖市食品药品监督管理部门应当在5日内对申报资料进行形式审查，符合要求的，出具药品注册申请受理通知书；不符合要求的，出具药品注册申请不予受理通知书，并说明理由。

（3）省、自治区、直辖市食品药品监督管理部门应当自受理申请之日起30日内组织对临床试验情况及有关原始资料进行现场核查，对申报资料进行初步审查，提出审查意见。除生物制品外的其他药品，还需抽取3批样品，向药品检验所发出标准复核的通知。

省、自治区、直辖市食品药品监督管理部门应当在规定的时限内将审查意见、核查报告及申报资料送交药品审评中心，并通知申请人。

（4）药品检验所应对申报的药品标准进行复核，并在90日内将复核意见送交药品审评中心，同时抄送通知其复核的省、自治区、直辖市药品监督管理部门和申请人。

（5）药品审评中心收到申报资料后，应当在150天内完成对申报资料审评，必要时可以要求申请人补充资料，并说明理由。

（6）经审评符合规定的，药品审评中心，①通知申请人申请生产现场检查；②告知药品认证管理中心。经审评不符合规定的，药品审评中心将审评意见和有关资料报送国家食品药品监督管理部门，国家食品药品监督管理部门依据技术审评意见20日内作出不予批准的决定，发给《审批意见通知件》，并说明理由。

（7）申请人应当自收到生产现场检查通知之日起6个月内向国家食品药品监督管理部门药品认证管理中心提出现场检查的申请。

（8）国家食品药品监督管理部门药品认证管理中心在收到生产现场检查的申请后，①应当在30日内组织对样品批量生产过程等进行现场检查；②确认核定的生产工艺的可行性。③同时抽取1批样品（生物制品抽取3批样品），样品应当在取得《药品生产质量管理规范》认证证书的车间生产；新开办药品生产企业、药品生产企业新建药品生产车间或者新增生产剂型的，其样品生产过程应当符合《药品生产质量管理规范》的要求。④将抽取的样品送到对该药品标准复核的药品检验所检验。⑤在完成现场检查后10日内将生产现场检查报告送交药品审评中心。

（9）药品检验所应当依据核定的药品标准对抽取的样品进行检验，并在30天内完成，将样品检验报告送交药品审评中心，同时抄送相关省、自治区、直辖市食品药品监督管理部门和申请人。

（10）药品审评中心依据技术审评意见、样品生产现场检查报告和样品检验结果，形成综合意见，连同有关资料报送国家食品药品监督管理部门。国家食品药品监督管理部门依据综合意见，作出审批决定。符合规定的，发给新药证书，申请人已持有《药品生产许可证》并具备生产条件的，同时发给药品批准文号；不符合规定的，发给《审批意见通知件》，并说明理由。

4. 新药监测期的管理　为了保护公众健康，国家食品药品监督管理部门对批准生产的新药可以设立监测期，继续监测该新药的安全性。

（1）新药的监测期：新药自批准生产之日起计算，监测期最长不超过5年。根据新药现有的安全性研究资料和境内外研究状况，确定新药的监测期。

（2）监测期新药的保护：监测期内的新药，国家食品药品监督管理部门不批准其他企业生产和进口；新药进入监测期之日起，国家食品药品监督管理部门不再受理其他申请人同品种的注册申请。

（3）监测期新药的管理：监测期内的新药，药品生产企业应当经常考察新药的生产工艺、质量、稳定性、疗效及不良反应等情况，每年向所在地省级食品药品监督管理局报告。

（4）设立监测期的新药从批准之日起2年内未组织生产的，国家食品药品监督管理部门可以批准其他药品生产企业生产该新药，并继续进行监测。

（二）仿制药的申报与审批

1. 对药品生产企业的要求　申请已有国家标准药品的生产企业，应当持有《药品生产许可证》和GMP认证证书。所申请的药品应当与上述文件中载明的生产范围和认证范围一致。

2. 仿制药的要求 仿制药应当与被仿制药具有同样的活性成分、给药途径、剂型、规格和相同的治疗作用。已有多家企业生产的品种，应当参照有关技术指导原则选择被仿制药进行对照研究。

3. 仿制药的申报与审批

（1）申请仿制药注册，应当填写《药品注册申请表》，向所在地省、自治区、直辖市食品药品监督管理部门报送有关资料和生产现场检查申请，其程序如图6-4所示。

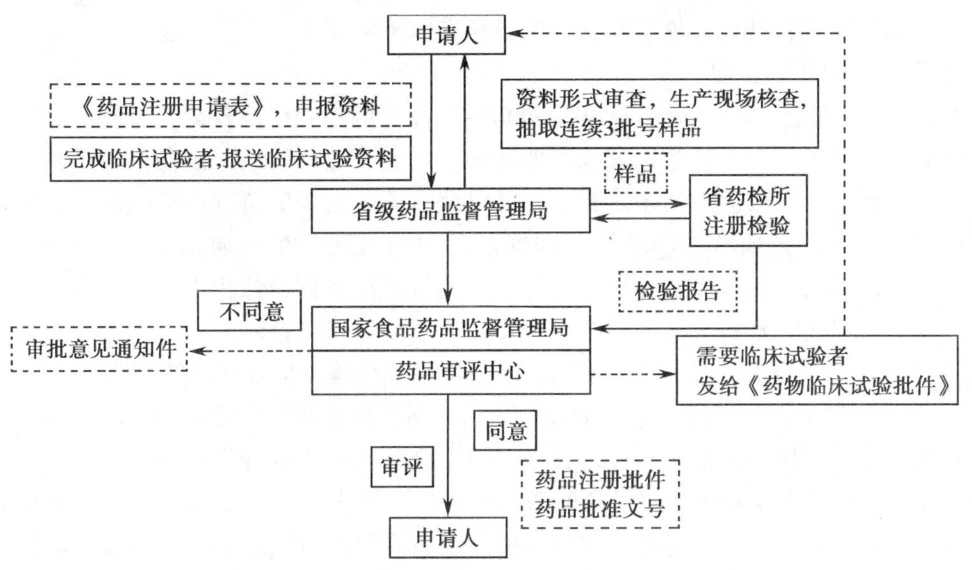

图6-4 仿制药的申报与审批程序

（2）省、自治区、直辖市食品药品监督管理部门对申报资料进行形式审查，符合要求的，出具药品注册申请受理通知书；不符合要求的，出具药品注册申请不予受理通知书，并说明理由。已申请中药品种保护的，自中药品种保护申请受理之日起至作出行政决定期间，暂停受理同品种的仿制药申请。

（3）省、自治区、直辖市食品药品监督管理部门应当自受理申请之日起5日内组织对研制情况和原始资料进行现场核查，并应当根据申请人提供的生产工艺和质量标准组织进行生产现场检查，现场抽取连续生产的3批样品，送到所在省级药品检验所检验。

（4）省、自治区、直辖市食品药品监督管理部门应当在规定的时限内对申报资料进行审查，提出审查意见。符合规定的，将审查意见、核查报告、生产现场检查报告及申报资料送交药品审评中心，同时通知申请人；不符合规定的，发给《审批意见通知件》，并说明理由，同时通知药品检验所停止该药品的注册检验。

（5）药品检验所应当对抽取的样品进行检验，并在规定的时间内将药品注册检验报告送交药品审评中心，同时抄送通知其检验的省、自治区、直辖市药品监督管理部门和申请人。

（6）药品审评中心应当在规定的时间内组织药学、医学及其他技术人员对审查意见和申报资料进行审核，必要时可以要求申请人补充资料，并说明理由。

（7）药品审评中心依据技术审评意见、样品生产现场检查报告和样品检验结果，形成综合意见，连同相关资料报送国家食品药品监督管理部门，国家食品药品监督管理部门依据综合意见，做出审批决定。符合规定的，发给药品批准文号或者《药物临床试验批件》；不符合规定的，发给《审批意见通知件》，并说明理由。

（8）申请人完成临床试验后，应当向药品审评中心报送临床试验资料。国家食品药品监督管理部门依据技术意见，发给药品批准文号或者《审批意见通知件》。

（9）已确认存在安全性问题的上市药品，国家食品药品监督管理部门可以决定暂停受理和审批其仿制药申请。

（三）进口药品的申报与审批

进口药品的审批管理包括进口药品的注册和进口药品分包装的注册管理。

1. 进口药品的注册管理

（1）对进口药品的申报要求：①申请进口的药品，应当获得境外制药厂商所在生产国家或者地区的上市许可。未在生产国家或者地区获得上市许可，但经国家食品药品监督管理部门确认该药品安全、有效而且临床需要的，可以批准进口。②申请进口的药品，其生产应当符合所在国家或者地区药品生产质量管理规范及中国《药品生产质量管理规范》的要求。③申请进口药品制剂，必须提供直接接触药品的包装材料和容器合法来源的证明文件、用于生产该制剂的原料药和辅料合法来源的证明文件。原料药和辅料尚未取得国家食品药品监督管理部门批准的，应当报送有关生产工艺、质量指标和检验方法等规范的研究资料。

（2）进口药品申报与审批：①申请进口药品注册，应当填写《药品注册申请表》，报送有关资料和样品，提供相关证明文件，直接向国家食品药品监督管理部门提出申请，其程序如图 6-5 所示；②国家食品药品监督管理部门对申报资料进行形式审查。符合要求的，出具药品注册申请受理通知书，并通知中国药品生物制品检定所组织对 3 个生产批号的样品进行注册检验；不符合要求的，出具药品注册申请不予受理通知书，并说明理由。国家食品药品监督管理部门可以组织对其研制和生产情况进行现场检查，并抽取样品。③中国药品生物制品检定所收到资料和样品后，应当在 5 日内组织进行注册检验。④承担进口药品注册检验的药品检验所在收到资料、样品和有关标准物质后，应当在 60 日内完成注册检验并将药品注册检验报告报送中国药品生物制品检定所。特殊药品和疫苗类制品的样品检验和药品标准复核应当在 90 日内完成。⑤中国药品生物制品检定所接到药品注册检验报告和已经复核的进口药品标准后，应当在 20 日内组织专家进行技术审查，必要时可以根据审查意见进行再复核。⑥中国药品生物制品检定所完成进口药品注册检验后，应当将复核的药品标准、药品注册检验报告和复核意见送交药品审评中心，并抄送申请人。⑦药品审评中心应当在规定的时间内组织药学、医学及其他技术人员对申报资料进行审评，必要时可以要求申请人补充资料，并说明理由。⑧药品审评中心依据技术审评意见和样品检验结果等，形成综合意见，连同相关资料报送国家食品药品监督管理部门，国家食品药品监督管理部门依据综合意见，做出审批决定。符合规定的，发给《药物临床试验批件》；不符合规定的，发给《审批意见通知件》，并说明理由。⑨临床试验获得批准后，申请人应当按照本办法第三章及有关要求进行试验。临床试验结束后，申请人应当填写《药品注册申请表》，按照规定报送临床试验资料及其他变更和补充的资料，并详细说明依据和理由，提供相关证明文件。⑩药品审评中心应当在规定的时间内组织药学、医学及其他技术人员对报送的临床试验等资料进行全面审评，必要时可以要求申请人补充资料，并说明理由。⑪国家食品药品监督管理部门依据综合意见，做出审批决定。符合规定的，发给《进口药品注册证》。中国香港、澳门和台湾地区的制药厂商申请注册的药品，参照进口药品注册申请的程序办理，符合要求的，发给《医药产品注册证》；不符合要求的，发给《审批意见通知件》，并说明理由。

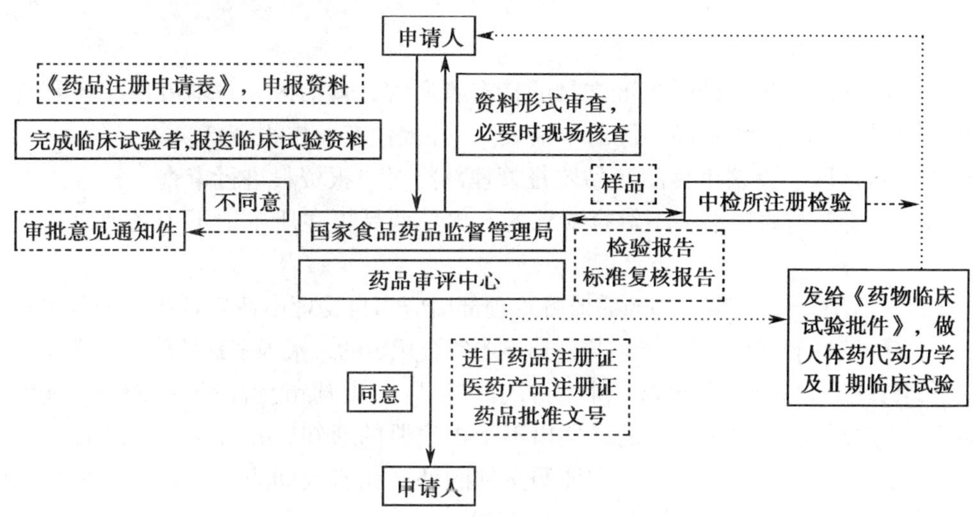

图 6-5　进口药品的申批和审批程序

2. 进口药品分装的注册管理　进口药品分包装，是指药品已在境外完成最终制剂生产过程，在境内由大包装规格改为小包装规格，或者对已完成内包装的药品进行外包装、放置说明书、粘贴标签等。

（四）补充申请的申报与审批

申请人应当填写《药品补充申请表》，向所在地省级食品药品监督管理部门报送有关资料和说明。进口药品的补充申请，提交生产国家或者地区药品管理机构批准变更的文件。

变更研制新药、生产药品和进口药品已获批准证明文件及其附件中载明事项的，改变国内药品生产企业名称、改变国内生产药品的有效期、国内药品生产企业内部改变药品生产场地等，变更药品包装标签、生产技术转让、变更可能影响产品质量处方和生产工艺等均可提出补充申请。

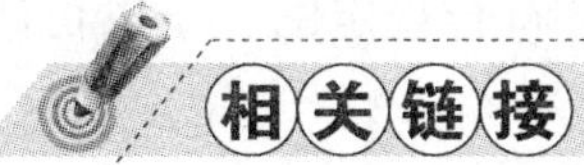

药品包装修改案例

某药业股份有限公司生产的蒲地蓝消炎片，注册商标“三抗”。此药品标准规定的功能主治为“清热解毒，抗炎消肿”，该药业在外包装上将注册商标“三抗”注明为“抗细菌，抗病毒，抗炎症”于显著位置，企业认为该包装已经在所在地省局备案，是经过国家批准的，包装没有任何问题。

1. 药品生产企业在修改包装标签时，适应证或功能主治项目的修改的审批权在哪里？

2. 药品生产企业修改说明书，增加新适应证的药品注册哪个程序申报？

（五）药品再注册

国家食品药品监督管理部门核发的药品批准文号、《进口药品注册证》或者《医药产品注册证》的有效期为5年。有效期届满，需要继续生产或者进口的，申请人应当在有效期届满前6个月申请再注册。

1. 药品再注册的申请和审批程序

（1）药品再注册申请由药品批准文号的持有者向省、自治区、直辖市食品药品监督管理部门提出，按照规定填写《药品再注册申请表》，并提供有关申报资料。

（2）省、自治区、直辖市食品药品监督管理部门对申报资料进行审查，符合要求的，出具药品再注册申请受理通知书；不符合要求的，出具药品再注册申请不予受理通知书，并说明理由。

（3）省、自治区、直辖市食品药品监督管理部门应当自受理申请之日起6个月内对药品再注册申请进行审查，符合规定的，予以再注册；不符合规定的，报国家食品药品监督管理部门。

（4）国家食品药品监督管理部门收到省、自治区、直辖市食品药品监督管理部门意见后，经审查不符合药品再注册规定的，发出不予再注册的通知，并说明理由。对不予再注册的品种，除因法定事由被撤销药品批准证明文件的外，在有效期届满时，注销其药品批准文号、《进口药品注册证》或者《医药产品注册证》。

2. 不予再注册的情形和规定

（1）有效期届满前未提出再注册申请的；

（2）未达到国家食品药品监督管理部门批准上市时提出的有关要求的；

（3）未按照要求完成Ⅳ期临床试验的；

（4）未按照规定进行药品不良反应监测的；

（5）经国家食品药品监督管理部门再评价属于疗效不确切、不良反应大或者其他原因危害人体健康的；

（6）按照《药品管理法》的规定应当撤销药品批准证明文件的；

（7）不具备《药品管理法》规定的生产条件的；

（8）未按规定履行监测期责任的；

（9）其他不符合有关规定的情形。

3. 进口药品的再注册申请由申请人向国家食品药品监督管理部门提出。进口药品的再注册申请由国家食品药品监督管理部门受理，并在6个月内完成审查，符合规定的，予以再注册；不符合规定的，发出不予再注册的通知，并说明理由。

二、药品批准文号和进口药品注册证的格式

药品批准文号是药品生产合法性的标志。自2002年1月1日以后批准生产的新药、仿制药品和通过地方标准整顿或再评价升为国家标准的药品，一律采用新的药品批准文号格式。

药品批准文号的格式为：国药准字H（Z、S、J）+4位年号+4位顺序号，其中H代表化学药品，Z代表中药，S代表生物制品，J代表进口药品分包装。

《进口药品注册证》证号的格式为：H（Z、S）+4位年号+4位顺序号；《医药产品注册证》证号的格式为：H（Z、S）C+4位年号+4位顺序号，其中H代表化学药品，Z代表

中药，S代表生物制品。对于境内分包装用大包装规格的注册证，其证号在原注册证号前加字母B。

新药证书号的格式为：国药证字H（Z、S）+4位年号+4位顺序号，其中H代表化学药品，Z代表中药，S代表生物制品。

第五节　药品注册管理的其他相关内容

一、非处方药注册

药品申请注册时，若符合非处方药的情形，可以同时提出按照非处方药管理的申请。由于非处方药不需要凭执业医师处方而消费者可自行购买和使用，因此，在药品注册管理中对其安全性和标签、说明书的审评特别重要。

（一）非处方药申报规定

申请仿制的药品属于按非处方药管理的，申请人应当在《药品注册申请表》的“附加申请事项”中标注非处方药项。

申请仿制的药品属于同时按处方药和非处方药管理的，申请人可以选择按照处方药或者非处方药的要求提出申请。

（二）非处方药申报与审批

属于以下情况的，申请人可以在《药品注册申请表》的“附加申请事项”中标注非处方药项，符合非处方药有关规定的，按照非处方药审批和管理；不符合非处方药有关规定的，按照处方药审批和管理。

1. 经国家食品药品监督管理部门确定的非处方药改变剂型，但不改变适应症或者功能主治、给药剂量以及给药途径的药品；

2. 使用国家食品药品监督管理部门确定的非处方药活性成分组成的新的复方制剂。

（三）其他规定

1. 非处方药的注册申请，其药品说明书和包装标签应当符合非处方药的有关规定。

2. 进口的药品属于非处方药的，适用进口药品的申报和审批程序，其技术要求与境内生产的非处方药相同。

二、药品注册检验及标准

（一）药品注册检验

1. 相关概念

（1）药品注册检验，包括样品检验和药品标准复核。

（2）样品检验，是指药品检验所按照申请人申报或者国家食品药品监督管理部门核定的药品标准对样品进行的检验。

（3）药品标准复核，是指药品检验所对申报的药品标准中检验方法的可行性、科学性、设定的项目和指标能否控制药品质量等进行的实验室检验和审核工作。

2. 药品注册检验的机构

（1）中国药品生物制品检定所主要承担以下各项药品注册检验：①特殊审批的未在国内上市销售的从植物、动物、矿物等物质中提取的有效成分及其制剂，新发现的药材及其制剂；②未在国内外获准上市的化学原料药及其制剂、生物制品；③所有生物制品、放射性药品、进口药品；④国家食品药品监督管理部门规定的其他药品。

（2）省、自治区、直辖市药品检定所主要承担省、自治区、直辖市药监局对管辖区内申请人抽取的样品进行注册检验。

药检所应当按申请人申报的药品标准对样品进行检验，对申报的药品标准进行复核，并在规定的时间内将药品注册检验报告送交国家食品药品监督管理部门药品审评中心，并抄送申请人。

（二）药品注册标准

1. 定义和要求

（1）药品注册标准：是指国家食品药品监督管理部门批准给申请人特定药品的标准，生产该药品的药品生产企业必须执行该注册标准。

（2）国家药品标准：是指国家食品药品监督管理部门颁布的《中华人民共和国药典》、药品注册标准和其他药品标准，其内容包括质量指标、检验方法以及生产工艺等技术要求。

（3）制定药品注册标准的要求：药品注册标准不得低于中国药典的规定。药品注册标准的项目及其检验方法的设定，应当符合中国约典的基本要求、国家食品药品监督管理部门发布的技术指导原则及国家药品标准编写原则。

2. 药品标准物质的管理　药品标准物质，是指供药品标准中物理和化学测试及生物方法试验用，具有确定特性量值，用于校准设备、评价测量方法或者给供试药品赋值的物质，包括标准品、对照品、对照药材、参考品。

中国药品生物制品检定所负责标定国家药品标准物质。中国药品生物制品检定所可以组织有关的省、自治区、直辖市药品检验所、药品研究机构或者药品生产企业协作标定国家药品标准物质。

三、药品的名称

药品的命名和命名依据是药品注册的内容之一，目前药品名称较为混乱。一药百名的现象给药品的处方、配方、使用造成许多困难，极易发生差错事故。为此，近几年来国家食品监督管理局连续发布了关于药品名称的相关文件，并加强了对药品名称的管理，使药品名称符合明确、简短、科学、系统化的要求。

申请注册药品的名称应当符合国家食品药品监督管理部门的规定。

1. 通用名（generic name）

（1）列入国家药品标准的药品名称为药品的通用名（generic name），又称为药品法定名称（official name）。已经作为药品通用名称的，该名称不得作为药品商标或商品名使用。

（2）《中国药典》收载的中文药品名称均为法定名称；英文名除另有规定外，均采用国际非专利药名。

（3）通用名命名依据世界卫生组织（WHO）专家委员会出版的单一药物通用名《国际

非专利药名》（International Nonproprietary Name for Pharmaceutical Substances，INN）手册，其中的药品名称均为国际非专利药品名。

中国药典委员会出版的《中国药品通用名称》（Chinese Approved Drug Names），其中包括药品的名称及命名原则。

2. 商品名（brand name）

（1）经工商行政管理部门批准注册成为该药品的专用商品名称，受到保护，故又称专利名称（proprietary name）。

（2）商品名命名依据《商标法》中《药品商品名称命名原则》，其内容如下：①由汉字组成，不得使用其他标志。②不得使用《中华人民共和国商标法》规定不得使用的文字。③不得使用以下文字：扩大或者暗示药品疗效的；表示治疗部位的；直接表示药品的剂型、质量、原料、功能、用途及其他特点的；直接表示使用对象特点的；涉及药理学、解剖学、生理学、病理学或者治疗学的；使用国际非专利药名（INN）的中文译名及其主要字词的；引用与药品通用名称音似或者形似的；引用药品习用名称或者曾用名称的；与他人使用的商品名称相同或者相似的；人名、地名、药品生产企业名称或者其他有特定含义的词汇。

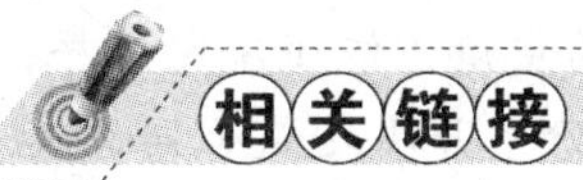

规范药品名称

2006年6月1日，原国家食品药品监督管理局发布《关于进一步规范药品名称管理的通知》。规定如下：

1. 药品必须使用通用名称。

2. 药品商品名称符合《药品商品名称命名原则》的规定，获得国家食品药品监督管理部门批准后方可使用。

3. 药品商品名称只供：①新的化学结构；②新的活性成分的药物；③持有化合物专利的药品。其他品种一律不得使用。

4. 同一药品生产企业生产的同一药品，成分相同但剂型或规格不同的，应当使用同一商品名称。

5. 药品广告宣传中不得单独使用商品名称，也不得使用未经批准作为商品名称使用的文字型商标。

6. ①新注册的药品，其名称和商标的使用应当符合《药品说明书和标签管理规定》的要求；②已受理不符合要求的商品名称，国家食品药品监督管理部门不予批准；③在药品包装上或说明书上应标有药品通用名。商品名不得与其同行书写，其字体和颜色不得比通用名更显著，其单字面积小于通用名的一半。

3. 化学名

（1）化学药品的名称包括：通用名、化学名、英文名、汉语拼音。

（2）根据中国化学学会编撰的《有机化学命名原则》命名，母体的选定原则上与美国《化学文摘》（CA）系统一致。（查默克索引确定化学名）。

4. 中药材及制剂

（1）中药材的名称包括：中文名、汉语拼音、拉丁名。

（2）中药制剂的名称包括：中文名、汉语拼音、英文名。

（3）其命名参照药典一部。

5. 生物制品　生物制品的名称包括：通用名、汉语拼音、英文名。生物制品通用名依据《国际非专利药名》（INN）、《中国药品通用名称》。

6. 英文名、中文名　以上各类的英文名除特殊规定外均依据《国际非专利药名》（INN）。以上各类的中文名除特殊规定外均依据《中国药品通用名称》手册。

本章小结

药物的上市前研究包括临床前研究和临床研究两部分。药物临床前研究其应当执行有关管理规定，安全性评价研究必须执行《药物非临床研究质量管理规范》（GLP）；药物临床试验必须执行《药物临床试验质量管理规范》（GCP）。药物的临床试验分为Ⅰ、Ⅱ、Ⅲ、Ⅳ期。

药品注册指国家食品药品监督管理部门根据药品注册申请人的申请，依照法定程序，对拟上市销售药品的安全性、有效性、质量可控性等进行系统评价，并决定是否同意其申请的审批过程。药品注册包括新药申请、仿制药申请、进口药品申请、补充申请及再注册申请；按种类可分为中药及天然药、化学药、生物制品三大类。符合规定情形的新药申请可以实行特殊审批。药品注册检验，包括样品检验和药品标准复核。药品申请注册时，若符合非处方药的情形，可以同时提出按照非处方药管理的申请。申请注册药品的名称当符合国家食品药品监督管理部门的规定。为了保护公众健康，国家食品药品监督管理部门对批准生产的新药可以设立监测期，继续监测该新药的安全性。

复习题

1. 何谓 GLP，其目的如何？哪些试验必须在 GLP 实验室进行？使用范围？
2. 何谓 GCP，其目的如何？其指导原则？
3. 药品注册管理和检验机构有哪些？
4. 《药品注册管理办法》中，中药、天然药物和化学药品注册分哪几类？
5. 可实行特殊审批的新药申请范围有哪些？
6. 简述新药申报与审批程序。
7. 试比较新药，仿制药，进口药申报与审批有何异同。
8. 何谓药品通用名？何种情况下可申报商品名？
9. 药物的临床试验分几期？每期最低病例数是多少？新药在获准上市前应引进哪些临床试验？

（赵　丽　郝国祥）

第七章

药品生产质量管理

学习目标

1. 掌握我国GMP对机构、人员及厂房设施、设备、物料、验证的基本要求，GMP认证的基本程序，药品召回的相关规定。
2. 熟悉药品生产许可证的变更、换发、补发、缴销等管理。
3. 了解GMP的分类、原则和实施意义，GMP认证的历史渊源，药品的监督检查和法律责任。

第一节　药品生产与药品生产企业概述

一、药品生产企业概述

（一）药品生产

药品生产（drug produce）是指将生产所用原料加工制备成能够供医疗使用的药品的过程。

药品的生产包括原料药生产和制剂生产。原料药是未成为制剂前的主药成份，通过化学合成、DNA重组、发酵、酶反应等技术，或从天然物质中提取等途径获得的，供制备药物制剂使用；中药材和中药饮片的生产也可属于原料药生产的范畴。将各种来源和不同方法制得的原料药，进一步加工制成适合于治疗、预防或诊断用途的形式，这一过程即药品制剂生产。药物制剂按照产成品的剂型可分为片剂、胶囊剂、注射剂、口服液、气雾剂、溶液剂等。

药品的生产可划分为化学药品、中药和天然药物、生物制品的生产，这是根据原材料物质本源和加工制造方法分类。

按照产品菌检项目要求可分为无菌药品生产和非无菌药品生产。无菌药品是指法定药品标准中列有无菌检查项目的制剂和原料药，包括无菌的软膏剂、眼膏剂、混悬剂、乳剂及滴眼剂等。无菌药品按生产工艺可分为两类：采用最终灭菌工艺的为最终灭菌产品；部分或全部工序采用无菌生产工艺的为非最终灭菌产品。

（二）药品生产的特点

药品生产属工业生产，具有一般工业生产的共性，同时由于药品的首要特征是生命关联性，因而药品生产更关注质量管理。

1. 产品标准化、管理规范化　药品生产质量要求严格。每一种药品都制定有质量标准以及管理药品质量的制度和方法，使药品生产企业的生产经营活动置于国家的严格规范的监督管理之下。

2. 工艺卫生、人员卫生要求严格　药品生产企业内外环境有严格的清洁卫生要求，厂区环境（空气、水源、地面）的卫生状况、生产车间的洁净程度（空气处理系统、设备、生产介质）、生产人员的卫生意识都会对药品质量产生较大影响，因此，要求厂区、路面、运输及生产人员、设备、药品的包装物等均不得对药品造成污染。药品生产过程控制要求严格。

3. 药品生产过程关注质量控制　医药企业为确保产品安全，质量有效，必须切实做好生产过程的策划和开发工作，采用有效的控制手段，合理的使用系统资源，确定必须控制的关键工序，预防差错，纠正偏差，保证生产按规定的工艺路线、工艺方法和手段在受控状态下进行，以便经济合理地生产出符合设计规定要求的产品。因此，过程质量，是直接影响产品符合性质量的十分重要的体系要素。

4. 药品生产实行全面质量管理　药品从原料到成品，其生产过程严肃而复杂，涉及诸多技术细节和操作标准，任何环节都不容疏忽，否则便可能生产出不符合质量标准的药品，危害群众健康。因此，在药品生产过程中，必须进行全面质量管理与控制，保证药品安全有效。

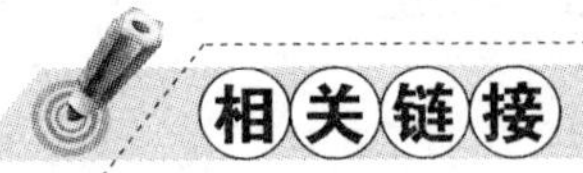

全面质量管理

全面质量管理理论源于美国，在日本取得突出成效，20世纪60年代，提出全面质量控制（TQC）的质量管理方法，将因果图、直方图、检查表、流程图、散布图、排列图、控制图这老七种工具方法应用于质量改进，70年代，质量管理学家又提出新七种工具方法，即关联图法、亲和图法（KJ法）、系统图法、矩阵图法、矩阵数据解析法、过程决定计划法（PDPC）、箭法图解法（Arrow Diagram），还提出了准时化生产（JIT）、看板生产（Kanben）、质量改进（Kaizen）、质量功能展开（QFD）及质量工程学等内容。

（三）药品生产企业

1. 定义　《药品管理法》明确规定，“药品生产企业，是指生产药品的专营企业或者兼营企业。”药品生产企业（drug producer），亦即制药企业，我国传统上将其称为“药厂”，按照现代企业制度建立的药品生产企业往往称为“制药公司”。

2. 归属　药品生产企业根据企业所属的经济部门分类属于工业企业；根据企业使用的技术装备及生产力要素所占比重分类属于技术密集型企业；根据企业在法律上的主体资格分类属于法人企业。药品生产企业是自主地进行药品的生产经营活动，实行独立核算，自负盈亏，具有法人资格的经济实体。

（四）药品生产企业的分类

1. 根据经济所有制类型不同　分为国有企业，集体所有制企业，私营企业，股份制企业，联营企业，港、澳、台投资企业，股份合作企业，外商投资企业。

2. 根据企业规模不同　分为大型企业、中型企业和小型企业；根据企业内部结构可划分为单厂企业、多厂企业和联合企业。

3. 根据所生产的产品本源不同　分为化学药品生产企业（包括原料药和制剂），中药饮片生产企业，中药制剂生产企业，生化制药企业，生物制品制药企业，医用卫生材料生产企业等。

4. 根据所生产的产品的市场角度不同　可分为处方药生产企业，非处方药生产企业和两者兼有的生产企业。

5. 根据所生产产品的知识产权的角度不同　分为通用名药品生产企业（仿制药品生产企业），专利药品生产企业及两者兼有的药品生产企业。

（五）药品生产企业的特点

1. 知识密集兼资本密集型企业　医药工业是以高技术含量和创新性为主要特征的行业，最大的特点是产业对专利的高度依赖性和发达国家专利药品的高度垄断性。药品生产技术涉及药学及制药工程、医学、化学及化学工程、生物学及生物工程等多个领域的知识及成果。药品生产过程中涉及的问题，往往必须综合运用多学科知识才能解决，因而药品生产企业属于知识密集型高科技产业。

药厂的《药品生产质量管理规范》（GMP）建设和运营需要大量的资金保障，医药工业的持续发展需要新药研究作保障，因而药品生产企业同时也是资本密集型企业。

2. 流程型、阶段工作生产方式　药品生产从其制造方式上讲，属于流程型制造行业，按照产品剂型设置车间，按产品的工艺流程特点设定不同流水线，各流水线分设工段、岗位，生产连续性强，流程规范性高。

药品生产企业普遍生产多个品种以增强市场竞争力，药品生产采用分批方法，按照阶段性生产方式组织生产。即药品生产在共用产品生产区内，在一段时间内集中生产某一产品，再对相应的共用生产区、设施、设备、工器具等进行彻底清洁后，才能更换生产另一种产品的生产方式。世界各国均对药品的批和批号进行严格管理。同品种药品的批量因药品生产企业的规模不同而不相同。

3. 机会与风险并存型　新药研发能力是制药企业核心竞争力的表现，新药品种储备是企业未来增长的保证，而新药的研究过程是一个复杂、长期而又充满挑战的过程，在研发的每一环节都存在着失败的风险，即使一个最有希望的新药研究，也有可能中途夭折。而新药研究开发一旦获得技术和商业上的成功，依赖专利制度通常会得到丰厚的回报和极大的收益。因而，药品生产企业是高风险和高收益并存的企业。

4. 社会与经济效益协调型　药品防治疾病的使用价值要求制药企业担负着为人类健康服务的社会职责，为保证公众对药品的获得，即便是微利或无利润的产品，也要安排生产销售。同时追求经济效益也是包括药品生产企业在内的各类组织共同的目标，因此需要对药品生产要素的投入进行科学合理的设计，以求用最小的投入获取最大的产出，以最低的成本获取最高的效益。

二、药品生产企业的管理

药品生产企业的生产管理涉及政策、技术、市场、环境等多种因素，与企业的领导决策、管理制度、人才资源、厂房设施和资金投入等因素密切相关。

（一）药品生产企业的法制管理

医药工业的生产成品与人们的生命健康息息相关，保证药品质量是国家、社会、企业共同的责任。世界各国都通过制定相应法律与规范对药品生产实行法制管理，同时，对药品生产企业的药品研制、生产、经营过程以及药品生产经营相关的要素提出了比较科学、系统、全面的管理规定。

1. 行业准入和行业认证管理　开办药品生产企业，需达到《药品管理法》、《药品生产监督管理办法》规定的必备条件，由企业所在地省级食品药品监督管理部门批准颁发《药品生产许可证》，经工商行政管理部门登记注册，办理《营业执照》，才具有生产药品资格。

开办药品生产企业之前，还必须达到《药品生产质量管理规范》的要求并通过药品监督管理部门的认证，并且要严格按照GMP要求组织生产，未通过GMP认证的企业不得生产或者销售药品。

2. 产品注册管理　药品生产企业应当按照《药品注册管理办法》的规定对拟生产的新药、仿制药申请药物临床试验和（或）药品生产。必须在生产前取得国家食品药品监督管理部门核发给本企业的国药准字批准文号（未实施批准文号管理的中药饮片除外），不得生产本企业未取得药品批准文号的产品（经药品监督管理部门批准的委托加工情况除外）。

3. 物料使用管理　药品生产企业生产药品所使用的原料、辅料以及直接接触药品的容器和包装材料，必须符合药用要求。药品生产企业生产药品所使用的原料药，必须具有国家食品药品监督管理部门核发的药品批准文号或者进口药品注册证书、医药产品注册证书；其中，未实施批准文号管理的中药材、中药饮片除外；药品生产企业使用的直接接触药品的包装材料和容器，必须符合药用要求和保障人体健康、安全的标准，并经国家食品药品监督管理部门批准注册。

4. 药品生产行为和药品包装管理　药品必须按照国家药品标准和国家食品药品监督管理部门批准的生产工艺进行生产，生产记录必须完整准确。药品生产企业如需改变影响药品质量的生产工艺，必须报原批准部门审核批准。

药品生产企业生产供上市销售的最小包装必须附有说明书，必须按照规定印有或者贴有标签，药品说明书和标签由国家食品药品监督管理部门予以核准并应执行药品说明书和标签管理相关规定。

5. 药品检验和药品销售管理　药品生产企业必须依药品标准对其生产的药品的原材料、中间品和成品进行质量检验；做到不合格原料不投产，不合格半成品不投入下道工序，不合格产品不出厂。同时，制药企业要保证所生产的药品符合质量要求，不混批、不混杂、无污染、质量均匀稳定的条件下进行生产，再经检验合格，这样的药品才属真正合格。没有按照GMP的要求组织生产的企业，不管样品抽检是否合格，产品都不得放行销售。

药品生产企业销售药品必须执行《药品流通监督管理办法》，只能销售本企业生产的药品，不得销售本企业受委托生产的或者他人生产的药品。

药品生产企业对其药品购销行为负责，对其销售人员或设立的办事机构以本企业名义从事的药品购销行为承担法律责任。

6. 药品不良反应监测、药品召回管理 药品生产企业应当建立健全药品质量保证体系，收集、记录药品的质量问题与药品的不良反应信息，应建立和完善药品召回制度，对可能具有安全隐患的药品进行调查、评估，召回存在安全隐患的药品，贯彻执行《药品召回管理办法》。

相关链接

与药品生产企业管理相关的主要法律、法规

1. 法律 《中华人民共和国药品管理法》。

相关法律：《刑法》、《广告法》、《价格法》、《消费者权益保护法》、《反不正当竞争法》、《专利法》、《产品质量法》等。

2. 药事管理行政法规 《中华人民共和国药品管理法实施条例》、《麻醉药品和精神药品管理条例》、《医疗用毒性药品管理办法》、《放射性药品管理办法》、《中药品种保护条例》等。

3. 药事管理部门规章

（1）药物研究：《药物非临床研究质量管理规范》、《药物临床试验质量管理规范》、《药品注册管理办法》、《药品特别审批程序》。

（2）药品生产：《药品生产监督管理办法》、《药品生产质量管理规范》、《中药材生产质量管理规范》（GAP）。

生产要素：《直接接触药品的包装材料和容器管理办法》、《药品说明书和标签管理规定》、《药用辅料生产质量管理规范》。

（3）药品经营：《药品流通监督管理办法》、《药品经营质量管理规范》、《药品广告审查办法》、《互联网药品信息服务管理办法》。

（4）药品使用：《处方管理办法》、《药品不良反应报告和监测管理办法》。

（5）药品召回：《药品召回管理办法》。

4. 药品标准 《中华人民共和国药典》。

（二）药品生产企业的监督管理

药品生产企业的监督管理是国家食品药品监督管理部门对药品生产企业遵守药品管理法及相关法律、规章、国家药品标准情况的监督，是对药品生产企业的药品质量体系、质量管理进行监督。药品生产企业的监督管理的实质是药品质量的监督管理。

1. 日常监管管理 2006 年 5 月 19 日原国家食品药品监督管理局发布《关于进一步加强药品生产企业监督管理工作的通知》，要求各级药品监督管理部门立即组织对药品生产企业的原辅料供应商审计、原辅料购入及质量检验、物料管理、产品审核放行等环节进行一次全面检查。要求药品生产企业必须严格按照药品质量标准进行生产、检验，督促药品生产企业严格按照药品 GMP 要求完善产品质量保证体系，并使之有效运行，严把产品质量关。

2. 企业责任制度 2007 年 3 月 31 日国务院办公厅发布《关于进一步加强药品安全监管工作的通知》，国务院办公厅提出，建立健全“地方政府负总责、监管部门各负其责、企业是第一责任人”的药品安全责任体系。强化企业作为药品安全第一责任人的责任，企业必须对所生产的药品质量负责。

3. 派驻监督员现场监督 2007 年原国家食品药品监督管理局发布《关于向药品生产企业试行派驻监督员的通知》《关于深入推进整顿和规范药品市场秩序专项行动的若干意见》和《关于向大容量注射剂类药品和重点监管特殊药品生产企业派驻监督员工作的通知》决定对注射剂、生物制品和特殊药品三类高风险品种的生产企业派驻监督员，开展对部分已上市高风险品种的生产工艺核查。

4. 质量受权人制度 2009 年 4 月 8 日原国家食品药品监督管理局发布《关于推动药品生产企业实施药品质量受权人制度的通知》，明确提出在药品生产企业实行药品质量受权人制度工作采取“分阶段逐步推行”的原则。2009 年首先在血液制品类、疫苗类、注射剂类以及重点监管特殊药品类药品生产企业试行药品质量受权人制度；各省局可结合辖区内药品生产的实际情况，扩大药品质量受权人制度推广实施范围。

第二节 《药品生产质量管理规范》概述

GMP 是英文“Good Practice in the Manufacturing and Quality Control of Drugs”，或“Good Manufacturing Practice”的缩写，我国的标准翻译为《药品生产质量管理规范》。通常人们称此制度为 GMP 制度。GMP 是在药品生产全过程实施质量管理，保证生产出优质药品的一整套系统的、科学的管理规范，是药品生产和质量管理的基本准则。

一、GMP 的产生与发展

（一）国际 GMP 的产生与发展

美国国会于 1963 年颁布了世界上第一部 GMP，它是医药实践经验、教训的总结和人类智慧的结晶，GMP 的理论在此后多年的实践中经受了各种考验，获得了很大发展，自从美国 FDA 首先制定颁布了 GMP 作为美国制药企业指导药品生产和质量管理的法规后，它在药品生产和质量保证中的积极作用逐渐被各国政府所接受。1969 年 WHO 的 GMP 的公布，标志着 GMP 的理论和实践开始已经从一国走向世界。世界很多国家、地区为了维护消费者的利益和提高本国药品在国际市场的竞争力，根据药品生产和质量管理的特殊要求，以及本国的国情，分别制订了自己的 GMP：1971 年英国颁布药品 GMP，1973 年日本制药工业协会提出了自己的 GMP，1977 年第二十八届世界卫生大会时 WHO 再次向成员国推荐 GMP，并确定为 WHO 的法规。一个推行 GMP 的热潮，在全世界兴起。目前已有 100 多个国家和地区实行了 GMP 制度，纵观 GMP 发展的历史，可以说经历不同阶段。一是认识、接受和实施这一新的科学的管理制度；二是在 GMP 制度的基础上，增加验证的概念，如今，各国纷纷引入风险控制概念，将质量风险管理系统放在了与生产质量管理规范同等重要的位置。

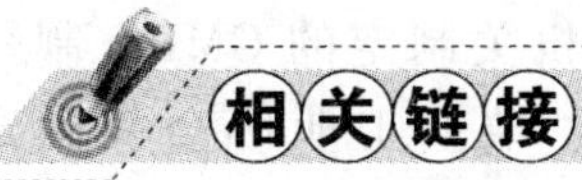

GMP 的产生

美国是世界上第一个将药品生产质量管理制度形成法定性规范的国家。在美国首版的 GMP 批准以前，美国食品药品监督管理局（以下简称美国 FDA）对药品生产和管理的监督尚处在“治标”的阶段。当时，他们把注意力集中在药品的抽样检验上，样品检验的结果是判别药品质量的唯一法定依据：样品按《美国药典-国家处方集》（USP-NF）的要求检验合格，即判合格；反之，则判为不合格。但在他们的监督管理实践中，美国 FDA 的官员发现，被抽校样品的结果并不都能真实地反映市场上药品实际的质量状况，被抽校样品的结果合格，其同批药品的质量实际上可能不符合标准。美国 FDA 为此对一系列严重的药品投诉事件进行了详细的调查。调查结果表明，多数事故是由于药品生产中的交叉污染所致。1961 年，又发生了震惊世界的“反应停”事件。美国是少数几个幸免于难的发达国家之一。这场灾难虽没有波及美国，但在美国社会激起了公众对药品监督和药品法规的普遍重视，促使美国国会于 1962 年对原《食品、药品和化妆品法案》（1906 年）进行了一次重大修改。1962 年美国《食品、药品和化妆品法》的修正案，对制药企业有如下四方面的要求：

第一，要求制药企业对出厂的药品提供两种证明材料：证明药品既是有效的，又是安全的。

第二，要求制药企业实行广告申请制度和药品不良反应报告与监测制度。

第三，要求实行新药研究申请制度（IND）与新药上市申请制度（NDA）。

第四，要求制药企业实施药品生产质量管理规范（GMP）。

美国 FDA 于 1963 年颁布了世界上第一部 GMP，药品生产企业如果没有实施 GMP，其产品不得出厂销售。如果制药企业没有按照 GMP 的要求组织生产，不管样品抽检是否合格，美国 FDA 都有权将这样生产出来的药品视作为不合格药品。GMP 的公布从这个意义上来说，是药品生产质量管理中“质量保证”概念的新的起点。

（二）我国 GMP 推行过程

1982 年，中国医药工业公司和中国药材公司分别制定了《药品生产管理规范（试行）》、《中成药生产质量管理办法》，这是我国制药工业组织制定的 GMP；1988 年 3 月，原卫生部颁布我国第一部《药品生产质量管理规范》，作为正式法规执行；1993 年 2 月原卫生部对 GMP 进行修订颁布；1999 年 6 月，原国家药品监督管理局修订颁布《药品生产质量管理规范》（1998 年修订）；2011 年 3 月原卫生部颁布了基本和通用国际标准接轨的新版 GMP（2010 年修订版），对国内生产厂家提出更高要求。

二、GMP 的分类

目前世界上 GMP 分为以下三种：国际组织或地区颁布的 GMP，如世界卫生组织（WHO）的 GMP、欧盟 GMP 等；国家权力机构颁布的 GMP，如我国国家食品药品监督管理部门、美国 FDA、英国卫生和社会保障部、日本厚生省等政府机关制定的 GMP；制药组织或企业制定的 GMP，如美国制药工业联合会制定的 GMP、瑞典工业协会等制定的 GMP。

一般来说，国家权力机构颁布的 GMP 是具有法律效力的，其他组织颁布的 GMP 只作为建议性的规定，不具有法律效力。

三、GMP 的特点

虽然各个种类的 GMP 内容或形式不尽相同，但都具备以下特点：

1. 原则性 GMP 条款仅指明了要求的标准，没有列出达到这些目的的方法。企业可自主选择适合自身的方法来达到 GMP 要求。

2. 基础性 GMP 是保证药品生产质量的最低标准，达到 GMP 标准是企业生产药品的最低要求。企业可以结合自身技术与市场竞争要求采取多样化的手段制订企业内部产品标准，但以不会影响和降低 GMP 本身要求为限。

3. 时效性 GMP 条款只能根据该国、该地区现有的药品生产水平来制订，随着国家医药产业的发展，GMP 条款需要定期或不定期的补充、修订及完善。

4. 多样性 尽管各国 GMP 在规定的内容上基本相同，但由于各国的国情与制药工业的发展水平各不相同，因此内容要求的精度和严格程度各不相同。

5. 层次性 国与国之间，一国中企业与企业之间，由于市场制约和自身条件限制，实行 GMP 的标准不同，也可能会执行多个 GMP 标准，故而不同企业间 GMP 水平体现出层次化。

四、实施 GMP 的重要意义

（一）实施 GMP 是企业生存和发展的必由之路

GMP 是药品生产和质量管理的基本准则，已成为国家对药品生产质量管理的最基本要求，成为药品生产及质量管理所必须遵循的原则。

（二）实施 GMP 是医药企业对社会公众用药安全负责的具体体现

在药品生产全过程实施 GMP，是保证生产出优质药品的一整套系统的、科学的管理规范，可以促进企业强化质量管理，有助于企业管理现代化，采用新技术、新设备，提高产品质量。

（三）实施 GMP 是医药产品进入国际市场的先决条件

GMP 是世界各国对药品生产全过程监督管理普遍采用的法定技术规范，是国际贸易药品质量保证体制（Certification Scheme in the Quality of Pharmaceutical Moving in International Commerce）不可分割的一部分，是世界药品市场的“准入证”，药品生产企业，只有通过 GMP 认证才能符合社会质量管理国际化、标准化、动态管理的发展趋势。

五、ISO9000 族标准和药品生产质量管理规范

GMP 和 ISO9000 都是以标准为基础的质量管理，都具有广泛的国际认同性，两者既有共

性又有区别。虽然全球各行各业绝大多数产品的生产企业均实行ISO9000认证，但对药品生产企业，国际上依然采用GMP作为质量认证的标准。GMP与ISO9000族标准，无论是对GMP条款的修订还是药品生产企业对GMP的具体实施，完全可以也应该参照ISO9000族标准系列，以推动GMP不断发展和完善（表7-1）。

表7-1　ISO9000族标准和药品生产质量管理规范的比较

		ISO9000族标准	药品生产质量管理规范（GMP）
主要共性	目标相同	以确保产品质量为目的，提高企业质量管理水平	
	理论基础相同	按照全面质量管理（TQM）展开，强调生产全过程的质量管理	
	检查方法相同	第三方认证的形式对企业质量体系监督检查	
主要区别	性质不同	是关于质量管理和质量保证的标准体系。是推荐性的技术标准。建立在企业自愿基础上的贯彻、实施，可进行选择、删除或补充某些要素	是国际药品生产质量管理的通用准则，绝大多数国家或地区的GMP具有法律效力，其所规定的内容不得增删，是专用性、强制性标准
	适用范围不同	具有全世界通用性，用于各行各业	具有区域性，只适用于药品生产企业
	侧重点不同	注重建立、健全企业的组织机构、质量方针、质量目标的制订和实施以及对质量体系适用性	侧重于生产和质量管理的要求

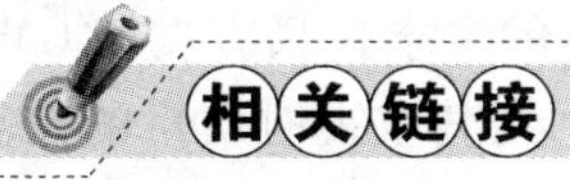

ISO9000族国际标准

ISO9000族（ISO9000 Family）国际标准是在总结世界各国全面质量管理经验的基础上，通过协调各国质量标准的差异，由国际标准化组织（International Standardization Organization，ISO）下设专业技术委员会ISO/TC176制定的质量管理和质量保证标准，ISO9000族标准问世使质量管理和质量保证的术语、概念、原则、方法和程序都统一在国际标准上，迅速得到全球范围内广泛应用，取代了以前的国家标准和工业行业标准。目前，世界上已有100多个国家等同或等效采用ISO9000族国际标准，ISO9000族国际标准的发布和实行，标志着质量管理走向标准化的世界高度。

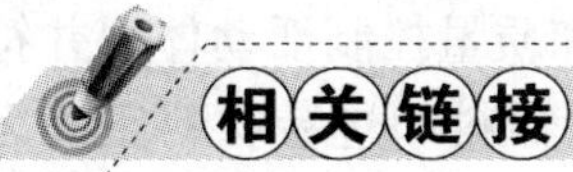

网站推荐

欧盟公众安全网站：http：//ec. europa. eu/health/index_ en. htm

欧洲药品质量管理局：https：//www. edqm. eu/en/Homepage-628. html

美国FDA官网：http：//www. fda. gov/

问题与思考

为什么要实施GMP?

第三节 GMP管理的内容

GMP不仅是全面质量管理发展到现阶段的产物，也是药品生产实践形成的经验总结。GMP适用于药品制剂生产的全过程和原料药生产中影响成品质量的关键工序。我国现行的GMP是2010年版，于2011年3月正式生效，共14章，313条。与98版GMP相比，所有生产药品的基本要求更为完整、详细。新版GMP包括总则、质量管理、机构与人员、厂房与设施、设备、物料与产品、确认与验证、文件管理、生产管理、质量控制与质量保证、委托生产与委托检验、产品发运与召回、自检和附则。GMP的附录共五部分，分为无菌药品、原料药、生物制品、血液制品、中药制剂，是对GMP中原则性规定的补充规定。

一、质量管理

GMP是标准化全面质量管理的产物，GMP中阐述了对药品质量的要求，只有贯彻GMP的标准，才可以使全面质量管理与药品实际生产相结合。新版GMP尤其重视对质量的控制和要求，首次引入“质量风险管理”的概念。GMP第五条规定“企业应当建立符合药品质量管理要求的质量目标，将药品注册的有关安全、有效和质量可控的所有要求，系统地贯彻到药品生产、控制及产品放行、贮存、发运的全过程中，确保所生产的药品符合预定用途和注册要求。”为使质量达到要求，GMP对人员、硬件、软件做出详细规定，并在质量保证与质量控制方面进行阐述，要求企业建立起质量风险管理的概念，形成药品风险管理的意识。

（一）质量保证

1. 质量保证（Quality Assurance，QA）是指为使产品或服务符合规定的质量要求，在质量体系中实施的、根据需要进行证实的、全部有计划有系统的活动。

2. 质量保证是质量管理体系的一部分。企业在建立质量保证系统的同时，需建立完整的文件体系，以保证系统有效运行。

3. 质量保证系统的目标：①确保药品的设计与研发、生产管理和质量控制活动体现并符合GMP的要求；②确保岗位管理职责明确；③确保采购和使用的原辅料和包装材料正确无误；④确保中间产品得到有效控制；⑤确保确认、验证的实施；⑥确保严格按照规程进行生产、检查、检验和复核；⑦确保每批产品经质量受权人批准后方可放行；⑧确保在贮存、发运和随后的各种操作过程中有保证药品质量的适当措施；⑨确保按照自检操作规程，定期检查评估质量保证系统的有效性和适用性。

（二）质量控制

1. 为达到质量标准而采取的作业技术和活动称为质量控制（Quality Control，QC），包括相应的组织机构、文件系统以及取样、检验等，确保物料或产品在放行前完成必要的检验，确认其质量符合要求。

2. 质量控制的基本要求 ①配备适当的设施、设备、仪器和经过培训的人员，有效、可靠地完成所有质量控制的相关活动；②有批准的操作规程，用于原辅料、包装材料、中间产品、待包装产品和成品的取样、检查、检验以及产品的稳定性考察，必要时进行环境监测，以确保符合GMP的要求；③由经授权的人员按照规定的方法对原辅料、包装材料、中间产品、待包装产品和成品取样；④检验方法应当经过验证或确认；⑤取样、检查、检验应当有记录，如有偏差应当经过调查并记录；⑥物料、中间产品、待包装产品和成品必须按照质量标准进行检查和检验，并有记录；⑦物料和最终包装的成品应当有足够的留样，以备必要的检查或检验；除最终包装容器过大的成品外，成品的留样包装应当与最终包装相同。

（三）质量风险管理

1. 药品质量风险管理（Quality Risk Management，QRM）概念 指企业在实现确定目标的过程中（进行产品研发、生产、销售和使用等生命周期环节），系统、科学地将各类不确定因素产生的结果控制在预期可接受范围内，以确保产品质量符合要求的方法和过程。

2. 质量风险管理要求企业在整个产品生命周期中采用前瞻或回顾的方式，对质量风险进行系统的评估、控制、沟通、审核。进行质量风险评估时，药品生产企业依据科学知识及经验，保证产品质量，评估过程中所采用的方法、措施、形式及形成的文件应当与存在风险的级别相适应。

问题与思考

请阅读《药品生产质量管理规范》，思考药品质量风险管理是如何实施的？

二、机构与人员

GMP第十六条至第十九条规定了企业机构与人员设置的原则。机构是药品生产和质量管理的组织保证，人员则是药品生产和质量管理的执行主体。GMP要求，药品生产企业在机构设置的过程中要遵循因事设岗、因岗配人的原则，尤其突出质量管理部门的独立性及重要性，使全部质量活动能落实到岗位、人员。各部门之间既要有明确的分工，又要相互协作、相互制约。

（一）机构

1. 药品生产企业，与质量管理相关的机构一般有：质量管理部门、生产管理部门、工程维护部门、物流控制部门等。质量管理部门与其他部门独立，以保证质量监管的权威性。

2. 药品生产和质量管理活动中应明确各机构的职能，尤其是质量管理部门和生产管理部门的职能。

（1）质量管理部门：负责建立和不断改进企业质量管理体系及其运作，分为质量保证部门和质量控制部门，分别履行质量保证和质量控制的职责。参与所有与质量有关的活动，负责审批企业所使用的管理文件。

（2）生产管理部门：严格按照规定好的生产计划、工艺规程、管理规程和操作规程组织产品生产，按GMP要求防止在生产过程中出现污染和混淆，使生产现场有序规范，生产记录等记录文件的填写要真实、及时和规范。

（3）工程维护部门：负责按生产工艺要求做好供电、供汽、供冷、供水和供气工作，负责为每个硬件建立管理程序和管理档案，确保企业的厂房、环境、设施、设备和仪器装备能正常运转，建立基础维护程序和日常维护程序，为生产优质产品创造条件。

（4）物流控制部门：负责采购、运输以及仓储。建立每个物料的处理流程，确保各种原辅料和包装材料的采购、运输、验收、入库、储存、养护、出库等工作按照既定规程管理，确保在库的各种原辅料、包装材料、中间产品、成品的质量。

（二）人员

人员（personnel）是药品生产和推行GMP的首要条件，是组成GMP的最关键、最根本的要素。GMP要求各级机构和人员职责明确，并配备一定数量的与药品生产相适应的具有专业知识、生产经验及组织能力的管理人员和技术人员（包括一定数量的注册执业药师），同时对人员的培训也作了全面的要求，强调培训工作的针对性、有效性、持续性。

1. 人员资质（personnel qualifications）　GMP规定了企业关键人员及其资质。关键人员必须为企业全职人员，包括企业负责人、生产管理负责人、质量管理负责人和质量受权人。质量管理负责人和生产管理负责人不得互相兼任。企业应当制定操作规程确保质量受权人独立履行职责，不受企业负责人和其他人员的干扰。

（1）生产管理负责人：至少具有药学或相关专业本科学历（或中级专业技术职称或执业药师资格），具有至少三年从事药品生产和质量管理的实践经验，其中至少有一年的药品生产管理经验，接受过与所生产产品相关的专业知识培训。

（2）质量管理负责人：至少具有药学或相关专业本科学历（或中级专业技术职称或执业药师资格），具有至少五年从事药品生产和质量管理的实践经验，其中至少一年的药品质量管理经验，接受过与所生产产品相关的专业知识培训。

（3）质量受权人：至少具有药学或相关专业本科学历（或中级专业技术职称或执业药师资格），具有至少五年从事药品生产和质量管理的实践经验，从事过药品生产过程控制和质量检验工作。质量受权人应当具有必要的专业理论知识，并经过与产品放行有关的培训，方能独立履行其职责。

（4）对于生物制品、血液制品以及中药制剂企业，GMP附录有详细的、补充的规定，如生物制品生产企业的生产管理负责人和质量受权人应具有相应的专业知识（细菌学、病毒学、生物学、分子生物学、生物化学、免疫学、医学、药学等），并有丰富的实践经验。

中药材和中药饮片质量管理的人员应至少具有中药学、生药学或相关专业大专以上学历，并至少有三年从事中药生产、质量管理的实际工作经验或具有专职从事中药材和中药饮片鉴别工作八年以上的实际工作经验；具备鉴别中药材和中药饮片真伪优劣的能力，对中药材和中药饮片质量控制的实际能力；熟悉相关毒性中药材和中药饮片的管理与处理要求。

2. 人员的培训（personnel training）

（1）培训体系的建立：培训管理工作由指定部门或专人负责，培训制度、方案或计划应由生产管理负责人或质量管理负责人审核或批准，培训记录需要保存。

（2）全员培训的要求：对药品生产企业所有员工进行培训，是全面质量管理的要求之一。与此同时，需要建立完善的培训体系，即：培训制度、培训计划、培训记录等，创造企业的培训氛围，重视培训结果，加强员工的质量意识及实际操作技能，培养 GMP 的质量意识。

（3）培训内容：确定培训对象，并针对培训的对象确定培训内容、制订方案，培训的基本内容应包括：药事法规、全面质量管理及质量体系的概念、GMP 实施指南、药品流通管理办法、GSP、工作职责、工艺规程、岗位操作法、标准操作规程、标准化法和计量法、药品包装、标签、说明书的管理规定、环境卫生的要求等内容；对于高污染风险区（如高活性、高毒性、传染性、高致敏性物料的生产区）工作的人员应接受专门的培训。

（4）培训与考核档案：接受培训教育的员工，经培训后应进行考核，同时建立员工的培训档案。企业需要定期评估培训的实际效果。

（三）人员卫生(personnel hygiene)

根据 GMP，为满足企业的洁净生产的各种需要，企业需要建立详细的人员卫生操作规程，包括与健康、卫生习惯及人员着装相关的操作规程，确保每个工作人员正确理解相关的卫生操作规程、确保人员卫生操作规程的执行。企业应当对人员健康进行管理，并建立健康档案。与药品直接接触的人员，上岗前应当接受健康检查，每年至少体检一次，企业应当避免体表有创伤或有传染性等疾病的员工从事直接接触药品的生产。

任何进入生产区的人员均应穿着工作服。工作服的选材、式样及穿戴方式应与所从事的工作和空气洁净度等级要求相适应。参观人员与未经培训的人员不得进入生产区和质量控制区，进入洁净生产区的人员不得化妆和佩戴饰物；生产区、仓储区应当禁止吸烟和饮食，禁止存放食品、饮料、香烟和个人用药品等非生产用物品；操作人员应当避免裸手直接接触药品、与药品直接接触的包装材料和设备表面。

三、厂房与设施

新版 GMP 对药品生产所需要的厂房与设施进行了定义，厂房（premises）指生产、储存、质量管理与控制所需的空间场所，包括生产区、仓储区、质量控制区和辅助区。设施（facilities）是指向该空间场所提供条件并使其状态符合要求的装置或措施。新版 GMP 对厂房与设施进行了细致的原则性规定。

（一）厂房设施的总体设计与要求

1. 总体设计原则　厂房的选址、设计、布局、建造、改造和维护必须符合药品生产要求，最大限度避免产生污染、交叉污染、混淆和差错的风险，便于清洁、操作和维护。企业的生产环境必须整洁；生产、行政、辅助区的总体布局应合理，不得互相妨碍；厂区的地面、路面及运输等不应对药品的生产造成污染。厂房进行适当维护时，需确保维修活动不影响药品的质量。厂房、公用设施、固定管道建造或改造后的竣工图纸应当保存。

2. 工艺布局　工艺布局应按生产流程及所要求的空气洁净度等级合理布局，做到厂区和厂房内的人、物流走向合理，防止污染和交叉污染，人员和物料生产区域的出口应分别设置。

3. 厂房内部 设计和建设厂房时应考虑使用时便于清洁。厂房应有适当的照明、温湿度和通风，确保生产和贮存的药品质量以及相关设备性能不会直接或间接地受到影响。厂房的设计和安装的设施应能有效防止昆虫或其他动物进入。厂房必要时应有防尘、捕尘设施。

（二）生产区

1. 生产区设置应综合考虑药品的特性、工艺和预定用途等因素，确定厂房、生产设施和设备多产品共用的可行性，并有相应评估报告，一些特殊药品应有特殊规定，如：

（1）高致敏性药品（如青霉素类）或生物制品（如卡介苗或其他用活性微生物制备而成的药品）必须采用专用和独立的厂房、生产设施和设备。青霉素类药品产尘量大的操作间应保持相对负压，排至室外的废气应经净化处理并符合要求，排风口应远离其他空气净化系统的进风口。

（2）避孕药品的生产厂房应与其他药品生产厂房分开，并装有独立的专用的空气净化系统。生产激素类、抗肿瘤类化学药品应避免与其他药品使用同一设备和空气净化系统；不可避免时，应采用有效的防护措施和必要的验证；空气净化系统的排风应当经过净化处理。

（3）生产β-内酰胺结构类、性激素类避孕药品必须使用专用设施（如独立的空气净化系统）和设备，并与其他药品生产区严格分开，空气净化系统的排风应当经过净化处理。

（4）放射性药品的生产、包装和储存应使用专用的、安全的设备，生产区排出的空气不应循环使用，排气中应避免含有放射性微粒，符合国家关于辐射防护的要求与规定。

（5）生产高活性、高毒性、高致敏性药品的空气净化系统的气体排放应经净化处理。

2. 洁净区（clean area）的要求 我国生产洁净区的空气洁净度按照 GMP 附录的规定分为四个等级。

A 级：高风险操作区，如：灌装区、放置胶塞桶、敞口安瓿瓶、敞口西林瓶的区域及无菌装配或连接操作的区域。通常用单向流操作台（罩）来维持该区的环境状态。单向流系统在其工作区域必须均匀送风，风速指导值为 0.36～0.54m/s。在密闭的隔离操作器或手套箱内，可使用较低的风速。

B 级：指无菌配制和灌装等高风险操作 A 级区所处的背景区域。

C 级和 D 级：指生产无菌药品过程中重要程度较低的洁净操作区。

表 7-2、表 7-3 分别为洁净区内悬浮粒子和微生物标准值表。

表 7-2 洁净区空气洁净度级别表

洁净度级别	悬浮粒子最大允许数/m^3			
	静态		动态	
	≥0.5μm	≥5μm	≥0.5μm	≥5μm
A 级	3520	20	3520	20
B 级	3520	29	352000	2900
C 级	352000	2000	3520000	20000
D 级	3520000	20000	不作规定	不作规定

表 7-3　洁净区微生物监测的动态标准

洁净度级别	浮游菌 cfu/m^3	沉降菌（90mm）cfu/4 小时（2）	表面微生物	
			接触碟（55mm）cfu/碟	5 指手套 cfu/手套
A 级	1	1	1	1
B 级	10	5	5	5
C 级	100	50	25	—
D 级	200	100	50	—

（三）仓储区

仓储区是药品生产企业需要重点控制的区域，因其直接关系到原辅料等物料的性质保障，关系到成品质量。仓储区一般存放待验、合格、不合格、退货或召回的原辅料、包装材料、中间产品、待包装产品和成品等各类物料和产品。仓储区设计和建造的一般要求如下：保证足够的空间、良好的条件；有通风和照明设施，确保能够满足物料或产品的贮存条件和安全贮存的要求；定期进行检查和监控；高活性的物料或产品以及印刷包装材料贮存于安全的区域。

仓储区一般分为接收区、待验区、合格区以及不合格区域。接收、发放和发运区域应当能够保护物料、产品免受外界天气的影响；接收区的布局和设施应当能够确保到货物料在进入仓储区前可对外包装进行必要的清洁；待验区应当有醒目的标识，且只限于经批准的人员出入；不合格、退货或召回的物料或产品应当隔离存放，每个包装容器上均应当有清晰醒目的标志。通常应当有单独的物料取样区，其空气洁净度级别应当与生产要求一致，需要能够防止污染或交叉污染。

（四）质量控制区

质量控制实验室通常与生产区分开，包括留样观察室、中药标本室、精密仪器室、理化鉴别室、试剂间和微生物限度检测等区域。实验室的设计应当确保其适用于预定的用途，并能够避免混淆和交叉污染，应当有足够的区域用于样品处置、留样和稳定性考察样品的存放以及记录的保存。必要时，要设立单独的仪器室，以保证专门的仪器室应使灵敏度高的仪器免受静电、震动、潮湿或其他外界因素的干扰。处理生物样品或放射性样品等特殊物品的实验室应当符合国家的有关要求。生物检定、微生物和放射性同位素的实验室需要彼此分开，能够避免混淆和交叉污染。若有实验动物房，则应当与其他区域严格分开，并设有独立的空气处理设施以及动物的专用通道。

（五）辅助区

休息室的设置不应当对生产区、仓储区和质量控制区造成不良影响；更衣室和盥洗室应当方便人员进出，并与使用人数相适应；盥洗室不得与生产区和仓储区直接相通；维修间应当尽可能远离生产区，存放在洁净区内的维修用备件和工具，应当放置在专门的房间或工具柜中。

四、设　备

设备（equipment）是药品生产环节的重要硬件之一，为了防止污染和交叉污染，GMP对于设备有详细的规定，从而保证药品质量。设备的设计、选型、安装、改造和维护必须符合预定用途，应当尽可能降低产生污染、交叉污染、混淆和差错的风险，便于操作、清洁、维护，以及必要时进行的消毒或灭菌。企业应当建立设备使用、清洁、维护和维修的操作规程，并保存相应的操作记录，以及设备采购、安装、确认的文件和记录。

（一）设备的设计和安装

GMP要求生产设备不得对药品质量产生任何不利影响。基本要求如下：与药品直接接触的生产设备表面应当平整、光洁、易清洗或消毒、耐腐蚀，不得与药品发生化学反应、吸附药品或向药品中释放物质；设备所用的润滑剂、冷却剂等不得对药品或容器造成污染；管道的设计和安装应避免死角、盲管，并标明管内物料名称、流向；储罐和输送管道所用材料应无毒、耐腐蚀，并规定清洗、灭菌周期。

（二）设备的维护和维修

药品生产企业应该制定设备的保养、检修规程，并制订相应计划，以确保设备始终处于正常运行状态。在设备的保养和维修过程中，不得影响产品质量。选择适当的清洗、清洁设备，并防止这类设备成为污染源。不合格的设备应搬出生产区，未搬出前应有明显标志，标明其状态。

（三）设备的使用和清洁

设备的清洗应该制定清洗规程，需要明确的内容有：①洗涤方法和洗涤周期；②关键设备的清洗验证方法；③清洗过程及清洗后检查的有关数据应记录并保存；④无菌设备的清洗，尤其是直接接触药品的部位和部件必须进行灭菌，并标明灭菌日期，必要时进行微生物学的验证，经过灭菌的设备应在3天内使用；⑤某些可以移动的设备可移到清洗区清洗、消毒或灭菌；⑥同一设备连续加工同一无菌产品时，每批之间要清洗灭菌；同一设备加工同一非灭菌产品时，至少每周或每生产3批后进行全面清洗。

（四）校准（calibration）

企业应当配备有适当量程和精度的衡器、量具、仪器和仪表。企业需要按照操作规程和校准计划定期对生产和检验用衡器、量具、仪表、记录和控制设备以及仪器进行校准和检查，并保存相关记录。校准的量程范围应当涵盖实际生产和检验的使用范围，确保设备经过校准后，所得出的数据准确、可靠。校准时，需要使用符合国家要求的计量标准器具。校准记录应当标明所用计量标准器具的名称、编号、校准有效期和计量合格证明编号，确保记录的可追溯性。衡器、量具、仪表、用于记录和控制的设备以及仪器应当有明显的标识，标明其校准有效期。不得使用未经校准、超过校准有效期、失准的衡器、量具、仪表以及用于记录和控制的设备、仪器。

（五）制药用水

制药用水在药品生产过程中是必不可少且用量最大的物质。制药用水包括饮用水、纯化水以及注射用水。制药用水至少应当采用饮用水。制药用水应当适合其用途，并符合《中华人民共和国药典》的质量标准及相关要求。水处理设备及其输送系统的设计、安装、运行和维护应当确保制药用水达到设定的质量标准。在制药用水的生产过程中，不仅要对生产过程进行监控，而且应当对制药用水及原水的水质进行定期监测，并有相应的记录。发现制药用水微生物污染达到警戒限度，纠偏限度时应当按照操作规程处理。

1. 纯化水设备应满足下列要求：①储罐和输送管道所用材料应无毒、耐腐蚀，管道的设计和安装应避免死角、盲管；②储罐和管道要规定清洗、灭菌周期；③纯化水的制备、储存和分配应能防止微生物的滋生和污染；④纯化水储罐的通气口应安装不脱落纤维的疏水性除菌滤器；⑤纯化水的储存宜采用循环方式。

2. 注射用水设备应满足下列要求：①注射用水的管道所选用的材料应无毒、耐腐蚀，应采用内壁抛光的优质低碳不锈钢管；②注射用水的储存可采用70℃以上保温循环；③注射用水输送管道的设计和安装应避免死角、盲管，应预留清洗口；④储罐和管道要定期清洗、灭菌，宜设置在线清洗、在线灭菌设施。

五、物料与产品

物料是原料、辅料、包装材料等。原辅料作为药品生产的源头，直接影响药品的最终质量。根据GMP要求，企业必须建立物料的管理系统，应当建立物料和产品的操作规程，确保物料和产品的正确接收、贮存、发放、使用和发运，防止污染、交叉污染、混淆和差错。

（一）物料的管理原则

1. 购进　企业应该从质量部批准的物料供应商处进行购买。物料供应商的确定及变更应当进行质量评估，并经质量管理部门批准后方可采购。

药品生产所用的原辅料、与药品直接接触的包装材料应当符合相应的质量标准。药品上直接印字所用油墨应当符合食用标准要求。进口原辅料应当符合国家相关的进口管理规定。

2. 接收　原辅料、与药品直接接触的包装材料和印刷包装材料的接收应当有操作规程，所有到货物料均应当检查，以确保与订单一致。接收时，若发现外包装损坏或其他可能影响物料质量的问题，应当向质量管理部门报告并进行调查和记录。每次接收均应当有记录。

3. 物料的待验、取样、检验、放行

物料接收和成品生产后按照待验管理，直至放行。物料和产品应当根据其性质有序分批的贮存和周转，发放及发运应当符合先进先出和近效期先出的原则。

原辅料，应当制定相应的操作规程，采取核对或检验等适当措施，确认每一包装内的原辅料正确无误。一次接收数个批次的物料，应当按批取样、检验、放行。

4. 物料的标识　仓储区内的原辅料应当有适当的标识，并至少标明下述内容：指定的物料名称和企业内部的物料代码；企业接收时设定的批号；物料质量状态（如待验、合格、不合格、已取样）；有效期或复验期。

中间产品和待包装产品应当有明确的标识，并至少标明下述内容：产品名称和企业内部的产品代码；产品批号；数量或重量（如毛重、净重等）；生产工序（必要时）；产品质量状态（必要时，如待验、合格、不合格、已取样）。

（二）物料的使用

只有经质量管理部门批准放行并在有效期或复验期内的原辅料方可使用。贮存期内，如发现对质量有不良影响的特殊情况，应当进行复验。配料应当由指定人员按照操作规程进行，核对物料后，精确称量或计量，并作好标识。配制的每一物料及其重量或体积应当由他人独立进行复核，并有复核记录。用于同一批药品生产的所有配料应当集中存放，并作好标识。

（三）包装材料（packaging materials）

与药品直接接触的包装材料和印刷包装材料的管理和控制要求与原辅料相同。包装材料应当由专人专区存放，未经批准人员不得进入包材区，并按照操作规程发放，采取措施避免混淆和差错，确保用于药品生产的包装材料正确无误。应当建立印刷包装材料设计、审核、批准的操作规程，确保印刷包装材料印制的内容与药品监督管理部门核准的一致，并建立专门的文档，保存经签名批准的印刷包装材料原版实样。印刷包装材料的版本变更时需确保产品所用印刷包装材料的版本正确无误，收回作废的旧版印刷模板并予以销毁，旧版的印刷包装材料也需要销毁并记录。切割式标签或其他散装印刷包装材料应当分别置于密闭容器内储运，以防混淆。每批或每次发放的与药品直接接触的包装材料或印刷包装材料，均应当有识别标志，标明所用产品的名称和批号。

（四）其他物料

1. 成品　成品放行前应当待验贮存。成品的贮存条件应当符合药品注册批准的要求。

2. 麻醉药品、精神药品、医疗用毒性药品（包括药材）、放射性药品、药品类易制毒化学品及易燃、易爆和其他危险品的验收、贮存、管理应当执行国家有关的规定。

（五）产品回收、重新加工与返工、退货

1. 产品回收　需经预先批准，并对相关的质量风险进行充分评估，根据评估结论决定是否回收。回收应当按照预定的操作规程进行，并有相应记录。回收处理后的产品应当按照回收处理中最早批次产品的生产日期确定有效期。

2. 重新加工与返工

重新加工：将某一生产工序生产的不符合质量标准的一批中间产品或待包装产品的一部分或全部，采用不同的生产工艺进行再加工，以符合预定的质量标准。

返工：将某一生产工序生产的不符合质量标准的一批中间产品或待包装产品、成品的一部分或全部返回到之前的工序，采用相同的生产工艺进行再加工，以符合预定的质量标准。

对于制剂产品，不得进行重新加工，一般不得进行返工。对于原材料，经质量管理部门严格评价后可考虑进行重新加工或返工。对返工或重新加工或回收合并后生产的成品，质量管理部门应当考虑需要进行额外相关项目的检验和稳定性考察。

3. 退货　企业应当建立药品退货有关的操作规程，并有相应的记录，内容至少应当包括：产品名称、批号、规格、数量、退货单位及地址、退货原因及日期、最终处理意见。

六、确认与验证

在药品生产过程中，确认与验证是不可或缺的步骤，可以防患于未然，保证关键步骤在控制范围内，为实际生产提供保障，满足质量要求。企业的厂房、设施、设备和检验仪器需要经过确认，生产工艺、操作规程和检验方法需要经过验证后再进行生产、操作和检验，并保持持续的验证状态。

（一）概念与分类

1. 概念　确认是指证明厂房、设施、设备能正确运行并可达到预期结果的一系列活动。验证（validation）是指证明任何操作规程（或方法）、生产工艺或系统能够达到预期结果的一系列活动。可以看出，二者的内涵基本一致。

2. 分类

（1）按验证方式可分为前验证、同步验证、回顾性验证以及再验证。①前验证，又称为预验证、首次验证等，即在厂房设施、设备仪器、工艺规程等正式投入使用前所进行的验证；②同步验证，生产过程中，在某项工艺运行的同时进行的验证，以证明该工艺达到预期要求；③回顾性验证，即以过去生产过程中所记录的数据为基础，并对这些数据进行统计分析，旨在证实正式生产工艺条件适用性的验证；④再验证，或者复验证等，即当经过前验证的工艺、设施设备等在使用一定周期后或发生变更、重大维护及偏差等，所进行的验证。

（2）按验证对象可分为厂房设施与设备的验证、产品工艺验证、分析方法验证以及清洁验证。①厂房设施与设备的验证，包括厂房验证、公用设施验证（空气净化系统、工艺用水系统等系统）、生产设备验证，包括单机设备验证和设备系统的验证；②产品工艺验证，即对某个产品工艺的整体，也可以是工艺中关键工序进行的验证；③分析方法验证，即对药品检测分析所使用的分析方法进行的验证；④清洁验证，即对和药品，生产所用到的原料、辅料、包装材料，生产所用到的介质、水等发生直接接触的设备、管道、容器、器具等，洁净厂房的清洁效果进行的验证。

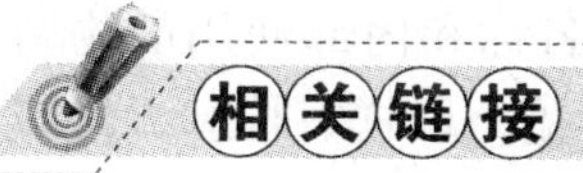

验证的步骤

厂房、设施与设备的验证分为四个步骤进行：①设计确认，证明设计符合预定用途和 GMP 要求；②安装确认，证明建造和安装符合设计标准；③运行确认，证明运行符合设计标准；④性能确认，证明在正常操作方法和工艺条件下能够持续符合标准。

（二）验证的要求

采用新的生产处方或生产工艺前，企业应当验证其常规生产的适用性，要求生产工艺在使用规定的原辅料和设备条件下，能够始终生产出符合预定用途和注册要求的产品。当影响产品质量的主要因素，如原辅料、与药品直接接触的包装材料、生产设备、生产环境（或厂房）、生产工艺、检验方法等发生变更时，应当进行确认或验证。必要时，还应当经药品监督管理部门批准。

清洁方法应当经过验证，证实其清洁的效果，以有效防止污染和交叉污染。清洁验证应当综合考虑设备使用情况、所使用的清洁剂和消毒剂、取样方法和位置以及相应的取样回收率、残留物的性质和限度、残留物检验方法的灵敏度等因素。

（三）验证的基本流程

进行验证工作时，企业应当制订验证总计划，明文规定总体验证原则、目的、职责和方法。确认或验证方案应当根据确认或验证的对象制定。在实施之前，需要进行风险评估。确认或验证时，应当按照预先确定和批准的方案实施，并有记录。完成后，应当写出报告，并经审核、批准。确认或验证的结果和结论（包括评价和建议）应当有记录并存档。验证总计划包括项目概况、组织和职责、验证内容及要求等。

确认和验证不是一次性的行为。首次确认或验证后，应当根据产品质量回顾分析情况进行再确认或再验证。关键的生产工艺和操作规程应当定期进行再验证，确保其能够达到预期结果。

七、文件管理

文件管理（documentation management）是质量保证体系的重要部分，2010 年版 GMP 重视文件系统，对其有较为详细的标准与要求。文件系统是指企业对于管理体系中采用的全部要素、要求和规定编制成各项制度、标准程序，记录执行情况、重要实验及生产数据等并保存，从而使得生产、质量与管理等各种活动都有章可循。同时，企业应保证企业有关员工对文件有正确一致的理解。

GMP 的文件系统分为两部分，一为程序类文件，包括质量标准、工艺规程、记录标准、操作规程；二为记录类文件，即各种工作文件执行时相应的记录。

（一）质量标准

质量标准包括物料质量标准、成品质量标准，必要时还有中间产品或带包装产品质量标准。

物料质量标准包括物料的基本信息，如企业统一指定的物料名称和内部使用的物料代码、质量标准的依据、经批准的供应商、印刷包装材料的实样或样稿；取样、检验方法或相关操作规程编号；定性和定量的限度要求；贮存条件和注意事项；有效期或复验期。

（二）工艺规程

工艺规程是指为生产特定数量的成品而制定的一个或一套文件，包括生产处方、生产操作要求和包装操作要求，规定原辅料和包装材料的数量、工艺参数和条件、加工说明（包括中间控制）、注意事项等内容。每种药品的每个生产批量均应当有经企业批准的工艺规程，不同药品规格的每种包装形式均应当有各自的包装操作要求。工艺规程的制定应当以注册批准的工艺为依据。工艺规程不得任意更改。如需更改，应当按照相关的操作规程修订、审核、批准。

制剂的工艺规程至少应包括生产处方、生产操作要求以及包装操作要求。

原料药的生产工艺规程应包括：中间产品或原料药名称和文件编号；标有名称和特定代码（足以识别任何特定的质量属性）的原料和中间产品的完整清单；准确陈述每种原料或中间产品的投料量或投料比（包括计量单位），或注明每种批量或产率的计算方法；生产地点、主要设备（型号及材质等）；生产操作的详细说明，包括操作顺序、所用工艺参数的范围、取样方法说明、所用原料中间产品及成品的质量标准、完成单个步骤或整个工艺过程的时限；按生产阶段或时间计算的预期收率范围；可保证中间产品或原料药适用性的贮存要求，包括标签、包装材料和特殊贮存条件以及时限。

（三）记录标准

批生产记录及批包装记录的标准：每批产品均应当有相应的批生产记录，每批产品或每批中部分产品的包装，都应当有批包装记录。批记录可追溯该批产品的生产历史以及与质量有关的情况。在生产过程中，进行每项操作时应当及时记录，操作结束后，应当由生产操作人员确认并签注姓名和日期。

（四）操作规程

操作规程的内容应当包括：题目、编号、版本号、颁发部门、生效日期、分发部门以及制定人、审核人、批准人的签名并注明日期，标题、正文及变更历史。厂房、设备、物料、文件和记录应当有编号或代码，并制定编制编号或代码的操作规程，确保编号或代码的唯一性。下述活动也应当有相应的操作规程，其过程和结果应当有记录：①确认和验证；②设备的装配和校准；③厂房和设备的维护、清洁和消毒；④培训、更衣及卫生等与人员相关的事宜；⑤环境监测；⑥虫害控制；⑦变更控制；⑧偏差处理；⑨投诉；⑩药品召回；⑪退货。

八、生产管理

GMP 在生产管理方面的规定主要是为了防止药品在生产过程中出现污染、差错和混淆。所有药品的生产和包装均应当按照批准的工艺规程和操作规程进行操作并有相关记录，以确保药品达到规定的质量标准，并符合药品生产许可和注册批准的要求。生产管理的要点是：①有清晰、准确、有效的生产管理文件；②对工艺过程、批号、包装、生产记录、不合格品、物料平衡检查和清场检查等实施全面管理；③杜绝一切可能产生药品污染和交叉污染的因素。

（一）批的定义与管理

批（batch）是指经一个或若干加工过程生产的、具有预期均一质量和特性的一定数量的原辅料、包装材料或成品。为完成某些生产操作步骤，可能有必要将一批产品分成若干亚批，最终合并成为一个均一的批。在连续生产情况下，批必须与生产中具有预期均一特性的确定数量的产品相对应，批量可以是固定数量或固定时间段内生产的产品量。

批号是指用于识别一个特定批的具有唯一性的数字和（或）字母的组合。

批记录是指用于记述每批药品生产、质量检验和放行审核的所有文件和记录，可追溯所有与成品质量有关的历史信息。

企业应当建立划分产品生产批次、编制药品批号和确定生产日期的操作规程，生产批次的划分应当能够确保同一批次产品质量和特性的均一性。

（二）防止污染和交叉污染

在生产过程中，企业应当尽可能采取措施防止污染和交叉污染，定期检查这些措施的实施，并评估其适用性和有效性。

需要采取的措施如下：在分隔的区域内生产不同品种的药品；采用阶段性生产方式；设置必要的气锁间和排风，空气洁净度级别不同的区域应当有压差控制；应当降低未经处理或未经充分处理的空气再次进入生产区导致污染的风险；在易产生交叉污染的生产区内，操作人员应当穿戴该区域专用的防护服；采用经过验证或已知有效的清洁和去污染操作规程进行设备清洁；必要时，应当对与物料直接接触的设备表面的残留物进行检测；采用密闭系统生产；干燥设备的进风应当有空气过滤器，排风应当有防止空气倒流装置；生产和清洁过程中应当避免使用易碎、易脱屑、易发霉器具；使用筛网时，应当有防止因筛网断裂而造成污染的措施；液体制剂的配制、过滤、灌封、灭菌等工序应当在规定时间内完成；软膏剂、乳膏剂、凝胶剂等半固体制剂以及栓剂的中间产品应当规定贮存期和贮存条件。

（三）生产操作要求

生产开始前：①应当进行检查，确保设备和工作场所没有上批遗留的产品、文件或与本批产品生产无关的物料，设备处于已清洁及待用状态，并记录检查结果；②应当核对物料或中间产品的名称、代码、批号和标识，确保生产所用物料或中间产品正确且符合要求。生产时，应当进行中间控制和必要的环境监测，并记录。每批药品的每一生产阶段完成后必须由生产操作人员清场，并填写清场记录。清场记录内容包括：操作间编号、产品名称、批号、生产工序、清场日期、检查项目及结果、清场负责人及复核人签名。清场记录应当纳入批生产记录。

（四）包装操作要求

在药品生命过程中，包装也是重要环节之一，若没有规范的包装操作，成品的质量是得不到保障的，以致影响使用者健康。新版 GMP 对包装方面有了更详细的规定。总体来说，包装操作规程的总目的是降低污染和交叉污染、混淆或差错的风险，故应有相应措施。

包装工序开始前应当对现场进行检查，确保工作场所、包装生产线、印刷机及其他设备已处于清洁或待用状态，无上批遗留的产品、文件或与本批产品包装无关的物料，同时，检查所领用的包装材料正确无误，核对待包装产品和所用包装材料的名称、规格、数量、质量状态，且与工艺规程相符。待用分装容器在分装前应当保持清洁，避免容器中有玻璃碎屑、金属颗粒等污染物。每一包装操作场所或包装生产线，应当有标识标明包装中的产品名称、规格、批号和批量的生产状态。产品分装、封口后应当及时贴签。包装材料上印刷或模压的内容应当清晰，不易褪色和擦除。

包装期间，产品的中间控制检查应当至少包括下述内容：①包装外观；②包装是否完整；③产品和包装材料是否正确；④打印信息是否正确；⑤在线监控装置的功能是否正常。样品从包装生产线取走后不应当再返还，以防止产品混淆或污染。

因包装过程产生异常情况而需要重新包装产品的，必须经专门检查、调查并由指定人员批准。重新包装应当有详细记录。在物料平衡检查中，发现待包装产品、印刷包装材料以及成品数量有显著差异时，应当进行调查，未得出结论前，成品不得放行。

包装结束时，已打印批号的剩余包装材料应当由专人负责全部计数销毁，并有记录。如将未打印批号的印刷包装材料退库，应当按照操作规程执行。

九、质量控制和质量保证

GMP 强调了药品生产企业质量管理部门应负责药品生产全过程的质量管理、控制和检验，并直接受质量管理负责人领导，确保工作独立，尽可能不受到干预。

（一）质量控制实验室

质量控制实验室的人员、设施、设备应当与产品性质和生产规模相适应。委托外部实验室进行检验的，应当在检验报告中予以说明。要求质量控制负责人具有足够的管理实验室的资质和经验，可以管理同一企业的一个或多个实验室。检验人员至少应当具有相关专业中专或高中以上学历，并经过与所从事的检验操作相关的实践培训且通过考核。质量控制实验室中应当配备药典、标准图谱等必要的工具书，以及标准品或对照品等相关的标准物质。质量控制实验室的具体工作包括取样、检验、留样、试剂、试液、培养基和检定菌的管理以及标准品和对照品的管理，并保存相关数据记录、报告等。

（二）物料和产品放行

企业应当分别建立物料和产品批准放行的操作规程，明确批准放行的标准、职责，并有相应的记录。在批准放行前，企业应当对物料及产品进行质量评价，做出准确的结论，并且由相关人员签字批准放行。疫苗类制品、血液制品、用于血源筛查的体外诊断试剂以及国家食品药品监督管理部门规定的其他生物制品放行前还应当取得批签发合格证明。

（三）持续稳定性考察

1. 目的与范围　持续稳定性考察（on-going stability studies）是指在有效期内监控已上市药品的质量，以发现药品与生产相关的稳定性问题（如杂质含量或溶出度特性的变化），并确定药品能够在标示的贮存条件下，符合质量标准的各项要求。

市售包装药品；待包装产品；贮存时间较长的中间产品；重新加工、返工或回收的批次；重大变更或生产和包装有重大偏差的药品需要做持续稳定性考察，例如，当待包装产品在完成包装前，或从生产厂运输到包装厂，还需要长期贮存时，应当在相应的环境条件下，评估其对包装后产品稳定性的影响。

持续稳定性考察的时间应当涵盖药品有效期。

2. 对持续稳定性考察的要求　关键人员，尤其是质量受权人，应当了解持续稳定性考察的结果。考察批次数和检验频次应当能够获得足够的数据，以供趋势分析。

企业需要调查不符合质量标准的结果或重要的异常趋势。调查结果以及采取的措施应当报告当地食品药品监督管理部门。对任何已确认的不符合质量标准的结果或重大不良趋势，企业都应当考虑是否可能对已上市药品造成影响，必要时应当实施召回，调查结果以及采取的措施应当报告当地食品药品监督管理部门。

企业应当根据所获得的全部数据资料，包括考察的阶段性结论，撰写总结报告并保存。应当定期审核总结报告。

（四）变更控制与偏差处理

企业应当建立变更控制系统（change control），建立操作规程，规定原辅料、包装材料、质量标准、检验方法、操作规程、厂房、设施、设备、仪器、生产工艺和计算机软件变更的申请、评估、审核、批准和实施，对所有影响产品质量的变更进行评估和管理。质量管理部门应当指定专人负责变更控制，并保存所有变更的文件和记录。与产品质量有关的变更由申请部门提出后，应当经评估、制定实施计划并明确实施职责，最终由质量管理部门审核批准。

企业应当建立偏差处理的操作规程，规定偏差的报告、记录、调查、处理以及所采取的纠正措施，并有相应的记录。各部门负责人应当确保所有人员正确执行生产工艺、质量标准、检验方法和操作规程，防止偏差的产生。

任何偏离生产工艺、物料平衡限度、质量标准、检验方法、操作规程等的情况均应当有记录，并立即报告主管人员及质量管理部门。重大偏差应当由质量管理部门会同其他部门进行彻底调查，并有调查报告，报告应由质量管理部门的指定人员审核并签字。企业还应当采取预防措施有效防止类似偏差的再次发生。质量管理部门应当负责偏差的分类，保存偏差调查、处理的文件和记录。

变更和偏差都应当评估其对产品质量的潜在影响。改变原辅料、与药品直接接触的包装材料、生产工艺、主要生产设备以及其他影响药品质量的主要因素时，应当对变更实施后最初至少三个批次的药品质量进行评估。企业可以根据变更的性质、范围、对产品质量潜在影响的程度将变更或偏差分类（如主要、次要）。判断变更或偏差所需的验证、额外的检验以及稳定性考察应当有科学依据。

（五）纠正措施和预防措施

企业应当建立纠正措施和预防措施系统，对投诉、召回、偏差、自检或外部检查结果、工艺性能和质量监测趋势等进行调查并采取纠正和预防措施。调查的深度和形式应当与风险的级别相适应。纠正措施和预防措施系统应当能够增进对产品和工艺的理解，改进产品和工艺。质量管理部门保存实施纠正和预防措施的文件记录。

企业应当建立实施纠正和预防措施的操作规程，内容至少包括：对投诉、召回、偏差、自检或外部检查结果、工艺性能和质量监测趋势以及其他来源的质量数据进行分析，确定已有和潜在的质量问题；调查与产品、工艺和质量保证系统有关的原因；确定所需采取的纠正和预防措施，防止问题的再次发生；评估纠正和预防措施的合理性、有效性和充分性；对实施纠正和预防措施过程中所有发生的变更应当予以记录；确保相关信息已传递到质量受权人和预防问题再次发生的直接负责人；确保相关信息及其纠正和预防措施已通过高层管理人员的评审。

（六）供应商的评估和批准

质量管理部门应当对所有生产用物料的供应商进行质量评估，会同有关部门对主要物料供应商（尤其是生产商）的质量体系进行现场质量审计，并对质量评估不符合要求的供应商行使否决权。质量管理部门对物料供应商独立作出质量评估，企业相关人员不得干扰或妨碍。

企业应当建立物料供应商评估和批准的操作规程，明确供应商的资质、选择的原则、质量评估方式、评估标准、物料供应商批准的程序。质量管理部门应当指定专人负责物料供应商质量评估和现场质量审计，分发经批准的合格供应商名单。被指定的人员应当具有相关的法规和专业知识，具有足够的质量评估和现场质量审计的实践经验。

质量管理部门应当综合考虑企业所生产的药品质量风险、物料用量以及物料对药品质量的影响程度等因素，对物料供应商的评估至少应当包括：供应商的资质证明文件、质量标准、检验报告、企业对物料样品的检验数据和报告。改变物料供应商，应当对新的供应商进行质量评估，若是改变主要物料供应商，还需要对产品进行相关的验证及稳定性考察。

质量管理部门应当向物料管理部门分发经批准的合格供应商名单，并及时更新。同时，质量管理部门应当与主要物料供应商签订质量协议，在协议中明确双方所承担的质量责任，此外，定期对物料供应商进行评估或现场质量审计，回顾分析物料质量检验结果、质量投诉和不合格处理记录。如物料出现质量问题或生产条件、工艺、质量标准和检验方法等可能影响质量的关键因素发生重大改变时，还应当尽快进行相关的现场质量审计。

企业应当对每家物料供应商建立质量档案，档案内容应当包括供应商的资质证明文件、质量协议、质量标准、样品检验数据和报告、供应商的检验报告、现场质量审计报告、产品稳定性考察报告、定期的质量回顾分析报告等。

（七）产品质量回顾分析

企业应当按照操作规程，每年对所有生产的药品按品种进行产品质量回顾分析，以确认工艺稳定可靠，以及原辅料、成品现行质量标准的适用性，及时发现不良趋势，确定产品及工艺改进的方向。根据以往回顾分析的历史数据，对产品质量回顾分析的有效性进行自检。回顾分析应当有报告。

企业应当对回顾分析的结果进行评估，提出是否需要采取纠正和预防措施或进行再确认或再验证的评估意见及理由，并及时、有效地完成整改。

（八）投诉与不良反应报告

企业应当建立药品不良反应报告（Averse Drug Reaction，ADR）和监测管理制度，设立专门机构并配备专职人员负责管理，建立操作规程，规定投诉登记、评价、调查和处理的程序，并规定因可能的产品缺陷发生投诉时所采取的措施，包括考虑是否有必要从市场召回药品。企业应当主动收集药品不良反应，并详细记录、评价、调查和处理，及时采取措施控制可能存在的风险，并向药品监督管理部门报告。

所有投诉都应当登记与审核。与产品质量缺陷有关的投诉，应当详细记录投诉的各个细节，并进行调查。发现或怀疑某批药品存在缺陷，应当考虑检查其他批次的药品，查明其是否受到影响。投诉调查和处理应当有记录，并注明所查相关批次产品的信息。应当定期回顾分析投诉记录，以便发现需要警觉、重复出现以及可能需要从市场召回药品的问题，并采取相应措施。企业出现生产失误、药品变质或其他重大质量问题，应当及时采取相应措施，必要时还应当向当地食品药品监督管理部门报告。

十、委托生产与委托检验

当任何原因使得药品不能在本企业生产或检验时，可以进行委托。委托生产（contract manufacture）与检验必须满足GMP，以及相关法律法规的要求。

（一）对委托方提出的要求

委托方应当对受托方的条件、技术水平、质量管理情况进行现场考核并评估，确认其具有完成受托工作的能力，并能保证符合GMP的要求。委托方应当向受托方提供所有必要的资料，使受托方充分了解与产品或操作相关的各种问题，包括产品或操作对受托方的环境、厂房、设备、人员及其他物料或产品可能造成的危害，以保证受托方正确实施所委托的操作。委托方应当确保物料和产品符合相应的质量标准，并监督受托生产或检验的全过程。

（二）对受托方提出的要求

受托方必须具备足够的厂房、设备、知识和经验以及人员，满足委托方所委托的生产或检验工作的要求。受托方应当确保所收到委托方提供的物料、中间产品和待包装产品适用于预定用途，不得从事对委托生产或检验的产品质量有不利影响的活动。

（三）合同

为确保委托生产产品的质量和委托检验的准确性和可靠性，委托方和受托方必须签订书面合同，详细并明确规定各方责任、委托生产或委托检验的内容及相关的技术事项，其中的技术性条款应当由具有制药技术、检验专业知识和熟悉本规范的主管人员拟订。委托检验合同应当明确受托方有义务接受药品监督管理部门检查。

合同内容至少包括：①质量受权人批准放行每批药品的程序，确保每批产品都已按照药品注册的要求完成生产和检验。②何方负责物料的采购、检验、放行、生产和质量控制(包括中间控制)。③何方负责取样和检验。④受托方是否在委托方的厂房内取样。⑤由受托方保存的生产、检验和发运记录及样品，委托方应当能够随时调阅或检查；出现投诉、怀疑产品有质量缺陷或召回时，委托方应当能够方便地查阅所有与评价产品质量相关的记录。⑥产品质量回顾分析中各方的责任。⑦委托方可以对受托方进行检查或现场质量审计。

十一、产品发运与召回

企业应当建立产品召回系统，必要时可迅速、有效地从市场召回任何一批存在安全隐患的产品，并定期对该系统的有效性进行评估。因质量原因退货和召回的产品，均应当按照规定监督销毁，有证据证明退货产品质量未受影响的除外。

（一）发运

每批产品均应当有发运记录。根据发运记录，应当能够追查每批产品的销售情况，能够及时全部追回，发运记录内容应当包括：产品名称、规格、批号、数量、收货单位和地址、联系方式、发货日期、运输方式等。发运记录应当至少保存至药品有效期后一年。

（二）召回(recall)

企业应当制定召回操作规程，指定专人负责组织协调召回工作，保证能够随时启动，并迅速实施。产品召回负责人独立于销售和市场部门，应有能够迅速查阅到药品发运记录的能力。已召回的产品应当有标识，并单独、妥善贮存，等待最终处理决定。召回的进展过程应当有记录，并有最终报告，包括产品发运数量、已召回数量以及数量平衡情况。

十二、自　　检

质量管理部门应当定期组织对企业进行自检（self-inspection)，监控 GMP 的实施情况，评估企业是否符合 GMP 要求，并提出必要的纠正和预防措施。需要制定自检计划，对机构与人员、厂房与设施、设备、物料与产品、确认与验证、文件管理、生产管理、质量控制与质量保证、委托生产与委托检验、产品发运与召回等项目定期进行检查，并出具自检报告，内容至少包括自检过程中观察到的所有情况、评价的结论以及提出纠正和预防措施的建议，并报告企业高层管理人员。自检可以由企业指定人员进行独立、系统、全面的自检，也可由外部人员或专家进行独立的质量审计。

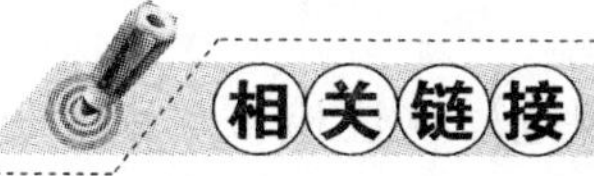

批的划分

一、无菌药品

GMP附录1第十章第六十条规定了无菌药品批次划分原则：

（一）大（小）容量注射剂以同一配液罐最终一次配制的药液所生产的均质产品为一批；同一批产品如用不同的灭菌设备或同一灭菌设备分次灭菌的，应当可以追溯；

（二）粉针剂以一批无菌原料药在同一连续生产周期内生产的均质产品为一批；

（三）冻干产品以同一批配制的药液使用同一台冻干设备在同一生产周期内生产的均质产品为一批；

（四）眼用制剂、软膏剂、乳剂和混悬剂等以同一配制罐最终一次配制所生产的均质产品为一批。

除另有规定外均按此原则划分。

二、原料药

GMP附录2第七章第三十二条规定了原料药生产批次划分原则：

（一）连续生产的原料药，在一定时间间隔内生产的在规定限度内的均质产品为一批；

（二）间歇生产的原料药，可由一定数量的产品经最后混合所得的在规定限度内的均质产品为一批。

第四节 GMP认证管理

为加强《药品生产质量管理规范》认证工作的管理，根据《中华人民共和国药品管理法》、《中华人民共和国药品管理法实施条例》，原国家食品药品监督管理局于2011年8月颁布并实施了《药品生产质量管理规范认证管理办法》，该“办法”共有7个章节，40条规定。

药品GMP认证是药品监督管理部门依法对药品生产企业药品生产质量管理进行监督检查的一种手段，是对药品生产企业实施药品GMP情况的检查、评价并决定是否发给认证证书的监督管理过程。

一、GMP认证的机构和职责

1. 国家食品药品监督管理部门主管全国药品GMP认证管理工作。负责注射剂、放射性药品、生物制品等药品GMP认证和跟踪检查工作；负责进口药品GMP境外检查和国家或地区间药品GMP检查的协调工作；负责对药品认证检查机构质量管理体系进行评估。

2. 省级食品药品监督管理部门负责本辖区内除注射剂、放射性药品、生物制品以外其他药品GMP认证和跟踪检查工作以及国家食品药品监督管理局委托开展的药品GMP检查工作。

3. 省级以上食品药品监督管理部门设立的药品认证检查机构承担药品GMP认证申请的

技术审查、现场检查、结果评定等工作。

同时，国家食品药品监督管理部门设立了《药品生产质量管理规范》认证检查员库。进行 GMP 认证时，按照国家食品药品监督管理部门的规定，从该检查员库中随机抽取认证检查员组成认证检查组进行认证检查。

二、GMP 认证的程序

药品 GMP 认证的基本程序分为：提出申请、形式审查、技术审查、现场检查、审批与发证。

（一）申请、受理和审查

1. GMP 认证申请提交资料　在认证的申请阶段，要申请药品 GMP 认证的生产企业，应按规定填报《药品 GMP 认证申请书》并按照《药品 GMP 认证申请资料要求》报送以下资料、电子文档，见表 7-4。

表 7-4　药品 GMP 认证申请资料

编号	项目	具体要求
1	企业的总体情况	企业基本信息（企业名称、注册地址、生产地址、联系人等）、企业的药品生产情况、本次药品 GMP 认证申请的范围、与上次药品 GMP 认证以来的主要变更情况
2	企业的质量管理体系	企业质量管理体系的描述；成品放行程序；供应商管理及委托生产、委托检验的情况；企业的质量风险管理措施；年度产品质量回顾分析
3	人员	质量保证、生产和质量控制的组织机构图（包括高层管理者），以及质量保证、生产和质量控制部门各自的组织机构图；企业关键人员及从事质量保证、生产、质量控制主要技术人员的资历；质量保证、生产、质量控制、贮存和发运等各部门的员工数
4	厂房、设施和设备	建筑物的建成和使用时间、类型（包括结构以及内外表面的材质等）、场地的面积；厂区总平面布局图、生产区域的平面布局图和流向图，标明比例。应当标注房间的洁净级别、相邻房间的压差，并且指示房间所进行的生产活动；申请认证范围所有生产线的布局情况；仓库、贮存区域以及特殊贮存条件；空调净化系统的工作原理、设计标准和运行情况；水系统的工作原理、设计标准和运行情况及示意图；其他公用设施，如压缩空气、氮气等的工作原理、设计标准以及运行情况。列出生产和检验用主要仪器、设备；简述清洗、消毒与药品直接接触设备表面使用的方法及验证情况；简述与药品生产质量相关的关键计算机化系统的设计、使用验证情况
5	文件	企业的文件系统；文件的起草、修订、批准、发放、控制和存档系统
6	生产	生产的产品情况，包括所生产的产品情况综述；剂型及品种的工艺流程图，并注明主要质量控制点与项目；工艺验证，包括原则及总体情况；返工、重新加工的原则；物料管理和仓储，包括原辅料、包装材料、半成品、成品的处理，如取样、待检、放行和贮存；不合格物料和产品的处理
7	质量控制	企业质量控制实验室所进行的所有活动，包括检验标准、方法、验证等情况
8	发运、投诉和召回	发运，包括产品在运输过程中所需的控制，如温度、湿度控制；确保产品可追踪性的方法；投诉和召回，包括处理投诉和召回的程序
9	自检	自检系统，重点说明计划检查中的区域选择标准，自检的实施和整改情况

新开办药品生产企业或药品生产企业新增生产范围、新建车间的，应当按照《药品管理法实施条例》的规定申请药品 GMP 认证。药品生产企业改建、扩建车间或生产线的，应按本办法重新申请药品 GMP 认证。

生产注射剂、放射性药品、生物制品等药品的企业经省、自治区、直辖市食品药品监督管理部门出具日常监督管理情况的审核意见后，将申请资料报国家食品药品监督管理部门。生产除注射剂、放射性药品、生物制品等药品以外其他药品的企业将申请资料报省、自治区、直辖市食品药品监督管理部门。

2. 形式审查 省级以上食品药品监督管理部门对药品 GMP 申请书及相关资料进行形式审查，申请材料齐全、符合法定形式的予以受理；未按规定提交申请资料的，以及申请资料不齐全或者不符合法定形式的，当场或者在 5 日内一次性书面告知申请人需要补正的内容。

3. 技术审查 药品认证检查机构对申请资料进行技术审查，需要补充资料的，应当书面通知申请企业。申请企业应按通知要求，在规定时限内完成补充资料，逾期未报的，其认证申请予以终止。

技术审查工作时限为自受理之日起 20 个工作日。需补充资料的，工作时限按实际顺延。

（二）GMP 现场检查

药品认证检查机构完成申报资料技术审查后，应当制定现场检查工作方案，并组织实施现场检查（On-site Inspection）。制订工作方案及实施现场检查工作时限为 40 个工作日。药品 GMP 认证现场检查时间一般为 3 ~5 天，根据企业具体情况可适当调整。现场检查过程大致分为四个步骤：首次会议、现场取证、结果汇总、评定意见。

1. 首次会议 现场检查首次会议应由检查组负责人主持，检查组向企业出示药品 GMP 检查员证或其他证明文件，确认检查范围，告知检查纪律、注意事项以及企业权利，确定企业陪同人员。

2. 现场取证 现场检查过程中，检查组必须严格按照现场检查方案对企业实施药品 GMP 的情况进行检查，必要时应予取证。检查员须按照药品 GMP 认证检查方案和检查评定标准对检查发现的不合格项目如实记录。

3. 结果汇总 此过程是检查组负责人组织检查员，针对现场检查情况进行评定汇总，并公平、公正、客观地对缺陷项进行风险评定。分析汇总期间，企业陪同人员应回避。

检查缺陷的风险评定应综合考虑产品类别、缺陷的性质和出现的次数。检查中发现不符合要求的项目统称为“缺陷项目”（Deficiency），缺陷分为严重缺陷、主要缺陷和一般缺陷，其风险等级依次降低。具体如下：

（1）严重缺陷指与药品 GMP 要求有严重偏离，产品可能对使用者造成危害的。

（2）主要缺陷指与药品 GMP 要求有较大偏离的。

（3）一般缺陷指偏离药品 GMP 要求，但尚未达到严重缺陷和主要缺陷程度的。

4. 评定意见 现场检查及结果汇总结束后，检查组向企业通报现场检查情况，对检查中发现的缺陷项，经检查组成员和企业负责人签字，双方各执一份。检查组应根据现场检查情况，结合风险评估原则提出评定建议。现场检查报告应附检查员记录及相关资料，并由检查组成员签字。

若企业对检查中发现的缺陷无异议，则应对缺陷进行整改，并及时将整改报告递交至现场检查的药品认证检查机构。如有异议，可做适当说明。如不能形成共识，检查组应做好记录并经检查组成员和企业负责人签字后，双方各执一份。

检查组应在检查工作结束后10个工作日内，将现场检查报告、检查员记录及相关资料报送药品认证检查机构。

（三）GMP 审批与发证

药品认证检查机构可结合企业整改情况对现场检查报告进行综合评定。必要时，可对企业整改情况进行现场核查。综合评定应在收到整改报告后40个工作日内完成，如进行现场核查，评定时限顺延。

综合评定应采用风险评估的原则，综合考虑缺陷的性质、严重程度以及所评估产品的类别对检查结果进行评定。

药品认证检查机构可结合企业整改情况对现场检查报告进行综合评定。综合评定应采用风险评估的原则，综合考虑缺陷的性质、严重程度以及所评估产品的类别对检查结果进行评定。必要时，可对企业整改情况进行现场核查。

现场检查综合评定时标准如下：

1. 低一级缺陷累计可以上升一级或二级缺陷，已经整改完成的缺陷可以降级，严重缺陷整改的完成情况应进行现场核查。

2. 只有一般缺陷，或者所有主要和一般缺陷的整改情况证明企业能够采取有效措施进行改正的，评定结果为“符合”。

3. 有严重缺陷或有多项主要缺陷，表明企业未能对产品生产全过程进行有效控制的，或者主要和一般缺陷的整改情况或计划不能证明企业能够采取有效措施进行改正的，评定结果为“不符合”。

药品认证检查机构完成综合评定后，应将评定结果予以公示，公示期为10个工作日。对公示内容有异议的，药品认证检查机构或报同级食品药品监督管理部门及时组织调查核实。调查期间，认证工作暂停。对公示内容无异议或对异议已有调查结果的，药品认证检查机构应将检查结果报同级食品药品监督管理部门，由食品药品监督管理部门进行审批。

经食品药品监督管理部门审批，符合药品GMP要求的，向申请企业发放《药品GMP证书》；不符合药品GMP要求的，认证检查不予通过，食品药品监督管理部门以《药品GMP认证审批意见》方式通知申请企业。行政审批工作时限为20个工作日。

食品药品监督管理部门应将审批结果予以公告。省级食品药品监督管理部门应将公告上传国家食品药品监督管理部门网站。

《药品GMP证书》有效期为5年。药品生产企业应在《药品GMP证书》有效期届满前6个月，按《药品GMP认证管理办法》的规定重新申请药品GMP认证，药品监督管理部门应在《药品GMP证书》届满前作出审批决定。

三、GMP 认证的监督与检查

（一）抽查检验

药品监督管理部门根据需要，可以对药品质量进行抽查检验。抽查检验应当按照规定抽样，并不得收取任何费用。药品监督管理部门对有证据证明可能危害人体健康的药品及其有关材料可以采取查封、扣押的行政强制措施。药品监督管理部门定期公告药品质量抽查检验的结果。当事人对药品检验机构的检验结果有异议的，可以申请复验。

（二）跟踪检查

药品监督管理部门负责对取得《药品 GMP 证书》的药品生产企业进行跟踪检查，在其证书有效期内，至少被检查一次。药品认证检查机构负责制订检查计划和方案，确定跟踪检查的内容及方式，并对检查结果进行评定。国家食品药品监督管理部门药品认证检查机构负责组织或委托省级食品药品监督管理部门药品认证检查机构对注射剂、放射性药品、生物制品等进行跟踪检查。

四、GMP 认证证书的补发、收回与注销

（一）补发

药品生产企业《药品 GMP 证书》遗失或损毁的，应在相关媒体上登载声明，并可向原发证机关申请补发。原发证机关受理补发《药品 GMP 证书》申请后，应在 10 个工作日内按照原核准事项补发，补发的《药品 GMP 证书》编号、有效期截止日与原《药品 GMP 证书》相同。

（二）收回

如果企业有下列情况之一的，药品监督管理部门将收回《药品 GMP 证书》：

1. 企业（车间）不符合药品 GMP 要求的。
2. 企业因违反药品管理法规被责令停产整顿的。
3. 其他需要收回的。

药品监督管理部门收回企业《药品 GMP 证书》的同时，应要求企业改正。企业完成改正后，应将改正情况向药品监督管理部门报告，经药品监督管理部门现场检查，符合药品 GMP 要求后，发回原《药品 GMP 证书》。

（三）注销

如果企业有下列情况之一的，由原发证机关注销《药品 GMP 证书》：

1. 企业《药品生产许可证》依法被撤销、撤回，或者依法被吊销的。
2. 企业被依法撤销、注销生产许可范围的。
3. 企业《药品 GMP 证书》有效期届满未延续的。
4. 其他应注销《药品 GMP 证书》的。

若应注销的《药品 GMP 证书》上同时注有其他药品认证范围，药品监督管理部门可根据企业的申请，重新核发未被注销认证范围的《药品 GMP 证书》。核发的《药品 GMP 证书》重新编号，其有效期截止日与原《药品 GMP 证书》相同。

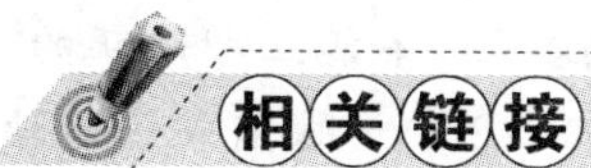

我国 GMP 认证的历史渊源与发展

为了正常、有序地开展中国药品 GMP 认证工作，1994 年 4 月成立了中国药品认证委员会，它是国家质量技术监督局授权，原卫生部负责牵头组建，由九部委参加的代表国家实施药品 GMP 认证的机构。中国药品认证委员会的常设机构为秘书处。经报请中央机

构编制委员会批准，于1994年11月成立了原卫生部药品认证管理中心，作为中国药品认证委员会办事机构，履行委员会秘书处职能，其工作职责是：承担中华人民共和国境内药品生产企业（车间）、药品品种和中华人民共和国境外生产的进口药品GMP认证。并于1995年10月正式开始受理药品生产企业认证工作。随着国务院机构改革，经中央机构编制委员会批准，于1998年9月将原卫生部药品认证管理中心更名为原国家药品监督管理局药品认证管理中心。2003年根据《国务院机构改革方案》，在原国家药品监督管理局的基础上组建原国家食品药品监督管理局，除原职能外，同时负责食品、保健品、化妆品的管理。2008年根据《国务院机构改革方案》，原国家食品药品监督管理局由原卫生部管理。故而，药品认证管理中心是原国家食品药品监督管理局的直属单位。药品认证管理中心的职责如下：

1. 参与制定、修订《药物非临床研究质量管理规范》(GLP)、《药物临床试验质量管理规范》(GCP)、《药品生产质量管理规范》(GMP)、《中药材生产质量管理规范》(GAP)和《医疗器械生产质量管理规范》(医疗器械GMP)及其相应的实施办法。

2. 对依法向国家食品药品监督管理部门申请GMP认证的药品、医疗器械生产企业、GAP认证的企业（单位）和GCP认定的医疗机构实施现场检查等相关工作。受国家食品药品监督管理部门委托，对药品研究机构组织实施GLP现场检查等相关工作。

3. 受国家食品药品监督管理部门委托，对有关取得认证证书的单位实施跟踪检查和监督抽查；负责对省（自治区、直辖市）食品药品监督管理局药品认证机构的技术指导；协助国家食品药品监督管理部门依法开展医疗器械GMP的监督抽查等相关工作。

4. 负责药品GMP认证检查员库及其检查员的日常管理工作，承担对药品、医疗器械认证检查员的培训、考核和聘任的具体工作，组织有关企业（单位）的技术及管理人员开展GLP、GCP、GMP、GAP等规范的培训工作。

5. 承担进口药品GMP认证及国际药品认证互认的具体工作。开展药品认证的国内、国际学术交流活动。

6. 承办国家食品药品监督管理部门交办的其他事项。

最早版本的《药品GMP认证检查评定标准》是根据《药品生产质量管理规范（1998年版)》及其附录为统一标准而制定的。该版本的药品GMP认证检查项目共225项，其中关键项目56项，一般项目169项。

2007年11月14日，原国家食品药品监督管理局修订的《药品GMP认证检查评定标准》出台。修订的《标准》由原来的二百二十五条修改为二百五十九条，其中关键项目由五十六条调整为九十二条，一般项目由一百六十九条调整为一百六十七条。修订的《标准》提高了GMP认证检查评定标准，进一步强化了软件管理。结果评定：①未发现严重缺陷，且一般缺陷≤20%，能够立即改正的，企业必须立即改正；不能立即改正的，企业必须提供缺陷整改报告及整改计划，方可通过药品GMP认证。②严重缺陷或一般缺陷>20%的，不予通过药品GMP认证。

目前，新版GMP已经于2011年正式开始实施，旧版的《药品GMP认证检查评定标准》不再能满足新版GMP的要求，但还没有新版的评定标准出台，目前的GMP认证是按照新版规范条款一一检查的，然后按照风险评估综合评判缺陷来确定是否给予通过。

问题与思考

1. GMP认证的申请需要哪些材料？
2. 缺陷如何分类？对认证申请的影响是什么？
3. 在企业获得《药品GMP证书》后，药品监督管理部门如何监督管理这些企业？

第五节 药品生产监督管理

一、药品生产许可的申请、审批与管理

我国《药品管理法》第七条规定“开办药品生产企业，须经企业所在地省、自治区、直辖市人民政府药品监督管理部门批准并发给《药品生产许可证》，凭《药品生产许可证》到工商行政管理部门办理登记注册。无《药品生产许可证》的，不得生产药品。”因此要开办药品生产企业，必须获得药品生产许可证（Drug Manufacturing License）。

（一）药品生产许可的申请

1. 药品生产许可必备条件　根据我国《药品管理法》第八条，开办药品生产企业，除应当符合国家制定的药品行业发展规划和产业政策外，还应当符合以下条件：

（1）具有依法经过资格认定的药学技术人员、工程技术人员及相应的技术工人，企业法定代表人或者企业负责人，质量负责人无《药品管理法》第七十六条（从事生产、销售假药及生产、销售劣药情节严重的企业或者其他单位，其直接负责的主管人员和其他直接责任人员十年内不得从事药品生产、经营活动。）规定的情形。

（2）具有与其药品生产相适应的厂房、设施和卫生环境。

（3）具有能对所生产药品进行质量管理和质量检验的机构、人员以及必要的仪器设备。

（4）具有保证药品质量的规章制度。

2. 药品生产许可申请提交资料　开办药品生产企业的申请人，应当向拟办企业所在地省级食品药品监督管理部门提出申请，并提交相应材料，见表7-5。

表7-5　开办企业提交申请资料

序号	提交申请材料内容
1	申请人的基本情况及其相关证明文件
2	拟办企业的基本情况，包括拟办企业名称、生产品种、剂型、设备、工艺及生产能力；拟办企业的场地、周边环境、基础设施等条件说明以及投资规模等情况说明
3	工商行政管理部门出具的拟办企业名称预先核准通知书，生产地址及注册地址、企业类型、法定代表人或者企业负责人
4	拟办企业的组织机构图（注明各部门的职责及相互关系、部门负责人）

续表

序号	提交申请材料内容
5	拟办企业的法定代表人、企业负责人、部门负责人简历，学历和职称证书；依法经过资格认定的药学及相关专业技术人员、工程技术人员、技术工人登记表，并标明所在部门及岗位；高级、中级、初级技术人员的比例情况表
6	拟办企业的周边环境图、总平面布置图、仓储平面布置图、质量检验场所平面布置图
7	拟办企业生产工艺布局平面图（包括更衣室、盥洗间、人流和物流通道、气闸等，并标明人、物流向和空气洁净度等级），空气净化系统的送风、回风、排风平面布置图，工艺设备平面布置图
8	拟生产的范围、剂型、品种、质量标准及依据
9	拟生产剂型及品种的工艺流程图，并注明主要质量控制点与项目
10	空气净化系统、制水系统、主要设备验证概况；生产、检验仪器、仪表、衡器校验情况
11	主要生产设备及检验仪器目录
12	拟办企业生产管理、质量管理文件目录

（二）药品生产许可的审批

省级食品药品监督管理部门收到申请后，应在自收到申请之日起30个工作日内，作出决定。具体流程见图7-1。审批过程和审批结果应当公示。

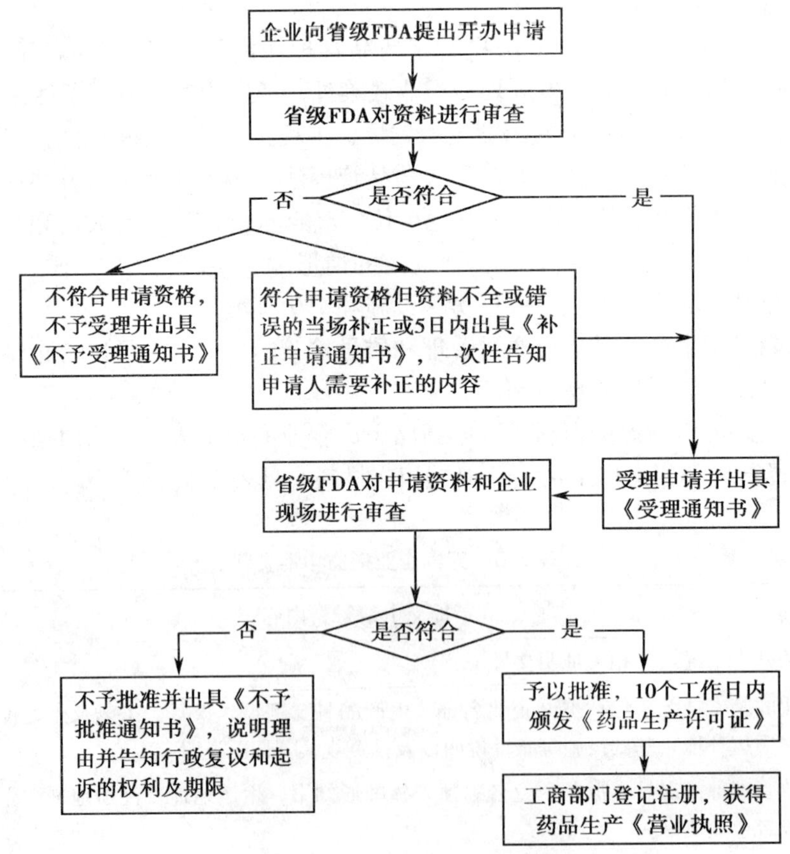

图7-1 开办药品生产企业流程

（三）《药品生产许可证》的管理

《药品管理法实施条例》第八条规定药品生产许可证的有效期为 5 年，有效期届满前 6 个月可申请换证。

1.《药品生产许可证》的变更管理 《药品生产许可证》载明的项目有：许可证编号、企业名称、法定代表人、企业负责人、企业类型、注册地址、生产地址、生产范围、发证机关、发证日期、有效期限等项目。其中由药品监督管理部门核准的许可事项为：企业负责人、生产范围和生产地址。与工商行政管理部门核发的营业执照中载明的相关内容一致的登记事项为：企业名称、法定代表人、注册地址、企业类型等项目。

《药品生产许可证》的变更分为许可事项变更和登记事项变更。《药品生产许可证》变更后，原发证机关应当在《药品生产许可证》副本上记录变更的内容和时间，并按照变更后的内容重新核发《药品生产许可证》正本，收回原《药品生产许可证》正本，变更后的《药品生产许可证》有效期不变。

（1）许可事项变更：指企业负责人、生产范围和生产地址的变更。

药品生产企业变更《药品生产许可证》许可事项的，应当在原许可事项发生变更 30 日前，向原发证机关提出《药品生产许可证》变更申请。未经批准，不得擅自变更许可事项。关于许可事项的变更相关要求：①原发证机关应当自收到企业变更申请之日起 15 个工作日内作出是否准予变更的决定；不予变更的，应当书面说明理由，并告知申请人享有依法申请行政复议或者提起行政诉讼的权利。②变更生产范围或者生产地址的，药品生产企业应当按照《药品生产监督管理办法》第五条的规定，提交涉及变更内容的有关材料，并报经所在地省、自治区、直辖市食品药品监督管理部门审查决定。③药品生产企业依法办理《药品生产许可证》许可事项的变更手续后，应当及时向工商行政管理部门办理企业注册登记的变更手续。

（2）登记事项变更：指企业名称、法定代表人、注册地址、企业类型等项目的变更。

药品生产企业变更《药品生产许可证》登记事项的，应当在工商行政管理部门核准变更后 30 日内，向原发证机关申请《药品生产许可证》变更登记。原发证机关应当自收到企业变更申请之日起 15 个工作日内办理变更手续。

2.《药品生产许可证》的换发、补发和缴销

（1）《药品生产许可证》的换发：《药品生产许可证》分正本和副本，正、副本具有同等法律效力，有效期为 5 年。《药品生产许可证》有效期届满，需要继续生产药品的，药品生产企业应当在有效期届满前 6 个月，向原发证机关申请换发《药品生产许可证》。

原发证机关结合企业遵守法律法规、GMP 和质量体系运行情况，按照《药品生产监督管理办法》关于药品生产企业开办的程序和要求进行审查，在《药品生产许可证》有效期届满前作出是否准予其换证的决定；符合规定准予换证的，收回原证，换发新证。

（2）《药品生产许可证》的补发：《药品生产许可证》遗失的，药品生产企业应当立即向原发证机关申请补发，并在原发证机关指定的媒体上登载遗失声明；原发证机关在企业登载遗失声明之日起满 1 个月后，按照原核准事项在 10 个工作日内补发《药品生产许可证》。

（3）《药品生产许可证》的缴销：药品生产企业终止生产药品或者关闭的，由原发证机关缴销《药品生产许可证》，并通知工商行政管理部门。

二、药品委托生产的管理

药品委托生产，是已经取得药品批准文号的企业委托其他药品生产企业生产该药品品种的行为。委托生产的药品，其批准文号不变，质量责任仍由委托方承担，受托方只负责按照委托方要求的标准生产药品。

（一）药品委托生产的监管部门

1. 注射剂、生物制品（不含疫苗制品、血液制品）和跨省的药品委托生产申请，由国家食品药品监督管理部门负责受理和审批。疫苗制品、血液制品以及国家食品药品监督管理部门规定的其他药品不得委托生产。

2. 麻醉药品、精神药品、医疗用毒性药品、放射性药品、药品类易制毒化学品的委托生产应按照有关法律法规规定办理。

3. 其他药品委托生产申请，由委托生产双方所在地省级食品药品监督管理部门负责受理和审批。

（二）药品委托生产的审批管理

我国《药品管理法》第十三条规定："经国务院药品监督管理部门或者国务院药品监督管理部门授权的省、自治区、直辖市人民政府药品监督管理部门批准，药品生产企业可以接受委托生产药品。"因此，企业要进行委托生产必须经过相关部门的审批，对于未经批准擅自进行委托生产的企业则应进行相应的处罚。

1. 药品委托生产的审批流程　进行药品委托生产，委托方应向国家食品药品监督管理部门或者省级食品药品监督管理部门提出申请，并提交相应的申请材料。受理申请的药品监督管理部门应当自受理之日起20个工作日内，按照规定的条件对药品委托生产的申请进行审查，并作出决定；20个工作日内不能作出决定的，可以延长10个工作日，并应当将延长期限的理由告知委托方。经审批符合规定的，药品监督管理部门应予以批准，并自书面批准决定作出之日起10个工作日内向委托方发放《药品委托生产批件》；不符合规定的，书面通知委托方并说明理由，同时告知其享有依法申请行政复议或者提起行政诉讼的权利。

《药品委托生产批件》有效期不得超过2年，且不得超过该药品批准证明文件规定的有效期限。有效期届满需要继续委托生产的，委托方应当在有效期届满30日前，办理延期手续。委托生产合同终止的，委托方应当及时办理《药品委托生产批件》的注销手续。

2. 跨国委托加工　药品生产企业接受境外制药厂商的委托在中国境内加工药品的，应当在签署委托生产合同后30日内向所在地省级食品药品监督管理部门备案。所加工的药品不得以任何形式在中国境内销售、使用。省级食品药品监督管理部门应当将药品委托生产的批准、备案情况报国家食品药品监督管理部门。

3. 药品委托生产的申请材料项目

（1）委托生产书面申请报告（包括委托方和受委托方的概况、委托生产原因、委托生产时限、生产过程的监控模式等），另附《药品委托生产申请表》（省食品药品监督管理部门审批的品种一式两份，国家食品药品监督管理部门审批的品种一式五份）；

（2）委托方和受托方的《药品生产许可证》、《药品GMP证书》、营业执照复印件；

(3) 委托方对受托方生产和质量保证条件的考核情况;

(4) 委托方拟委托生产药品的批准证明文件复印件，并附质量标准、生产工艺及包装、标签和使用说明书实样；委托生产药品拟采用的包装、标签和使用说明书式样及色标;

(5) 委托生产合同（要具体规定双方在药品委托生产技术、质量控制等方面的权利和义务);

(6) 受托方所在地省级药品检验所出具的连续三批产品检验报告书。委托生产生物制品的，其三批样品由受托方所在地省级药品检验所抽取、封存，由中国药品生物制品检定所负责检验并出具检验报告书;

(7) 受托方所在地省级食品药品监督管理部门组织对企业技术人员，厂房、设施、设备等生产条件和能力，以及质检机构、检测设备等质量保证体系考核的意见。

（三）药品生产委托双方的职责

1. 委托生产药品的双方应当签署合同，内容应当包括双方的权利与义务，并具体规定双方在药品委托生产技术、质量控制等方面的权利与义务，且应当符合国家有关药品管理的法律法规。

2. 药品委托生产的委托方负责委托生产药品的质量和销售，委托方应当是取得该药品批准文号的药品生产企业，向受托方提供委托生产药品的技术和质量文件，并应对受托方的生产条件、生产技术水平和质量管理状况进行详细考查，对其生产全过程进行指导和监督。

3. 药品委托生产的受托方应当是持有与生产该药品的生产条件相适应的《药品 GMP 证书》的药品生产企业。受托方应当按照 GMP 进行生产，并按照规定保存所有受托生产文件和记录。

（四）委托生产药品的管理

委托生产药品的质量标准应当执行国家药品质量标准，其处方、生产工艺、包装规格、标签、使用说明书、批准文号等应当与原批准的内容相同。

在委托生产的药品包装、标签和说明书上，应当标明委托方企业名称和注册地址、受托方企业名称和生产地址。

三、药品召回的管理

药品召回，是指药品生产企业（包括进口药品的境外制药厂商）按照规定的程序收回已上市销售的存在安全隐患的药品。由于研发、生产等原因可能使药品具有的危及人体健康和生命安全的不合理危险，称之为安全隐患。

（一）药品召回的责任主体和监管主体

药品召回的责任主体是药品生产企业。药品生产企业应当建立药品召回的管理制度，在生产后继续跟踪药品销售及使用情况，并保存完整的购销记录，保证销售药品的可溯源性。药品生产企业应当根据召回分级与药品销售和使用情况，在药品发生问题后，科学地设计药品召回计划并及时地组织实施。

在销售过程中，经营企业和使用单位一旦发现其经营、使用的药品存在安全隐患，应当立即停止销售或者使用该药品，通知药品生产企业或者供货商，并向药品监督管理部门报告。经营企业和使用单位应当配合药品生产企业和药品监督管理相关部门的调查，提供已知信息，保证药品召回工作的顺利进行。

全国药品召回的管理工作由国家食品药品监督管理部门进行监督。召回药品的生产企业所在地省、自治区、直辖市药品监督管理部门具体负责药品召回的监督管理工作，若涉及其他地区，则相应药品监督管理部门应当配合、协助做好药品召回的有关工作。

国家食品药品监督管理部门和地区食品药品监督管理部门需要建立药品召回信息公开制度，采用有效途径向社会公布存在安全隐患的药品信息和药品召回的情况。进口药品的境外制药厂商在境外实施药品召回的，应当及时报告国家食品药品监督管理部门；在境内进行召回的，由进口单位依照《药品召回管理办法》的规定负责具体实施。

（二）药品安全隐患的调查和评估

药品生产企业应当建立完整的药品质量保证体系和药品不良反应监测系统，收集、记录药品的质量问题与药品不良反应信息。对药品可能存在的安全隐患，生产企业应予以重视并进行调查，药品监督管理部门对药品可能存在的安全隐患开展调查时，药品经营企业、使用单位及生产企业应当予以协助，提供有关资料。

药品安全隐患调查的内容包括：已发生药品不良事件的种类、范围及原因；药品使用是否符合药品说明书、标签规定的适应证、用法用量的要求；药品质量是否符合国家标准，药品生产过程是否符合 GMP 等规定，药品生产与批准的工艺是否一致；药品储存、运输是否符合要求；药品主要使用人群的构成及比例；可能存在安全隐患的药品批次、数量及流通区域和范围；其他可能影响药品安全的因素。

药品安全隐患评估的主要内容包括：该药品引发危害的可能性，以及是否已经对人体健康造成了危害；对主要使用人群的危害影响；对特殊人群，尤其是高危人群的危害影响，如老年、儿童、孕妇、肝肾功能不全者、外科病人等；危害的严重与紧急程度；危害导致的后果。

（三）药品召回的分级

根据药品安全隐患的严重程度，药品召回可分为：

1. 一级召回　使用该药品可能引起严重健康危害的；

2. 二级召回　使用该药品可能引起暂时的或者可逆的健康危害的；

3. 三级召回　使用该药品一般不会引起健康危害，但由于其他原因需要收回的。

召回时的实施情况按照等级不同，紧急次序是不同的，药品生产企业根据召回等级组织实施的具体时间限制如表 7-6 所示。

（四）药品召回的分类

1. 主动召回　在药品生产后，药品生产企业需要持续对已生产药品的相关信息进行分析，对可能存在安全隐患的药品进行调查评估，发现药品存在安全隐患的，应当决定召回。作出召回决定后，生产企业需要及时制订召回计划，参照表 7-5 的规定组织实施药品召回，同时编写调查评估报告。

2. 责令召回　责令召回是指药品监督管理部门经过调查评估，认为存在安全隐患的，药品生产企业应当召回药品的而未主动召回，药品监督管理部门即可责令该药品生产企业召回药品。必要时，药品监督管理部门可以要求药品生产企业、经营企业和使用单位立即停止销售和使用该药品。

药品监督管理部门作出责令召回决定，应当将责令召回通知书送达药品生产企业，通知书包括以下内容：召回药品的具体情况，包括名称、批次等基本信息；实施召回的原因；调查评估结果；召回要求，包括范围和时限等。

药品生产企业在收到责令召回通知书后，通知药品经营企业和使用单位，制定、提交召回计划，并组织实施。

表 7-6　召回级别与时间、组织实施关系表

组织实施 实施时间限制 召回级别	一级	二级	三级
通知到有关药品经营企业、使用单位停止销售和使用，同时向所在地省、自治区、直辖市食品药品监督管理部门报告	24 小时内	48 小时内	72 小时内
将调查评估报告和召回计划提交给所在地省、自治区、直辖市食品药品监督管理部门备案	1 日内	3 日内	7 日内
向所在地省、自治区、直辖市食品药品监督管理部门报告药品召回进展情况	每 1 日	每 3 日	每 7 日

（五）召回计划及调查评估报告

召回计划的内容包括：药品生产销售情况及拟召回的数量；召回措施的具体内容，包括实施的组织、范围和时限等；召回信息的公布途径与范围；召回的预期效果；药品召回后的处理措施；联系人的姓名及联系方式。

调查评估报告的内容包括：召回药品的具体情况，包括名称、批次等基本信息；实施召回的原因；调查评估结果；召回分级。

当地药品监督管理部门可以根据实际情况组织专家对药品生产企业提交的召回计划进行评估，认为药品生产企业所采取的措施不能有效消除安全隐患的，可以要求药品生产企业采取扩大召回范围、缩短召回时间等更为有效的措施。

（六）药品召回的要求与评价

无论是主动召回还是责令召回，若药品生产企业对上报的召回计划进行变更，则需要及时报药品监督管理部门备案。药品生产企业对召回药品的处理应当有详细的记录，并向药品生产企业所在地省、自治区、直辖市食品药品监督管理部门报告。必须销毁的药品，应当在药品监督管理部门监督下销毁。

药品生产企业在召回完成后，应当对召回效果进行评价，向所在地药品监督管理部门提交药品召回总结报告。药品监督管理部门应当自收到总结报告之日起 10 日内审查召回总结报告，并对召回效果进行评价，必要时组织专家进行审查和评价。审查和评价结论应当以书面形式通知药品生产企业。经过审查和评价，认为召回不彻底或者需要采取更为有效的措施的，药品监督管理部门应当要求药品生产企业重新召回或者扩大召回范围。

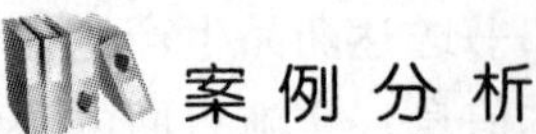

案例分析

“欣弗”药害事件

事件简述：2006年7月24日，青海省部分患者使用上海华源股份有限公司安徽华源生物药业有限公司（简称“安徽华源”）生产的“欣弗”注射液（即克林霉素磷酸酯葡萄糖注射液）后，出现胸闷、心悸、心肾区疼痛、腹泻、呕吐、过敏性休克、肝肾功能损害等临床症状。7月27日，青海省食品药品监督管理局向国家食品药品监督管理局报告了“欣弗”的不良反应情况。随后，黑龙江、广西、浙江、山东等省区也分别报告发现类似病例。7月28日，国家食品药品监督管理局组织专家赶赴青海，开展药品检验、病例报告分析和关联性评价等工作；同时，派员赶赴安徽对“安徽华源”的生产过程进行现场核查。各级食品药品监督管理局一面加紧事件调查，一面组织召回问题药品。

8月15日，国家食品药品监督管理局通报了“欣弗”事件的调查结果。导致这起不良事件的主要原因是，“安徽华源”2006年6月至7月生产的“欣弗”注射液未按批准的工艺参数灭菌，降低灭菌温度、缩短灭菌时间（按照规定，该药品应在105℃下、进行30分钟的灭菌。但“安徽华源”却擅自将灭菌温度降低到100～104℃不等，将灭菌时间缩短到1～4分钟不等）、增加灭菌柜装载量，影响了灭菌效果。经中国药品生物制品检定所对相关样品进行检验，结果表明无菌检查和热原检查不符合规定。

“欣弗”事件涉及全国26个省区，共报告不良反应100多例，造成11人死亡。

最终对“欣弗”事件的处理结果如下：安徽省食品药品监督管理局以制售劣药行为没收“安徽华源”违法所得，并处2倍罚款，责令停产整顿；国家食品药品监督管理局责成安徽省局收回企业大容量注射剂《药品GMP证书》，撤销“克林霉素磷酸酯葡萄糖注射液”的批准文号；对企业召回的“欣弗”药品，由安徽省食品药品监督管理局依法监督销毁。10月16日，“安徽华源”总经理裘祖贻被撤职，阜阳食品药品监督管理局长张国栋等13人受处分。

问题与思考：

1. 在“欣弗”事件中，生产企业违反了新版GMP中的哪些规定？
2. 结合案例，谈谈实施GMP的重要性。
3. 根据你的理解，从药品质量监管方面，分析一下“欣弗”事件。

事件分析：“欣弗”事件的发生暴露出我国药品监督管理制度中存在疏漏。因为“欣弗”事件发生在新版GMP正式实施之前，故而事故的发生，恰恰促使了新版GMP的形成。目前看来，“欣弗”事件中，生产企业违法了以下规定：药品生产过程中，操作工擅自更改灭菌时间与条件，没有按照规定的SOP进行操作，导致药品灭菌不足，这严重违反了GMP的相关规程；监管人员并没有发现，说明在操作记录方面肯定有所缺失；或者发现了却没有及时的修正，说明监管力度不够，质量控制部门没有行使权力；缺乏高质量的员工培训工作，否则操作工不会无视SOP等标准，工作人员的质量意识普遍不高。

GMP是全面质量管理发展到全面质量管理标准化阶段的产物，是保证药品质量和用药安全的可靠措施。GMP在药品生产过程中是非常重要的，并不是形式上通过了GMP认证，就可以万事大吉了，药品的质量是落实在从原料投入到完成生产、包装、储存、发运、召回等各个具体环节中的，只有在每一个环节中都执行GMP，才能保证药品的高质量。

“欣弗”事件也暴露出了药品上市后监管制度存在不足的情况，在2003年国家药品不良反应监测中心曾发布过“欣弗”会引起肝、肾功能异常的严重不良反应，但安徽华源所生产的“欣弗”的说明书中并未增加这些警示信息。其次，“欣弗”事件的发生，也说明了国家相关部门对药品上市许可的监管不力。“欣弗”事件导致严重不良反应与其剂型变化有很大关系，国家相关部门在审批时，更应该注意相关方面的问题。

本章小结

本章主要介绍了药品生产、药品生产企业的基本知识。药品质量管理规范（GMP）的历史渊源、分类、特点、主要内容、认证管理，药品生产许可的管理以及委托生产和药品召回。通过对本章的学习，可以了解质量管理的原则和术语，国内外GMP发展的历史、GMP的分类、原则和实施意义，对药品的监督检查和法律责任也有一定理解。可以基本掌握我国GMP对机构、人员、厂房与设施、设备、物料、验证、文件、质量管理、委托生产与检验、产品发运与召回、自检等方面的基本要求；GMP认证的基本程序；药品生产企业开办的条件和相关审批程序；药品生产许可证的管理、现场检查、认证的审批与监督检查；药品召回的相关规定。

复习题

1. 什么是“药品质量风险管理”？
2. 谈谈GMP中对关键人员的重要性及要求。
3. 什么是“批”？分批的原则是什么？
4. GMP验证的分类和实施的意义有哪些及验证程序？
5. 简述GMP与ISO9000的异同点。
6. 药品召回如何分类？
7. 简述质量保证和质量控制的内容。

（张征林　于　泳）

第八章

药品经营质量管理

学习目标

1. 掌握新版 GSP 的主要内容，申领《药品经营许可证》的程序，药品流通监督管理主要内容，互联网药品交易申报、审批程序。
2. 熟悉药品经营企业的经营方式与范围，《药品经营许可证》的变更与换发，《药品流通监督管理办法》的主要内容，药品电子商务的概念和分类。
3. 了解药品经营的相关概念，申领《药品经营许可证》的条件，我国 GSP 的历史，GSP 认证申请与审批的一般程序与要求，电子商务的概念、优点和分类概述，互联网药品交易服务企业应具备的条件。

药品经营质量管理是药品生产质量管理的延伸，是保证药品质量不可或缺的一部分。可以说，药品质量在生产环节“决定”其本质，而在经营环节决定是否“改变”了本质，因此国家对药品经营管理也实行较其他商品更为严格的监督管理措施。

第一节　药品经营企业概述

经营企业是相对于生产企业而言的，从供应链管理的角度来看，生产企业的主要功能是“制造”产品，与生产企业紧密联系的下游便是经营企业，主要负责药品的“买进卖出”，属于商业范畴。

一、药品经营相关概念

（一）经营、批发与零售

1. 经营　意指筹划、谋求并经管办理。经营企业指从事商品流通业务的经济实体。而药品经营企业中的“经营”指的是将购入的商品不经过任何加工改造，直接转售出去的行为。根据转售对象的不同，经营又可分为批发和零售，即有批发和零售两种不同的经营方式。

2. 批发（wholesale）　是将购入的商品转售给其他经济组织（包括医疗机构）的经营行为。

3. 零售（retail）　是将购入的商品转售给最终消费者的经营行为。

（二）药品经营方式与经营范围

1. 药品经营方式　根据《药品管理法实施条例》第八十三条规定“药品经营方式，是指药品批发和药品零售。”药品经营方式需在《药品经营许可证》上明确标出。药品批发是指将购进的药品销售给药品生产企业、药品经营企业、医疗机构的经营行为。药品零售是指将购进的药品直接销售给最终消费者的经营行为。

2. 药品经营范围　指经药品监督管理部门核准经营药品的品种类别。根据《药品经营许可证管理办法》，我国药品经营企业经营范围包括：麻醉药品、精神药品、医疗用毒性药品；生物制品；中药材、中药饮片、中成药、化学原料药及其制剂、抗生素原料药及其制剂、生化药品。

（三）药品流通渠道

药品流通渠道是指药品从生产者转移到消费者手中所经过的途径。药品生产企业生产出药品，经过流通渠道到达消费者手中。药品流通渠道对于药品生产企业而言属于市场的范畴。一般药品流通渠道有三种类型：一是药品生产企业下属的销售体系，其在法律上和经济上并不独立，只能销售本企业生产的药品；二是具有独立法人资格、独立销售系统的经济组织，在法律上和经济上都是独立的，购买药品后取得药品的所有权，然后出售，如药品批发企业、药店；三是没有独立法人资格，经济上由医疗机构统一管理的药房，同样以资金购买药品，取得药品的所有权，然后凭医师处方调配给患者，如医院药房；第四种是受上游企业约束的销售系统，它们在法律上是独立的，但经济上通过合同形式受上游企业约束，如医药代理商。

药品流通渠道两种最基本的构成形式，即直接流通渠道和间接流通渠道。

1. 直接流通渠道　药品生产企业直接将药品销售给消费者——患者，不经过中间环节。法律规定此种形式仅限于销售该企业生产的非处方药，其形式主要是通过企业的门市部销售该企业生产的非处方药。此外，在城乡集贸市场上农民可以直接销售自采自种的中药材，医疗机构配制的制剂在本单位范围内直接销售给患者。

2. 间接流通渠道　药品生产企业通过中间环节，如药品批发商和零售商、医疗机构等把药品销售给消费者——患者。间接销售是企业普遍采用的形式。

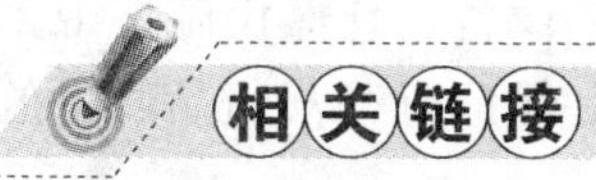

药品市场的特点

市场是指商品交换的场所。强调交易活动的地点，被称为狭义的市场概念，也是市场最古老的概念。在经济学中，市场是指商品的供求关系。在营销学中市场是指消费者的需求，包括潜在的和现实的需求。

药品是一种特殊的商品，药品市场不同于其他市场，具有以下特点：

（1）需求比较集中：由于药品流通的特殊性，消费者购买力的差别，导致药品消费结构呈现较为集中的现象。比如我国药品消费80%在城镇，20%在农村；80%通过医院到达消费者手中，20%通过零售药店到达消费者手中。

（2）无弹性需求：弹性需求是指商品价格变化对相应商品的需求量变化的影响程度。商品弹性需求依次分为完全弹性需求、弹性需求、部分弹性需求、无弹性需求、完全无弹性需求。从总体上看，价格变化对药品的需求影响很小，基本属无弹性需求，尤其是处方药。没有患病不会因为药品价格下降而去购买药品，即便是有治病需求的患者，也不会因为价格的下降，购买比实际需要量多的药品。这时，药品则表现为无弹性需求。对于非处方药，价格对于需求量的影响稍大，但也只是具有部分弹性需求。

（3）需求波动大：由于突发性、流行性疾病等原因造成相关药品需求量增加。如甲流、禽流感的暴发，使得对抗病毒增强免疫力的药品需求猛增，甚至出现药品脱销的现象。当度过这一阶段，此类药品的需求出现大幅下滑。

（4）指导需求：由于药品的专属性和专业性很强，且直接关系到人们的身体健康，而且药品种类多，每种药品又有多个适应证，每种病症又需要多种药品配合治疗，因此药品的使用需要在医师、药师、护士的指导、帮助下才能完成。

（5）药品需求受国家政策的影响：各国政府进行医疗卫生体制、药品流通体制改革，法规、政策的变化势必引起药品市场品种结构、行业结构的变化，势必对药品的市场产生影响。

（6）药品市场受国际市场的影响：国际条约的签订、国际组织的加入将对本国的药品市场造成一定的影响，如我国对加入 WTO 后，在医药行业作出的几点主要承诺——2003 年以后，外商可在中国从事药品的采购、仓储、运输、配送、批发、零售及售后服务；外商还可以在中国开办合资、合作医院，使得我国的药品市场面临着前所未有挑战和机遇。

二、药品经营企业

药品经营企业是药品生产企业与消费者之间的桥梁。按照我国药品监督管理部门核准的药品经营方式划分，可将药品经营企业划分为药品批发企业和药品零售企业。

《药品管理法》第十五条规定："开办药品经营企业必须具备以下条件：①具有依法经过资格认定的药学技术人员；②具有与所经营药品相适应的营业场所、设备、仓储设施、卫生环境；③具有与所经营药品相适应的质量管理机构或者人员；④具有保证所经营药品质量的规章制度。"

（一）药品批发企业

1. 药品批发企业的概念　批发商（wholesaler）在我国称批发企业。一般来说是指用自己的资金从生产者购买商品，并将这些商品销售给零售商及其他批发商，拥有一个或多个仓库，将获得所有权的商品储于仓库，以后运往别处。批发商经营的特点是成批购进和成批出售，它们并不直接服务于最终消费者。

20 世纪 50～90 年代，我国的药品批发企业统称为医药公司（批发西药）和药材公司（批发中药），由于都是国营性质，故简称为"国营主渠道"。90 年代后随着改革的深入发展，药品批发企业的名称、体制、所有制出现多样化，其法定名称为药品批发企业（drug wholesaler）。《药品管理法实施条例》对药品批发企业的定义是"药品批发企业是指将购进的药品销售给药品生产企业、药品经营企业、医疗机构的药品经营企业。”

2. 药品批发企业的作用

（1）降低药品销售中的交易次数：如果在流通过程中由生产企业直接与零售商交易，其交易次数大大增加，远高于通过批发企业再与零售商的交易次数，而且每一次交易都伴随费用和活动的发生。减少交易次数就可减少费用，并减少差错发生率。

（2）集中与分散功能：药品批发企业在流通的过程中，从生产企业“收集”各种药品又按照需要的品种、数量“分发”给药房，担任着集散药品的任务，是调节供求的“蓄水池”。批发企业大批量购进药品，减少生产企业的库存，同时又为药店、医疗机构药房服务，使它们能就近、及时买到药品，并减少了零售环节的库存费用。

（二）药品零售企业

零售商（retailer）是指将少量产品直接销售给最终消费者。零售商和批发商都是商品流通渠道的中间商，批发商是流通领域的起点或中间环节，零售商是流通环节的终端。二者根本不同之处是，批发商的销售对象是零售商或其他批发商，而零售商的销售对象是最终消费者。

1. 药品零售企业的概念 《药品管理法实施条例》对药品零售企业（drug retailer）的定义是：“药品零售企业是指将购进的药品直接销售给消费者的药品经营企业。”广义的药品零售企业包括药品零售经营企业，又称零售药店（retail pharmacy，drugstore），或称社会药房（community pharmacy），简称药店；以及医疗机构药房（institutional pharmacy），包括医院药房（hospital pharmacy）、诊所药房及各种保健组织的药房，简称药房。社会药房和医疗机构药房的不同之处是，前者为企业性质，要承担投资风险；后者是医疗机构的组成部分，不具独立法人资格。本章主要讨论的是药店。

2. 药品零售企业的重要性 药店是直接向患者提供其所需药品和药学服务的机构。药店数量多，遍及城乡，发挥扩散商品的功能。它与批发公司集中的功能衔接，将成批的多品种药品拆零，供应给附近的患者，保证医疗卫生事业社会目标的实现。同时零售药房在销售药品的同时，还为患者提供各种药学服务，如答复患者购药询问、指导选购药品、记录患者购药历史卡等，对患者防病治病发挥着重要的作用。

3. 药品零售企业的分类

（1）零售药店和零售连锁企业：依法取得《药品经营许可证》的单一门店的药品零售经营企业，称零售药店，又称单体药店。这类药店在我国药品零售企业中所占比例很大。药品零售连锁企业，又称连锁药店，是指经营同类药品，使用同一商号的若干门店，在同一总部的管理，采取统一采购配送、统一质量标准、采购同销售分离、实行规模化管理的组织形式。药品零售连锁企业由总部、配送中心和若干门店构成。总部是连锁企业经营管理的核心，配送中心是连锁企业的物流机构，只准向该企业连锁范围内的门店进行配送，不得对该企业外部进行批发、零售；门店按总部的制度、规范要求，承担日常药品零售业务，门店不得自行采购商品。药品零售连锁企业应是企业法人，总店和各个门店必须依法分别取得《药品经营许可证》。

（2）经营处方药、甲类非处方药的零售药店和经营乙类非处方药零售药店（或零售点）：经营处方药、甲类非处方药的零售药店，必须配备执业药师或其他依法资格认定的药学技术人员；经营乙类非处方药的零售药店，可以不配备执业药师，但应配备经县级或市级食品药品监督管理局组织考核的业务人员。

另有三种经营乙类非处方药的销售点：一是在没有零售药房的、交通不便的边远地区的城乡集贸市场，经法定程序批准由当地零售药房在这种集贸市场设置的乙类非处方药销售点；二是药品零售连锁企业在其他商业企业、宾馆、机场等服务场所，设置的销售乙类非处方药的柜台；三是普通商业企业经法定程序批准，设置的销售乙类非处方药的专柜。这些乙类非处方药销售点都必须配备经当地市级食品药品监督管理机构培训合格、持证上岗的业务人员。

(3) 经营中药饮片的零售药店：以调配中医处方（煎药配方）为主的中药零售药店，亦称中药铺。这类药店应配备执业中药师、经依法认定资格的中药技术人员和资深老药工。

(4) 定点零售药店：经统筹地区劳动保障行政部门审查，并经社会保险经办机构确定的，为城镇职工基本医疗保险参保人员提供处方外配服务的零售药店。处方外配是指参保人员持定点医疗机构处方，在定点零售药店购药的行为。定点零售药店必须配备执业药师或依法经资格认定的药学技术人员，具备及时供应基本医疗保险用药和24小时提供服务的能力。

4. 药品零售企业的特点　从全球来看，药品零售企业与药品批发企业相比，具有私有化、小型化、经营多元化等特点。药店与药房相比，其数量众多、分布广泛；具有企业性质，具有法人资格，自主经营的经济组织；而且药店可经营非药品的其他多种商品，如保健食品、化妆品。《药品管理法》规定，药品经营企业分为专营企业和兼营企业。药品专营企业以销售药品为主，兼营少量卫生保健用品；药品兼营企业的药品销售占很小比例，兼营零售药店主要分布在广大农村。

5. 开办药品零售企业应符合的条件　2004年2月4日，原国家食品药品监督管理局发布了《药品经营许可证管理办法》。该办法对开办药品零售企业应符的条件作出了规定，具体内容如下：

开办药品零售企业，应符合当地常住人口数量、地域、交通状况和实际需要的要求，符合方便群众购药的原则，并符合以下设置规定：①具有保证所经营药品质量的规章制度。②经营处方药、甲类非处方药的药品零售企业，必须配有执业药师或者其他依法经过资格认定的药学技术人员。③经营乙类非处方药的药品零售企业，以及农村乡镇以下地区设立药品零售企业的，应当配备经设区的市级食品药品监督管理部门或者省级食品药品监督管理部门直接设置的县级食品药品监督管理部门组织考核合格的业务人员。应按照《药品管理法实施条例》第十五条的规定配备业务人员，有条件的应当配备执业药师。④企业、企业法人、企业负责人、质量负责人中没有人从事过销售假药及销售劣药的违法活动，没有人提供过虚假的证明、文件资料、样品或者采取其他欺骗手段取得《药品经营许可证》或者药品批准证明文件的行为。⑤具有与所经营药品相适应的营业场所、设备、仓储设施以及卫生环境，在超市等其他商业企业内设立零售药店的，必须具有独立的区域。⑥具有能够配备满足当地消费者所需药品的能力，并能保证24小时供应。

三、医药市场营销概述

（一）医药市场营销的概念

医药市场营销是个人和医药组织通过创造并同他人交换医药产品和价值以满足需求和欲

望的一种社会和管理过程。这一概念包含5方面的内容：①医药市场营销的主体为个人和医药组织；②医药市场营销的客体是医药产品和价值，不仅仅是医药产品的交换，而且强调价值的交换，医药产品仅指药品；③医药市场营销的核心是交换即通过提供他人所需、所欲之物来换取自己所需、所欲之物的过程，只有通过交换，才能产生营销活动，交换过程能否顺利进行，取决于营销者提供的医药产品和价值满足消费者需求的程度和交换过程的管理水平；④医药市场营销是一个社会管理过程，是由一系列活动构成的，包括营销调研、产品开发、价格制订、渠道开发、促销、售后服务、计划控制等活动，而且企业在营销过程中必须注重自身的社会责任；⑤医药市场营销的最终目的是有利益地满足需求。

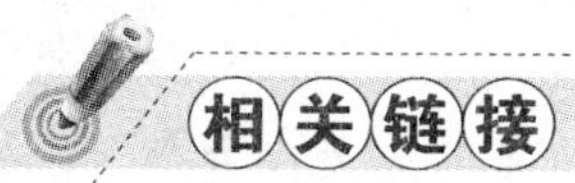

医药市场营销的过程

医药市场营销的实质是对需求的管理。营销的过程包括：市场营销环境分析；细分市场和选择目标市场；制订营销组合策略和决定市场营销预算；执行和控制市场营销计划。

（二）药品营销策略

药品营销策略即药品营销组合策略。营销组合指的是企业在选定的目标市场上，综合考虑环境、能力、竞争状况对企业自身可以控制的因素，加以最佳组合和运用，以完成企业的目的与任务。

1. 4P　1960年，美国营销学者杰罗姆·麦卡锡（Jerome McCarthy）提出了著名的4P理论。他把各种营销要素归纳为四大类：产品（product）、价格（price）、分销（place）和促销（promotion），简称“4P”。

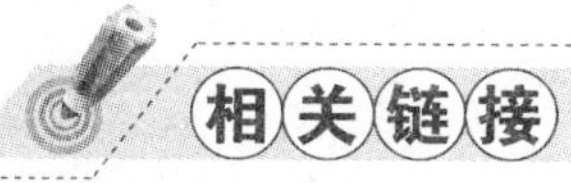

4P的含义

在药品营销策略中，产品（product）指药品，是满足患者需求的有形商品，包括产品组合、包装；价格（price）是患者愿意支付药品的费用，调整药品价格对于营销策略具有一定的影响——影响需求量和销售额；分销（place）主要研究使药品顺利到达患者手中的途径和方式等；促销（promotion）即促销组合，代表企业使用的各种沟通方式，让不同的群体了解本企业的药品，包括人员推销、广告、公共关系和销售促进。

4P从制定产品策略入手，同时制定价格、分销渠道及促销策略，组合成策略总体，以便达到以合适的商品、合适的价格、合适的促销方式，把产品送到合适地点的目的。企业经营的成败，在很大程度上取决于这些组合策略的选择和它们的综合运用效果。

2. 4C　20世纪80年代，美国人劳特朋（Lauterborn）针对4P理论存在的问题提出了4C

理论。以消费者需求为导向，重新设定了营销组合的四个基本要素：即消费者（consumer）、成本（cost）、便利（convenience）和沟通（communication）。

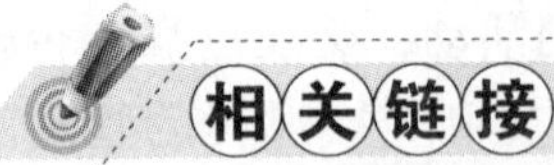

4C 的含义

消费者（consumer）主要指患者的需求，企业必须首先了解和研究顾客，根据顾客的需求来提供产品；成本（cost）不仅是企业的成本，或者说4P中的价格（price），它还包括顾客的购买成本（不仅包括货币支出，还包括时间，体力和精力消耗等），同时也意味着定价既应低于顾客的心理价格，亦能让企业有所盈利；便利（convenience）即为患者提供最大的便利，强调企业在制订分销策略时，要更多的考虑顾客的方便；沟通（communication）则被用以取代4P中对应的促销，4C理论认为企业应通过同顾客进行积极有效的双向沟通，建立基于共同利益的新型、双方沟通的企业—顾客关系。

在4C理念的指导下，越来越多的企业更加关注市场和患者，与顾客建立一种更为密切和动态的关系。

第二节 药品经营许可证管理

为加强药品经营许可工作的监督管理，根据《药品管理法》、《实施条例》的有关规定制订《药品经营许可证管理办法》（简称《办法》）。本《办法》共六章34条，于2004年1月2日经原国家食品药品监督管理局局务会审议通过，自2004年4月1日起施行。

一、概 述

（一）适用范围

《药品经营许可证》（简称《许可证》）发证、换证、变更及监督管理适用本办法。

（二）行政主体

国家食品药品监督管理部门主管全国药品经营许可的监督管理工作。省级食品药品监督管理部门负责本辖区内药品批发企业《许可证》发证、换证、变更和日常监督管理工作，并指导和监督下级食品药品监督管理部门开展《许可证》的监督管理工作。设区的市级食品药品监督管理部门或省级食品药品监督管理部门直接设置的县级食品药品监督管理部门负责本辖区内药品零售企业《许可证》发证、换证、变更和日常监督管理等工作。

二、申领《药品经营许可证》的条件

（一）药品批发企业申领《药品经营许可证》的条件

开办药品批发企业，应符合省、自治区、直辖市药品批发企业合理布局的要求，并符合

以下设置标准：①具有保证所经营药品质量的规章制度；②企业、企业法定代表人或企业负责人、质量管理负责人无《药品管理法》第七十六条、第八十三条规定的情形；③具有与经营规模相适应的一定数量的执业药师。质量管理负责人具有大学以上学历，且必须是执业药师；④具有能够保证药品储存质量要求的、与其经营品种和规模相适应的常温库、阴凉库、冷库。仓库中具有适合药品储存的专用货架和实现药品入库、传送、分检、上架、出库现代物流系统的装置和设备；⑤具有独立的计算机管理信息系统，能覆盖企业内药品的购进、储存、销售以及经营和质量控制的全过程；能全面记录企业经营管理及实施《药品经营质量管理规范》方面的信息；符合《药品经营质量管理规范》对药品经营各环节的要求，并具有可以实现接受当地食品药品监督管理部门监管的条件；⑥具有符合《药品经营质量管理规范》对药品营业场所及辅助、办公用房以及仓库管理、仓库内药品质量安全保障和进出库、在库储存与养护方面的条件。

（二）药品零售企业申领《药品经营许可证》的条件

开办药品零售企业，应符合当地常住人口数量、地域、交通状况和实际需要的要求，符合方便群众购药的原则，并符合以下设置规定：①具有保证所经营药品质量的规章制度；②具有依法经过资格认定的药学技术人员；③企业、企业法定代表人、企业负责人、质量负责人无《药品管理法》第七十六条、第八十三条规定情形的；④具有与所经营药品相适应的营业场所、设备、仓储设施以及卫生环境。在超市等其他商业企业内设立零售药店的，必须具有独立的区域；⑤具有能够配备满足当地消费者所需药品的能力，并能保证24小时供应。药品零售企业应备有的国家基本药物品种数量由各省、自治区、直辖市食品药品监督管理部门结合当地具体情况确定。

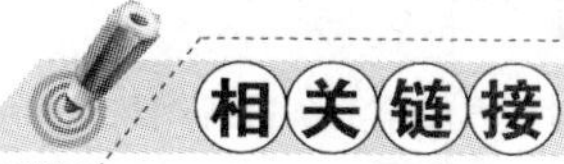

依法经过资格认定的药学技术人员

经营处方药、甲类非处方药的药品零售企业，必须配有执业药师或者其他依法经过资格认定的药学技术人员。

经营乙类非处方药的药品零售企业，以及农村乡镇以下地区设立药品零售企业的，应当配备经设区的市级食品药品监督管理部门或者省级食品药品监督管理部门直接设置的县级食品药品监督管理部门组织考核合格的业务人员。应当按照《药品管理法实施条例》第十五条的规定配备业务人员，有条件的应当配备执业药师。

三、申领《药品经营许可证》的程序

（一）药品批发企业申领《药品经营许可证》的程序

开办药品批发企业按照以下程序办理《药品经营许可证》（图8-1）：①申办人向拟办企业所在地的省级食品药品监督管理部门提出筹建申请；②若申请事项属于本部门职权范围，材料齐全、符合法定形式，或者申办人按要求提交全部补正材料的，省级食品药品监督管理部门发给申办人《受理通知书》；③药品监督管理部门依据本办法第四条规定对申报材料进行审查，作出是否同意筹建的决定，并书面通知申办人。不同意筹建的，应当说明理由，并告知申办人享有依法申请行政复议或者提起行政诉讼的权利；④申办人完成筹建后，向受理申请的药品监督管理部门提出验收申请；⑤受理申请的药品监督管理部门依据开办药品批发企业验收实施标准组织验收，作出是否发给《许可证》的决定。

（二）药品零售企业申领《药品经营许可证》的程序

开办药品零售企业按照以下程序办理《药品经营许可证》（图 8-2）：①申办人向拟办企业所在地设区的市级食品药品监督管理部门或省级食品药品监督管理部门直接设置的县级食品药品监督管理部门提出筹建申请；②申请事项属于本部门职权范围，材料齐全、符合法定形式，或者申办人按要求提交全部补正材料的，发给申办人《受理通知书》；③药品监督管理部门依据本办法第五条规定对申报材料进行审查，作出是否同意筹建的决定，并书面通知申办人；④申办人完成筹建后，向受理申请的药品监督管理部门提出验收申请；⑤受理申请的药品监督管理部门依据开办药品零售企业验收实施标准组织验收，作出是否发给《药品经营许可证》的决定。

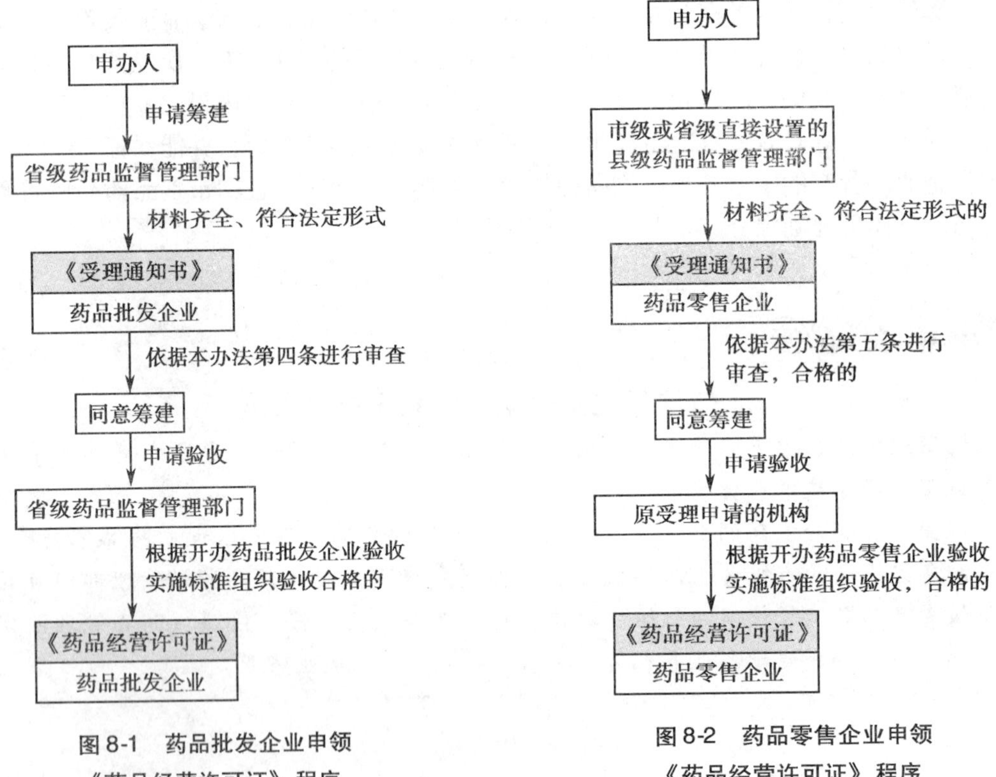

图 8-1 药品批发企业申领《药品经营许可证》程序

图 8-2 药品零售企业申领《药品经营许可证》程序

四、《药品经营许可证》的变更与换发

（一）《药品经营许可证》的变更

1. 含义 《药品经营许可证》变更分为许可事项变更和登记事项变更。许可事项变更是指经营方式、经营范围、注册地址、仓库地址（包括增减仓库）、企业法定代表人或负责人

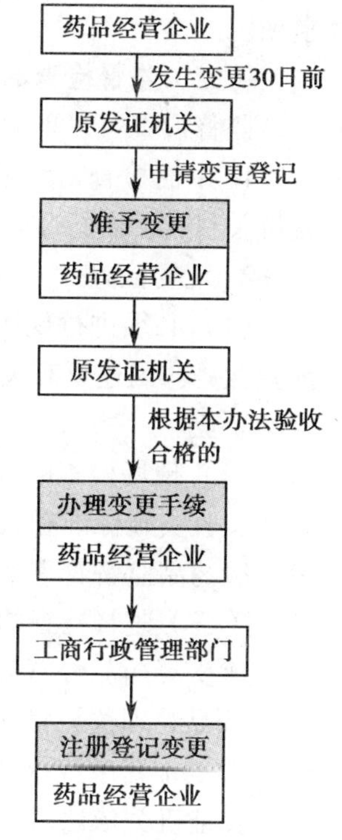

图 8-3　《药品经营许可证》变更程序

以及质量负责人的变更。登记事项变更是指上述事项以外的其他事项的变更。

2. 程序（图 8-3）

（1）药品经营企业应当在原许可事项发生变更 30 日前，向原发证机关申请《药品经营许可证》变更登记。未经批准，不得变更许可事项。

（2）原发证机关应当自收到企业变更申请和变更申请资料之日起 15 个工作日内作出准予变更或不予变更的决定。

（3）申请许可事项变更的，由原发证部门按照本办法规定的条件验收合格后，方可办理变更手续。

（4）药品经营企业依法变更《药品经营许可证》的许可事项后，应依法向工商行政管理部门办理企业注册登记的有关变更手续。

企业分立、合并、改变经营方式、跨原管辖地迁移，按照本办法的规定重新办理《药品经营许可证》。

（二）《药品经营许可证》的换发

《药品经营许可证》有效期为 5 年。有效期届满，需要继续经营药品的，持证企业应在有效期届满前 6 个月内，向原发证机关申请换发《药品经营许可证》。原发证机关按本办法规定的申办条件进行审查，符合条件的，收回原证，换发新证。不符合条件的，可限期 3 个月进行整改，整改后仍不符合条件的，注销原《药品经营许可证》。

药品监督管理部门根据药品经营企业的申请，应当在《药品经营许可证》有效期届满前作出是否准予其换证的决定。逾期未作出决定的，视为准予换证。

五、《药品经营许可证》的注销

有下列情形之一的《许可证》由原发证机关注销：①《药品经营许可证》有效期届满未换证的；②药品经营企业终止经营药品或者关闭的；③《药品经营许可证》被依法撤销、撤回、吊销、收回、缴销或者宣布无效的；④不可抗力导致《药品经营许可证》的许可事项无法实施的；⑤法律、法规规定的应当注销行政许可的其他情形。

药品监督管理部门注销《药品经营许可证》的，应当自注销之日起 5 个工作日内通知有关工商行政管理部门，并向社会公布。

六、监督检查

（一）监督检查的内容

药品经营企业名称、经营地址、仓库地址、企业法定代表人（企业负责人）、质量负责人、经营方式、经营范围、分支机构等重要事项的执行和变动情况；企业经营设施设备及仓储条件变动情况；企业实施《药品经营质量管理规范》情况；发证机关需要审查的其他有关事项。

（二）监督检查的方式

监督检查可以采取书面检查、现场检查或者书面与现场检查相结合的方式。

1. 书面检查　发证机关可以要求持证企业报送《药品经营许可证》相关材料，通过核查有关材料，履行监督职责。

2. 现场检查

（1）必须进行现场检查的情况：①上一年度新开办的企业；②上一年度检查中存在问题的企业；③因违反有关法律、法规，受到行政处罚的企业；④发证机关认为需要进行现场检查的企业。

（2）现场检查的标准：由发证机关按照开办药品批发企业验收实施标准、开办药品零售企业验收实施标准和《药品经营质量管理规范》认证检查标准及其现场检查项目制订，并报上一级药品监督管理部门备案。

（三）监督检查的结果

违反《药品经营质量管理规范》要求的经营企业，由发证机关责令限期进行整改。对违反《药品管理法》第十六条规定，整改后仍不符合要求从事药品经营活动的，按《药品管理法》第七十九条规定处理。

发证机关依法对药品经营企业进行监督检查时，应当将监督检查的情况和处理结果予以记录，由监督检查人员签字后归档。公众有权查阅有关监督检查记录。现场检查的结果，发证机关应当在《药品经营许可证》副本上记录并予以公告。

第三节　《药品经营质量管理规范》概述

为加强药品经营质量管理，规范药品经营行为，保障人体用药安全、有效，根据《中华人民共和国药品管理法》、《中华人民共和国药品管理法实施条例》，制订了《药品经营质量管理规范》（Good Supply Practice for Pharmaceutical Products，GSP）。

一、《药品经营质量管理规范》的发展概述

1980 年国际药学联合会（International Pharmaceutical Federation，IPF）在西班牙马德里召开的全体大会上，通过决议呼吁各成员国实施《药品供应管理规范》，这对在世界范围内推行《药品经营质量管理规范》起到了积极的促进作用。1984 年 6 月，中国医药总公司发布《医药商品质量管理规范》；1992 年 3 月 18 日，由原国家医药管理局系统修改后再次发布《医药商品质量管理规范》，这两部质量管理规范均属于行业标准。2000 年 4 月 30 日，原国家药品监督管理局颁布了《药品经营质量管理规范》（GSP），作为我国药品经营质量管理工作基本准则，这是我国第一部以法律形式颁布的 GSP。2012 年，原卫生部对《药品经营质量管理规范》进行了修订，于 2012 年 11 月 6 日审议通过，修订后的 GSP 自 2013 年 6 月 1 日起施行。

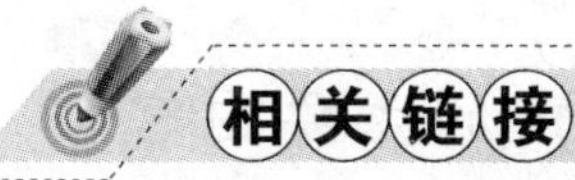

GSP（2000 年颁布）的缺陷与 2012 年修订的要点

1. GSP（2000 年颁布）的缺陷 随着我国经济与社会的快速发展，现行 GSP 已不能适应药品流通发展和药品监管工作要求，主要表现在：①与《药品管理法》等法律法规以及有关监管政策存在不一致的地方；②一些规定已不能适应药品流通发展的状况，如购销模式的改变、企业管理技术和物流业的发展等；③不能适应药品市场监管新的发展需要，如对购销渠道的规范管理、储存温湿度的控制、高风险品种的市场监管、电子监管的要求等；④GSP 的标准总体上已不适应药品许可管理要求，落后于推进产业发展的目标，降低了市场准入的标准，不利于保证药品安全。尤其是《国家药品安全“十二五”规划》、《“十二五”期间深化医药卫生体制改革规划暨实施方案》等一系列重要文件的发布，对药品流通改革提出了更明确的要求，现行 GSP 已不能适应医改工作的发展和药品监管工作的需要。

2. GSP（2012 年修订）的思路 一是依据《药品管理法》、《药品管理法实施条例》和《行政许可法》等法律法规及有关政策开展修订工作；二是查找药品流通过程中各种影响药品质量的安全隐患，采取确实可行的管理措施加以控制，保证经营活动中的药品安全；三是调整现行 GSP 中不符合药品监管和流通发展要求的、与药品经营企业经营管理实际不相适应的内容，重点解决药品流通中存在的突出问题和难点问题；四是以促进药品经营企业整体水平提升为方向，使修订的规范具有一定的前瞻性；五是积极吸收国外药品流通管理的先进经验，促进我国药品经营质量管理与国际药品流通质量管理的逐步接轨。

3. 修订的主要内容

（1）全面提升软件和硬件要求 GSP（2012 年修订）全面提升了企业经营的软硬件标准和要求，在保障药品质量的同时，也提高了市场准入门槛，有助于抑制低水平重复，促进行业结构调整，提高市场集中度。

（2）针对薄弱环节增设一系列新制度 针对药品经营行为不规范、购销渠道不清、票据管理混乱等问题，GSP（2012 年修订）明确要求药品购销过程必须开具发票，出库运输药品必须有随货同行单并在收货环节查验，物流活动要做到票、账、货相符，以达到药品经营行为，维护药品市场秩序的目的。

针对委托第三方运输，GSP（2012 年修订）要求委托方应考察承运方的运输能力和相关质量保证条件，签订明确质量责任的委托协议，并要求通过记录实现运输过程的质量追踪，强化了企业质量责任意识，提高了风险控制能力。

针对冷链管理，GSP（2012 年修订）提高了对冷链药品储存、运输设施设备的要求，特别规定了冷链药品运输、收货等环节的交接程序和温度监测、跟踪和查验要求，对高风险品种的质量保障能力提出了更高的要求。

（3）与医改“十二五”规划及药品安全“十二五”规划等新政策紧密衔接 为落实医改“十二五”规划和药品安全“十二五”规划关于药品全品种全过程实施电子监管、保证药品可追溯的要求，GSP（2012 年修订）规定了药品经营企业应制订执行药品电子监管的制度，并对药品验收入库、出库、销售等环节的扫码和数据上传等操作提出具体要求。

为配合药品安全“十二五”规划对执业药师配备的要求，GSP（2012 年修订）规定了药品零售企业的法定代表人或企业负责人应当具备执业药师资格；企业应当按国家有关规定配备执业药师，负责处方审核，指导合理用药。

二、《药品经营质量管理规范》（2012 年修订）的主要内容

《药品经营质量管理规范》（GSP）（2012 年修订）共四章，包括总则、药品批发的质量管理、药品零售的质量管理、附则，共计 187 条。本规范是药品经营管理和质量控制的基本准则，企业应当在药品采购、储存、销售、运输等环节采取有效的质量控制措施，确保药品质量。药品经营企业应当严格执行本规范，药品生产企业销售药品、药品流通过程中其他涉及储存与运输药品的，也应当符合本规范相关要求。

GSP（2012 年修订）集现行 GSP 及其实施细则为一体，虽然篇幅没有大的变化，但增加了许多新的管理内容。如 GSP（2012 年修订）借鉴了国外药品流通管理的先进经验，引入供应链管理理念，结合我国国情，增加了计算机信息化管理、仓储温湿度自动检测、药品冷链管理等新的管理要求，同时引入质量风险管理、体系内审、验证等理念和管理方法，从药品经营企业人员、机构、设施设备、文件体系等质量管理要素的各个方面，对药品的采购、验收、储存、养护、销售、运输、售后管理等环节做出了许多新的规定。

三、质量管理体系和职责

（一）质量管理体系

药品批发企业应当建立质量管理体系，确定质量方针，制订质量管理体系文件，开展质量策划、质量控制、质量保证、质量改进和质量风险管理等活动。质量管理体系应与其经营范围和规模相适应，包括组织机构、人员、设施设备、质量管理体系文件及相应的计算机系统等。

（二）质量管理职责

药品批发企业和零售企业的主要负责人对药品质量负领导责任，均应依照批准的经营方式和范围从事经营活动。药品批发应建立以企业主要负责人为首的质量领导部门，药品零售企业应设置质量管理部门或配备质量管理人员。

GSP 对质量管理部门或配备质量管理人员作出了规定（括号中批注批发则只是对批发企业的规定，零售则只是对零售企业的规定）：

1. 质量管理人员

（1）企业应当设立与其经营活动和质量管理相适应的组织机构或者岗位，明确规定其职责、权限及相互关系。

（2）企业负责人是药品质量的主要责任人，全面负责企业日常管理，负责提供必要的条件，保证质量管理部门和质量管理人员有效履行职责，确保企业实现质量目标并按照本规范要求经营药品。

（3）企业质量负责人应当由高层管理人员担任，全面负责药品质量管理工作，独立履行职责，在企业内部对药品质量管理具有裁决权。

（4）企业应当设立质量管理部门，有效开展质量管理工作。质量管理部门的职责不得由其他部门及人员履行。

2. 质量管理部门的主要职责

（1）督促相关部门和岗位人员执行药品管理的法律法规及本规范；

（2）组织制订质量管理体系文件，并指导、监督文件的执行；

（3）负责对供货单位和购货单位（批发）的合法性、购进药品的合法性以及供货单位销售人员、购货单位采购人员的合法资格进行审核；

（4）负责质量信息的收集和管理，并建立药品质量档案（批发）；

（5）负责药品的验收，指导并监督药品采购、储存、养护、销售、退货、运输等环节的质量管理工作；

（6）负责不合格药品的确认，对不合格药品的处理过程实施监督；

（7）负责药品质量投诉和质量事故的调查、处理及报告；

（8）负责假劣药品的报告；

（9）负责药品质量查询及质量信息管理；

（10）负责指导设定计算机系统质量控制功能（批发）；

（11）负责计算机系统操作权限的审核和质量管理基础数据的建立及更新；

（12）组织验证、校准相关设施设备（零售企业：计量器具）；

（13）负责药品召回的管理（批发）；

（14）负责药品不良反应的报告；

（15）组织质量管理体系的内审和风险评估（批发）；

（16）组织对药品供货单位及购货单位质量管理体系和服务质量的考察和评价（批发）；

（17）组织对被委托运输的承运方运输条件和质量保障能力的审查（批发）；

（18）协助开展质量管理教育和培训（批发）；

（19）开展药品质量管理教育和培训（零售）；

（20）指导并监督药学服务工作（零售）；

（21）其他应当由质量管理部门或人员履行的职责。

四、人员和培训

（一）对人员的规定

1. 对药品批发企业人员技术职称或学历的规定　对药品批发企业的负责人、质量管理、验收、采购及有关工作人员技术职称的规定包括以下几个方面：

（1）企业负责人应当具有大学专科以上学历或者中级以上专业技术职称，经过基本的药学专业知识培训，熟悉有关药品管理的法律法规及本规范。

（2）企业质量负责人应当具有大学本科以上学历、执业药师资格和3年以上药品经营质量管理工作经历，在质量管理工作中具备正确判断和保障实施的能力。

（3）企业质量管理部门负责人应当具有执业药师资格和3年以上药品经营质量管理工作经历，能独立解决经营过程中的质量问题。

（4）从事质量管理工作的，应当具有药学中专或者医学、生物、化学等相关专业大学专科以上学历或者具有药学初级以上专业技术职称。

（5）从事验收、养护工作的，应当具有药学或者医学、生物、化学等相关专业中专以上学历或者具有药学初级以上专业技术职称。

（6）从事中药材、中药饮片验收工作的，应当具有中药学专业中专以上学历或者具有中药学中级以上专业技术职称；从事中药材、中药饮片养护工作的，应当具有中药学专业中专以上学历或者具有中药学初级以上专业技术职称；直接收购地产中药材的，验收人员应当具有中药学中级以上专业技术职称。

（7）经营疫苗的企业还应当配备2名以上专业技术人员专门负责疫苗质量管理和验收工作，专业技术人员应当具有预防医学、药学、微生物学或者医学等专业本科以上学历及中级以上专业技术职称，并有3年以上从事疫苗管理或者技术工作经历。

（8）从事采购工作的人员应当具有药学或者医学、生物、化学等相关专业中专以上学历，从事销售、储存等工作的人员应当具有高中以上文化程度。

2. 对零售企业人员技术职称或学历的规定

（1）企业法定代表人或者企业负责人应当具备执业药师资格。企业应当按照国家有关规定配备执业药师，负责处方审核，指导合理用药。

（2）质量管理、验收、采购人员应当具有药学或者医学、生物、化学等相关专业学历或者具有药学专业技术职称。

（3）从事中药饮片质量管理、验收、采购人员应当具有中药学中专以上学历或者具有中药学专业初级以上专业技术职称。

（4）营业员应当具有高中以上文化程度或者符合省级食品药品监督管理部门规定的条件。中药饮片调剂人员应当具有中药学中专以上学历或者具备中药调剂员资格。

（二）对培训的规定

企业应当对各岗位人员进行与其职责和工作内容相关的岗前培训和继续培训。培训内容应当包括相关法律法规、药品专业知识及技能、质量管理制度、职责及岗位操作规程等。

五、文　　件

药品经营企业制订质量管理体系文件应当符合企业实际，文件包括质量管理制度、部门及岗位职责、操作规程、档案、报告、记录和凭证等。文件应当标明题目、种类、目的以及文件编号和版本号。文字应当准确、清晰、易懂。文件应当分类存放，便于查阅。企业应当定期审核、修订文件，使用的文件应当为现行有效的文本，已废止或者失效的文件除留档备查外，不得在工作现场出现。

（一）对药品批发企业的文件规定

1. 质量管理制度的内容　①质量管理体系内审的规定；②质量否决权的规定；③质量管理文件的管理；④质量信息的管理；⑤供货单位、购货单位、供货单位销售人员及购货单位采购人员等资格审核的规定；⑥药品采购、收货、验收、储存、养护、销售、出库、运输的管理；⑦特殊管理的药品的规定；⑧药品有效期的管理；⑨不合格药品、药品销毁的管理；⑩药品退货的管理；⑪药品召回的管理；⑫质量查询的管理：⑬质量事故、质量投诉的管理；⑭药品不良反应报告的规定；⑮环境卫生、人员健康的规定；⑯质量方面的教育、培训及考核的规定；⑰设施设备保管和维护的管理；⑱设施设备验证和校准的管理；⑲记录和凭证的管理；⑳计算机系统的管理；㉑执行药品电子监管的规定；㉒其他应当规定的内容。

2. 部门及岗位职责的内容　①质量管理、采购、储存、销售、运输、财务和信息管理等部门职责；②企业负责人、质量负责人及质量管理、采购、储存、销售、运输、财务和信息管理等部门负责人的岗位职责；③质量管理、采购、收货、验收、储存、养护、销售、出库复核、运输、财务、信息管理等岗位职责；④与药品经营相关的其他岗位职责。

3. 操作规程　包括药品采购、收货、验收、储存、养护、销售、出库复核、运输等环节及计算机系统的操作规程。

4. 记录　建立药品采购、验收、养护、销售、出库复核、销后退回和购进退出、运输、储运温湿度监测、不合格药品处理等相关记录，做到真实、完整、准确、有效和可追溯。通过计算机系统记录数据时，有关人员应当按照操作规程，通过授权及密码登录后方可进行数据的录入或者复核；数据的更改应当经质量管理部门审核并在其监督下进行，更改过程应当留有记录。

（二）对药品零售企业的文件规定

1. 质量管理制度的内容　①药品采购、验收、陈列、销售等环节的管理，设置库房的还应当包括储存、养护的管理；②供货单位和采购品种的审核；③处方药销售的管理；④药品拆零的管理；⑤特殊管理的药品和国家有专门管理要求的药品的管理；⑥记录和凭证的管理；⑦收集和查询质量信息的管理；⑧质量事故、质量投诉的管理；⑨中药饮片处方审核、调配、核对的管理；⑩药品有效期的管理；⑪不合格药品、药品销毁的管理；⑫环境卫生、人员健康的规定；⑬提供用药咨询、指导合理用药等药学服务的管理；⑭人员培训及考核的规定；⑮药品不良反应报告的规定；⑯计算机系统的管理；⑰执行药品电子监管的规定；⑱其他应当规定的内容。

2. 药品零售操作规程的内容　①药品采购、验收、销售；②处方审核、调配、核对；③中药饮片处方审核、调配、核对；④药品拆零销售；⑤特殊管理的药品和国家有专门管理要求的药品的销售；⑥营业场所药品陈列及检查；⑦营业场所冷藏药品的存放；⑧计算机系统的操作和管理；⑨设置库房的还应当包括储存和养护的操作规程。

3. 记录　企业应当建立药品采购、验收、销售、陈列检查、温湿度监测、不合格药品处理等相关记录，做到真实、完整、准确、有效和可追溯。通过计算机系统记录数据时，相关岗位人员应当按照操作规程，通过授权及密码登录计算机系统，进行数据的录入，保证数据原始、真实、准确、安全和可追溯。

六、设施与设备

（一）对药品批发企业设施与设备的规定

1. 对各分区的要求　企业应当具有与其药品经营范围、经营规模相适应的经营场所和库房，药品储存作业区、辅助作业区应当与办公区和生活区分开一定距离或者有隔离措施。库房的选址、设计、布局、建造、改造和维护应当符合药品储存的要求，防止药品的污染、交叉污染、混淆和差错。药品储存作业区、辅助作业区应当与办公区和生活区分开一定距离或者有隔离措施。

2. 对库房的要求

（1）库房的规模及条件应当满足药品的合理、安全储存，并达到以下要求，便于开展储存作业：①库房内外环境整洁，无污染源，库区地面硬化或者绿化；②库房内墙、顶光洁，地面平整，门窗结构严密；③库房有可靠的安全防护措施，能够对无关人员进入实行可控管理，防止药品被盗、替换或者混入假药；④有防止室外装卸、搬运、接收、发运等作业受异常天气影响的措施。

(2) 库房应当配备的设施设备：①药品与地面之间有效隔离的设备；②避光、通风、防潮、防虫、防鼠等设备；③有效调控温湿度及室内外空气交换的设备；④自动监测、记录库房温湿度的设备；⑤符合储存作业要求的照明设备；⑥用于零货拣选、拼箱发货操作及复核的作业区域和设备；⑦包装物料的存放场所；⑧验收、发货、退货的专用场所；⑨不合格药品专用存放场所；⑩经营特殊管理的药品有符合国家规定的储存设施。

(3) 经营中药材、中药饮片的，应当有专用的库房和养护工作场所，直接收购地产中药材的应当设置中药样品室（柜）。

(4) 经营冷藏、冷冻药品的，应当配备的设施设备：①与其经营规模和品种相适应的冷库，经营疫苗的应当配备两个以上独立冷库；②用于冷库温度自动监测、显示、记录、调控、报警的设备；③冷库制冷设备的备用发电机组或者双回路供电系统；④有特殊低温要求的药品，应当配备符合其储存要求的设施设备；⑤冷藏车及车载冷藏箱或者保温箱等设备。

3. 对运输的要求　运输药品应当使用封闭式货物运输工具。运输冷藏、冷冻药品的冷藏车及车载冷藏箱、保温箱应当符合药品运输过程中对温度控制的要求。冷藏车具有自动调控温度、显示温度、存储和读取温度监测数据的功能；冷藏箱及保温箱具有外部显示和采集箱体内温度数据的功能。

4. 设施设备的维护　储存、运输设施设备的定期检查、清洁和维护应当由专人负责，并建立记录和档案。

（二）对药品零售企业设施与设备的规定

1. 对各分区要求　企业的营业场所应当与其药品经营范围、经营规模相适应，并与药品储存、办公、生活辅助及其他区域分开。营业场所应当具有相应设施或者采取其他有效措施，避免药品受室外环境的影响，并做到宽敞、明亮、整洁、卫生。

2. 对营业场所的要求　营业场所应当有以下营业设备：①货架和柜台；②监测、调控温度的设备；③经营中药饮片的，有存放饮片和处方调配的设备；④经营冷藏药品的，有专用冷藏设备；⑤经营第二类精神药品、毒性中药品种和罂粟壳的，有符合安全规定的专用存放设备；⑥药品拆零销售所需的调配工具、包装用品。

3. 对库房的要求　企业设置库房的，应当做到库房内墙、顶光洁，地面平整，门窗结构严密；有可靠的安全防护、防盗等措施。仓库应当有以下设施设备：①药品与地面之间有效隔离的设备；②避光、通风、防潮、防虫、防鼠等设备；③有效监测和调控温湿度的设备；④符合储存作业要求的照明设备；⑤验收专用场所；⑥不合格药品专用存放场所；⑦经营冷藏药品的，有与其经营品种及经营规模相适应的专用设备。

经营特殊管理的药品应当有符合国家规定的储存设施。储存中药饮片应当设立专用库房。

4. 设施设备的维护　企业应当按照国家有关规定，对计量器具、温湿度监测设备等定期进行校准或者检定。

七、校准与验证

（一）校准

药品批发企业应当按照国家有关规定，对计量器具、温湿度监测设备等定期进行校准或者检定。

（二）验证

1. 验证的对象　药品批发企业应对冷库、储运温湿度监测系统以及冷藏运输等设施设备进行使用前验证、定期验证及停用时间超过规定时限的。

2. 验证文件　根据相关验证管理制度，形成验证控制文件，包括验证方案、报告、评价、偏差处理和预防措施等。

3. 验证的实施　验证应当按照预先确定和批准的方案实施，验证报告应当经过审核和批准，验证文件应当存档。企业应当根据验证确定的参数及条件，正确、合理使用相关设施设备。

八、计算机系统

药品批发企业应当建立能够符合经营全过程管理及质量控制要求的计算机系统，实现药品质量可追溯，并满足药品电子监管的实施条件。

1. 企业计算机系统应符合的要求　①有支持系统正常运行的服务器和终端机；②有安全、稳定的网络环境，有固定接入互联网的方式和安全可靠的信息平台；③有实现部门之间、岗位之间信息传输和数据共享的局域网；④有药品经营业务票据生成、打印和管理功能；⑤有符合本规范要求及企业管理实际需要的应用软件和相关数据库。

2. 数据安全的要求　计算机系统运行中涉及企业经营和管理的数据应当采用安全、可靠的方式储存并按日备份，备份数据应当存放在安全场所，记录类数据的保存时限应当符合本规范第四十二条的要求。

3. 数据处理的要求　各类数据的录入、修改、保存等操作应当符合授权范围、操作规程和管理制度的要求，保证数据原始、真实、准确、安全和可追溯。

九、药品经营过程中的质量控制

（一）采购

1. 对采购活动的要求　药品经营企业的采购活动应当符合以下要求：①确定供货单位的合法资格；②确定所购入药品的合法性；③核实供货单位销售人员的合法资格；④与供货单位签订质量保证协议。采购中涉及的首营企业、首营品种，采购部门应当填写相关申请表格，经过质量管理部门和企业质量负责人的审核批准。必要时应当组织实地考察，对供货单位质量管理体系进行评价。

2. 首营企业的审核　查验加盖其公章原印章的以下资料，确认真实、有效：①《药品生产许可证》或者《药品经营许可证》复印件；②营业执照及其年检证明复印件；③《药品生产质量管理规范》认证证书或者《药品经营质量管理规范》认证证书复印件；④相关印章、随货同行单（票）样式；⑤开户户名、开户银行及账号；⑥《税务登记证》和《组织机构代码证》复印件。

3. 首营品种的审核　采购首营品种应当审核药品的合法性，索取加盖供货单位公章原印章的药品生产或者进口批准证明文件复印件并予以审核，审核无误的方可采购。以上资料应当归入药品质量档案。

4. 对供货单位销售人员提供材料的规定　企业应当核实、留存供货单位销售人员以下资料：①加盖供货单位公章原印章的销售人员身份证复印件；②加盖供货单位公章原印章和法定代表人印章或者签名的授权书，授权书应当载明被授权人姓名、身份证号码，以及授权销售的品种、地域、期限；③供货单位及供货品种相关资料。

5. 对质量保证协议签订的要求　企业与供货单位签订的质量保证协议至少包括以下内容：①明确双方质量责任；②供货单位应当提供符合规定的资料且对其真实性、有效性负责；③供货单位应当按照国家规定开具发票；④药品质量符合药品标准等有关要求；⑤药品包装、标签、说明书符合有关规定；⑥药品运输的质量保证及责任；⑦质量保证协议的有效期限。

6. 对发票的要求　采购药品时，企业应当向供货单位索取发票。发票应当列明药品的通用名称、规格、单位、数量、单价、金额等；不能全部列明的，应当附《销售货物或者提供应税劳务清单》，并加盖供货单位发票专用章原印章、注明税票号码。发票上的购、销单位名称及金额、品名应当与付款流向及金额、品名一致，并与财务账目内容相对应。发票按有关规定保存。

7. 对采购记录的要求　采购药品应当建立采购记录。采购记录应当有药品的通用名称、剂型、规格、生产厂商、供货单位、数量、价格、购货日期等内容，采购中药材、中药饮片的还应当标明产地。

8. 采购的特殊情况　发生灾情、疫情、突发事件或者临床紧急救治等特殊情况，以及其他符合国家有关规定的情形，企业可采用直调方式购销药品，将已采购的药品不入本企业仓库，直接从供货单位发送到购货单位，并建立专门的采购记录，保证有效的质量跟踪和追溯。采购特殊管理的药品，应当严格按照国家有关规定进行。

9. 对采购评审的要求　企业应当定期对药品采购的整体情况进行综合质量评审，建立药品质量评审和供货单位质量档案，并进行动态跟踪管理。

（二）收货与验收

药品经营企业应当按照规定的程序和要求对到货药品逐批进行收货、验收，防止不合格药品入库。

1. 对收货的要求　药品到货时，收货人员应当核实运输方式是否符合要求，并对照随货同行单（票）和采购记录核对药品，做到票、账、货相符。冷藏、冷冻药品到货时，应当对其运输方式及运输过程的温度记录、运输时间等质量控制状况进行重点检查并记录。不符合温度要求的应当拒收。

收货人员对符合收货要求的药品，应当按品种特性要求放于相应待验区域，或者设置状态标志，通知验收。冷藏、冷冻药品应当在冷库内待验。

2. 对验收的要求

（1）对检验报告书的要求：验收药品应当按照药品批号查验同批号的检验报告书。供货单位为批发企业的，检验报告书应当加盖其质量管理专用章原印章。检验报告书的传递和保存可以采用电子数据形式，但应当保证其合法性和有效性。

（2）对验收抽样的要求：企业应当按照验收规定，对每次到货药品进行逐批抽样验收，抽取的样品应当具有代表性：①同一批号的药品应当至少检查一个最小包装，但生产企业有特殊质量控制要求或者打开最小包装可能影响药品质量的，可不打开最小包装；②破损、污染、渗液、封条损坏等包装异常以及零货、拼箱的，应当开箱检查至最小包装；③外包装及封签完整的原料药、实施批签发管理的生物制品，可不开箱检查。

（3）验收的内容：验收人员应当对抽样药品的外观、包装、标签、说明书以及相关的证明文件等逐一进行检查、核对；验收结束后，应当将抽取的完好样品放回原包装箱，加封并标示。特殊管理的药品应当按照相关规定在专库或者专区内验收。

（4）对验收记录的要求：验收药品应当做好验收记录，包括药品的通用名称、剂型、规格、批准文号、批号、生产日期、有效期、生产厂商、供货单位、到货数量、到货日期、验收合格数量、验收结果等内容。验收人员应当在验收记录上签署姓名和验收日期。

中药材验收记录应当包括品名、产地、供货单位、到货数量、验收合格数量等内容。中药饮片验收记录应当包括品名、规格、批号、产地、生产日期、生产厂商、供货单位、到货数量、验收合格数量等内容，实施批准文号管理的中药饮片还应当记录批准文号。验收不合格的还应当注明不合格事项及处置措施。

（5）对实施电子监管药品的要求：对实施电子监管的药品，企业应当按规定进行药品电子监管码扫码，并及时将数据上传至中国药品电子监管网系统平台。企业对未按规定加印或者加贴中国药品电子监管码，或者监管码的印刷不符合规定要求的，应当拒收。监管码信息与药品包装信息不符的，应当及时向供货单位查询，未得到确认之前不得入库，必要时向当地药品监督管理部门报告。

（6）对药品批发企业库存记录的要求：企业应当建立库存记录，验收合格的药品应当及时入库登记；验收不合格的，不得入库，并由质量管理部门处理。

（7）对药品批发企业直调的要求：进行药品直调的可委托购货单位进行药品验收。购货单位应当严格按照本规范的要求验收药品和进行药品电子监管码的扫码与数据上传，并建立专门的直调药品验收记录。验收当日应当将验收记录相关信息传递给直调企业。

（三）陈列、储存与养护

1. 陈列　药品经营企业应当对营业场所温度进行监测和调控，以使营业场所的温度符合常温要求。企业应当定期进行卫生检查，保持环境整洁。存放、陈列药品的设备应当保持清洁卫生，不得放置与销售活动无关的物品，并采取防虫、防鼠等措施，防止污染药品。

（1）药品的陈列应当符合以下要求：①按剂型、用途以及储存要求分类陈列，并设置醒目标志，类别标签字迹清晰、放置准确；②药品放置于货架（柜），摆放整齐有序，避免阳光直射；③处方药、非处方药分区陈列，并有处方药、非处方药专用标识；④处方药不得采用开架自选的方式陈列和销售；⑤外用药与其他药品分开摆放；⑥拆零销售的药品集中存放于拆零专柜或者专区；⑦第二类精神药品、毒性中药品种和罂粟壳不得陈列；⑧冷藏药品放置在冷藏设备中，按规定对温度进行监测和记录，并保证存放温度符合要求；⑨中药饮片柜斗谱的书写应当正名正字；装斗前应当复核，防止错斗、串斗；应当定期清斗，防止饮片生虫、发霉、变质；不同批号的饮片装斗前应当清斗并记录；⑩经营非药品应当设置专区，与药品区域明显隔离，并有醒目标志。

（2）检查与有效期的跟踪：企业应当定期对陈列、存放的药品进行检查，重点检查拆零药品和易变质、近效期、摆放时间较长的药品以及中药饮片。发现有质量疑问的药品应当及时撤柜，停止销售，由质量管理人员确认和处理，并保留相关记录。企业应当对药品的有效期进行跟踪管理，防止近效期药品售出后可能发生的过期使用。

2. 储存　药品经营企业应当根据药品的质量特性对药品进行合理储存，并符合以下要求：①按包装标示的温度要求储存药品，包装上没有标示具体温度的，按照《中华人民共和国药典》规定的贮藏要求进行储存；②储存药品相对湿度为35%～75%；③在人工作业的库房储存药品，按质量状态实行色标管理：合格药品为绿色，不合格药品为红色，待确定药品为黄色；④储存药品应当按照要求采取避光、遮光、通风、防潮、防虫、防鼠等措施；⑤搬运和堆码药品应当严格按照外包装标示要求规范操作，堆码高度符合包装图示要求，避免损坏药品包装；⑥药品按批号堆码，不同批号的药品不得混垛，垛间距不小于5厘米，与库房内墙、顶、温度调控设备及管道等设施间距不小于30厘米，与地面间距不小于10厘米；⑦药品与非药品、外用药与其他药品分开存放，中药材和中药饮片分库存放；⑧特殊管理的药品应当按照国家有关规定储存；⑨拆除外包装的零货药品应当集中存放；⑩储存药品的货架、托盘等设施设备应当保持清洁，无破损和杂物堆放；⑪未经批准的人员不得进入储存作业区，储存作业区内的人员不得有影响药品质量和安全的行为；⑫药品储存作业区内不得存放与储存管理无关的物品。

3. 养护　养护人员应当根据库房条件、外部环境、药品质量特性等对药品进行养护。

（1）养护的主要内容：①指导和督促储存人员对药品进行合理储存与作业；②检查并改善储存条件、防护措施、卫生环境；③对库房温湿度进行有效监测、调控；④按照养护计划对库存药品的外观、包装等质量状况进行检查，并建立养护记录；对储存条件有特殊要求的或者有效期较短的品种应当进行重点养护；⑤发现有问题的药品应当及时在计算机系统中锁定和记录，并通知质量管理部门处理；⑥对中药材和中药饮片应当按其特性采取有效方法进行养护并记录，所采取的养护方法不得对药品造成污染；⑦定期汇总、分析养护信息。

（2）利用计算机系统管理有效期：企业应当采用计算机系统对库存药品的有效期进行自动跟踪和控制，采取近效期预警及超过有效期自动锁定等措施，防止过期药品销售。

（3）对破损和质量可疑药品的处理：药品因破损而导致液体、气体、粉末泄漏时，应当迅速采取安全处理措施，防止对储存环境和其他药品造成污染。对质量可疑的药品应当立即采取停售措施，并在计算机系统中锁定，同时报告质量管理部门确认。对存在质量问题的药品应当采取以下措施：①存放于标志明显的专用场所，并有效隔离，不得销售；②怀疑为假药的，及时报告药品监督管理部门；③属于特殊管理的药品，按照国家有关规定处理；④不合格药品的处理过程应当有完整的手续和记录；⑤对不合格药品应当查明并分析原因，及时采取预防措施。

（4）企业应当对库存药品定期盘点，做到账、货相符。

（四）销售

1. 对药品批发企业的规定

（1）购货单位的要求：企业应当将药品销售给合法的购货单位，并对购货单位的证明文件、采购人员及提货人员的身份证明进行核实，保证药品销售流向真实、合法。企业应当严格审核购货单位的生产范围、经营范围或者诊疗范围，并按照相应的范围销售药品。

（2）开具发票：销售药品，应当如实开具发票，做到票、账、货、款一致。

（3）销售记录：企业应当做好药品销售记录。销售记录应当包括药品的通用名称、规格、剂型、批号、有效期、生产厂商、购货单位、销售数量、单价、金额、销售日期等内容。按照本规范第六十九条规定进行药品直调的，应当建立专门的销售记录。中药材销售记录应当包括品名、规格、产地、购货单位、销售数量、单价、金额、销售日期等内容；中药饮片销售记录应当包括品名、规格、批号、产地、生产厂商、购货单位、销售数量、单价、金额、销售日期等内容。

（4）销售特殊管理的药品以及国家有专门管理要求的药品，应当严格按照国家有关规定执行。

2. 对药品零售企业的规定

（1）对销售场所的要求：企业应当在营业场所的显著位置悬挂《药品经营许可证》、营业执照、执业药师注册证等。

（2）对营业人员的要求：营业人员应当佩戴有照片、姓名、岗位等内容的工作牌，是执业药师和药学技术人员的，工作牌还应当标明执业资格或者药学专业技术职称。在岗执业的执业药师应当挂牌明示。

（3）对销售药品的要求：①处方经执业药师审核后方可调配；对处方所列药品不得擅自更改或者代用，对有配伍禁忌或者超剂量的处方，应当拒绝调配，但经处方医师更正或者重新签字确认的，可以调配；调配处方后经过核对方可销售。②处方审核、调配、核对人员应当在处方上签字或者盖章，并按照有关规定保存处方或者其复印件。③销售近效期药品应当向顾客告知有效期。④销售中药饮片做到计量准确，并告知煎服方法及注意事项；提供中药饮片代煎服务，应当符合国家有关规定。

（4）对销售凭证的要求：企业销售药品应当开具销售凭证，内容包括药品名称、生产厂商、数量、价格、批号、规格等，并做好销售记录。

（5）对药品拆零销售的要求：①负责拆零销售的人员经过专门培训；②拆零的工作台及工具保持清洁、卫生，防止交叉污染；③做好拆零销售记录，内容包括拆零起始日期、药品的通用名称、规格、批号、生产厂商、有效期、销售数量、销售日期、分拆及复核人员等；④拆零销售应当使用洁净、卫生的包装，包装上注明药品名称、规格、数量、用法、用量、批号、有效期以及药店名称等内容；⑤提供药品说明书原件或者复印件；⑥拆零销售期间，保留原包装和说明书。

（6）对实施电子监管药品的要求：对实施电子监管的药品，在售出时，应当进行扫码和数据上传。

（7）销售特殊管理的药品和国家有专门管理要求的药品，应当严格执行国家有关规定。

（五）药品批发企业的出库

1. 不得出库的情况　药品出库时应当对照销售记录进行复核。发现以下情况不得出库，并报告质量管理部门处理：①药品包装出现破损、污染、封口不牢、衬垫不实、封条损坏等问题；②包装内有异常响动或者液体渗漏；③标签脱落、字迹模糊不清或者标识内容与实物不符；④药品已超过有效期；⑤其他异常情况的药品。

2. 出库记录　药品出库复核应当建立记录，包括购货单位、药品的通用名称、剂型、规格、数量、批号、有效期、生产厂商、出库日期、质量状况和复核人员等内容。

3. 药品拼箱发货的代用包装箱应当有醒目的拼箱标志。

4. 对随货同行单的要求　药品出库时，应当附加盖企业药品出库专用章原印章的随货同行单（票）。直调药品出库时，由供货单位开具两份随货同行单（票），分别发往直调企业和购货单位。随货同行单（票）的内容应当符合本规范第七十三条第二款的要求，还应当标明直调企业名称。

5. 对冷藏、冷冻药品作业的要求　应当由专人负责并符合以下要求：①车载冷藏箱或者保温箱在使用前应当达到相应的温度要求；②应当在冷藏环境下完成冷藏、冷冻药品的装箱、封箱工作；③装车前应当检查冷藏车辆的启动、运行状态，达到规定温度后方可装车；④启运时应当做好运输记录，内容包括运输工具和启运时间等。

6. 对实施电子监管的药品，应当在出库时进行扫码和数据上传。

（六）售后管理

1. 对药品批发企业的规定

（1）退货管理：企业应当加强对退货的管理，保证退货环节药品的质量和安全，防止混入假冒药品。

（2）投诉管理操作规程的制订：企业应当按照质量管理制度的要求，制订投诉管理操作规程，内容包括投诉渠道及方式、档案记录、调查与评估、处理措施、反馈和事后跟踪等。

（3）投诉的管理：企业应当配备专职或者兼职人员负责售后投诉管理，对投诉的质量问题查明原因，采取有效措施及时处理和反馈，并做好记录，必要时应当通知供货单位及药品生产企业。企业应当及时将投诉及处理结果等信息记入档案，以便查询和跟踪。

（4）质量问题药品的处理：发现已售出药品有严重质量问题，应当立即通知购货单位停售、追回并做好记录，同时向药品监督管理部门报告。企业应当协助药品生产企业履行召回义务，按照召回计划的要求及时传达、反馈药品召回信息，控制和收回存在安全隐患的药品，并建立药品召回记录。

（5）不良反应报告：企业质量管理部门应当配备专职或者兼职人员，按照国家有关规定承担药品不良反应监测和报告工作。

2. 对药品零售企业的规定

（1）退换的规定：除药品质量原因外，药品一经售出，不得退换。

（2）顾客监督：企业应当在营业场所公布药品监督管理部门的监督电话，设置顾客意见簿，及时处理顾客对药品质量的投诉。

（3）不良反应报告：企业应当按照国家有关药品不良反应报告制度的规定，收集、报告药品不良反应信息。

（4）质量问题药品的处理：企业发现已售出药品有严重质量问题，应当及时采取措施追回药品并做好记录，同时向药品监督管理部门报告。企业应当协助药品生产企业履行召回义务，控制和收回存在安全隐患的药品，并建立药品召回记录。

十、GSP认证管理

GSP认证是药品监督管理部门依法对药品经营企业药品经营质量管理进行监督检查的一

种手段，是对药品经营企业实施《药品经营质量管理规范》的情况进行检查、评价并决定是否发给认证证书的监督管理过程。

实施 GSP 认证有利于药品经营企业增强竞争实力，同时也有利于促进我国医药行业向着规范化、利学化、法制化和国际化的方向发展。

2003 年 4 月，原国家食品药品监督管理局（SFDA）正式颁布施行《药品经营质量管理规范认证管理办法》，规定了 GSP 认证的具体问题。

（一）认证机构

GSP 认证机构，须经本地区省、自治区、直辖市食品药品监督管理部门授权后方可从事 GSP 认证工作。GSP 认证机构不得从事与《药品经营质量管理规范》相关的咨询活动。

（二）GSP 认证申请与审批的程序与要求

1. GSP 认证申报资格　申请 GSP 认证的药品经营企业，应符合以下条件：

（1）属于以下情形之一的药品经营单位：①具有企业法人资格的药品经营企业；②非专营药品的企业法人下属的药品经营企业；③不具有企业法人资格且无上级主管单位承担质量管理责任的药品经营实体。

（2）合法资质：具有依法领取的《药品经营许可证》和《企业法人营业执照》或《营业执照》。

（3）内部管理要求：企业经过内部评审，基本符合《药品经营质量管理规范》及其实施细则规定的条件和要求。

（4）经营活动要求：在申请认证前 12 个月内，企业没有因违规经营造成的经销假劣药品问题（以药品监督管理部门给予行政处罚的日期为准）。

2. GSP 认证需要申报的材料　申请 GSP 认证的药品经营企业，应填报《药品经营质量管理规范认证申请书》，同时报送以下资料：①《药品经营许可证》和营业执照复印件；②企业实施《药品经营质量管理规范》情况的自查报告；③企业非违规经销假劣药品问题的说明及有效的证明文件；④企业负责人员和质量管理人员情况表：企业药品验收、养护人员情况表；⑤企业经营场所、仓储、验收养护等设施、设备情况表；⑥企业所属非法人分支机构情况表；⑦企业药品经营质量管理制度目录；⑧企业质量管理组织、机构的设置与职能框图；⑨企业经营场所和仓库的平面布局图。

企业填报的《药品经营质量管理规范认证申请书》及上述相关资料，应按规定做到翔实和准确。企业不得隐瞒、谎报、漏报，否则将驳回认证申请、中止认证现场检查或判定其认证不合格。

3. 初审　药品经营企业将认证申请书及资料报所在地设区的市级食品药品监督管理部门或者省级食品药品监督管理部门直接设置的县级食品药品监督管理部门（以下简称初审部门）进行初审。

对同意受理的认证申请，省级食品药品监督管理部门应在通知初审部门和企业的同时，将认证申请书及资料转送本地区设置的认证机构。

4. 现场检查　认证机构收到省级食品药品监督管理部门转送的企业认证申请书和资料之日起 15 个工作日内，应组织对企业的现场检查。

认证机构应按照预先规定的方法，从认证检查员库中随机抽取 3 名 GSP 认证检查员组成现场检查组。检查组依照《GSP 认证现场检查工作程序》、《GSP 认证现场检查评定标准》和

《GSP 认证现场检查项目》实施现场检查，检查结果将作为评定和审核的主要依据。

现场检查结束后，检查组应依据检查结果对照《GSP 认证现场检查评定标准》作出检查结论并提交检查报告。如企业对检查结论产生异议，可向检查组作出说明或解释，直至提出复议。检查组应对异议内容和复议过程予以记录。如最终双方仍未达成一致，应将上述记录和检查报告等有关资料一并送交认证机构。

5. 审批与发证 根据检查组现场检查报告并结合有关情况，认证机构在收到报告的 10 个工作日内提出审核意见，送交省级食品药品监督管理部门审批。省级食品药品监督管理部门在收到审核意见之后起 15 个工作日内进行审查，作出认证是否合格或者限期整改的结论，对超过规定期限未提出复查申请或经过复查仍未通过现场检查的不再给予复查，应确定为认证不合格。

对认证合格的企业，省级食品药品监督管理部门应向企业颁发《药品经营质量管理规范认证证书》；对认证不合格的企业，省级食品药品监督管理部门应书面通知企业。企业可在通知下发之日 6 个月后，重新申请 GSP 认证。对认证合格的企业，省级食品药品监督管理部门应在本地区公布；对认证合格的药品批发企业，除在本地区公布外，还应通过国家食品药品监督管理部门政府网站向全国公布。

《药品经营质量管理规范认证证书》有效期为 5 年。有效期满前 3 个月内，由企业提出重新认证的申请。省级食品药品监督管理部门依照本办法的认证程序，对申请企业进行检查和复审，合格的换发证书；审查不合格以及认证证书期满但未重新申请认证的，应收回或撤销原认证证书。

GSP 认证申请与审批的程序见图 8-4。

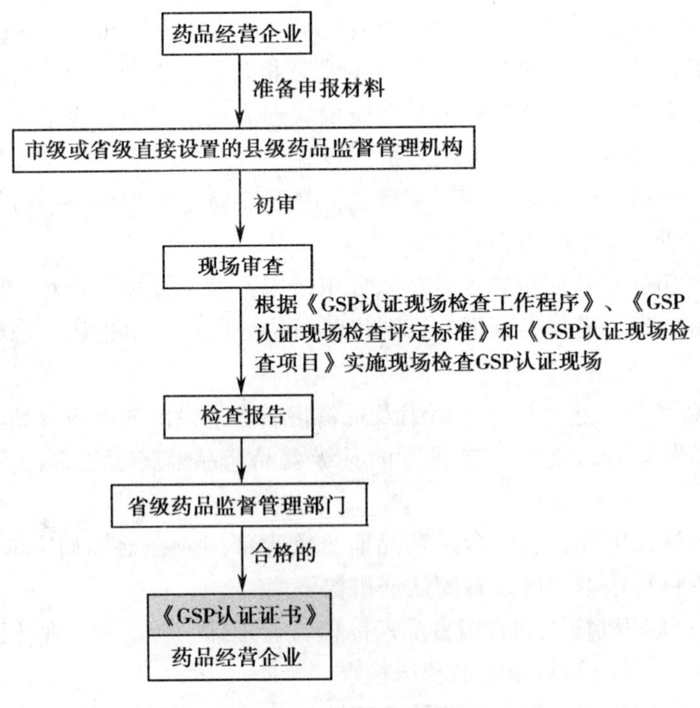

图 8-4 GSP 认证程序

（三）认证后的监督检查

各级药品监督管理部门应对认证合格的药品经营企业进行监督检查，以确认认证合格企业是否仍然符合认证标准。监督检查包括跟踪检查、日常抽查和专项检查三种形式。跟踪检查按照认证现场检查的方法和程序进行，日常抽查和专项检查应将结果记录在案。

省级食品药品监督管理部门应在企业认证合格后 24 个月内，组织对其认证的药品经营企业进行一次跟踪检查，检查企业质量管理的运行状况和认证检查中出现问题的整改情况。

设区的市级食品药品监督管理部门或者省级食品药品监督管理部门直接设置的县级食品药品监督管理部门应结合日常监督管理工作，定期对辖区内认证合格企业进行一定比例的抽查，检查企业是否能按照《药品经营质量管理规范》的规定从事药品经营活动。

认证合格的药品经营企业在认证证书有效期内，如果改变了经营规模和经营范围，或在经营场所、经营条件等方面以及零售连锁门店数量上发生了以下变化，省级食品药品监督管理部门应组织对其进行专项检查：①药品批发企业和药品零售连锁企业（总部）的办公、营业场所和仓库迁址；②企业经营规模的扩大，导致企业类型改变；③零售连锁企业增加了门店数量。以认证检查时为基数，门店数在30家以下的（含30家）每增加50%，应对新增门店按50%的比例进行抽查；门店数在30家以上的每增加20%，对新增门店按30%的比例进行抽查。

国家食品药品监督管理部门对各地的GSP认证工作进行监督检查，必要时可对企业进行实地检查。对监督检查中发现的不符合《药品经营质量管理规范》要求的认证合格企业，药品监督管理部门应按照《药品管理法》的规定，要求限期予以纠正或者给予行政处罚。对其中严重违反或屡次违反《药品经营质量管理规范》规定的企业，所在地省级食品药品监督管理部门应依法撤销其《药品经营质量管理规范认证证书》。

第四节 药品流通监督管理

一、药品流通监督管理概述

（一）药品流通和药品流通监督管理的概念

1. 药品流通的概念 流通是商品经济条件下社会再生产过程的一个环节。商品流通是以货币为媒介的商品交换。药品流通是指药品从生产者转移到消费者的全过程，包括药品生产企业到药品批发企业再到药品零售企业或者药品使用组织（医疗机构和计划生育技术服务机构），最后到达消费者手中的过程。药品流通的概念不同于药品买卖、药品市场营销，属宏观经济范畴。

2. 药品流通的监督管理 是指政府有关部门根据国家药事法规、标准、制度，对药品流通这一环节的药品质量、药学服务质量、药品销售机构的质量保证体系及药品广告、药品价格进行监督管理活动的总称。

（二）药品流通监督管理主要方面

1. 严格经营药品的准入控制 准入控制是指批发或零售药品必须经政府有关部门审批，规定审批的法定程序，设置药品批发或零售机构的最低条件；发给准予批发或零售药品的法定证照。例如我国的《药品管理法》、日本的《药品法》、英国的《药事法》中，都明确规定了开办药品批发企业、零售药房实行许可证制度。美国的《全美标准州药房法》明确指出，所有从事药品销售的机构（包括医疗机构药房），都须经州药房委员会审批、注册登记，并定期审核。

2. 制订实施《药师法》(《药房法》)，配备执业药师 《药师法》是药事法中历史最悠久的，已有许多国家颁布了《药师法》或《药房法》。《药师法》中所规定的执业药师（注册药师）主要是社会药房药师和医院药房药师。这两类药房必须配备依法注册取得执照的执业药师，否则就不能开设药房，或不能调配、销售处方药。执业药师是确保药品质量、安全、有效的最后一环。为此，实施药师法的国家，执业药师主要在社会药房和医院药房工作。

3. 推行药品流通质量管理规范 1976 年日本医药批发业联合会制订发布了《Good Supply Practice》，译为《医药品供应质量管理规范》，简称 GSP。该规范是药品批发企业质量管理的基本准则，共包括 12 个部分：定义、环境、设施设备、机构与人员、培训、环境卫生、储存管理、质量管理、发货管理、运货管理、自我监督、其他。

1979 年英国皇家药学会根据《药品法》六十六条规定，制订发布了《Guide to Good Dispensing Practice》，简称 GDP。该规范包括：合理的房屋、设备、清洁卫生、药品及物料管理及其他等五部分。英国的 GDP 对欧洲及原英属国家影响较大。

20 世纪 90 年代初国际药学联合会（International Pharmaceutical Federation，FIP）制订的《Good Pharmacy Practice》，译为《优良药房管理规范》或《药房质量管理规范》，简称 GPP。1993 年 FIP 在东京会议上向各国政府与药学团体，特别是社会药房、医院药房推荐实行 GPP，以保障用药安全、提高药学水平、提供优质服务。

4. 实行处方药与非处方药分类管理 20 世纪 50 年代初，美国针对药品销售中分类混乱的状况，制订法律明确由 FDA 发布处方药与非处方药目录，对药品销售实行分类管理。之后许多国家效仿采用这一制度，以控制药品分发销售、保证药品和药学服务质量。

5. 重视药品标识物管理 药品标识物是指药品包装上的标签和说明书等。美国《食品、药品和化妆品法》第 502 节为“违标药及用品”，规定了药品标签上必须注明的项目，包括应将药品所有组分（原料药、辅料等）的名称和含量全部标出，否则将按违标药处理。我国、英国、日本的法律中均有相同规定。

6. 加强药品广告管理 20 世纪后叶，随着广告业的飞速发展，虚假、违法的药品广告肆意泛滥，夸大药效、任意扩大适应证、宣传包治百病和无毒副作用等误导广告随处可见。各国政府先后通过制订法律法规，加强对药品广告的监督管理，对药品广告的形式、内容、用语、限制等作出明确规定，对药品广告的审批程序及违法广告处罚也作了规定。

7. 控制药品价格 由于药品的特殊性，且发挥治病救人的作用，具有一定公立的性质，因此决定药品的价格不同于其他的商品，可以随意制订较高的药价。各国采取多种办法，控制药品价格上涨。

二、药品流通监督管理办法

《药品流通监督管理办法》(下简称《办法》) 是原国家食品药品监督管理局制订发布的

部门规章，于2007年1月31日公布，自2007年5月1日实施。本《办法》共5章47条。

（一）适用范围

在中华人民共和国境内从事药品购销及监督管理的单位或者个人，包括药品生产、经营企业和医疗机构。药品生产、经营企业和医疗机构应当对其生产、经营、使用的药品质量负责。

（二）药品生产、经营企业购销药品的规定

1. 购销行为的责任人　药品生产、经营企业对其药品购销行为负责，其销售人员或设立的办事机构以本企业名义从事的药品购销行为承担法律责任。

2. 加强药品销售人员管理　药品生产、经营企业应当对销售人员进行培训，建立培训档案，加强管理，对其销售行为作出具体规定。违反者给予警告，并限期改正：逾期不改正的，给予罚款。

3. 关于购销药品的场所、品种的规定

（1）对药品生产企业的规定：①药品生产企业不得在核准地址以外的场所储存或者现货销售药品；②只能销售本企业生产的药品，不得销售受委托生产的或者他人生产的药品；③知道或者应当知道他人从事无证生产、经营药品行为的，不得为其提供药品；④不得以展示会、博览会、交易会、订货会、产品宣传会等方式现货销售药品；⑤不得为他人以本企业的名义经营药品提供场所或资质证明文件；⑥禁止非法收购药品。

（2）对药品经营企业的规定：①药品经营企业应当按照《药品经营许可证》许可的经营范围经营药品，未经审核同意，不得改变经营方式；②不得在核准的地址以外的场所储存或者现货销售药品；③知道或者应当知道他人从事无证生产、经营药品行为的，不得为其提供药品；④不得为他人以本企业的名义经营药品提供场所、资质证明文件或票据等便利条件；⑤不得以博览会等方式现货销售药品；⑥不得购进和销售医疗机构配制的制剂；⑦禁止非法收购药品。

药品生产、经营企业违反上述规定的，按照《药品管理法》第七十三条无证生产、经营药品，或八十条、八十二条违反许可证管理规定处罚。

4. 资质证明文件和销售凭证　药品生产企业、药品批发企业销售药品时，应当提供下列资料：①加盖本企业原印章的《药品生产许可证》或《药品经营许可证》和营业执照的复印件；②所销售药品的批准证明文件复印件；③销售人员授权书复印件。销售人员应当出示授权书原件及本人身份证原件，供药品采购方核实。

药品生产企业、药品批发企业销售药品时，应当开具标明供货单位名称、药品名称、生产厂商、批号、数量、价格等内容的销售凭证。药品零售企业销售药品时，应当开具标明药品名称、生产厂商、数量、价格、批号等内容的销售凭证。采购药品时，应索要、查验、留存资质证明文件，索取留存销售凭证，应当保存至超过药品有效期1年，不得少于3年。违反上述规定的给予警告、罚款。

5. 其他规定

（1）药品生产、经营企业不得为从事无证生产、经营药品者提供药品。

（2）药品零售企业应当凭处方销售处方药；当执业药师或者其他依法认定的药学技术人员不在岗时，停止销售处方药和甲类非处方药。

（3）药品说明书要求低温、冷藏储存的药品应按规定运输、储存。

（4）药品生产、经营企业不得向公众赠送处方药或者甲类非处方药。不得采用邮售互联网交易等方式直接向公众销售处方药。违反上述规定者给予警告、罚款。

现货销售是指药品生产、经营企业或其委派的销售人员，在药品监督管理部门核准的地址以外的其他场所，携带药品现货向不特定对象现场销售药品的行为。

（三）医疗机构购进、储存药品的规定

1. 医疗机构药房必须具备的条件及质量管理制度　医疗机构设置的药房，应当具有与所使用药品相适应的场所、设备、仓储设施和卫生环境，配备相应的药学技术人员，并设立药品质量管理机构或者配备质量管理人员，建立药品保管制度。

2. 医疗机构药房采购的要求　医疗机构购进药品时，索取、查验、保存供货企业有关证件、资料、票据；必须建立并执行进货检查验收制度，并建有真实完整的药品购进记录。建立采购药品检查验收制度及购进记录，药品购进记录必须注明药品的通用名称、生产厂商（中药材标明产地）、剂型、规格、批号、生产日期、有效期、批准文号、供货单位、数量、价格、购进日期。药品购进记录必须保存至超过药品有效期1年，但不得少于3年。医疗机构以集中招标方式采购药品的，应当遵守《药品管理法》、《药品管理法实施条例》及本办法的有关规定。

3. 医疗机构药房保管储存药品的要求　医疗机构储存药品，应当制订和执行有关药品保管、养护的制度，并采取必要的冷藏、防冻、防潮、避光、通风、防火、防虫、防鼠等措施，保证药品质量。

医疗机构应当将药品与非药品分开存放；中药材、中药饮片、化学药品、中成药应分别储存、分类存放。

4. 医疗机构药房销售药品的要求　医疗机构和计划生育技术服务机构不得未经诊疗直接向患者提供药品。医疗机构不得采用邮售、互联网交易等方式直接向公众销售处方药。

第五节　药品电子商务管理规定

电子商务是伴随着互联网的发展而出现的，随着网络技术的不断发展，近年来电子商务发展迅猛发展，其交易模式已在多种商业领域的商品交易活动显现出巨大的优势。

一、电子商务概述

（一）电子商务的概念

人们所提及的电子商务多指在网络上开展的商务活动，即通过企业内部网（Intranet）、外部网（Extranet）和互联网（Internet）进行的商务活动就是电子商务。然而，电子商务还有广义的定义，即一切利用电子通信技术和电子工具进行的商务活动，都可以称为电子商务。国际上对电子商务尚无统一的定义，许多国际组织和企业乃至个人从不同的角度提出了自己的观点，其中欧洲经济委员会于1997年10月在全球信息标准大会上对电子商务进行了研究，提出了对电子商务最全面、最具有权威性的定义，因而被广泛接受和使用。其将电子商务定义为："电子商务是各参与方之间以电子方式而不是以物理交换或直接物理接触方式完成的任何形式的商品交易。"因此，电子商务的组成要素必须包括两方面：一是商务活动，商务是行为，就是人们的交易活动；二是电子方式，电子是技术，是实现行为的手段。电子商务即必须利用电子方式或电子信息技术来进行商务活动，其目的是充分提高商务活动的效率。如果把"现代信息技术"看作一个子集，"商务"看作另一子集，电子商务所覆盖的范围应当是这两个子集所形成的交集。

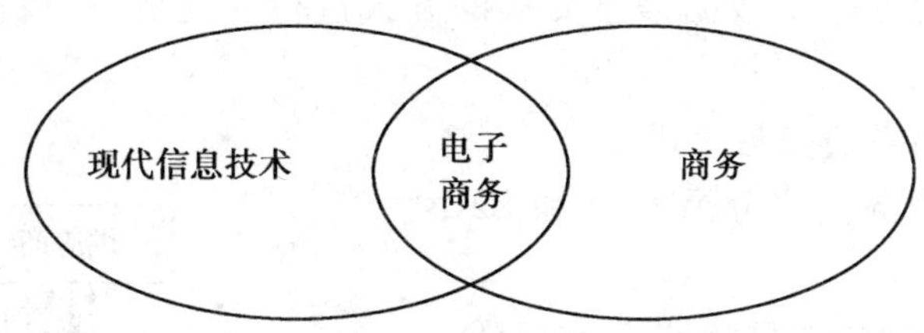

图8-5　电子商务的基本特征

电子商务的基本特征就是利用电子手段进行的商务活动（图8-5）。所谓的电子商务就是通过电子信息技术、网络互联技术和现代通信技术使得交易涉及的各方当事人借助电子方式，而无须依靠当面交换或直接面谈方式实现整个交易过程。电子商务主体是指商务活动的各方，包括企业、商店、消费者、金融机构、信息公司、证券公司以及政府等。由于对于每个交易主体来说，他所面对的是一个电子市场，必须通过电子市场选择交易的内容和对象。因此，电子商务的概念可以抽象地描述为每个交易主体和电子市场之间的交易事务关系。

（二）电子商务的基本模式

按照交易对象分类，电子商务可以分为以下5种类型：

1. 企业与消费者之间的电子商务（Business to Customer，B2C）　利用计算机网络使消费者直接参与经济活动的一种形式。这种形式基本等同于电子化的零售，它随着万维网（www）的出现迅速地发展起来，如亚马逊网上书店。

2. 企业与企业之间的电子商务（Business to Business，B2B）　B2B是指商业机构（企业或公司）使用Internet或各种商务网络向供应商（企业或公司）订货或付款。B2B在这方面已经有了多年运作历史，使用得也很好，特别是通过专用网络或增值网络上运行的电子数据交换。

3. 企业与政府机构的电子商务（Business to Government，B2G）　这种商务活动覆盖企业与政府组织间的各项事务。例如，政府采购清单可以通过Internet发布，公司可以以电子化方式回应。同样，在公司税的征收上，政府也可以通过电子交换方式来完成。

4. 消费者对政府机构的电子商务（Customer to Government，C2G）　政府将会把电子商务扩展到如福利发放和自我估税及个人税收的征收等方面。

5. 消费者对消费者的电子商务（Customer to Customer，C2C）　网上交易的电子市场如同房产中介一样，消费者可以登记注册自己要出售的商品信息，也可以购买其他消费者登记注册的商品，如淘宝。

二、药品电子商务概述

（一）药品电子商务的含义

2000年6月26日，原国家药品监督管理局颁布了《药品电子商务试点监督管理办法》（国药管办［2000］258号），该办法明确指出药品电子商务是指药品生产者、经营者或使用者，通过信息网络系统以电子数据信息交换的方式进行并完成各种商务活动和相关的服务活动。

（二）药品电子商务的交易模式

现行的药品电子商务模式分为B2B和B2C（图8-6）。

1. B2B医药电子商务交易模式　交易①：供-工交易：原材料供应商与医药商品生产企业之间进行的电子商务交易；交易②：工-商交易：医药商品生产企业与批发企业之间进行的电子商务交易；交易③：工-店交易：医药商品生产企业与零售药店之间进行的电子商务交易；交易④：工-医交易：医药商品生产企业与医疗机构之间进行的电子商务交易；交易⑤：商-商交易：医药商品批发企业之间进行的电子商务交易；交易⑥：商-店交易：医药商品批发企业与零售药店之间进行的电子商务交易；交易⑦：商-医交易：医药商品批发企业与医疗机构之间进行的电子商务交易。

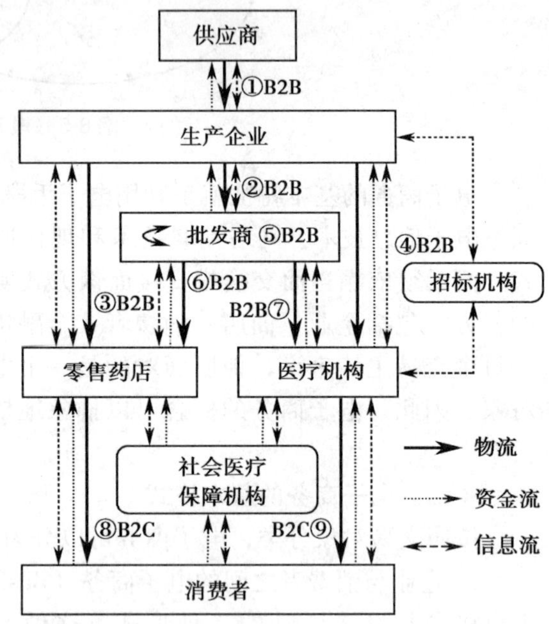

图8-6　药品电子商务交易模式

现行医药商品流通体系中的电子商务交易模式

2. B2C医药电子商务交易模式　交易⑧：店-患交易：零售药店与患者之间进行的电子商务交易；交易⑨：医-患交易：医疗机构与患者之间进行的电子商务交易。

三、互联网药品交易服务管理规定

为了规范互联网药品购销行为，全面贯彻《国务院办公厅关于加快电子商务发展的若干意见》（国办〔2005〕2号）精神，根据《中华人民共和国药品管理法》、《中华人民共和国药品管理法实施条例》以及其他法律法规，2005年10月8日，原国家食品药品监督管理局制订并发布《互联网药品交易服务审批暂行规定》（以下简称《规定》）。《规定》共37条，主要内容包括：互联网药品交易服务的定义、类别和审批部门；各类别企业应具备的条件；申报审批程序；法律责任。

（一）概念、类别和审批部门

1. 互联网药品交易服务的概念　互联网药品交易服务是指通过互联网提供药品（包括

医疗器械、直接接触药品的包装材料和容器）交易服务的电子商务活动。

2. 互联网药品交易服务的类别　互联网药品交易服务包括为药品生产企业、药品经营企业和医疗机构之间的互联网药品交易提供的服务，药品生产企业、药品批发企业通过自身网站与本企业成员之外的其他企业进行的互联网药品交易以及向个人消费者提供的互联网药品交易服务。本企业成员，是指企业集团成员或者提供互联网药品交易服务的药品生产企业、药品批发企业对其拥有全部股权或者控股权的企业法人。以上三种类型实质属于两种模式，一是"B2B"，即企业与企业之间的药品电子商务，上述前两种属于这一情况；二是"B2C"，即企业与消费者之间的药品电子商务，第三种属于这一情况。

3. 审批部门　国家食品药品监督管理部门对为药品生产企业、药品经营企业和医疗机构之间的互联网药品交易提供服务的企业进行审批。省、自治区、直辖市食品药品监督管理部门对本行政区域内通过自身网站与本企业成员之外的其他企业进行互联网药品交易的药品生产企业、药品批发企业和向个人消费者提供互联网药品交易服务的企业进行审批。

（二）互联网药品交易服务企业应具备的条件

从事互联网药品交易服务的企业必须经过审查验收并取得互联网药品交易服务机构资格证书。

1. 药品生产企业、药品经营企业和医疗机构之间的互联网药品交易提供服务的企业应具备的条件　①依法设立的企业法人；②提供互联网药品交易服务的网站已获得从事互联网药品信息服务的资格；③拥有与开展业务相适应的场所、设施、设备，并具备自我管理和维护的能力；④具有健全的网络与交易安全保障措施以及完整的管理制度；⑤具有完整保存交易记录的能力、设施和设备；⑥具备网上查询、生成订单、电子合同、网上支付等交易服务功能；⑦具有保证上网交易资料和信息的合法性、真实性的完善的管理制度、设备与技术措施，具有保证网络正常运营和日常维护的计算机专业技术人员，具有健全的企业内部管理机构和技术保障机构；⑧具有药学或者相关专业本科学历，熟悉药品、医疗器械相关法规的专职专业人员组成的审核部门负责交易的审查工作。

2. 通过自身网站与本企业成员之外的其他企业进行互联网药品交易的药品生产企业和药品批发企业应当具备的条件　①提供互联网药品交易服务的网站已获得从事互联网药品信息服务的资格；②具有与开展业务相适应的场所、设施、设备，并具备自我管理和维护的能力；③具有健全的管理机构，具备网络与交易安全保障措施以及完整的管理制度；④具有完整保存交易记录的设施、设备；⑤具备网上查询，生成订单、电子合同等基本交易服务功能；⑥具有保证网上交易的资料和信息的合法性、真实性的完善管理制度、设施、设备与技术措施。

3. 向个人消费者提供互联网药品交易服务的企业应当具备的条件　①依法设立的药品连锁零售企业；②提供互联网药品交易服务的网站已获得从事互联网药品信息服务的资格；③具有健全的网络与交易安全保障措施以及完整的管理制度；④具有完整保存交易记录的能力、设施和设备；⑤具备网上咨询、网上查询、生成订单、电子合同等基本交易服务功能；⑥对上网交易的品种有完整的管理制度与措施；⑦具有与上网交易的品种相适应的药品配送系统；⑧具有执业药师负责网上实时咨询，并有保存完整咨询内容的设施、设备及相关管理制度；⑨从事医疗器械交易服务，应当配备拥有医疗器械相关专业学历、熟悉医疗器械相关法规的专职专业人员。

（三）申报、审批程序

1. 申请 申请从事互联网药品交易服务的企业，填写国家食品药品监督管理部门统一制发的《从事互联网药品交易服务申请表》，向所在地省级食品药品监督管理部门提出申请。

2. 审批 省级食品药品监督管理部门收到申请材料后，在5日内对申请材料进行形式审查。国家食品药品监督管理部门按照相关规定对申请材料进行审核，并在20个工作日内作出同意或者不同意进行现场验收的决定。国家食品药品监督管理部门同意进行现场验收的，应当在20个工作日内对申请人按验收标准组织进行现场验收。验收合格的，国家食品药品监督管理部门应当在10个工作日内向申请人核发并送达同意其从事互联网药品交易服务的《互联网药品交易服务机构资格证书》。

省级食品药品监督管理部门按照有关规定对通过自身网站与本企业成员之外的其他企业进行互联网药品交易服务的药品生产企业、药品批发企业和向个人消费者提供互联网药品交易服务的申请人提交的材料进行审批，并在20个工作日内作同意或者不同意进行现场验收。省级食品药品监督管理部门同意进行现场验收的，应当在20个工作日内组织对申请人进行现场验收。验收合格的应当在10个工作日内向申请人核发并送达同意其从事互联网药品交易服务的互联网药品交易服务机构资格证书（图8-7）。

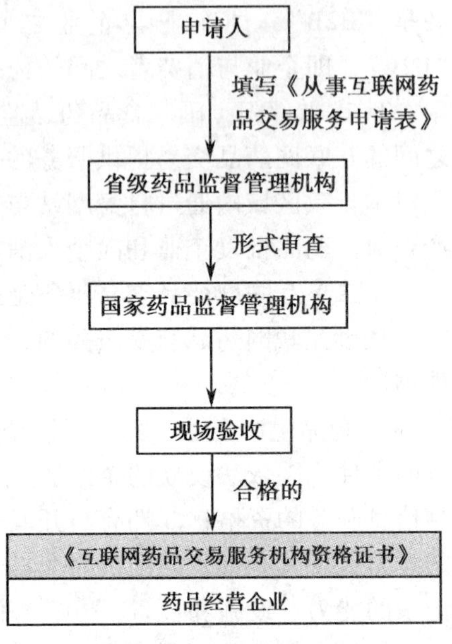

图8-7 《互联网药品交易服务资格证书》申请程序

（四）行为规范

1. 从事为药品生产企业、经营企业与医疗机构之间的互联网药品交易提供服务的企业，不得参与药品生产、经营；不得与行政机关、医疗机构、药品生产、经营企业之间存在隶属关系和其他经济利益关系。

2. 通过自身网站与本企业成员之外的其他企业进行互联网药品交易的药品生产企业、药品批发企业，只能交易本企业生产或经营的药品，不得利用自身网站提供其他互联网药品交易服务。

3. 向个人消费者提供互联网药品交易服务的企业，只能在网上销售本企业经营的非处方药，不得向其他企业或者医疗机构销售药品。

4. 参与互联网药品交易的医疗机构只能购买药品，不得上网销售药品。

5. 提供互联网药品服务的企业，其变更、歇业、停业、换证、收回《资格证书》应按《规定》办理。

6. 各级药品监督管理部门及所管理的单位及医疗单位开办的网站不得从事任何类型、形式的互联网药品交易服务活动。

7. 网站名称不得以“中国”、“中华”、“全国”等冠名（但申请网站名与单位名相同的除外），可以出现“电子商务”、“药品招标”等。

8. 互联网药品交易达成后，产品配送应符合有关法规规定。零售药店网上售药应有完整的配送记录；记录保存至产品有效期满1年后，不得少于3年。

（五）法律责任

1. 未取得资格证书擅自从事药品电子商务的责令限期改正，给予警告。

2. 有下列情况的限期改正，给予警告；情节严重的，撤销药品电子商务资格，注销资格证书：①网站主页未标明资格证书编号的；②超标准范围提供服务的，变更未经审批的；③为药品招标服务的企业与行政机关、医疗机构和药品生产、经营企业之间有隶属、产权关系或其他经济利益关系的。

3. 为药品招标服务的企业直接参与药品交易的，按《药品管理法》第七十七条处理，并撤销资格、注销资格证书。

4. 药品电子商务活动涉及违反《药品管理法》行为的，按《药品管理法》相关规定处罚。凡是撤销其资格、注销证书并且情节严重的，移送信息产业主管部门依法处理。

本章小结

药品经营属于药品流通的领域，是药品生产和消费的桥梁与纽带。药品经营方式，是指药品批发和药品零售。药品经营范围包括麻醉药品、精神药品、医疗用毒性药品；生物制品；中药材、中药饮片、中成药、化学原料药及其制剂、抗生素原料药及其制剂、生化药品。药品经营企业包括药品批发企业和药品零售企业，在市场上发挥着不可替代的作用。国家对于药品经营进行严格的监督管理，《药品经营许可证管理办法》、《药品经营质量管理规范》（GSP）、《药品流通监督管理办法》分别从不同的角度规范了企业的行为。开办药品经营企业需要具备一定的资质条件，必须执行严格的申报与审批程序。药品经营企业必须进行GSP认证并按照规定的经营范围从事经营活动。GSP对药品经营人员、文件、设备设施等硬件条件以及经营管理制度等软件条件均有具体的要求与规定。GSP认证是药品监督管理部门依法对药品经营企业药品经营质量管理进行监督检查的一种手段。主要工作内容包括申报资格审查、现场检查、审批与发证以及认证后的监督检查等。药品流通监督管理是指政府有关部门根据国家药品管理法律法规对药品流通过程中相关主体各种行为进行监督管理活动的总称。主要工作内容包括药品生产企业和经营企业购销药品的监督管理、医疗机构采购与存储药品的监督管理。近些年出现新兴的药品电子商务是药品经营管理的新内容，互联网药品交易服务是指通过互联网提供药品交易服务的电子商务活动。提供互联网药品交易服务企业必须具备一定的资质条件，并经过审查验收并取得相应的资格证书，方可从事经营活动。

复习题

1. 药品经营企业的经营方式与经营范围有哪些？
2. 药品批发企业与零售企业有哪些作用？
3. 申领《药品经营许可证》的程序是什么？

4. 新版 GSP 的主要内容有哪些？各章的主要内容有哪些？
5. GSP 认证的程序是什么？
6. 《药品流通监督管理办法》的主要内容有哪些？
7. 药品电子商务的分类有哪些？
8. 互联网药品交易服务的审批程序是什么？

（吴云红）

第九章

医疗机构药事管理

学习目标

1. 掌握医疗机构药事管理的概念和内容，医疗机构药事管理组织和药学部门的职能，调剂、制剂、采购、储存、临床用药管理的基本要求，处方管理的详细要求。
2. 熟悉医疗机构药学部门的组织与管理，临床药学技术服务的内容和要点。
3. 了解医疗机构药事管理发展趋势。

医疗机构（institutions）是以救死扶伤，防病治病，保护人的健康为宗旨，从事疾病诊断、预防、治疗、康复等活动的社会组织。医疗机构药事管理是医疗机构管理的重要组成部分，是保障人民用药安全、有效的关键环节。本章对医疗机构药事管理组织和制度、药学部门设置和管理、药剂管理、药物临床应用管理等核心内容进行了介绍和讨论。

第一节　医疗机构药事管理概述

一、医疗机构药事管理的概念和内容

（一）医疗机构

1\. 医疗机构的类别　我国《医疗机构管理条例》（国务院令第149号）规定，医疗机构是指从卫生行政机构取得《医疗机构执业许可证》从事疾病诊断、治疗活动的机构。为方便医疗服务和卫生行政管理，按照医疗救治范围、所有制、规模等特性，可以把医疗机构划分为以下类别：

（1）按执业许可分类：《医疗机构管理条例实施细则》（卫生部令第35号）规定，医疗机构类别包括医院、疗养院、社区卫生服务中心（站）、卫生院、门诊部、诊所（卫生所、医务室）、村卫生室、妇幼保健院（所、站）、专科疾病防治院（所、站）、急救中心（站）、临床检验中心和其他等。其中，医院按照规模和医疗水平又可分为一、二、三级（由卫生行政部门确定）和甲、乙、丙等次（由医疗机构评审委员会评定）。

（2）按经济类型分类：随着我国改革开放的深入，市场经济体制的逐步完善，产生了多种经济成分、多种经营形式的医疗机构。这些医疗机构增大、增强了国家卫生服务的供给能

力，满足了人民医疗预防的需要。但是，由于所有制形式的不同，带来不同的管理模式和方法，会对医疗机构药学部门的工作和发展造成影响。目前，我国有以下5种形式的医疗机构：国有医疗机构、集体医疗机构、联营医疗机构、私营医疗机构和其他医疗机构。

（3）按主办单位分类：医疗机构的主办单位分为政府、社会和私人3类。政府办包括卫生行政和其他行政部门办的医疗机构，社会办包括企业、事业单位、社会团体和其他社会组织办的卫生机构。

（4）按分类管理规定分类：2000年起，国家将医疗机构分为非营利性和营利性两类进行管理（国家体改办、原卫生部等8个部门《关于城镇医药卫生体制改革的指导意见》）。非营利性医疗机构在医疗服务体系中占主导地位，其中政府办的非营利性医疗机构由同级财政给予合理补助，并按扣除财政补助和药品差价收入后的成本制定医疗服务价格；非政府办的非营利性医疗机构不享受政府补助，医疗服务价格执行政府指导价。营利性医疗机构医疗服务价格放开，依法自主经营，照章纳税。

2. 医疗机构与卫生资源　医疗机构是卫生服务体系的重要组成部分，医疗机构的卫生资源是维护医疗机构良性运转的必要条件。医疗机构的卫生资源主要包括人力资源、基础设施、卫生经费、医疗信息等。其中，医疗机构床位数和在医疗机构就职的卫生技术人员人数是WHO设立的9项全球健康指标之一。据WHO发布的《2010世界卫生统计》，中国每万人口拥有30张床位，居世界第77位；每万人口拥有医师14人，居第94位。

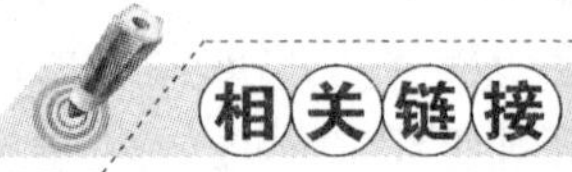

我国医疗机构概况

2010年年底，我国医疗卫生机构总数为936 927家，其中医院20 918家，社区卫生服务中心（站）32 739家，卫生院37 836家，门诊部8 291家，诊所、卫生所、医务室、护理站173 490家，村卫生室648 424家，急救中心（站）245家，妇幼保健院（所、站）3025家，专科疾病防治院（所、站）1274家。医疗机构总床位数为478.68万张。共有5 876 158名卫生技术人员在各级医疗机构就职，其中药学专业技术人员为353 916名，占医疗机构卫生技术人员总数的6.02%。

数据来源：《2011中国卫生统计年鉴》

（二）医疗机构药事管理

1. 医疗机构药事管理概念　医疗机构药事管理（institutional pharmacy administration），是指医疗机构以病人为中心，以临床药学为基础，对临床用药全过程进行有效的组织实施与管理，促进临床科学、合理用药的药学技术服务和相关的药品管理工作。换言之，医疗机构药事管理的核心是保证药品质量、临床药物治疗质量以及药学技术服务质量。

医疗机构药事管理的复杂程度和覆盖范围随医疗机构的规模和业务范围而异，但管理基本要素仍无外乎与药相关的人、财、物、时间、信息，管理范围包括组织机构、药物临床应用管理、药剂管理、药学专业技术人员配置与管理等。

2. 医疗机构药事管理的法律依据　我国医疗机构药事管理主要依据是《中华人民共和

国药品管理法》、《医疗机构管理条例》(国务院令第149号)、《中华人民共和国药品管理法实施条例》(国务院令第360号)、《麻醉药品、精神药品管理条例》(国务院令第442号)等法律法规。这些法规均设专门章节或条款对医疗机构涉药行为和关系、相关人的权利和义务等进行了规范。

依据前述法律法规，国家卫生行政主管部门制定和颁布了一系列规章制度，对医疗机构药事具体活动进行规范，包括《处方管理办法》(卫生部令第53号)、《抗菌药物临床应用管理办法》(卫生部令第84号)、《医疗机构制剂配制监督管理办法》(试行)(国家食品药品监督管理局令第18号)、《医疗机构制剂注册管理办法》(试行)(国家药品监督管理局令第20号)、《药品流通监督管理办法》(国家食品药品监督管理局令第26号)、《医疗机构药事管理管理规定》(卫医政发［2011］11号)、《医疗机构药品监督管理办法》(国食药监安［2011］442号)、《医疗机构麻醉药品、第一类精神药品管理规定》(卫医发〔2005〕438号)等。

3. 医疗机构药事管理的地位和作用　医疗机构药事管理和药学工作在医疗机构中的地位和作用得到广泛认可。首先，医疗机构药事管理是医疗机构管理的主要组成部分。医疗机构药事管理既有纵向管理，又有横向管理。纵向管理是对药学部门自身的管理，横向管理是对医疗机构各科室药品供应和临床应用的管理。纵横管理相辅相成，有助于构建用药管理体系，医、药、护紧密合作，共同对患者的药物治疗负责，促进合理用药。其次，医疗机构药事管理是医疗机构监督贯彻有关法律法规的重要保障。作为用药安全有效的关键环节，医疗机构药事活动关切人民群众的基本权益。目前医疗机构药事管理涉及医疗机构药事活动规范的法规。因此，监督检查本机构贯彻执行法律法规和部门规章是医疗机构药事管理的一项重要任务。

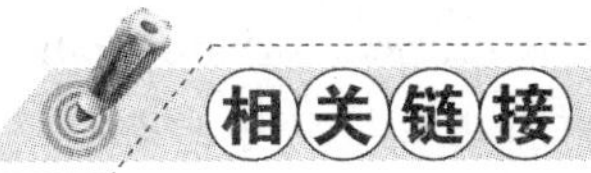

药事和药物使用管理与持续改进评审内容

药事和药物使用管理与持续改进是医疗机构等级评审的重要组成内容。例如《三级综合医院评审标准(2011版)》中核心条款48项，其中涉及药事与药物使用管理核心条款6项。药事和药物使用管理与持续改进评审内容包括：

1. 医院药事管理工作和药学部门设置以及人员配备符合国家相关法律、法规及规章制度的要求；建立与完善医院药事管理组织。

2. 经医院合理遴选的药品有适宜的贮备，并能有效控制药品质量，随时可供临床使用。

3. 正确、安全地贮存药品；药品调剂、制剂配制及临床静脉用药调配符合相关规定，保证在安全、清洁或洁净的环境中进行。

4. 有相关规章制度和程序，规范处方(用药医嘱)开具、抄录、审核、调配、核发、用药交代和监测等行为。

5. 医师、药师、护士按照《抗菌药物临床应用指导原则》等要求，合理使用药品，并有监督机制。

6. 医师、药师按照《国家基本药物临床应用指南》和《国家基本药物处方集》，优先合理使用基本药物，并有相应监督考评机制。

7. 有药物安全性监测管理制度，观察用药过程，监测用药效果，按照规定报告药物不良反应，并将不良反应记录在病历中。

8. 配备临床药师，参与临床药物治疗，提供用药咨询服务，促进合理用药。

9. 科主任与具备资质的质量控制人员组成的质量与安全管理团队，能用质量与安全管理核心制度、岗位职责与质量安全指标，落实全面质量管理与改进制度，定期通报医院药物安全性与抗菌药物耐药性监测的结果。

二、医疗机构药事管理组织

随着医疗服务的专业化、社会化程度的提高，无论是监督管理部门、职能部门还是专业技术人员个体，都深刻领会到医疗机构药事管理并非药学部门的专有职能，而是应当纳入整个医疗机构管理体系，科学设立药事管理组织，以协调、指导、监督医疗机构合理用药和科学管理药品，对医疗机构各项重要药事问题做出决定，促使药品在使用环节上最大限度地发挥效益。

（一）药事管理组织的称谓

国外医疗机构药事管理组织通常称为“药物与治疗学委员会（Drug and Therapeutics Committees，DTC）”或“药事与治疗学委员会（Pharmaceutical and Therapeutics Committees，PTC）”。我国自1989年起，按照原卫生部《医院药剂管理办法》的要求曾使用过“药事管理委员会”称谓；自2011年3月1日起，依据《医疗机构药事管理规定》将二级以上医院的药事管理组织称谓修订为“药事管理与药物治疗学委员会（Pharmaceutical Administration and Therapeutics Committees，PACT）”，其他医疗机构的称谓为“药事管理与药物治疗学组”。

（二）药事管理与药物治疗学委员会(组)的组成

二级以上医院药事管理与药物治疗学委员会委员由具有高级技术职务任职资格的药学、临床医学、护理和医院感染管理、医疗行政管理等人员组成。药事管理与药物治疗学组由药学、医务、护理、医院感染、临床科室等部门负责人和具有药师、医师以上专业技术职务任职资格人员组成。

医疗机构负责人任药事管理与药物治疗学委员会（组）主任委员，药学和医务部门负责人任药事管理与药物治疗学委员会（组）副主任委员。委员不宜过多，特别是临床医学委员，可以从每个主要专科中遴选1人（如外科、妇产科、内科、儿科、传染病科等），一般来说委员人数在11～15人为宜。

（三）药事管理与药物治疗学委员会(组)的工作目标和职责

药事管理与药物治疗委员会（组）成立的目的就是通过确定可以获得（提供）什么药物、以什么价格获得和如何使用等问题，以确保提供给患者的可能是最佳的成本-效果和医疗护理质量（WHO：Drug and Therapeutics Committees-A Practical Guide）。因此，药事管理与药物治疗委员会（组）的工作目标为：建立和实施一个高效和成本-效果好的处方集系统（包括标准治疗路径、处方集目录和处方集手册）；确保只使用有效、安全、成本-效果好和质量好的药品；通过药物使用调查和监控，制定和实施干预，以提高处方者、药师和患者的用药水平。

相应的，药事管理与药物治疗学委员会（组）的职责包括：①贯彻执行医疗卫生及药事管理等有关法律、法规、规章，审核制定本机构药事管理和药学工作规章制度，并监督实施；②制定本机构药品处方集和基本用药供应目录；③推动药物治疗相关临床诊疗指南和药物临床应用指导原则的制定与实施，监测、评估本机构药物使用情况，提出干预和改进措施，指导临床合理用药；④分析、评估用药风险和药品不良反应、药品损害事件，并提供咨询与指导；⑤建立药品遴选制度，审核本机构临床科室申请的新购入药品、调整药品品种或者供应企业和申报医院制剂等事宜；⑥监督、指导麻醉药品、精神药品、医疗用毒性药品及放射性药品的临床使用与规范化管理；⑦对医务人员进行有关药事管理法律法规、规章制度和合理用药知识教育培训；⑧向公众宣传安全用药知识。

三、医疗机构药事管理制度

医疗机构药事管理制度包括规定、程序文件、工作规范和标准等。制度的发布者以药事管理与药物治疗学委员会为主，还有一些制度由医疗机构的院务或医务管理部门、药学部门发布。各层次的文件可以分开、相互引用或合并。

（一）管理原则

1. 所有制度文件应经批准后发布　为确保文件的充分、适宜、正确和有效，药事质量管理的制度和文件应该经过批准后发布。在实际工作中，当约束部门不仅限于药剂科或药学部时，常常由于制度拟定主体的错位和混乱造成制度和文件不能被有效执行。例如，处方点评制度和超常预警制度，如果涉及对临床科室或处方医生的绩效评估挂钩，那么该制度制定和签发的主体必须是医务部门或医院，而不应是药学部或药剂科，否则缺乏执行效力。制度和文件制定主体是否恰当，还反映出医院管理者对相关药事活动在医院质量管理中的作用和意义理解不同。如果完全依赖药学部门解决安全用药问题，必然导致相关质量管理制度失灵。

2. 应当对制度文件进行定期回顾和评估　为了保证有效和高效的药品管理和使用，医疗机构要每年至少一次对本机构药事管理制度进行系统性回顾，更新后需经再次批准。药房、药学服务以及药物的使用规定要和现行的法律法规相符合并及时修订。例如，当《麻醉药品和精神药品管理条例》、《麻醉药品临床应用指导原则》、《精神药品临床应用指导原则》和《处方管理办法》等法规或规定实施后，医疗机构的麻醉药品、精神药品管理制度应当随之修订。

3. 制度文件标识应当规范　各类制度应有便于识别其文本、类别的系统编码、发布单位和发布日期，确保对文件的更改和现行修订状态得到识别。应当采取适当的措施，防止作废文件（包括过期、失效和不再使用的文件）困扰管理工作。如《处方管理办法》施行后，原有的《处方管理办法（试行）》（卫医发〔2004〕269号）和《麻醉药品、精神药品处方管理规定》（卫医法〔2005〕436号）被废止，医院内相关的原有制度和文件应当及时收回，以免造成工作执行依据的混乱。

（二）药事管理制度框架

医疗机构药事管理的制度应当包括但不限于下述内容：

1. 工作制度类 包括麻醉药品和精神药品管理制度；医疗用毒性药品管理制度；药师职责；药品质量管理规程；药事应急管理制度；药学部管理制度；药事管理工作委员会职责；抗菌药物分级使用管理制度；细菌耐药监测管理制度；《药品处方集》修订程序；《基本用药供应目录》修订程序；常用药品采购程序；急救药品采购程序；药品临时采购程序；冷藏药品管理制度；小药柜管理制度；处方管理制度；处方点评制度和超常预警制度；药品不良反应报告处理制度；药品调剂质量监控制度；药品分装制度或最小包装药品拆零调配管理制度；抢救车使用、管理制度；药品召回制度；静脉用药调配中心（室）工作制度；制剂标签使用管理制度；临床药师制度；临床医师处方权考核制度；合理用药培训制度；医师、药师签字卡及签名留样或专用签章备案制度。

2. 业务规程类 包括抗菌药物使用管理规程；门急诊西药处方调配规程；住院患者药品调配规程；患者自带药品使用规程；静脉用药集中调配操作规程；住院患者药品发放规程；药品差错和接近失误管理规程；退药管理规程；危害药品使用与管理规程；药品报损程序。

第二节 医疗机构药学部门

医疗机构药学部门，是医疗机构中依法设立的从事药品制剂供应、调剂、配制，提供临床药学服务，监督检查药品质量等工作的部门。医疗机构应当配备和提供与药学部门工作任务相适应的专业技术人员、设备和设施。并指定专人，负责与医疗机构药物治疗相关的行政事务管理工作。

医院药学部门的设置随各机构药学业务范围和药学服务模式的差异而不同，三级医院设置药学部（department of pharmacy），二级医院设置药剂科（hospital pharmacy），其他医疗机构设置药房（institutional pharmacy）。

一、药学部门的性质与任务

（一）医疗机构药学部门的性质

1. 专业技术性 医疗机构药学工作以病人为中心，一切围绕确保药品质量、保证药物治疗的合理性。因此，要求医疗机构药学部门的药师能解释和配制处方；能审查和调配处方；掌握配制制剂的技术并有建立制剂条件的能力；能承担临床药学服务工作；能够回答患者、医师、护士涉药疑问或咨询等。正因为如此，《药品管理法》明确规定医疗机构必须配备依法经过资格认定的药学技术人员，非药学技术人员不得直接从事药剂技术工作。

2. 监督保障性 药学部门工作既具有专业技术性，同时又具有经济管理性，药品预算、采购、请领、分配、储备、收发、核算等经济活动频繁；还具有对药品质量检查、抽查的监督性；是医疗机构药事管理与药物治疗委员会决议的主要执行部门。这是不同于医疗机构临床科室、医技科室的主要特征。

（二）医疗机构药学部门的任务

药学部门具体负责药品管理、药学专业技术服务和药事管理工作，开展以病人为中心，以合理用药为核心的临床药学工作，组织药师参与临床药物治疗，提供药学专业技术服务。

其基本任务包括：

1. 药品供应管理　根据本机构医疗和科研需要，按照本机构《药品处方集》和《基本用药供应目录》采购药品，按时供应。应用现代物流理论和技术，合理制定药品分级管理策略，提高库存周转率，减少流动资金占用，减少损耗。

2. 调剂与制剂　根据医师处方、医嘱，按照调配规程，及时准确地审查和调配处方；根据诊疗人次数、住院人数合理设置调配岗位和人力；应用现代调剂模式和技术，根据需要设立静脉用药调配中心，配置自动发药设备和单剂量调配系统等。按照服务临床、自制自用的原则配制制剂及加工炮制中药材。

3. 临床应用管理　对医疗机构临床诊断、预防和治疗疾病用药全过程实施监督管理。对医师处方、用药医嘱的适宜性进行审核；对患者进行用药教育，指导患者安全用药；对药物临床使用安全性、有效性和经济性进行监测、分析、评估，实施处方和用药医嘱点评与干预。

4. 质量管理　依托药事管理与药物治疗学委员会、医疗机构质量与安全管理委员会、伦理委员会等组织，实施围绕产品的医疗机构制剂和外购药品质量管理、围绕安全用药的医疗机构药物使用系统质量管理和围绕改善患者生命质量的用药结果质量管理。

5. 科研与训练　创新是学科发展的不竭动力，药学部门应积极创造条件，开展科研活动。首先应以解决日常工作中存在的问题为研究目标，如提高制剂质量、提高工作效率、提高药物疗效的研究课题。其次，选择本机构、本专业具有前瞻性的研究课题，吸引和带领药学人员跟上医药学发展的步伐。药学部门还应积极承担医药院校学生实习、药学人员进修的任务。

二、药学部门的组织机构和分工

医疗机构药学部门组织机构的设置，应考虑医疗机构功能、任务、性质、规模和药学服务模式发展等综合因素。卫生主管部门对医疗机构药学部门内部的设置仅有原则性规定，如1989年11月原卫生部印发《有关实施医院分级管理的通知》［卫医字（89）第25号］和《综合医院分级管理标准（试行草案）》，要求一级医院设置药剂室（含调配室），二级医院设置药剂科（须建制剂室），三级医院设置药剂科。2011年印发的《医疗机构药事管理规定》要求三级医院设置药学部，并可根据实际情况设置二级科室，二级医院设置药剂科，其他医疗机构设置药房（图9-1）。

医院药学部门的组织机构属于直线职能型组织结构（line function organization）。它的特点是：组织中的各级机构按垂直系统直线排列，各级主管人员对所属下级拥有直接的领导职权，组织中的每个成员只对直接上级负责。药学部门的组织结构图虽然简单，但仍然反映出任何一个组织结构都存在的三个相互联系的问题。

药学部门的组织机构基本上是按职能划分的，即根据产出专业化的原则，以工作或任务的性质为基础来划分部门。药学部门及办公室等组成了调度指挥系统，其下设机构可以分为运行分系统、支持分系统和扩展分系统。直接向患者或医务人员提供药学服务的部门（如门急诊药房、住院药房、中药房、临床药学室、药学情报室等）为药学部门的运行分系统；保障药品供应和支撑药学服务的科室（如库房、制剂室、药品检验室）为药学部门的支持分系统；有条件的药学部门开展与医院药学学科相关教学科研活动，设立的教研室、药学研究室等为药学部门的扩展分系统。

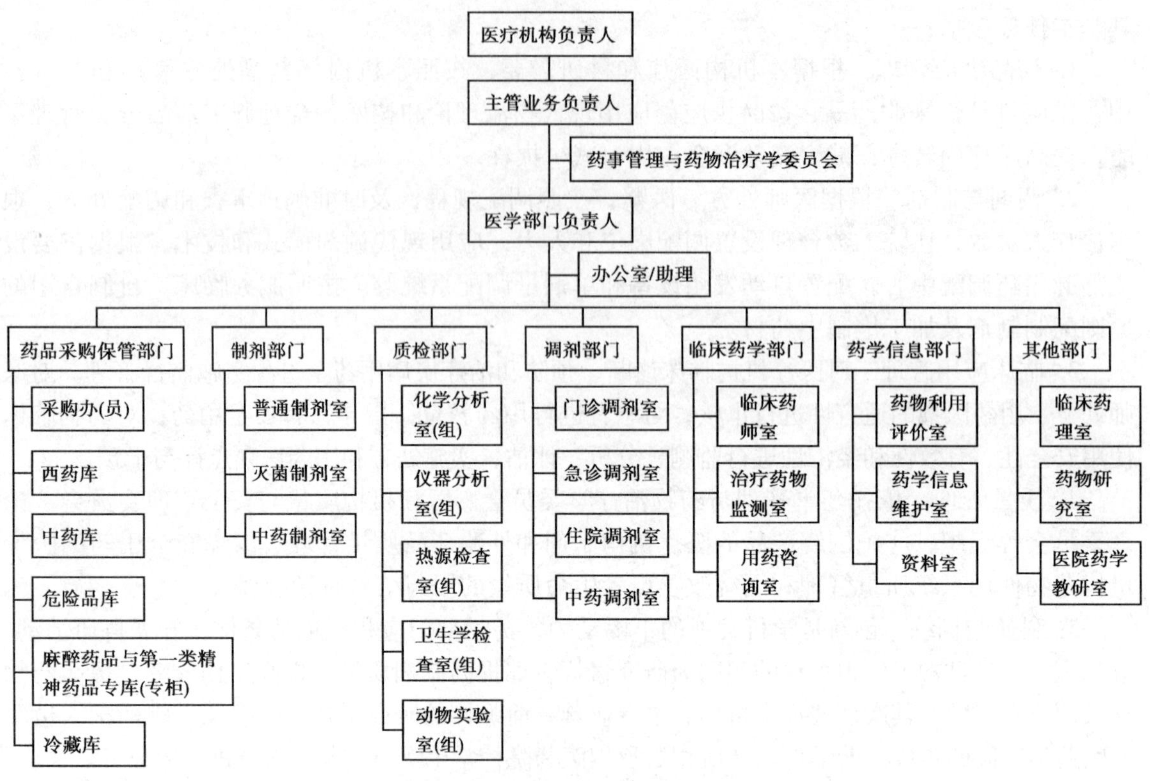

图 9-1 我国综合性医院药学部门组织机构设置图

三、药学技术人员配备

人是管理核心五要素之一。药学技术人员（pharmaceutical professional）是医疗机构药事管理的核心要素，是医疗机构卫生技术人员的重要组成力量。医疗机构卫生技术人员包括执业医师、执业助理医师、注册护士、药师（士）、检验技师（士）、影像技师（士）、卫生监督员和见习医（药、护、技）师（士）等。《药品管理法》规定医疗机构必须配备依法经过资格认定的药学技术人员。"依法经过资格认定的药学技术人员"指具有药学专业知识、按照法定程序取得药学专业技术职称并从事药学技术工作的技术人员（全国人大法律委员会《中华人民共和国药品管理法释义》）。《处方管理办法》进一步明确，"药学技术人员是指按照卫生部《卫生技术人员职务试行条例》规定，取得药学专业技术职务任职资格人员，包括主任药师、副主任药师、主管药师、药师、药士。"

（一）人员配备原则

1. 功能需要原则　人员配备是为各个职位配备合适的人员，首先要满足组织功能的需要，因事择人。医院药学部门是多功能的组织，既有供应药品和指导临床合理用药的服务功能，也有医院制剂配制、药剂质量控制、医院药学研究等功能，必须根据任务的需要配备相应知识技能和工作能力的称职人员。各种药学人员职位的设置完全依据药学部门任务的多寡，以及各项任务的具体业务要求来决定。

2. 能级对应原则　不同的岗位赋予人员不同的权力和责任，因而对人员的要求也不相同。各级人员的学历、资历、工作能力、素质都应与其所占据的职位相称，各个岗位配置称职的人员，既要避免滥竽充数，也要减少人才浪费。而且，这种对应是动态的对应，即各个岗位有不同能级，人也有各种不同的才能，相应才能的人处于相应能级的岗位，才能做到人尽其才，各尽所能。

3. 比例合理原则　人才属于稀缺的资源，业务能力强的高级专业人员更加稀少，必须合理配置和使用。为了保证医院药学部门开展正常工作，各类人员的比例应当比较合理。首先指医院临床医务人员与药剂人员之间的比例合理，其次指药学部门内部不同层次人员的比例适当。

4. 动态发展原则　组织处在不断发展的动态环境中，人员的能力也应不断提高，知识不断丰富和更新。药学部门的人员配备应当随着医院药学工作范围的扩大、药学业务工作技术服务含量的提高而不断调整。药学部门人才结构调整可以经过多条途径实现。一条途径是自己培养或引进复合型人才，如既有药学专业学历，又掌握了某项特殊技能的人才。另一条途径是吸纳其他学科和专业的人才，如生物工程、信息技术等非药学专业人才。

（二）人员编制

目前我国各级医疗机构药学部门药学技术人员编制的主要依据是原国家卫生部颁布的《综合医院组织编制原则（试行草案）》[（78）卫医字第1689号]和《全国中医医院组织机构及人员编配标准（试行）》[（86）卫中字第4号]。人员编制通常按两种方法计算。一是根据医疗机构的规模和任务确定药剂人员所占的比例；二是根据医疗机构的业务量和发展状况计算药剂人员应占的数量。

1. 人员比例定员法　《综合医院组织编制原则（试行草案）》规定在综合性医院，药剂人员应占全院医学卫生技术人员总数的8%。由于草案颁布已有20多年，医院药学部门的任务和职能发生了很大变化，特别是面向患者的临床药学工作迅速增加，显然，草案对药学部门人员编制的规定不一定适用。因此，许多医院药学部门的管理人员提议药剂人员应占全院卫生技术人员总数的10%，其中具有药师以上技术职称的应占药学技术人员的30%以上。

2. 床位比例定员法　《综合医院组织编制原则（试行草案）》规定，各级药剂人员与病床床位的比例是：药师为1∶80～1∶100；其他药剂人员为1∶15～1∶18；中药炮制、制剂人员为1∶60～1∶80。按照这种比例计算，200张床位医院的药学部门为15～16人；300张床位的医院药学部门为24～26人；400张床位的医院药学部门为32～35人；500张床位的医院药学部门为46～49人。《全国中医医院组织机构及人员编配标准（试行）》规定，编制床位数150张以下的，药学技术人员为22～23人；编制床位数151～250张的，药学技术人员为42～45人；编制床位数251～350张的，药学技术人员为55～59人；编制床位数351～450张的，药学技术人员为69～74人；编制床位数450张以上的，药学技术人员为92～98人。

（1）效率定员计算：是根据工作量（劳动定额）和员工的工作效率确定人员配置的方法。下式说明计算的方法：

配置人员数＝工作总量÷员工工作效率×出勤率

例如：某医院门诊药房平均每天调配3000张处方，每个发药单元每天最多可调配处方500张，每个发药单元配药师（含）以上药学技术人员2人，门诊药房药师的出勤率为90%。根据上述公式：

$$配置药师数 = 3000 \div 500 \times 2 \times 90\% \approx 11$$

（2）需求预测定员法：计算公式为：

$$D = P + C - T$$

式中，D是指未来一段时间需要的药学部门人员编制总数；P是指药学部门现有人员总数；C是指未来一段时间内需要增减的人数，根据预测而定；T是指由于技术提高或设备改进后节省的人数。

3. 药学部门人员的职责和分工　药学部门人员可以分为行政管理人员、药学专业技术人员和辅助人员三类。

（1）行政管理人员：指药学部门的正副主任、各专业科室的主管、主任助理或秘书，主要是负责药学部门的行政和业务技术管理工作，制订药学部门发展规划和各项管理制度并组织实施，对所属各业务科室进行检查、指导、监督、考核和必要的奖惩。作为药学部门的合法代表，与医院内外的有关部门和单位沟通联系，建立合作关系，提高专业技术水平。二级以上医院药学部门负责人应当具有高等学校药学专业或者临床药学专业本科以上学历，及本专业高级技术职务任职资格；除诊所、卫生所、医务室、卫生保健所、卫生站以外的其他医疗机构药学部门负责人应当具有高等学校药学专业专科以上或者中等学校药学专业毕业学历，及药师以上专业技术职务任职资格。

（2）药学专业技术人员：药学专业技术人员必须具有专业技术任职资格。具体分工根据岗位设置而定，总体职责包括：负责药品采购供应、处方或者用药医嘱审核、药品调剂、静脉用药集中调配和医院制剂配制，指导病房（区）护士请领、使用与管理药品；参与临床药物治疗，进行个体化药物治疗方案的设计与实施，开展药学查房，为患者提供药学专业技术服务；参加查房、会诊、病例讨论和疑难、危重患者的医疗救治，协同医师做好药物使用遴选，对临床药物治疗提出意见或调整建议，与医师共同对药物治疗负责；开展抗菌药物临床应用监测，实施处方点评与超常预警，促进药物合理使用；开展药品质量监测，药品严重不良反应和药品损害的收集、整理、报告等工作；掌握与临床用药相关的药物信息，提供用药信息与药学咨询服务，向公众宣传合理用药知识；结合临床药物治疗实践，进行药学临床应用研究；开展药物利用评价和药物临床应用研究；参与新药临床试验和新药上市后安全性与有效性监测。

医院药学部门必须指定专人开展临床药学服务。临床药师是以系统药学专业知识为基础，并具有一定医学和相关专业基础知识与技能，直接参与临床用药，促进药物合理应用和保护患者用药安全的药学专业技术人员。医疗机构应当根据本机构性质、任务、规模配备适当数量临床药师，三级医院临床药师不少于5名，二级医院临床药师不少于3名。临床药师应当具有高等学校临床药学专业或者药学专业本科毕业以上学历，并应当经过规范化培训。

（3）辅助人员：辅助人员是药学部门通过合同方式聘用的非药学专业技术人员，如财会人员、制剂生产工人、勤杂人员等，在专业技术人员指导下完成各项具体操作。辅助人数占药学部门总人数的较大比例，但不计入编制管理。

（三）人事制度

医疗机构人事制度一般实行事业制管理，即按照主管部门下达的编制体制，在规定的权限下行使人事管理，进行人才的招聘录用、量才使用，以及续聘和解聘等工作。随着经济体制改革的深入，人事制度也随之趋向竞争化、灵活化和多元化。不少医疗机构已经开始按照精简、高效、高水平、低成本的原则定编定岗，公开岗位标准，鼓励人员竞争，实行双向选择，逐级聘用并签订合同，严格执行业绩考核制度和第三方评估反馈制度，人员收入与技术水平、服务态度和工作贡献等挂钩。可以预料，人事制度改革也将成为医疗机构发展中的一项重要任务逐步实施，未来的医疗机构人事管理和收入分配制度将更加完善。

（四）人员培训与继续教育

培训的作用不仅是确保从事影响药学服务质量的工作人员具有必要的能力，更重要的是，培训的过程是培养员工药事质量意识和参与意识的重要活动。培训的重点是理解本岗位工作在药事与药物临床应用质量管理体系中的作用和意义、个人的工作结果对其他过程产生影响。培训的对象有时会超出药学部门，例如，对医生进行麻醉药品和精神药品管理条例的培训，可敦促其审视此类控制药物的社会安全性问题，并自觉执行相关规定。应当为新引进的药学专业技术人员制定严密的轮转和培训计划，以达到熟悉各岗位业务，了解药物使用系统各环节可能影响药事与药物临床应用质量的因素。

继续教育是保持、改进和提升涉药卫生技术人员工作技能与专业知识水平，以满足工作要求并达到员工与医疗机构的共同进步，确保可持续发展。医疗机构药学部门要利用各种信息和资源，提供在职继续教育的设施、条件和机会，使其能不断学习新知识和新技能、掌握新设备和新方法。系统的继续教育，特别是疾病药物治疗知识的任职培训，将会对提高用药结果质量产生深远影响。

第三节　药品调剂与处方管理

调剂业务和处方管理是医疗机构药学部门最基本和经常性的工作，据统计，调剂工作量约占药学部门业务总量的50%～70%。调剂工作是药学服务和药物治疗的基础；处方管理是确保药物治疗质量的前提。调剂管理和处方管理实质上是一个事情的两个方面：调配是实现并控制药品从药房流向患者的过程，处方管理是在法律上、制度上、专业上确保调配业务合法、安全和可靠的重要手段。

一、调剂工作概述

调剂（dispensing）又称处方调配，是根据处方或医嘱给患者准备和分发药剂的活动，包括收方、审查处方、调配药剂或取出药品、核对处方与药剂、将药剂发给患者（或病区医护人员）、交代和答复询问的全过程。

调剂工作是医疗机构医疗环节中不可或缺的重要组成部分，是用药质量的最后把关者。调剂是实现世界卫生组织提出患者用药安全目标（即5R原则）的重要保障：正确的药品、正确的患者、正确的记录、正确的给药途径以及正确的给药时间。药学技术人员应当严格按照《药品管理法》、《处方管理办法》等法律、法规、规章制度和技术操作规程，认真审核处方或者用药医嘱，经适宜性审核后调剂配发药品。对处方所列药品不得擅自更改或者代用。对有配伍禁忌或者超剂量的处方，应当拒绝调配；必要时，经处方医师更正或者重新签字，方可调配。发出药品时应当告知患者用法用量和注意事项，指导患者合理用药。调剂的流程如图9-2。

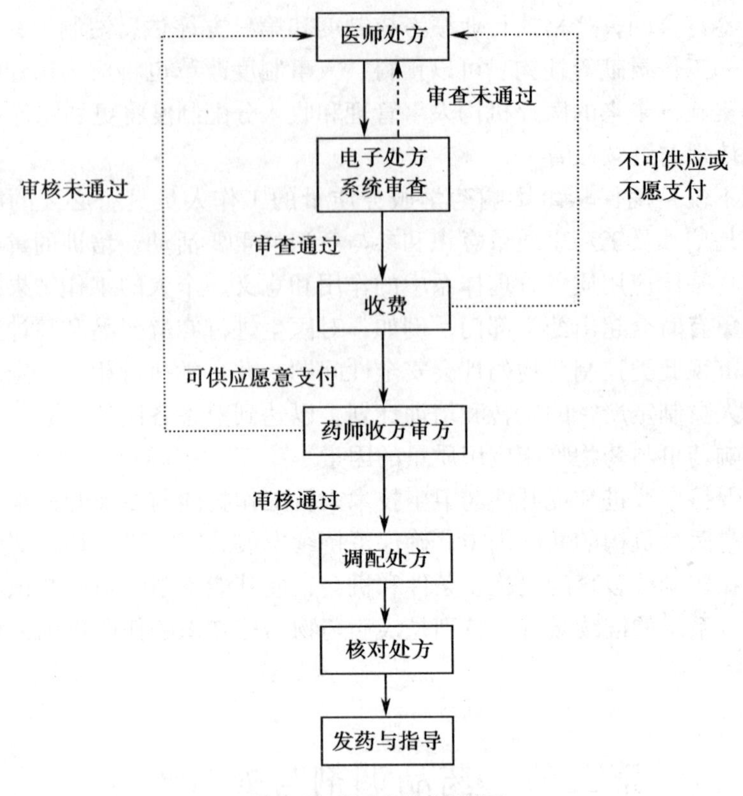

图 9-2 处方调剂流程图

二、调剂工作的组织与管理

调剂是药学部门直接面对临床、患者的服务窗口，是沟通患者与医护人员之间完成医疗过程的桥梁与纽带。调剂业务管理状况对药品使用过程的质量保证、医疗质量的优劣甚至医院的声誉有直接的影响。调配工作组织和管理，一方面要充分发挥调剂技术，保证配发给患者的药剂准确无误、质量优良、使用合理；另一方面是要提高配方速度，缩短患者候药时间，改进服务态度，为患者提供优质服务。

（一）调剂工作的组织

1. 门急诊调剂工作

（1）人员配备：门急诊从事处方审核、评估、核对、发药以及安全用药指导工作的必须具有药师以上专业技术职务任职资格，药士只可从事处方调配工作。药物咨询室（台）的药师必须具有主管药师以上专业技术职务任职资格。

（2）调剂室布局：发药窗口既是发药的通道，又是沟通信息的渠道。传统的发药小窗口，把药师与患者隔离开来，患者看不见药师，除了递进处方和取药外，无法进行交流，不利于开展用药咨询活动。医疗机构门急诊药品调剂室应当实行大窗口或者柜台式发药，麻醉药品和第一类精神药品发药窗口应当固定并有明显标识。调剂室工作环境应明亮、整洁、安静、有序，药品贮存、管理规范，按照药品性质贮存，无重叠存放现象，高危药品摆放位置有醒目标识，调剂室有温度、湿度控制措施。应设置药品分装室或分装专用操作台。门诊药房前设有患者候药休息区。

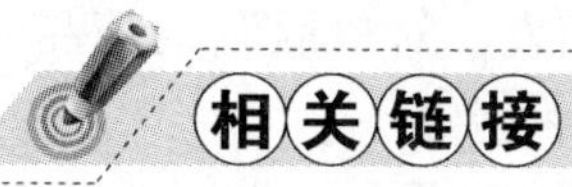

高危药品与危害药品

高危药品（high-alert medications），是美国安全用药实践研究所（Institute for Safe Medication Practices，ISMP）提出的分类概念，ISMP 认为这些药物不易开放式存放，或至少应当以特殊颜色警示处方调配和输液配制人员。高危药品的共同特点是：一旦出现用药差错，很有可能对患者造成明显伤害危险。例如，错误静脉推注 10% 氯化钾注射液会导致患者死亡。对高危药物的管理措施包括：限制高危药品的获取；使用辅助标签和自动报警；对这些药品的保存、制备和使用等进行标准化；根据需要进行自动或独立地复查等。ISMP 目前公布了 19 类高危药品，分别是：静脉注射用肾上腺素激动剂（如肾上腺素、去氧肾上腺素、去甲肾上腺素）；静脉注射用肾上腺素阻断剂（如普萘洛尔、美托洛尔、拉贝洛尔）；麻醉药，全身、吸入或静脉注射给药（如丙泊芬、氯胺酮）；静脉注射用抗心律失常药（如利多卡因、胺碘酮）；抗凝血药，包括华法林、低分子肝素、Ⅳ普通肝素，Xa 因子抑制剂（磺达肝奎），直接凝血酶抑制剂（如阿加曲班、来匹卢定、比伐卢定），血栓溶解剂（如阿替普酶、瑞替普酶、替奈替普酶），糖蛋白Ⅱb/Ⅲa 抑制剂（如埃替非巴肽）；心脏停搏液；肠胃外和口服给药的化疗药物；20% 或以上的高渗葡萄糖；透析液，腹膜和血液透析；硬膜外或鞘内使用的药物；口服降糖药；静脉注射用正性肌力药物（如地高辛、米力农）；脂质体药物（如两性霉素 B 脂质体）；静脉注射用中度镇静药物（如咪达唑仑）；儿童用口服解毒镇静药物（如水合氯醛）；麻醉药/阿片类（包括速释和缓释型浓缩液）；神经肌肉阻断剂（如琥珀胆碱、罗库溴铵、维库溴铵）；静脉注射用放射性造影剂；全胃肠外营养液。

危害药品（hazardous drug）是由美国卫生系统药师协会（American Society of Health-System Pharmacists，ASHP）于 1990 年首先提出的称谓，指能产生职业暴露危险或者危害的药品，即具有遗传毒性、致癌性、致畸性，或者对生育有损害作用以及在低剂量下可产生严重的器官或其他方面毒性的药品，包括肿瘤化疗药物和细胞毒药物。《医疗机构药事管理规定》要求危害药品静脉用药应当实行集中调配供应。

2. 住院调剂工作

（1）人员配备：从事住院用药医嘱审核、评估、核对、发药以及临床用药指导工作的必须具有药师以上专业技术职务任职资格，药士只可从事医嘱调配工作。

（2）调剂室布局：住院调剂室根据业务特点，往往需要设置医嘱审核区、摆药区、出院领药区、护士请领药品核对休息区。医疗机构应努力改善病房调剂室（中心药房）条件，一般病床数 500～800 张时，调剂室面积应≥250m^2，床位每增加 100 张，面积增加 30m^2（不含生活区）。

（3）软件配备：随着医院信息管理系统的普及，住院用药医嘱适宜性与合理性审查的大部分内容，可通过合理用药决策软件实现。如果医院信息系统安装了合理用药监测软件，要在适当时间内更新，且医院信息系统必须支持审核处方或医嘱者能够看到患者的各种医学资料，如人口统计学资料、过敏史、诊断检验数据等。

(4) 调剂形式：住院药房（药品调剂室）对注射剂按日剂量配发，对口服制剂药品实行单剂量调剂（unit dosage dispensing）配发。具体形式包括以下三种：

1）凭方发药：医生给患者开出处方，护士或患者直接到住院药房取药，药房按方发药。凭方发药与门诊调剂类似，目前，这种发药方式主要用于特殊管理药品和出院带药。

2）病区小药柜制：在病区设立小药柜，按既定基数存放药品，基数的确定根据各病区的专业特点及床位数而定。病区小药柜由护士长或值班护士负责管理。患者用药由护士按医嘱分发，使用后根据消耗数填写领药单，定期向住院药房领取补充。由于病区小药柜很难达到药品贮藏管理的要求，而且，由于护士对药品性状、药物理化性质的了解较少，对药品管理缺少专业性，容易出现污染或过期失效情况。药学人员每周至少一次去病房（区）检查基数药品（麻醉药品、精神药品、急抢救用药、高危药品）及领取药品的质量和管理、贮存条件，指导护士在领药、贮存、注射剂调配、给药过程中规范操作。

3）单剂量调剂：单剂量调剂是一种基于单位剂量包装的调剂模式，可采取人工摆药和自动包装两种形式：①人工摆药是在病区设立中心摆药室，根据病区治疗单或医嘱，由药学人员审核、摆药，护士核对，通常以开放式的药杯盛装单位剂量的药品。摆药制有利于病区药品管理，但缺点也很明显，包括：药品污染机会多，药杯在存放和运送过程中容易受到空气中尘埃的污染；特殊药品储藏条件无保证，一些需要避光的药物、一些需要防潮的药物、一些需要冷藏的药物等，在病区室温长时间存放下，质量会受影响；核对困难，片剂或胶囊剂等脱去原包装后，不少药品从外观上难以辨别，给查对造成困难；易忽视药品的用法。若将餐前餐后服用的药品混装于服药杯中，易导致用法不对，影响药物治疗的效果。②自动化单剂量包装调剂。单剂量包装调剂的程序是：医生开写处方，通过计算机联网的方式将处方传到住院药房，药师对处方进行审查，然后按方调配，进行单剂量包装，并将药品摆进病区的投药小推车里。当患者需要服药时，由护士按医嘱检查后，给患者服用。与中心摆药的小药杯不同，单剂量包装的标签上可印有处方成分、含量、包装规格、使用说明。单剂量包装调剂制的优点是：避免药品在配发过程中的污染；提高工作效率。按照事先约定的单剂量包装协定，药房可实现自动化单剂量包装；有利于避免差错。单剂量包装便于核对清点，有利于杜绝发药差错；有利于贮存保管，减少浪费；适用于计算机化和自动化。单剂量发药制为药房发药的自动化创造了条件，通过单剂量包装上的条形码可以实现自动分拣、计数、贮存和发送工作。

（二）调剂业务管理

调剂业务管理可以概括为运转管理和技术管理。运转管理涉及维持调剂工作正常进行各个方面，包括调剂工作流程的合理化、候药室管理、药品分装、账卡登记、二级药品库存的管理、药品消耗统计、人员调配和调剂室环境管理等。技术管理主要指从接受处方到向患者交代用药注意事项全过程技术方面的管理，包括药品分装、调剂技术和设备、处方、用药指导等方面的内容。

调剂业务管理的首要工作是建立完善相关制度和规程。如调剂规程和岗位责任制度、高危药品管理制度、处方和医嘱审查规程、单剂量调配规程、病区小药柜管理制度等。制度和规程必须具体可操作。例如关于药品分装制度，应当明确负责人、分装环境条件要求、分装周期、分装材料管理、记录项目等；而药品分装规程，必须针对准备、标签制作、分装、清场等分装各环节控制要素。

调剂业务应当进行持续的绩效考评与改进。考评的指标通常包括调剂室账物相符率、调配处方出门差错率、盘点误差率、漏检不合格处方率、患者候药时间等。通过优化工作流程、引进自动化技术、应用科学研究成果等可不断改进调剂效率和质量。例如，门诊发药窗口的设置可以运用排队论模型，在系统研究门诊患者流量及分布后，建立数学模型，根据模型的参数，在不同的时间段开设不同的窗口，从而使发药服务和患者候药时间达到最优化。

三、处方管理

（一）处方的定义

处方（prescription），是指由注册的执业医师和执业助理医师（以下简称医师）在诊疗活动中为患者开具的、由取得药学专业技术职务任职资格的药学专业技术人员（以下简称药师）审核、调配、核对，并作为患者用药凭证的医疗文书。处方包括医疗机构病区用药医嘱单。

处方是医师为患者防治疾病需要用药而开写的书面文件。它是药剂调配、发药的书面依据，也是统计调剂工作量、药品消耗数量及经济金额等的原始资料，发生医疗事故或经济问题时，又是追查医疗责任，承担法律责任的依据。因此，处方具有法律上、技术上和经济上等多方面的意义，必须认真调配，仔细核对，防止差错，并加以妥善保管，每日进行分类统计，登记数量。

（二）处方标准

1. 处方内容　处方由处方前记、处方正文和处方后记三部分组成。

（1）处方前记：包括医疗机构名称、费别、患者姓名、性别、年龄、门诊或住院病历号，科别或病区和床位号、临床诊断、开具日期等。可添列特殊要求的项目。麻醉药品和第一类精神药品处方还应当包括患者身份证明编号，代办人姓名、身份证明编号。

（2）处方正文：以 Rp 或 R（拉丁文 Recipe“请取”的缩写）标示，分列药品名称、剂型、规格、数量、用法用量。

（3）处方后记：医师签名或者加盖专用签章，药品金额以及审核、调配，核对、发药药师签名或者加盖专用签章。

2. 处方颜色和格式　处方由各医疗机构按照规定的颜色格式统一印制。普通处方的印刷用纸为白色。急诊处方印刷用纸为淡黄色，右上角标注“急诊”。儿科处方印刷用纸为淡绿色，右上角标注“儿科”。麻醉药品和第一类精神药品处方的颜色为淡红色，处方右上角分别标注“麻”字和“精一”字。第二类精神药品处方的颜色为白色，处方右上角标注“精二”。

（三）处方管理制度

1. 处方权限规定

（1）具有处方权的医师必须签名留样或者专用签章备案。

（2）经注册的执业医师在执业地点取得相应的处方权。经注册的执业助理医师在医疗机构开具的处方，应当经所在执业地点执业医师签名或加盖专用签章后方有效；在乡、民族乡、镇、村的医疗机构独立从事一般的执业活动，可以在注册的执业地点取得相应的处方权。

（3）试用期医师的处方须经有处方权的执业医师审核、并签名或加盖专用签章后方有效。进修医师由接收进修的医疗机构对其胜任本专业工作的实际情况进行认定后授予相应的处方权。

（4）麻醉药品和第一类精神药品的处方权必须经考核合格后方可获得。

2. 处方书写规定

（1）处方按规定格式用钢笔（蓝黑墨水）或毛笔书写，要求字迹清楚，不得涂改。处方如有改动，应由执业医师在修改处签名并注明修改日期。处方医师的签名式样和专用签章应当与院内药学部门留样备查的式样相一致，不得任意改动，否则应当重新登记留样备案。

（2）处方内容填写完整，除特殊情况外，应当注明临床诊断。每张处方限于一名患者的用药。

（3）年龄必须写实足年龄，新生儿、婴幼儿写日、月龄。必要时要注明体重。

（4）药品名称应使用经国家食品药品监督管理部门批准并公布的药品通用名称、新活性化合物的专利药品名称、复方制剂药品名称，或国家卫生部门公布的药品习惯名称。院内制剂应当使用经省级卫生行政部门审核、国家食品药品监督管理部门批准的名称。没有中文名称的可以使用规范的英文名称书写；医疗机构或者医师、药师不得自行编制药品缩写名称或者使用代号；书写药品名称、剂量、规格、用法、用量要准确规范，药品用法可用规范的中文、英文、拉丁文或者缩写体书写，但不得使用“遵医嘱”、“自用”等含糊不清字句。中药饮片处方的书写，可按君、臣、佐、使的顺序排列；药物调剂、煎煮的特殊要求注明在药品右上方，并加括号，如布包、先煎、后下等；对饮片的产地、炮制有特殊要求，应在饮片名称之前写出。

（5）药品剂量与数量用阿拉伯数字书写。剂量应当使用法定剂量单位：重量以克（g）、毫克（mg）、微克（μg）、纳克（ng）为单位；容量以升（L）、毫升（ml）为单位；国际单位（IU）、单位（U）；中药饮片以克（g）为单位。片剂、丸剂、胶囊剂、颗粒剂分别以片、丸、粒、袋为单位；溶液剂以支、瓶为单位；软膏及乳膏剂以支、盒为单位；注射剂以支、瓶为单位，应当注明含量；中药饮片以剂为单位。

（6）西药、中成药、中药可以分别开具处方，也可以开具一张处方，中药饮片应当单独开具处方。

（7）开具西药、中成药处方，每一种药品须另起一行。每张处方不得超过 5 种药品。

（8）处方开具当日有效。特殊情况下需延长有效期的，由开具处方的医师注明有效期限，但有效期最长不得超过 3 天。

（9）医师利用计算机开具、传递普通处方时，应当同时打印出纸质处方，其格式与手写处方一致；打印的纸质处方经签名或者加盖签章后有效。药师核发药品时，应当核对打印的纸质处方，无误后发给药品，并将打印的纸质处方与计算机传递处方同时收存备查。

3. 处方限量规定

（1）处方一般不得超过 7 日用量；急诊处方一般不得超过 3 日用量；对于某些慢性病、老年病或特殊情况，处方用量可适当延长，但医师应当注明理由并再次签名。

（2）特殊管理药品：医疗用毒性药品每张处方不得超过 2 日极量；麻醉药品、第一类精神药品处方限量因患者而异（表 9-1）。第二类精神药品每张处方不超过 7 日常用量，如有特殊情况，需要适当延长的，医师应当注明理由。

表 9-1　麻醉药品、第一类精神药品处方限量

	注射剂	控缓释制剂	其他剂型
门急诊患者	1 次*	7 日	3 日△※
癌症疼痛和中、重度慢性疼痛患者	3 日	15 日	7 日
住院患者	1 日	1 日	1 日

注：* 盐酸哌替啶仅限医疗机构内使用；△ 盐酸二氢埃托啡 1 次用量；※ 盐酸哌甲酯用于儿童多动症时不超过 15 日常用量

4. 处方保管规定

（1）每日处方应按普通药及控制药品分类装订成册，妥善保存，便于查阅。

（2）普通处方、急诊处方、儿科处方保存期限为 1 年，医疗用毒性药品、第二类精神药品处方保存期限为 2 年，麻醉药品和第一类精神药品处方应按年月日逐日编制顺序号，保存期限为 3 年。

（3）处方保存期满后，经医疗机构主要负责人批准、登记备案，方可销毁。

（四）调配和发药

1. 配方　审查处方合格后应及时调配，调配处方时，必须做到“四查十对”。查处方，对科别、姓名、年龄；查药品，对药名、规格、数量、标签；查配伍禁忌，对药品性状、用法用量；查用药合理性，对临床诊断。为达到配方准确无误，还要注意以下几方面：①仔细阅读处方，用法用量是否与瓶签或药袋上书写的一致；②有次序调配，防止杂乱无章：急诊处方随到随配；装置瓶等用后立即放回原处。③严格遵守操作规程，称量准确。④经两人复核无误签字后发出。

2. 发药　发药时呼叫患者姓名，确认无误后方可发给，同时详细交代服用方法及注意事项，例如“不得内服”、“用时摇匀”、“孕妇禁服”等；有些镇静、安定药、精神药品、抗过敏药等特别要说明服后不得驾驶车辆或机器等，以防危险。由于有些食物同药物会产生相互作用，饮酒（含醇饮料）等亦有影响，必要时要加以解释。对患者的询问要耐心解答。

向科室发出的药品经查对无误后，按病区、科、室分别放于盛药篮中；护士取药时应当面点清并签字；如为新药或有特殊用法亦应向护士交代清楚。

（五）处方点评

1. 概念　处方点评是根据相关法规、技术规范，对处方书写的规范性及药物临床使用的适宜性（用药适应证、药物选择、给药途径、用法用量、药物相互作用、配伍禁忌等）进行评价，发现存在或潜在的问题，制定并实施干预和改进措施，促进临床药物合理应用的过程。处方点评是医疗机构持续医疗质量改进和药品临床应用管理的重要组成部分，是提高临床药物治疗学水平的重要手段。

2. 处方点评的组织管理　医疗机构处方点评工作在医疗机构药物与治疗学委员会（组）和医疗质量管理委员会领导下，由医疗管理部门和药学部门共同组织实施。

（1）处方点评监督指导机构：药物与治疗学委员会（组）下建立由医疗机构药学、临床医学、临床微生物学、医疗管理等多学科专家组成的处方点评专家组，为处方点评工作提供专业技术咨询。药物与治疗学委员会（组）根据药学部门会同医疗管理部门提交的质量改进建议，研究制定有针对性的临床用药质量管理和药事管理改进措施，并责成相关部门和科

室落实质量改进措施，提高合理用药水平，保证患者用药安全。

（2）处方点评管理机构：医疗管理部门会同药学部门制定处方抽样方法和抽样率，审核公布处方点评结果，提出质量改进建议；医疗管理部门负责处方点评结果纳入相关科室及其工作人员绩效考核和年度考核指标，建立健全相关的奖惩制度。

（3）处方点评实施机构：药学部门成立处方点评小组实施处方抽样和点评，点评工作小组成员应有较丰富的临床用药经验和合理用药知识，具有中级以上药学专业技术职务任职资格（二级以上医院）或药师以上药学专业技术职务任职资格。

3. 处方点评的实施

（1）处方抽样：门急诊处方的抽样率不应少于总处方量的1‰，且每月点评处方绝对数不应少于100张；病房（区）医嘱单的抽样率（按出院病历数计）不应少于1%，且每月点评出院病历绝对数不应少于30份。

（2）处方点评记录：门急诊处方按照国家卫生部门统一制定的《处方点评工作表》记录点评内容；病房（区）用药医嘱的点评应当以患者住院病历为依据，实施综合点评，点评表格由医院根据本院实际情况自行制定。

（3）点评规则：处方点评结果分为合理处方和不合理处方。不合理处方包括不规范处方、用药不适宜处方及超常处方。

不规范处方主要是违反处方权限、处方书写和处方限量的处方。

属于用药不适宜处方的情况包括：适应证不适宜的；遴选的药品不适宜的；药品剂型或给药途径不适宜的；无正当理由不首选国家基本药物的；用法、用量不适宜的；联合用药不适宜的；重复给药的；有配伍禁忌或者不良相互作用的；其他用药不适宜情况的。

属于超常处方的情况包括：无适应证用药；无正当理由开具高价药的；无正当理由超说明书用药的；无正当理由为同一患者同时开具2种以上药理作用相同药物的。

四、静脉用药集中调配

（一）静脉用药调配业务的发展

在临床上，处于治疗需要，联合用药非常普遍。为了减少注射次数，减轻患者的损伤和疼痛，在用药前，将两种以上药物在注射器内或者输液瓶（袋）内配制，然后再给患者注射。习惯上，静脉注射药物配制是由护士来完成的。但是实践证明，由于注射药物配制涉及药物的物理、化学、生物和药理的配伍问题，超出了护士的知识面和实际经验，可能会发生一些重要的不良后果：①药物未经适当稀释或稀释量不准确，造成给药剂量不准；由于选用稀释剂不当，致使患者感觉疼痛或者造成药物的稳定性降低。②病房加药无法采用必要的无菌技术，有可能使药液遭受污染。③病房加药一般做不到恰当地贴标签，可能会对患者带来潜在危险。④病房加药缺乏对药品正确贮存的知识，可能会因贮存不当而影响药品的稳定性。相反，由药师来实施这项业务，可避免上述弊端，增加用药的安全性。随着临床药学的进展，静脉用药调配业务也就逐渐开展起来。实际上，早在20世纪60年代，欧美国家少数医院就开始了静脉用药调配业务。到了20世纪70～80年代，静脉用药调配业务受到欧美国家的普遍重视，成为医院药学的一个重要发展领域。

（二）静脉用药集中调配的性质和范围

我国《静脉用药集中调配质量管理规范》（卫办医政发〔2010〕62号）明确：静脉用药集中调配，是指医疗机构药学部门根据医师处方或用药医嘱，经药师进行适宜性审核，由药学专业技术人员按照无菌操作要求，在洁净环境下对静脉用药物进行加药混合调配，使其成为可供临床直接静脉输注使用的成品输液操作过程。静脉用药集中调配是药品调剂的一部分。

肠外营养液、危害药品静脉用药应当实行集中调配供应，其他静脉用药也可实行集中调配。

（三）静脉用药调配质量管理

1. 机构　医疗机构根据临床需要建立静脉用药调配中心（室）（pharmacy intravenous admixture service，PIVAS），实行集中调配供应。静脉用药调配中心（室）应当符合静脉用药集中调配质量管理规范，由所在地设区的市级以上卫生行政部门组织技术审核、验收，合格后方可集中调配静脉用药。在静脉用药调配中心（室）以外调配静脉用药，参照静脉用药集中调配质量管理规范执行。医疗机构建立的静脉用药调配中心（室）应当报省级卫生行政部门备案。静脉用药调配中心（室）由医疗机构药学部门统一管理。医疗机构药事管理组织与质量控制组织负责指导、监督和检查质量管理规范、操作规程与相关管理制度的落实。

2. 设施设备与布局　静脉用药调配中心（室）总体区域设计布局、功能室的设置和面积应当与工作量相适应，并能保证洁净区、辅助工作区和生活区的划分，不同区域之间的人流和物流出入走向合理，不同洁净级别区域间应当有防止交叉污染的相应设施。静脉用药调配中心（室）洁净区应当设有温度、湿度、气压等监测设备和通风换气设施，保持静脉用药调配室温度18～26℃，相对湿度40%～65%，保持一定量新风的送入。

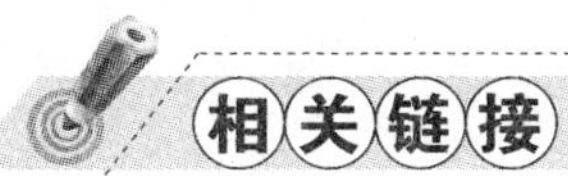

静脉用药调配中心洁净级别的要求

1. 一次更衣室、洗衣洁具间为十万级。

2. 二次更衣室、加药混合调配操作间为万级。

3. 层流操作台为百级。

其他功能室应当作为控制区域加强管理，禁止非本室人员进出。洁净区应当持续送入新风，并维持正压差；抗生素类、危害药品静脉用药调配的洁净区和二次更衣室之间应当呈5～10帕负压差。

3. 人员配备　静脉用药调配中心（室）负责人，应当具有药学专业本科以上学历，本专业中级以上专业技术职务任职资格；负责静脉用药医嘱或处方适宜性审核的人员，应当具有药学专业本科以上学历、5年以上临床用药或调剂工作经验、药师以上专业技术职务任职资格；负责摆药、加药混合调配、成品输液核对的人员，应当具有药士以上专业技术职务任职资格；从事静脉用药集中调配工作的药学专业技术人员，应当接受岗位专业知识培训并经考核合格，定期接受药学专业继续教育。与静脉用药调配工作相关的人员，每年至少进行一次健康检查，建立健康档案。对患有传染病或者其他可能污染药品的疾病，或患有精神病等其他不宜从事药品调剂工作的，应当调离工作岗位。

4. 制度与质量保证

（1）规章制度基本要求：静脉用药调配中心应当建立但不限于以下制度：各项管理制度、人员岗位职责和标准操作规程；建立相关文书保管制度，如自检、抽检及监督检查管理记录，处方医师与静脉用药调配相关药学专业技术人员签名记录文件，调配、质量管理的相关制度与记录文件；药品、医用耗材和物料的领取与验收、储存与养护、按用药医嘱摆发药品和药品报损等管理制度，定期检查落实情况。药品应当每月进行盘点和质量检查，保证账物相符，质量完好。

（2）质量保证：①医师应当按照《处方管理办法》有关规定开具静脉用药处方或医嘱；药师应当按《处方管理办法》有关规定和《静脉用药集中调配操作规程》，审核用药医嘱所列静脉用药混合配伍的合理性、相容性和稳定性，对不合理用药应当与医师沟通，提出调整建议。对于用药错误或不能保证成品输液质量的处方或用药医嘱，药师有权拒绝调配，并做记录与签名。②摆药、混合调配和成品输液应当实行双人核对制；集中调配要严格遵守本规范和标准操作规程，不得交叉调配；调配过程中出现异常应当停止调配，立即上报并查明原因。③静脉用药调配每道工序完成后，药学人员应当按操作规程的规定，填写各项记录，内容真实、数据完整、字迹清晰。各道工序与记录应当有完整的备份输液标签，并应当保证与原始输液标签信息相一致，备份文件应当保存1年备查。④医师用药医嘱经药师适宜性审核后生成输液标签，标签应当符合《处方管理办法》规定的基本内容，并有各岗位人员签名的相应位置。书写或打印的标签字迹应当清晰，数据正确完整。⑤核对后的成品输液应当有外包装，危害药品应当有明显标识。⑥成品输液应当置入各病区专用密封送药车，加锁或贴封条后由工人递送。递送时要与药疗护士有书面交接手续。

第四节　药品临床应用管理

一、药物临床应用管理概述

药物临床应用管理是对医疗机构临床诊断、预防和治疗疾病用药全过程实施监督管理。医疗机构应当遵循安全、有效、经济的合理用药原则，尊重患者对药品使用的知情权和隐私权。

（一）临床用药管理的发展过程

1996年，Brodie首次将用药管理（drug use management）作为药房业务工作的主流。他把用药管理定义为一个集知识、理解、判断、操作过程、技能、管理和伦理为一体的系统，该系统的目的在于保证药物使用的安全性。药师进行临床用药管理最重要和有效的方法，就是对药品的获得、开处方、给药和使用过程全程进行监测和有效的管理。

20世纪70年代，随着临床药学的兴起和发展，药师逐渐涉足临床用药的领域。临床药师的主要任务包括参加查房，对患者的药物治疗方案提出合理建议；对特殊药物进行治疗药物监测（therapeutic drug monitoring，TDM），确保药物使用有效和安全；向医护人员和其他药学人员提供药物情报咨询服务；监测和报告药物不良反应和有害的药物相互作用；培训药房在职人员和实习学生等。这些任务始终贯穿着临床用药管理这个主题。

20 世纪 90 年代开始崭露头角的“药学保健（pharmaceutical care）”开创了医院药学的新时代，代表了医院药学工作模式由“以药品为中心”向“以病人为中心”的根本转变。药学保健的基本原则是以病人为中心和面向用药结果。其目标不只是治愈疾病，而是强调通过实现药物治疗的预期结果，改善患者的生存质量。药师向患者提供药学保健的具体任务是发现、防止和解决用药过程中出现的问题。药师不仅对所提供的药品质量负责，而且要对药品使用的结果负责，即由传统的管理药品提高到管理药品的使用及其结果。明确规定了用药管理是现代医院药学工作的中心。

（二）临床用药管理的核心是合理用药

临床用药管理的基本出发点和归宿是合理用药（rational drug use）。合理用药最起码的要求是：将适当的药物，以适当的剂量，在适当的时间，经适当的途径，给适当的患者使用适当的疗程，达到适当的治疗目标。

20 世纪 90 年代以来，国际药学界的专家已就合理用药问题达成共识，给合理用药赋予了更科学、完整的定义：以当代药物和疾病的系统知识和理论为基础，安全、有效、经济、适当地使用药品，就是合理用药。从用药的结果考虑，合理用药应当包括安全、有效、经济三大要素。安全、有效强调以最小的治疗风险获得尽可能大的治疗效益；而经济则强调以尽可能低的治疗成本取得尽可能好的治疗效果，合理使用有限的医疗卫生资源，减轻患者及社会的经济负担。

临床合理用药涉及医疗卫生大环境的综合治理，依赖于国家相关方针政策的制定和调整，受到与用药有关各方面人员的道德情操、行为动机、心理因素等影响。当前，临床用药管理已经成为医院药事管理研究讨论的重要课题。

（三）临床用药管理要建立系统论的理念

医疗机构药物使用系统（medication-use system，MUS）是美国药学从业者联合委员会（the Joint Commission of Pharmacy Practitioners，JCPP）于 1994 年提出的理念，并于 2000 年在第 57 卷《美国卫生系统药师杂志》（American journal of health system pharmacist）发表 MUS 研究专辑。MUS 堪称一个复杂系统，系统的失灵直接导致用药差错的发生，直接威胁到患者的用药安全。1999 年，美国科学会医学部（the Institute of Medicine，IOM）一份题为“孰能无错：构建一个安全的卫生系统”（To Error is Human：Building a Safer Health System）的研究报告中已经讨论到，用药错误是由系统失误而非个体错误造成的，而这里所提到的系统，矛头直接对准药物使用系统。

造成药物使用系统问题不断的原因有很多，包括药物本身有待改进、药物利用研究不足、保健模式的缺陷、医务人员的工作时间不足、消费者用药信息交流不够、商业影响不断加深、用药者普遍受经济因素制约、处方集不断变化增加用药复杂性、用药者的不依从性普遍存在等等。药物使用系统的质量管理，以用药安全为一级质量指标，针对医、药、护等各类人员，围绕处方、配制、调配、使用、监护与反馈等各个环节，构建质量指标体系，展开质量控制、质量保证和系统质量改进等活动。

药物使用系统药物使用系统的复杂性总是超乎管理者的想象。2008 年，美国卫生保健研究和质量局（the Agency for Health Care Research and Quality，AHRQ）的研究报告指出，可防范的医疗伤害仍然在持续增长，平均每年上升 1 个百分点；每年医院感染人数高达 170 万人，并且导致 9.9 万人死亡；每年由于药物混淆和无意的过量用药而导致的可预防的药物不良事件（Adverse Drug Event，ADE）至少有 150 万例。通过明确药物使用系统质量目标，采取质量控制措施，可有效地提高医院药物使用系统的适应性，减少用药差错。

二、临床不合理用药现状和分析

合理用药是临床用药的理想境界，但说起来容易，做起来难。实际上，临床用药中存在相当普遍的不合理用药现象。这些不合理用药现象正是用药管理这个命题的依据。更为准确地说，合格药品在临床使用全过程中出现的、任何可以防范的用药不当，均可被视为用药错误（medication errors）。因此，临床用药管理首先必须正视临床不合理用药的现状，分析造成这种现状的各种因素，然后有针对性地寻求解决的办法。

（一）不合理用药的主要表现

在临床实践中，不合理用药现象屡见不鲜，轻者给患者带来不必要的痛苦，严重者可能酿成医疗事故，造成药物灾害，给当事人乃至社会带来无法弥补的损失。

1. 用药不对症　多数情况属于选用药物不当，也有是开错、配错、发错、服错药物造成的。无用药适应证而保险或安慰性用药，或者有用药适应证而得不到药物治疗，则属于两种极端情况。

2. 使用无确切疗效的药物　受经济利益驱动，给患者使用疗效不确切的药物。有些情况属于宣传报道的疗效与实际疗效不符。

3. 用药不足　首先指剂量偏低，达不到有效治疗剂量。或是疗程太短，不足以彻底治愈疾病，导致疾病反复发作，耗费更多的医药资源。

4. 用药过度　用药过度分四种情况：一是给药剂量过大；二是疗程过长；三是无病用药，主要指长期使用以保健为目的的药品，以及不必要的预防用药；四是轻症用重药，这里的“重”有两层含义，一层含义指贵重药，另一层含义指不用首选的基本药物而是替代药物。

5. 使用毒副作用过大的药物　无必要地让患者承受较大的治疗风险，容易发生本可以避免的药物不良反应或药源性疾病。

6. 合并用药不适当　合并用药又称联合用药，指在一个患者身上同时或相继使用两种或两种以上的药物，治疗一种或多种同时存在的疾病。合并用药不适当包括：无必要地合并使用多种药物；不适当地联合用药，导致不良的药物相互作用。

7. 给药方案不合理　未在适当的时间、间隔，经适当的途径给药。

8. 重复给药　多名医生给同一患者开相同的药物或含有相同活性成分的药物，或者提前续开处方。

（二）导致不合理用药的因素

临床用药不只是医师、药师或患者单方面的事，而是涉及诊断、开方、配方发药、给药及服药各个方面，涉及医生、药师、护士、患者及其家属乃至社会各有关人员。

1. 医师因素　医师是疾病诊断和治疗的主要责任者，掌握着是否用药和如何用药的决定权，即只有具有法定资格的医师才有处方权。因此，临床用药不合理，医师有不可推卸的责任。医生个人的医药知识、临床用药经验、药物信息掌握程度、职业道德、工作作风、服务态度，都会影响其药物治疗决策和开处方行为，导致不合理用药。

2. 药师因素　药师在整个临床用药过程中是药品的提供者和合理用药的监督者。药师对不合理用药的责任主要有：调配处方时审方不严；对患者的正确用药指导不力；缺乏与医护人员的密切协作与信息交流。

3. 护士因素　护理人员负责给药操作，住院患者口服药品也经护士之手发给患者。给药环节发生的问题也会造成临床不合理用药。例如，未正确执行医嘱，使用了失效的药品，临床观察、监测、报告不力，给药过程操作不规范等。

4. 患者因素　患者积极配合治疗，遵照医嘱正确服药是保证合理用药的另一个关键因素。患者不遵守医生制定的药物治疗方案的行为称为患者不依从性（non-compliance）。患者产生不依从的原因主要有：对药物疗效期望过高；理解、记忆偏差；不能耐受药物不良反应；经济承受能力不足；滥用药物等。

5. 药物因素　药物本身的作用是客观存在的，无合理与不合理的问题，关键是药物的一些特性容易造成不合理用药。因药物固有的性质导致的不合理用药往往是错综复杂的，归纳起来主要有：

（1）药物的作用和使用因人而异：采用《药典》规定的常用剂量，患者获得的疗效可能各不相同。而严重的药物不良反应往往是个别现象，只发生在极少数患者身上，有些患者对某些药品会产生严重的过敏反应，甚至危及生命。

（2）多药并用使药物不良相互作用发生几率增加：药物相互作用分成体外相互作用（又称药物配伍禁忌）和体内相互作用。前者主要由药物之间的理化反应，药物与赋形剂之间的相互作用造成。后者主要包括药动学方面的相互作用和药效学方面的相互作用。药动学方面的相互作用，可以影响合并使用的其他药物的吸收、分布、代谢和排泄，使受影响的药物毒性增强，或者疗效减弱。药效学方面的相互作用一方面指生理活性的相互作用，疗效增强或拮抗；另一方面指药物作用部位的相互作用，如竞争受体或靶位，增敏受体，改变作用部位递质及酶的活力等。

6. 社会因素　主要是药品营销过程中的促销活动、广告宣传以及经济利益驱动等。

综上所述，造成不合理用药的原因错综复杂，涉及医学、药学、心理学、行为科学、社会伦理学等诸多方面。

（三）不合理用药的后果

不合理用药必然导致不良的结果，这些不良后果有些是单方面的，有些是综合性的；有些程度轻，有些后果十分严重。归纳起来，不合理用药导致的后果主要有以下几方面：

1. 延误疾病治疗　有些不合理用药直接影响到药物治疗的有效性，轻者降低疗效，治疗失败或得不到治疗，重者可能危及生命。

2. 浪费医药资源　不合理用药可造成药品乃至医疗卫生资源（物资、资金和人力）有形和无形的浪费。

3. 发生药物不良反应甚至药源性疾病　药物不良反应和药源性疾病的病原都是药物，差别在于对患者机体损害的程度。

药物不良反应（Adverse Drug Reaction，ADR）是指合格药品在正常用法用量下出现的与用药目的无关的或意外的有害反应。

药源性疾病（drug induced disease）指人类在治疗用药或诊断用药过程中，因药物或者药物相互作用所引起的与治疗目的无关的不良反应，致使机体某一（几）个器官或某一（几）个局部组织产生功能性或器质性损害而出现各种临床症状。

4. 酿成药疗事故　因用药不当所造成的医疗事故，称为药疗事故。不合理用药的不良后果被称为事故的，一方面是发生了严重的甚至是不可逆的损害，如致残致死；另一方面是涉及人为的责任。药疗事故通常分成三个等级：因用药造成严重不良反应，给患者增加重度痛苦者为三等药疗事故；因用药造成患者残废者为二等药疗事故；因用药造成患者死亡者为一等药疗事故。

三、药物临床应用管理的实施

（一）建立健全药物临床应用制度体系和质量管理体系

医疗机构应当依据法律法规、部门规章以及技术规范，制定本机构基本药物临床应用管理办法；建立并落实抗菌药物临床应用分级管理制度；建立临床药师制度，临床药师应当全职参与临床药物治疗工作，对患者进行用药教育，指导患者安全用药；建立临床用药监测、评价和超常预警制度，对药物临床使用安全性、有效性和经济性进行监测、分析、评估，实施处方和用药医嘱点评与干预；建立药品不良反应、用药错误和药品损害事件监测报告制度。

医疗机构应当建立由医师、临床药师和护士组成的临床治疗团队，开展临床合理用药工作。遵循有关药物临床应用指导原则、临床路径、临床诊疗指南和药品说明书等合理使用药物；对医师处方、用药医嘱的适宜性进行审核。结合临床和药物治疗，开展临床药学和药学研究工作，并提供必要的工作条件，制订相应管理制度，加强领导与管理。

（二）发挥药事管理与药物治疗学委员会(组)的作用

药事管理与药物治疗学委员会（组）是协调、监督医院内部合理用药，解决不合理用药问题的特殊组织。药事管理与药物治疗学委员会（组）的工作，对综合医药知识，统一医院管理人员与业务人员对合理用药的认识，促进临床科室和药学部门之间的沟通，发挥着重要的作用。

（三）制定和完善处方集和基本用药供应目录

医疗机构应当根据本机构性质、功能、任务，制定《药品处方集》，根据药事管理与药物治疗学委员会（组）决议制定《基本用药供应目录》。处方集比较详细地提出了适用于本机构的每种药物的使用原则，基本用药目录则规定了保证本院患者医疗需要的药物品种。

每个医院的处方集或基本用药供应目录应当具有鲜明的本院特点。对药物品种、规格、剂型等的选择必须能体现本院临床对药物的需求，具有先进性。对药物的评价和用法、用量、注意事项等的表述应能满足临床合理用药对药物信息的需要。处方集必须定期修改，更新陈旧的知识，补充新的内容。基本用药供应目录调整的时间不得短于1年。最重要的是通过行政手段，增强医院处方集和基本用药供应目录的权威性，使之成为医生、药师和护理人员在药物治疗过程中必须遵守的准则，充分发挥其确保药物使用质量，指导医务人员合理用药，优化药物治疗成本-效果的作用。

（四）做好处方和病历用药调查统计

处方调查（又称处方分析）和病历用药调查的目的是及时总结临床用药的经验与教训，把握临床药品使用的规律和发展趋势，发现医生带普遍性的不良处方和医嘱行为，以便针对问题，采取有力措施，不断提高合理用药水平。

处方调查的内容包括处方书写规范化和合理用药两个方面，采用普查或者随机抽样的方式进行。但是，处方所含的用药信息比较简单，最大的不足是没有疾病诊断信息，得不到详细的患者背景资料，不容易发现比较深层次的不合理用药问题，无法结合药物治疗结果进行评价。

病历用药调查分析可以弥补处方调查的缺憾。回顾性病历用药调查的对象是出院患者的病历。同步性或前瞻性研究的对象是在院患者的病历，优点是发现问题可以通过药师干预，及时解决，从而取得更好的治疗结果。病历用药调查的用途比较广泛，可用于评价新、老药物的疗效和毒副作用；揭示本院一定时期的用药现状和趋势；了解合并用药情况；统计药源性疾病的发生率；展示不合理用药现状等。

四、药 学 保 健

药学保健（pharmaceutical care）又译为药疗监护、药疗保健。它是一种工作模式，是药师工作以保障供应药品为主向临床延伸，以药品为中心向病人为中心转移。推行药学保健将使医疗机构药学部门工作达到一个新的高度，即充分体现“药品本身及其控制药物使用的智力的协同作用”这样一种社会价值。

（一）药学保健的定义

美国卫生系统药师协会对药学保健的定义是：药师的任务是提供药学保健。药学保健是直接、负责地提供与药物治疗相关的服务，其目的是达到改善患者生命质量的确切效果。这一定义表明，药学保健囊括了药师与患者和其他卫生专业人员协作设计、实施、监测药物治疗计划的过程，从而为患者创造特定的治疗结果。这一过程依次包括三项主要功能：①确认潜在或实际存在的与药物治疗相关的问题；②解决实际存在的与药物治疗相关的问题；③预防潜在的与药物治疗相关的问题。

药学保健是卫生保健的组成部分，而且应与其他部分相结合。同时，在药学保健中，药师给患者带来直接的利益，并直接对提供给患者的保健质量承担责任。

药学保健最基本的关系是一种共同的互益关系，患者承认提供者（药师）的权威性，药师以其能力接受责任并承担义务。而且药学保健强调了一点，就是它的基本目标、处理过程和相互关系不受实践场所的影响。

（二）药学保健的职能及方法

1. 收集和整理患者的相关信息　建立有关患者信息的数据库，从而有效地发现、防止和解决与药物治疗相关的问题，这是使患者得到最佳药物治疗结果的基础。这些信息应当包括：①患者的人口学资料，如姓名、地址、出生日期、性别、宗教信仰、职业等；②患者管理资料，如医生和处方者、药房、科/床号、知情同意形式、患者识别号等；③医学资料，身高体重、急性和慢性健康问题、当前体征、生命迹象、各项检测项目的结果、过敏和耐药性、既往病史、诊断和外科手术史等；④药物治疗资料，处方药、非处方药、入院前服用的药物、家庭用药及使用的其他卫生保健产品、药物治疗方案、患者对治疗的依从性、药物过敏和耐药性、患者对治疗的担心和疑问等；⑤患者行为及生活方式资料，饮食、锻炼/娱乐、香烟/酒精/咖啡因的使用、有无滥用的其他物质、性格类型、性生活、日常起居活动等；⑥患者社会状况及经济情况。

药师应通过各种途径收集患者当前的全面的信息。其中，与患者进行直接交流，建立起一种直接的联系尤为重要，这可以让药师理解患者的需要和期望。在决定对患者实施治疗方案之前，应充分理解和解释所得的资料，并保证其准确性。在获取患者的健康记录的过程中，药师有责任保护患者的隐私权和信任患者。

2. 确定存在的药物治疗问题　药师应将药物、疾病、实验室检查及具体患者的信息进行综合，进而作出结论。并对患者的资料进行评估，从而找出任何与药物治疗有关的问题，而这些问题的相对重要性则需要在具体患者或药物的基础上进行评估。以下这些问题应当着重考虑：①没有医疗指征用药；②有指征而未得到药物治疗；③处方开出的药物不适合这一病症；④剂量、剂型、用法、给药途径或给药方法不当等；⑤重复用药；⑥开写患者过敏的药物；⑦现有或潜在的药物不良反应；⑧有临床意义的现有或潜在的药物与药物、药物与疾病、药物与营养品、药物与实验室检测的相互作用；⑨社交性或娱乐性药物使用对医疗的干扰；⑩未能达到药物治疗的全部效果；⑪由于经济条件而产生的影响患者药物治疗的问题；⑫患者对药物治疗缺乏理解；⑬患者没能坚持按药物治疗方案进行治疗。

3. 概括患者的卫生保健需要　在确定与药物治疗相关的保健要素时，应考虑患者总体上的需要和期望的结果，以及其他卫生人员的评估、目标和治疗计划，以期望改善或阻止患者健康的恶化。

4. 明确药物治疗目标　药物治疗目标应是对药物、疾病、实验室检查以及具体患者信息的综合考虑，同时，要考虑到伦理和生命质量。药物治疗目标应切实可行，能得到明确的与药物相关的治疗结果，并能提高患者的生命质量。

5. 设计药物治疗方案　治疗方案应适合前述的药物治疗目标，还应遵循药物经济学原则，遵守卫生系统中的药品政策，如临床保健计划和疾病管理计划等。方案设计还应能从卫生系统和患者的承受能力及财政来源两方面实现最佳的药物使用。

6. 设计药物治疗方案的监测计划　监测计划应能有效地评价患者是否达到药物治疗目标，发现该药物治疗方案实际存在的和潜在的不良反应。对药物治疗方案的每一目标均应确定可测量和可观察的参数，监测计划应给出判断达到药物治疗目标的终点标志。应当注意的是患者的医疗保健需要、药物的特性、其他卫生人员的需要以及政府的卫生保健政策和程序都会影响监测计划的制定。

7. 制定药物治疗方案及相应的监测计划　药师在与患者和其他卫生专业人员的合作之下，不断发展和修正药物治疗方案和监测计划，使其趋向系统化和逻辑化，并应代表患者、处方者、药师的一致意见。治疗方案和监测计划应记录在患者的健康档案中，从而确保所有卫生保健组织的成员都能了解这些信息。

8. 开始实施药物治疗方案　依据药物治疗方案和监测计划，药师可以适时地实施全部或部分药物治疗方案。药师的活动应符合卫生系统的政策和程序（如处方协定），并遵守药物治疗方案和监测计划。有关药物治疗、实验室检查及其他措施的医嘱均应清楚、准确。与药物治疗有关的所有活动都要记录在患者的健康档案中。

9. 监测药物治疗方案的结果　根据监测计划，所收集的数据应充分、可靠和有效，这样才能对药物治疗的结果做出判断。药师应对监测计划中每一参数与预期的终点之间的差距进行评估，并给出药物治疗目标是否实现的结论。在调整药物治疗方案之前，药师应明确未达到药物治疗目标而失败的原因。

10. 修订药物治疗方案和监测计划　药师应根据患者的治疗结果调整治疗方案和监测计划。如果临床条件允许，药师可以一次调整治疗方案的一个方面，并对此重新评估。药师应以一致的态度记录最初建议和调整后的建议。

药学保健模式中的一个重要因素是药师对患者的治疗结果负有责任。药师无论是设计还是执行患者的药物治疗方案和监测计划，都应履行相同的义务。实施药学保健要求药师监测药物治疗方案，根据患者情况的变化修正治疗方案、记录结果，并对药物治疗结果负责。

还须指出的是，实施药学保健并不否认药学部门的其他工作，例如，药品供应仍然是药学部门工作的必要和重要的组成部分。但是，药品供应的相对重要性已降为第二位。同时，还需要强调的是，既然药学保健是一种工作模式，那么，这种工作模式未必与其他工作模式发生冲突，它们可以共存于医疗机构药学部门的工作中，并共同发挥作用。实践证明，医疗机构药学部门的工作模式本身处于不断的演变和进化中，如调剂工作模式、发药工作模式、药物情报工作模式、临床药学工作模式、药学保健工作模式等。有学者指出，这些工作模式应当更好地综合起来，构成一个全程药学服务模式（total pharmacy care）。

第五节　医疗机构药品购进和储存管理

医疗机构药品购进和储存管理的主要目标有：①保证医疗、科研所需的药品供应及时、准确无误；②贯彻药事法规，保证所供应的药品质量好，安全有效；③符合医院经济、财政管理政策和制度，贯彻减轻患者和国家负担，医院和药房有一定经济效益的原则。

管理好药品不仅是药房的重要任务，而且涉及医院领导和部分职能科室，涉及医护人员，涉及药品生产、经营企业，涉及国家的医药卫生的法律、法规和制度。必须具有系统观点，采取综合治理。并注意处理好质量效益和经济效益之间的矛盾；患者要求与医院和药房要求之间的矛盾。

一、采购药品管理

采购药品管理的主要目标是依法、适时购进质量优良、价格便宜的药品。

（一）采购依据

医疗机构应当根据《药品管理法》、《药品管理法实施条例》、《药品流通监督管理办法》《医疗机构药品监督管理办法》、《国家基本药物目录》、《处方管理办法》、《国家处方集》等制订本机构《药品处方集》和《基本用药供应目录》，编制药品采购计划，按规定购入药品。基本用药目录所列品种为常规储存或随时可以获得来满足临床使用，但医院必须有相关政策和制度来保障，例如，通过药事管理与药物治疗学委员会来监督该目录清单和药品的使用，制定药品淘汰或引入的程序以及标准，按照政策或机制来监测患者对新引入药品的反应。药品目录清单还应该至少每一年回顾一次，而不是简单地添加或者删除药物品种。

医疗机构必须从具有药品生产、经营资格的企业购进药品。个人设置的门诊部、诊所等医疗机构不得配备常用药品和急救药品以外的其他药品。

（二）采购管理制度

医疗机构购进药品，必须建立并执行进货检查验收制度，查验供货单位的《药品生产许可证》或者《药品经营许可证》和《营业执照》、所销售药品的批准证明文件等相关证明文件，并核实销售人员持有的授权书原件和身份证原件；索取、留存供货单位的合法票据；不符合规定要求的，不得购进和使用。首次购进药品加盖供货单位原印章的前述证明文件的复印件，保存期不得少于 5 年。合法票据包括税票及详细清单，清单上必须载明供货单位名称、药品名称、生产厂商、批号、数量、价格等内容，票据保存期不得少于 3 年。

医疗机构必须有真实、完整的药品购进记录。要掌握新药动态和市场信息，制定药品采购计划，加速周转，减少库存，保证药品供应。同时，做好药品成本核算和账务管理。药品购进记录必须保存至超过药品有效期 1 年，但不得少于 3 年。采购质量管理的绩效考评指标通常包括药品供应率、药品适销率、资金周转率、应急采购时间等。

医疗机构必须建立和执行进货验收制度，购进药品（包括接受捐赠药品、从其他医疗机构调入急救药品）应当逐批验收，并建立真实、完整的药品验收记录。药品验收记录必须保存至超过药品有效期 1 年，但不得少于 3 年。药品购进记录和验收记录项目要求见表 9-2。

表 9-2　药品购进记录和验收记录项目要求

	购进记录	验收记录
通用名称	√	√
生产厂商（中药材标明产地）	√	√
剂型	√	√
规格	√	√
批号		√
生产日期	√	√
有效期	√	√
批准文号	√	√
供货单位	√	√
数量	√	√
价格	√	√
购进日期	√	√
验收日期		√
验收结论		√

（三）医疗机构药品集中采购

1. 医疗机构集中采购的背景和进程　国务院办公厅转发国务院体改办等部门《关于城镇医药卫生体制改革的指导意见》第十一条指出：“规范医疗机构购药行为。由卫生部牵头，国家经贸委、国家药品监督管理局参加，根据《中华人民共和国招投标法》进行药品集中招标采购工作试点，对招标、投标和开标、评标、中标以及相关的法律责任等进行探索，提出规范药品集中招标采购的具体办法。医疗机构是招标采购的行为主体，可委托招标代理机构开展招标采购，具有编制招标文件和组织评标能力的也可自行组织招标采购。招标代理机构经药品监督管理部门会同卫生行政部门认定，与行政机关不得存在隶属关系或其他利益关系。集中招标采购必须坚持公开、公平竞争的原则。卫生行政部门、药品监督管理部门要加强对集中招标采购中介组织的监督，招标采购药品的实际价格应报当地物价部门备案。在药品购销中，要积极利用现代电子信息网络技术，提高效率，降低药品流通费用。”原卫生部等于2000年7月下发了《医疗机构药品集中招标采购试点工作若干规定》。原国家药品监督管理局下发了《药品招标代理机构资格认定及监督管理办法》。2004年9月23日，原卫生部、国家发展和改革委员会等6个部门联合下发《关于进一步规范医疗机构药品集中招标采购的若干规定》的通知。2010年7部委联合下发《医疗机构药品集中采购工作规范》，鉴于药品集中招标采购工作中存在的一些严重问题，如规避招标、医疗机构不按合同采购药品、招标程序过于烦琐、招标中介机构收费过多等问题。规范明确：①县以上国有非营利性医疗机构必须全部参加药品集中招标采购活动；②扩大药品集中招标采购范围，要求纳入招标的品种不低于上年度药品实际使用量的80%；③签订药品购销合同，必须明确数量，严格执行；④合理确定中标药品零售价格；⑤简化药品集中招标采购程序，减少和避免企业重复提交证明文件。

2. 药品集中招标采购程序　①制订药品集中采购实施细则和集中采购文件等，并公开征求意见；②发布药品集中采购公告和集中采购文件；③接受企业咨询，企业准备并提交相关资质证明文件，企业同时提供国家食品药品监督管理部门为所申报药品赋予的编码；④相关部门对企业递交的材料进行审核；⑤公示审核结果，接受企业咨询和申诉，并及时回复；⑥组织药品评价和遴选，确定入围企业及其产品；⑦将集中采购结果报药品集中采购工作管理机构审核；⑧对药品集中采购结果进行公示；⑨受理企业申诉并及时处理；⑩价格主管部门按照集中采购价格审核入围药品零售价格；⑪公布入围品种、药品采购价格及零售价格；⑫医疗机构确认纳入本单位药品购销合同的品种及采购数量；⑬医疗机构与药品生产企业或受委托的药品经营企业签订药品购销合同并开展采购活动。

二、药品保管

医疗机构储存药品，应当制订和执行有关药品保管、养护的制度，并采取必要的冷藏、防冻、防潮、避光、通风、防火、防虫、防鼠等措施，保证药品质量。应当将药品与非药品分开存放；中药材、中药饮片、化学药品、中成药应分别储存、分类存放。

1. 药品保管的主要措施　医疗机构储存药品，应当按照药品属性和类别分库、分区、分垛存放，并实行色标管理。药品与非药品分开存放；中药饮片、中成药、化学药品分别储存、分类存放；过期、变质、被污染等药品应当放置在不合格库（区）。保管药品应当采取必要的控温、防潮、避光、通风、防火、防虫、防鼠、防污染等措施，保证药品质量。

2. 建立并执行药品保管的制度　药学部门为保管好药品、制剂，应建立以下制度：①药库人员岗位责任制；②入库验收、出库验发制度；③在库药品检查养护制度；④有效期药品管理制度；⑤病区药柜管理制度；⑥不合格药品处理制度；⑦记录；⑧药品档案制度。

3. 有效期药品管理 药品有效期是指在一定贮藏条件下，能够保证药品质量合格的期限。药品管理法规定，超过有效期的药品作为劣药论处。

（1）药品有效期的表示方法：药品有效期的计算是从药品的生产日期（以生产批号为准）算起，应列有效期的终止日期。有效期的表示方法有以下几种：

1）直接标明有效期：目前国内生产的药品多数采用这种表示方法。如有效期 2014 年 10 月，意为可以使用到 2014 年 10 月底，2014 年 11 月 1 日起便不准继续使用。

2）从生产批号推算有效期：如某药品的批号为 20120908-113，注明有效期为 3 年，则可推算出该药品可以用到 2015 年 9 月 7 日。

3）直接注明失效期：如某药品包装上注明失效期为 2013 年 6 月，表示该药品合法使用的截止时间为 2013 年 5 月 31 日。

4）世界各国对年、月、日的表示方法：欧洲国家大部分是按日-月-年排列。如 10/09/2014，或 10th Sept，2014，即 2014 年 9 月 10 日。

美国产品大多是按月-日-年排列。如上例则表示为 09/10/2014，或 Sept10th，2014。

日本产品按年-月-日排列。如上例表示为 2014-09-10。

（2）有效期药品的管理：购进药品验收时应注意该药品入库要按批号堆放或上架，出库必须贯彻“先产先出”、“近期先出”，按批号发货的原则。若库存药品或病区小药柜药品过期，必须按制度单独存放、销毁，决不能发给患者使用。

4. 危险药品的管理 危险药品指受光、热、空气、水分、撞击等外界因素的影响可引起燃烧、爆炸或具有腐蚀性、刺激性和放射性的药用物质。

危险药品应单独存放在合乎消防规定的危险品库房，远离病房和其他建筑物。危险品库房应指派专人负责，严格验收和领发制度。有专家根据危险药品的特性和长期的实践经验，总结归纳出 10 项管理措施：①熟悉性质；②分类保管；③堆放稳固；④包装严密；⑤通风降温；⑥严禁明火；⑦防爆装置；⑧安全操作；⑨耐火建筑；⑩消防措施。

三、药品的经济管理

药品的经济管理是医疗机构经济管理的重要内容。药品收入一般占医疗机构整个医疗收入的 50% ~60%，药品费用约占医疗机构全部业务支出的 40% ~50%，占整个流动资金的 70% ~80%，所以药品的经济管理的意义超出药学部门的范围，关系到医疗机构总体目标的顺利实现。

（一）实行医药分开核算、分别管理

2000 年 2 月，国务院办公厅批转国务院体改办等部门《关于城镇医药卫生体制改革指导意见》提出，实行医药分开核算，分别管理的意见。2000 年 7 月，原卫生部、财政部下发《医院药品收支两条线管理暂行办法》，目前已在全国施行。

实行医药分开核算、分别管理的目的是为解决当前存在的以药养医的问题，必须切断医疗机构和药品营销之间的直接经济利益联系。要在逐步规范财政补助方式和调整医疗服务价格的基础上，把医院的门诊药房改为药品零售企业，独立核算、照章纳税。可先对医院药品收入实行收支两条线管理，药品收支结余全部上缴卫生行政部门，纳入财政专户管理，合理

返还，主要用于弥补医疗成本以及社区卫生服务、预防保健等其他卫生事业，各级财政、卫生行政部门不得扣留或挪作他用。各地区要选择若干所医院积极进行门诊药房改为药品零售企业的试点，取得经验后普遍推开。

（二）医疗机构现行药品分级管理制度

医院对药品的管理实行“金额管理，重点统计，实耗实销”的管理办法。所谓“金额管理”是指用金额控制药品在医疗机构流通的全过程。药品入库、出库、消耗、销售、库存都要按购进价或零售价进行金额核算，库存的总金额应按周转金定额加以控制。“数量统计”是指药学部门对各种医疗用毒性药品、麻醉药品、精神药品、贵重药品的领退、销售、结存都必须按数量进行统计。“实耗实销”是指药学部门和临床各科室销售、消耗的药品，按进价金额列报支出。我国医疗机构在上述管理办法的基础上，根据药品的特点，普遍实行三级管理制度。

1. 一级管理

（1）范围：麻醉药品和医疗用毒性药品的原料药。如吗啡缓释片、吗啡注射液、硫酸阿托品粉等。

（2）管理办法：处方要求单独存放，每日清点，必须做到账物相符，如发生药品短少时，要及时追查原因，并上报领导。

2. 二级管理

（1）范围：精神药品、贵重药品及自费药品。

（2）管理办法：专柜存放，专账登记。贵重药品要每日清点，精神药品定期清点。

3. 三级管理

（1）范围：普通药品。

（2）管理办法：金额管理，季度盘店，以存定销。

（三）价格管理

医疗机构药品价格管理受到患者、政府、药品生产企业、药品经营企业等各方的重视，医疗机构自身也十分重视外购药品和配制制剂的价格管理。医疗机构必须执行政府定价和政府指导价的药品价格，不得以任何形式提高药品价格。

依法实行市场调节价的药品，医疗机构根据进货价，公平、合理和诚实信用、质价相符的原则制定零售价，为患者提供价格合理的药品。

医疗机构应当向患者提供所用药品价格清单。医疗保险定点医疗机构应当按照国家卫生行政部门规定的办法如实公布其常用药品的价格。

第六节　制剂业务和质量管理

医疗机构制剂是对市场购药的一个重要补充。由于临床需要的制剂品种规格多，数量小，而且变化大，时间要求高，即使是医药工业比较发达的国家或地区也难以满足这种需要，因此，世界各国的医疗机构都有适当的自制制剂。医疗机构制剂从本质上来说仍然是药品，其质量要求必然与上市药品一样，所以，制剂质量管理同样十分重要。

一、医疗机构制剂概述

（一）医疗机构制剂的定义

我国《医疗机构制剂注册管理办法（试行）》（国家食品药品监督管理局局令第20号）规定："医疗机构制剂是指医疗机构根据本单位临床需要经批准而配制、自用的固定处方制剂"。有下列情形之一的，不得作为医疗机构制剂申报：市场上已有供应的品种；含有未经国家食品药品监督管理部门批准的活性成分的品种；除变态反应原外的生物制品；中药注射剂；中药、化学药组成的复方制剂；麻醉药品、精神药品、医疗用毒性药品、放射性药品；其他不符合国家有关规定的制剂。

（二）医疗机构制剂的类型

医疗机构制剂按制备要求的不同，通常分为普通制剂和灭菌制剂。

1. 普通制剂　普通制剂是指配制过程不能使产品达到无菌要求的制剂。实际上是指除灭菌制剂以外的所有制剂。普通制剂大多是经肠道给药，或经皮肤、黏膜给药，一般不经灭菌处理，但对制剂中的微生物含量有限度要求，即必须符合国家卫生行政部门规定的卫生学标准。因此，配制普通制剂同样需要有一定洁净度的配制环境和不受微生物污染的配制器具和设备。普通制剂包括固体制剂（如片剂、胶囊剂、颗粒剂等）、液体制剂（如溶液剂、合剂、糖浆剂、混悬剂、眼药水、滴耳剂等）、半固体制剂（如软膏剂、栓剂、眼药膏、糊剂等）。普通制剂的剂型较多，生产工艺和质量要求差别很大。

2. 灭菌制剂　灭菌制剂是通过灭菌或无菌操作制成的制剂。由于灭菌制剂大多是非肠道给药，药物直接进入血管、皮下组织、肌肉组织等，因此，必须确保产品无微生物污染。灭菌制剂因制作方法的不同，分为灭菌制剂和无菌制剂。灭菌制剂是在制备过程中，尽量避免微生物的污染，并在最后选用适宜方法进行灭菌得到的制剂。如大输液、注射液等。无菌制剂是在整个制备过程中始终保持无菌条件配制的制剂。适用于在灭菌条件下会破坏失效的制剂。如生物制品、眼药水等。

（三）医疗机构制剂业务发展和立法发展

当制药工业尚不发达时，医院制剂是支持医疗活动的重要手段。临床上使用的一些新剂型、新配方也是医院研究开发的。随着制药工业的发展，医院制剂又往往成为市场供应不足的补充。一些企业认为市场过小，无利可图的产品；一些效期太短，企业生产风险过大的产品；一些定价不合理，企业不愿生产的产品，都成了医疗机构制剂的立足根基。但是，医疗机构制剂不同于临时配方，它毕竟属于药品生产范畴。加上医院制剂存在小批量、多品种、配制环境及设施设备差，质量检验机构不健全，质检不严格等特点，由此发生许多质量问题。因此，国内外药政部门普遍加强了对医院制剂质量的监督管理，并限制配制大输液等生产条件要求很高的品种。

我国为了保证患者所用医疗机构制剂的安全性和有效性，1984年，原卫生部根据《药品管理法》的规定，对配制医疗机构制剂实行《制剂许可证》制度，对部分品种规定了审批程序，并组织编写出版了《医院制剂规范》、《中国人民解放军药品制剂规范》。建立了对医院制剂的法制化管理制度，取得了一定效果。2001年修订的《药品管理法》及其《实施条例》在第四章中，对医疗机构配制制剂作出明确规定。一是医疗机构配制制剂实行许可证制度，必须经省级食品药品监督管理部门验收合格，予以批准，方可设立制剂室；二是医疗机构制剂实行注册管理制度，必须报送有关资料和样品，经省级食品药品监督管理部门批准，方可配制。原国家药品监督管理局根据《药品管理法》的规定，于2001年3月13日发布了《医疗机构制剂配制质量管理规范》，使得医疗机构制剂许可证验收有了明确依据。2002年，原卫生部、国家中医药管理局发布的《医疗机构药事管理暂行规定》中，根据《药品管理法》，对“临床制剂管理”作了进一步规定。随着我国制药工业的快速发展，药品GMP认证取得了阶段性成果，药品质量有了很大提高。相比之下，医疗机构制剂质量仍存在隐患，为此，原国家食品药品监督管理局于2005年先后颁布了《医疗机构制剂配制监督管理办法》（试行）（国家食品药品监督管理局局令第18号）和《医疗机构制剂注册管理办法》（试行）（国家食品药品监督管理局局令第20号）。随后，国家食品药品监督管理部门开展换发《医疗机构制剂许可证》工作，促进了医疗机构制剂配制向规范化方向发展。

近年来，医疗机构制剂发展在规模上迅速压缩，但在定位上向专科用药和短效期制剂上倾斜。日益严格规范的医疗机构制剂监督管理，使得不具备配制制剂的医疗机构被迫退出。另一方面，药品市场的激烈竞争开始延伸到医院的标准制剂领域，特别是一些大型现代化输液生产企业先后建成，其产品质量和价格对医院输液制剂产生极大的竞争压力。因此，医疗机构制剂的大环境是制剂范围缩小，制剂质量要求不断提高，制剂效益逐步下降。由于医疗机构制剂的独特地位和作用，医疗机构制剂不会再有过去曾经有过的“辉煌”，而是实实在在地发挥它原本应有的作用。即重点放在弥补市场品种供应不全，解决临床医疗急需上，特别是儿科、口腔科、五官科、眼科、皮肤科及手术室需要的制剂。通过减少供应量，把有限的资金、人质、技术用于建立先进的制剂实验室，加强制剂的科研实力，更好地为临床服务。同时，添置一些小型的技术含量高、自动化程度高的仪器设备，提高制剂的生产质量和生产效率。未来的医疗机构制剂将把重点放在医院临床急需的品种的供应上，并积极与临床医师配合，开发有前景的、疗效确切的、安全的新制剂。

二、医疗机构制剂管理

（一）医疗机构制剂许可制度

《药品管理法》规定“医疗机构配制制剂，须经所在省、自治区、直辖市人民政府卫生行政部门审核同意，由省、自治区、直辖市药品监督管理部门批准，发给《医疗机构制剂许可证》。无《医疗机构制剂许可证》的，不得配制制剂。”许可的前提条件是“医疗机构配制制剂，必须具有能够保证制剂质量的人员、设施、检验仪器、卫生条件和管理制度。”《医疗机构制剂许可证》的有效期为5年，期满后继续配制制剂的，持证单位应当在期满前6个月重新提出申请。

（二）医疗机构制剂品种审批制度

《医疗机构制剂注册管理办法（试行）》规定：①医疗机构制剂的申请人，应当是持有《医疗机构执业许可证》并取得《医疗机构制剂许可证》的医疗机构；②医疗机构配制的制剂，应当是本单位临床需要而市场上没有供应的品种，并且不超出医疗机构制剂的范围；③医疗机构配制的制剂，必须按照国家食品药品监督管理部门的规定报送有关资料和样品，经所在地省、自治区、直辖市食品药品监督管理部门批准，并发给制剂批准文号后，方可配制。医疗机构制剂批准文号的格式为：X药制字H（Z）+4位年号+4位流水号。其中X-省、自治区、直辖市简称，H-化学制剂，Z-中药制剂。

（三）医疗机构制剂检验、使用规定

医疗机构配制的制剂必须按照规定进行质量检验，合格的，凭执业医师处方在本医疗机构使用。医疗机构配制的制剂，不得在市场销售或者变相销售，不得发布医疗机构制剂广告。医疗机构制剂在指定的医疗机构之间调剂使用，必须经国务院或省、自治区、直辖市食品药品监督管理部门批准；特殊制剂的调剂使用，以及跨省、自治区、直辖市之间医疗机构制剂的调剂使用，必须经过国家食品药品监督管理部门批准。医疗机构中药制剂可以委托配制，但必须符合相关规定，并经省、自治区、直辖市食品药品监督管理部门审查批准。

三、医疗机构制剂的质量管理规范

根据《药品管理法》规定，参照《药品生产质量管理规范》的基本准则，2000年12月，原国家药品监督管理局发布《医疗机构制剂配制质量管理规范》（以下简称《规范》）。《规范》共11章，68条。第一章总则；第二章机构人员；第三章房屋与设施；第四章设备；第五章物料；第六章卫生；第七章文件；第八章配制管理；第九章质量管理与自检；第十章使用管理；第十一章附则。本节不再赘述。

案例分析

阿糖胞苷与阿糖腺苷混淆孰之过？

2012年12月4日晚，随父母从外地来上海的“小毅”因为呕吐症状前往某三级甲等综合医院儿科急诊就医。一名进修医生本应为患儿开具抗病毒药物注射用阿糖腺苷处方，结果却在开写电子处方时，将药品选为阿糖胞苷。给药护士当天并未发现这一错误，对患儿实施了静脉滴注，第二天输液室才上报这一错误。时隔9天后，医院终于通过微博寻人找到了“小毅”。2012年12月17日下午，已确认与小毅在同一天就诊的9名沪籍患儿发生同样的用药错误。2012年12月17日，相关患儿正在接受全面检查。

请结合本章所述内容对这一案例进行分析，重点阐述如何从制度、规程、质量管理等角度防范此类用药差错。

本章小结

医疗机构是药学实践的重要领域，是药学工作者向病患直接提供专业服务的重要场所。医疗机构药事管理涉及部门运作管理、经济管理与临床用药管理，以及人、财、物、时间、信息等复杂管理要素。医疗机构药事管理的主要依据是《中华人民共和国药品管理法》、《中华人民共和国药品管理法实施条例》、《医疗机构药事管理规定》、《处方管理办法》、《医疗机构药品监督管理办法》（试行）等。

药事管理与药物治疗学委员会是医疗机构药事管理组织，药学部门是职能机构。医疗机构药事管理的模式有很多，但一切都要服从于以患者为中心的需要。医疗机构药事管理制度应当健全，部门分工应当明确，人员配备合理，坚持依法从业与持续管理改进。

调剂工作是医院药学部门的常规业务。调剂工作应当结合医疗机构门急诊和住院医疗服务特点科学组织。药学技术人员应当依法认真审核处方或者用药医嘱，经适宜性审核后调剂配发药品。对处方所列药品不得擅自更改或者代用。对有配伍禁忌或者超剂量的处方，应当拒绝调配；必要时，经处方医师更正或者重新签字，方可调配。发出药品时应当告知患者用法用量和注意事项，指导患者合理用药。

处方是由注册的执业医师和执业助理医师（以下简称医师）在诊疗活动中为患者开具的、由取得药学专业技术职务任职资格的药学专业技术人员（以下简称药师）审核、调配、核对，并作为患者用药凭证的医疗文书。处方管理的内容包括处方权限、处方书写、处方限量、处方保管等。医疗机构应当按照根据相关法规、技术规范，对处方书写的规范性及药物临床使用的适宜性（用药适应证、药物选择、给药途径、用法用量、药物相互作用、配伍禁忌等）进行评价，发现存在或潜在的问题，制定并实施干预和改进措施，促进临床药物合理应用。

临床用药管理是医院药事管理的核心内容。临床用药管理的出发点和最终归宿是促进合理用药。合理用药有四要素，即安全、有效、经济、适当。不合理用药的表现很多，原因复杂。不合理用药会导致药物不良反应、药源性疾病和药疗事故。提高用药管理水平需要从多方面入手，应当逐步推进临床药学和药学保健。

医疗机构应当集中采购药品，建立并执行进货检查验收制度，合理控制库存，科学保管药品。

医疗机构制剂是指医疗机构根据本单位临床需要经批准而配制、自用的固定处方制剂。医疗机构配制制剂，必须按照国家食品药品监督管理部门的规定报送有关资料和样品，经所在地省、自治区、直辖市食品药品监督管理部门批准，并发给制剂批准文号后，方可配制。配制必须执行《医疗机构制剂配制质量管理规范》。

复习题

1. 什么是医疗机构药事管理？
2. 医疗机构药事管理与药物治疗学委员会（组）的职责有哪些？
3. 如何概括医疗机构药学部门的性质？
4. 请说出调剂、处方、静脉用药调配的概念。
5. 处方管理的要求有哪些？
6. 促进临床用药管理的措施有哪些？
7. 医疗机构药品采购的依据是什么？
8. 什么是药品分级管理？

（舒丽芯）

第十章

特殊管理的药品

学习目标

1. 掌握麻醉药品、精神药品、医疗用毒性药品的主要管理规定。
2. 熟悉药物滥用、药物依赖性的定义，麻醉药品、精神药品，医疗用毒性药品的品种范围。
3. 了解放射性药品管理主要内容，麻醉药品和精神药品滥用的危害和管制过程，其他需要严格管理的药品及相关规定。

麻醉药品、精神药品、医疗用毒性药品、放射性药品在防治疾病、维护公众健康方面发挥着重要作用，但是这类药品也具有特殊的生理、药理作用，若管理或使用不当，则会引发诸如公共卫生、社会治安和经济等方面的严重问题。

《中华人民共和国药品管理法》第三十五条规定，国家对麻醉药品、精神药品、医疗用毒性药品、放射性药品实行特殊管理。另外，国家对易制毒化学品、兴奋剂、部分有特殊要求的生物制品也采取了一系列严格管制措施，在监督管理方面也有特殊规定。

第一节　麻醉药品、精神药品的管制

一、麻醉药品和精神药品

（一）麻醉药品和精神药品定义

1. 麻醉药品和精神药品　我国《麻醉药品和精神药品管理条例》将其定义为“列入由国务院食品药品监督管理局、国家公安部和卫生部联合发布的麻醉药品目录、精神药品目录的药品和其他物质。”

2. 麻醉药品（narcotic drugs）是指对中枢神经有麻醉作用，连续使用后易产生生理依赖性、能形成瘾癖的药品、药用原植物或其他物质。例如阿片、吗啡、哌替啶等。

3. 精神药品（psychotropic substances）是指直接作用于中枢神经系统，能使其兴奋或抑制，连续使用能产生依赖性的药品或其他物质。例如司可巴比妥、艾司唑仑等。精神药品分为第一类精神药品和第二类精神药品。

（二）麻醉药品与麻醉药；精神药品与抗精神病药物的区别

1. 麻醉药品与全身麻醉药（general anesthetics）、局部麻醉药（local anesthetics）的区别　全身麻醉药是指可逆地引起不同程度的感觉和意识丧失，从而利于实施手术的药物，比如氟烷。局部麻醉药是指能可逆地阻断神经冲动的发生和传导，在意识清醒的条件下，使有关神经支配的部位出现暂时性、可逆性感觉丧失的药物。比如普鲁卡因等。这一类药物（可卡因除外）一般不会使人产生依赖性，所以不在麻醉药品管理之列。

2. 精神药品与抗精神病药物（antipsychotic drugs）的区别　治疗精神失常的药物称为抗精神病药物，比如氟哌啶醇、氯丙嗪等。精神失常是以多种原因引起的精神活动障碍为特征的一类疾病，表现为知觉、思维、智能、情感、意志和行为等方面障碍。

麻醉药品和精神药品虽属两类不同的药品，但其共同点是长期或连续使用能使人产生依赖性。

二、药物依赖性和药物滥用

（一）药物依赖性

药物依赖性（drug dependence）是指反复地（周期性地或连续地）用药后，人体对于药品产生心理上、生理上或兼而有之的一种依赖状态，主要表现为耐受性、生理依赖性、精神依赖性及戒断综合征等症状（图 10-1）。

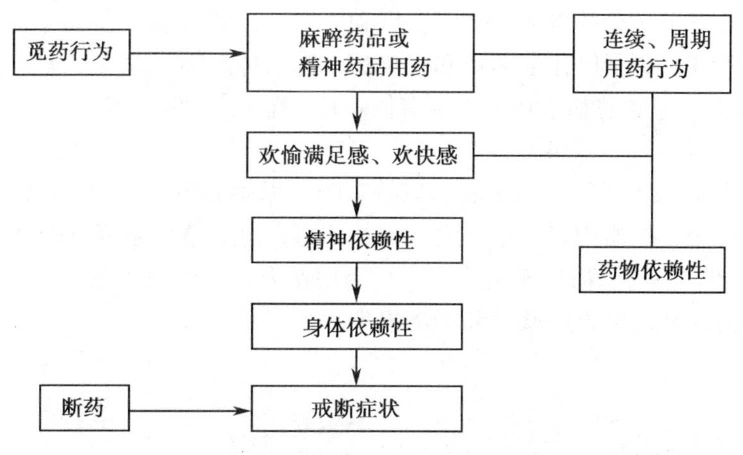

图 10-1　药物依赖性的形成过程

1. 耐受性（tolerance）是指人体在重复使用某种药物后，对药物反应性减弱的状态。表现为药物原用剂量的效应明显减弱，必须增加剂量或停药一段时间后才可获得原有相同效应。

2. 精神依赖性（psychic dependence）又称为心理依赖性（psychological dependence），是指药物滥用后所造成的一种特殊精神状态，表现为欢愉、欣快感、满足感、幻觉等。为了追求这种特殊精神刺激甚至出现强迫性觅药（compulsive drug seeking）、用药行为（drug taking behavior）。精神依赖性一旦产生，就很难去除。

3. 生理依赖性（physical dependence）又称为身体依赖性（physiological dependence），是指反复用某一种药造成机体产生的一种适应状态，在这种状态下，一旦中断用药或减少用药剂量就会出现一系列以中枢神经系统反应为主的戒断症状。

4. 戒断综合征（abstinence syndrome）是指药物滥用后忽然停药或减少用药剂量所出现的严重的精神和身体症状，异常痛苦的感受，明显的生理功能紊乱，甚至危及生命的表现。在出现戒断综合征的同时，往往伴有再次用药的心理体验和觅药行为。

（二）药物滥用

原卫生部发布的《麻醉药品和精神药品临床应用指导原则》将药物滥用（Substance Abuse，Drug Abuse）定义为：与医疗目的无关，由用药者采用自我给药的方式，反复大量使用有依赖性的药物，利用其致欣快作用产生松弛和愉快感，从而逐渐对药物的渴望和依赖，由于不能自控而发生精神紊乱，并产生一些异常行为，经常会导致严重后果。

药物滥用是20世纪60年代中期国际上开始采用的专用词汇，与不合理用药（drug misuse）（如滥用抗生素、滥用激素等）的概念截然不同。不合理用药是指在临床用药过程中出现错误用药行为，而药物滥用则是与医疗目的无关的非临床用药行为。

药物滥用的成因很复杂，涉及生理因素、心理因素和社会因素的共同作用。

（三）毒品的概念与危害

1. 毒品的概念　《中华人民共和国刑法》第三百五十七条规定：“本法所称的毒品，是指鸦片、海洛因、甲基苯丙胺（冰毒）、吗啡、大麻、可卡因以及国家规定管制的其他能够使人形成瘾癖的麻醉药品和精神药品。”

联合国麻醉药品委员会将毒品分为六大类：①吗啡型药物，包括鸦片、吗啡、可卡因、海洛因和罂粟植物等最危险的毒品；②可卡因和可卡叶；③大麻；④安非他明等人工合成兴奋剂；⑤安眠镇静剂，包括巴比妥药物和甲喹酮；⑥精神药物，即安定类药物。

2. 毒品的危害　毒品的基本特征是具有依赖性、非法性和危害性。毒品的危害可以概括为“毁灭自己，祸及家庭，危害社会”。

（1）吸毒人员以贩养吸、以盗养吸、以抢养吸、以骗养吸、以娼养吸现象严重，毒品严重危害人的身心健康，使滥用者人格丧失，道德沦落；进而造成家庭衰败乃至破裂；

（2）贩毒集团往往与恐怖主义集团合作，滥用暴力，产生违法犯罪行为，破坏正常的社会和经济秩序，造成社会巨大的政治和经济损失。

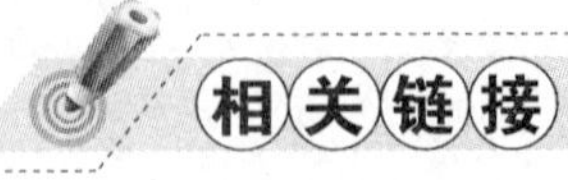

国际禁毒日与禁毒主题

1987年6月，联合国在维也纳召开有138个国家的3000多名代表参加的麻醉品滥用和非法贩运问题部长级会议。会议提出了“爱生命，不吸毒”的口号。与会代表一致同意将每年的6月26日定为“国际禁毒日”，以引起世界各国对毒品问题的重视，同时号召全球人民共同来解决毒品问题。

从1992年起，每年的国际禁毒日都确定有一个主题口号，以达到国际社会关注和共同参与的效果。

1992 年："毒品，全球问题，需要全球解决"。
1993 年："实施教育，抵制毒品"。
1994 年："女性，吸毒，抵制毒品"。
1995 年："国际合作禁毒，联合国 90 年代中禁毒回顾"。
1996 年："滥用毒品与非法贩运带来的社会和经济后果"。
1997 年："让大众远离毒品"。
1998 年："无毒世界我们能做到"。
1999 年："亲近音乐，远离毒品"。
2000 年："面对现实，拒绝堕落和暴力"。
2001 年："体育拒绝毒品"。
2002 年："吸毒与艾滋病"。
2003 年："让我们讨论毒品问题"。
2004 年："抵制毒品，参与禁毒"。
2005 年："珍惜自我，健康选择"。
2006 年："毒品不是儿戏"。
2007 年："抵制毒品，参与禁毒"。
2008 年："依法禁毒、构造和谐"。
2009 年："毒品控制了你的生活吗？你的生活，你的社区，拒绝毒品"。
2010 年："参与禁毒斗争，构建和谐社会"。
2011 年："青少年与合成毒品"。
2012 年："全球行动共建无毒品安全社区"。
2013 年："抵制毒品，参与禁毒"。

三、麻醉药品和精神药品的目录

（一）麻醉药品和精神药品的分类

1. 麻醉药品的品种分类　麻醉药品的品种包括天然植物提取类（阿片类、可卡因类、大麻类）、人工合成麻醉药品类及国家食品药品监督管理部门规定的其他易成瘾癖的药品、药用原植物及其制剂。

2. 精神药品的品种分类　依据联合国《1971 年精神药物公约》，1989 年原卫生部根据精神药品对人体产生依赖性及危害健康的程度，将精神药品分为第一类精神药品和第二类精神药品。由于第一类精神药品比第二类精神药品更易产生依赖性，其毒性和成瘾性更强，因此对其管理更加严格。

（二）麻醉药品目录和精神药品目录

1. 麻醉药品目录和精神药品目录动态调整　"国家对麻醉药品目录和精神药品目录进行动态管理，对上市销售但尚未列入目录的药品和其他物质或者第二类精神药品发生滥用，已经造成或者可能造成严重社会危害的，国务院药品监督管理部门会同国务院公安部门、国家卫生行政部门及时将该药品和该物质列入目录或者将该第二类精神药品调整为第一类精神药品。"麻醉药品和精神药品品种目录的变化调整见表 10-1、表 10-2。

表 10-1　麻醉药品品种目录的变迁

时间	机构	种类	我国生产及使用的品种
1996 年	原卫生部	118	12
2000 年	原国家药品监督管理局、公安部、原卫生部		37
2005 年	原国家食品药品监督管理局、公安部、原卫生部	121	21
2007 年	原国家食品药品监督管理局、公安部、原卫生部	123	25

表 10-2　精神药品品种目录的变迁

时间	种类	第一类精神药品	第二类精神药品
1989 年	104	39	65
1996 年	119	47	72
2005 年	130	52	78
2007 年	132	53	79

2. 麻醉药品的品种范围　2007 年，原国家食品药品监督管理局、公安部、原卫生部联合公布了《麻醉药品品种目录（2007 年版）》，自 2008 年 1 月 1 日起施行，如表 10-3 所示。在麻醉药品品种目录中，罂粟壳只能用于中药饮片、中成药生产及医疗配方使用。

表 10-3　麻醉药品品种目录（2007 年版）

1. 醋托啡（acetorphine）	17. 倍他羟基-3-甲基芬太尼（betahydroxy-3-methyl-fentanyl）
2. 乙酰阿法甲基芬太尼（acetyl alpha methyl fentanyl）	18. 倍他美罗定（betameprodine）
3. 醋美沙朵（acetylmethadol）	19. 倍他美沙朵（betamethadol）
4. 阿芬太尼（alfentanil）	20. 倍他罗定（betaprodine）
5. 烯丙罗定（allylprodine）	21. 贝齐米特（bezitramide）
6. 阿醋美沙朵（alphacetylmethadol）	22. 大麻与大麻树脂（cannabis and cannabis resin）
7. 阿法美罗定（alpha meprodine）	23. 氯尼他秦（clonitazene）
8. 阿法美沙朵（alphamethadol）	24. 古可叶（coca Leaf）
9. 阿法甲基芬太尼（alphamethylfentanyl）	25. 可卡因＊（cocaine）
10. 阿法甲基硫代芬太尼（alphamethylthiofentanyl）	26. 可多克辛（codoxime）
11. 阿法罗定＊（alphaprodine）	27. 罂粟秆浓缩物＊（concentrate of poppy straw）
12. 阿尼利定（anileridine）	28. 地索吗啡（desomorphine）
13. 苄替啶（benzethidine）	29. 右吗拉胺（dextromoramide）
14. 苄吗啡（benzylmorphine）	30. 地恩丙胺（diampromide）
15. 倍醋美沙朵（betacetylmethadol）	31. 二乙噻丁（diethylthiambutene）
16. 倍他羟基芬太尼（betahydroxyfentanyl）	

续表

32. 地芬诺辛（difenoxin）	68. 吗酰胺中间体（moramide intermediate）
33. 二氢埃托啡＊（dihydroetorphine）	69. 吗哌利定（morpheridine）
34. 双氢吗啡（dihydromorphine）	70. 吗啡＊（morphine）
35. 地美沙朵（dimenoxadol）	71. 吗啡甲溴化物及其他五价氮吗啡衍生物（morphine methobromide and other pentavalent nitrogen morphine derivatives）
36. 地美庚醇（dimepheptanol）	72. 吗啡-N-氧化物（morphine-N-oxide）
37. 二甲噻丁（dimethylthiambutene）	73. 1-甲基-4-苯基-4-哌啶丙酸盐（MPPP）
38. 吗苯丁酯（dioxaphetyl butyrate）	74. 麦罗啡（myrophine）
39. 地芬诺酯＊（diphenoxylate）	75. 尼可吗啡（nicomorphine）
40. 地匹哌酮（dipipanone）	76. 诺美沙朵（noracymethadol）
41. 羟蒂巴酚（drotebanol）	77. 去甲左啡诺（norlevorphanol）
42. 芽子碱（Ecgonine）	78. 去甲美沙酮（normethadone）
43. 乙甲噻丁（ethylmethylthiambutene）	79. 去甲吗啡（normorphine）
44. 依托尼秦（etonitazene）	80. 诺匹哌酮（norpipanone）
45. 埃托啡（etorphine）	81. 阿片＊（opium）
46. 依托利定（etoxeridine）	82. 羟考酮＊（oxycodone）
47. 芬太尼＊（fentanyl）	83. 羟吗啡酮（oxymorphone）
48. 呋替定（furethidine）	84. 对氟芬太尼（para-fluorofentanyl）
49. 海洛因（heroin）	85. 1-苯乙基-4-苯基-4-哌啶子基乙酸盐（PEPAP）
50. 氢可酮＊（hydrocodone）	86. 哌替啶＊（pethidine）
51. 氢吗啡醇（hydromorphinol）	87. 哌替啶中间体 A（pethidine intermediate A）
52. 氢吗啡酮（hydromorphone）	88. 哌替啶中间体 B（pethidine intermediate B）
53. 羟哌替啶（hydroxypethidine）	89. 哌替啶中间体 C（pethidine intermediate C）
54. 异美沙酮（isomethadone）	90. 苯吗庚酮（phenadoxone）
55. 凯托米酮（ketobemidone）	91. 非那丙胺（phenampromide）
56. 左美沙芬（levomethorphan）	92. 非那佐辛（phenazocine）
57. 左吗拉胺（levomoramide）	93. 非诺啡烷（phenomorphan）
58. 左芬啡烷（levophenacylmorphan）	94. 苯哌利定（phenoperidine）
59. 左啡诺（levorphanol）	95. 匹米诺定（piminodine）
60. 美他佐辛（metazocine）	96. 哌腈米特（piritramide）
61. 美沙酮＊（methadone）	97. 罂粟壳＊（poppy shell）
62. 美沙酮中间体（methadone intermediate）	98. 普罗庚嗪（proheptazine）
63. 甲地索啡（methyldesorphine）	99. 丙哌利定（properidine）
64. 甲二氢吗啡（methyldihydromorphine）	100. 消旋甲啡烷（racemethorphan）
65. 3-甲基芬太尼（3-methyl fentanyl）	101. 消旋吗拉胺（racemoramide）
66. 3-甲基硫代芬太尼（3-methylthiofentanyl）	
67. 美托酮（Metopon）	

续表

102. 消旋啡烷（racemorphan）	114. 右丙氧芬＊（dextropropoxyphene）
103. 瑞芬太尼＊（remifentanil）	115. 双氢可待因＊（Dihydrocodeine）
104. 舒芬太尼＊（sufentanil）	116. 乙基吗啡＊（ethylmorphine）
105. 醋氢可酮（thebacon）	117. 尼可待因（nicocodine）
106. 蒂巴因＊（thebaine）	118. 尼二氢可待因（nicodicodine）
107. 硫代芬太尼（thiofentanyl）	119. 去甲可待因（norcodeine）
108. 替利定（tilidine）	120. 福尔可定＊（pholcodine）
109. 三甲利定（trimeperidine）	121. 丙吡兰（propiram）
110. 醋氢可待因（acetyldihydrocodeine）	122. 阿橘片＊（compound platycodon tablets）
111. 布桂嗪＊（bucinnazine）	123. 吗啡阿托品注射液＊（morphine and atropine sulfate injection）
112. 可待因＊（codeine）	
113. 复方樟脑酊＊（compound camphor tincture）	

注：1. 上述品种包括其可能存在的盐和单方制剂。
2. 上述品种包括其可能存在的化学异构体及酯、醚。
3. 品种目录有＊的麻醉药品为我国生产及使用的品种。

3. 精神药品的品种范围　2007 年，原国家食品药品监督管理局、公安部、原卫生部联合公布了《精神药品品种目录（2007 年版）》，如表 10-4 所示。在精神药品目录中，共列出精神药品 132 种，其中第一类精神药品 53 种，我国生产及使用的有 7 种，分别是丁丙诺啡、γ-羟丁酸、氯胺酮、马吲哚、哌甲酯、司可巴比妥、三唑仑。第二类精神药品 79 种，我国生产及使用的有 33 种。

表 10-4　精神药品品种目录（2007 年版）

第一类	13. 甲卡西酮（methcathinone）
1. 布苯丙胺（brolamfetamine（DOB））	14. 甲米雷司（4-methylaminorex）
2. 卡西酮（cathinone）	15. 甲羟芬胺（MMDA）
3. 二乙基色胺（DET）	16. 乙芬胺（N-ethyl，MDA）
4. 甲氧基安非他明（DMA）	17. 羟芬胺（N-hydroxy，MDA）
5.（1,2-二甲基庚基）羟基四氢甲基二苯吡喃（DMHP）	18. 六氢大麻酚（parahexyl）
6. 二甲基色胺（DMT）	19. 副甲氧基安非他明（PMA）
7. 二甲氧基乙基安非他明（DOET）	20. 赛洛新（psilocine，psilotsin）
8. 乙环利定（eticyclidine）	21. 赛洛西宾（psilocybine）
9. 乙色胺（etryptamine）	22. 咯环利定（rolicyclidine）
10. 麦角乙二胺［（＋）-Lysergide］	23. 二甲氧基甲苯异丙胺（STP，DOM）
11. 二亚甲基双氧安非他明（MDMA）	24. 替苯丙胺（tenamfetamine）
12. 麦司卡林（mescaline）	25. 替诺环定（tenocyclidine）
	26. 四氢大麻酚（包括其同分异构物及其立体化学变体（tetrahydrocannabinol）

续表

27. 三甲氧基安非他明（TMA）	57. 咖啡因 *（caffeine）
28. 4-甲基硫基安非他明（4-methylthoamfetamine）	58. 安钠咖 *（caffeine sodium benzoate，CNB）
29. 苯丙胺（amfetamine）	59. 去甲伪麻黄碱 *（cathine）
30. 安非拉酮（amfepramone）	60. 环己巴比妥（cyclobarbital）
31. 安咪奈丁（amineptine）	61. 地佐辛及其注射剂 *（dezocine and its injection）
32. 2,5-二甲氧基-4-溴苯已（4bromo-2,5-dimethoxy-phenethlamine（2-CB））	62. 右旋芬氟拉明（dexfenfluramine）
33. 丁丙诺啡 *（buprenorphine）	63. 芬氟拉明 *（fenfluramine）
34. 右苯丙胺（dexamfetamine）	64. 氟硝西泮（flunitrazepam）
35. 二甲基安非他明（dimethylamphetamine）	65. 格鲁米特 *（glutethimide）
36. 芬乙茶碱（fenetylline）	66. 呋芬雷司（furfenorex）
37. γ-羟丁酸 *（γ-hydroxybutyrate（GHB））	67. 喷他佐辛 *（pentazocine）
38. 氯胺酮 *（ketamine）	68. 戊巴比妥 *（pentobarbital）
39. 左苯丙胺（levamfetamine）	69. 丙己君（propylhexedrine）
40. 左甲苯丙胺（levomethamphetamine）	70. 阿洛巴比妥（allobarbital）
41. 马吲哚 *（mazindol）	71. 阿普唑仑 *（alprazolam）
42. 甲氯喹酮（mecloqualone）	72. 阿米雷司（aminorex）
43. 去氧麻黄碱（metamfetamine）	73. 巴比妥 *（barbital）
44. 去氧麻黄碱外消旋体（metamfetamine racemate）	74. 苄非他明（benzfetamine）
45. 甲喹酮（methaqualone）	75. 溴西泮 *（bromazepam）
46. 哌甲酯 *（methylphenidate）	76. 溴替唑仑（brotizolam）
47. 莫达非尼（modafinil）	77. 丁巴比妥（butobarbital）
48. 苯环利定（phencyclidine）	78. 卡马西泮（camazepam）
49. 芬美曲秦（phenmetrazine）	79. 氯氮卓 *（chlordiazepoxide）
50. 司可巴比妥 *（secobarbital）	80. 氯巴占（clobazam）
51. δ-9-四氢大麻酚及其立体化学变（delta-9-tetrahydrocannabinol and its stereochemical variants）	81. 氯硝西泮 *（clonazepam）
52. 三唑仑 *（triazolam）	82. 氯拉卓酸（clorazepate）
53. 齐培丙醇（zipeprol）	83. 氯噻西泮（clotiazepam）
第二类	84. 氯噁唑仑（cloxazolam）
54. 异戊巴比妥 *（amobarbital）	85. 地洛西泮（delorazepam）
55. 布他比妥（butalbital）	86. 地西泮 *（diazepam）
56. 布托啡诺及其注射剂 *（butorphanol and its injection）	87. 艾司唑仑 *（estazolam）
	88. 乙氯维诺（ethchlorvynol）
	89. 炔已蚁胺（ethinamate）

续表

90. 氯氟䓬乙酯＊（ethyl Loflazepate）	112. 硝西泮＊（nitrazepam）
91. 乙非他明（etilamfetamine）	113. 去甲西泮（nordazepam）
92. 芬坎法明（fencamfamin）	114. 奥沙西泮＊（oxazepam）
93. 芬普雷司（fenproporex）	115. 奥沙唑仑（oxazolam）
94. 氟地西泮（fludiazepam）	116. 氨酚氢可酮片＊（paracetamol and hydrocodone bitartrate tablets）
95. 氟西泮＊（flurazepam）	117. 匹莫林＊（pemoline）
96. 哈拉西泮（halazepam）	118. 苯甲曲秦（phendimetrazine）
97. 卤沙唑仑（haloxazolam）	119. 苯巴比妥＊（phenobarbital）
98. 凯他唑仑（ketazolam）	120. 芬特明（phentermine）
99. 利非他明（lefetamine）	121. 匹那西泮（pinazepam）
100. 氯普唑仑（loprazolam）	122. 哌苯甲醇（pipradrol）
101. 劳拉西泮＊（lorazepam）	123. 普拉西泮（prazepam）
102. 氯甲西泮（lormetazepam）	124. 吡咯戊酮（pyrovalerone）
103. 美达西泮（medazepam）	125. 仲丁比妥（Secbutabarbital）
104. 美芬雷司（mefenorex）	126. 替马西泮＊（Temazepam）
105. 甲丙氨酯＊（meprobamate）	127. 四氢西泮（Tetrazepam）
106. 美索卡（mesocarb）	128. 曲马多＊（Tramadol）
107. 甲苯巴比妥（methylphenobarbital）	129. 乙烯比妥（Vinylbital）
108. 甲乙哌酮（methyprylon）	130. 唑吡坦＊（Zolpidem）
109. 咪达唑仑＊（midazolam）	131. 扎来普隆＊（zaleplone）
110. 纳布啡及其注射剂＊（nalbuphine and its injection）	132. 麦角胺咖啡因片＊（ergotamine and caffeine tablets）
111. 尼美西泮（nimetazepam）	

注：1. 上述品种包括其可能存在的盐和单方制剂（除非另有规定）。
2. 上述品种包括其可能存在的化学异构体及酯、醚（除非另有规定）。
3. 品种目录有＊的精神药品为我国生产及使用的品种。

根据《药品管理法》、《中华人民共和国海关法》等有关法律法规规定，原国家食品药品监督管理局和海关总署又公布了列入麻醉药品和精神药品管理品种的海关商品编号，自2009年1月1日起施行。

四、麻醉药品和精神药品的国际管制

世界各国均采取司法手段和行政手段，规范麻醉药品与精神药品的研究、开发、生产、经营、使用等活动，禁止非法从事麻醉药品与精神药品的相关活动，并加强打击毒品和监控药物滥用的国际合作。

（一）国际麻醉药品和精神药品管制机构

国际上的麻醉药品和精神药品管制机构主要设立在联合国及世界卫生组织等有关国际组织之中，主要的机构名称和相应职能见表 10-5。

表 10-5 主要国际麻醉药品和精神药品管制机构

管制机构名称	成立时间	主要职能
联合国麻醉药品委员会（Commission on Narcotics Drugs，CND）	1946 年	①制定国际管制和禁止麻醉药品滥用和非法贩运的政策和措施。 ②承担麻醉药品和精神药品国际公约所赋予的职能。 ③定期审查世界各国麻醉药品和精神药品走私情况。 ④协调经济和社会理事会行使监督公约的执行情况。 ⑤向联合国国际麻醉品管制署提供政策指导并监督其活动
国际麻醉品管制局（International Narcotic Control Board，INCB）	1968 年	任务：促进各国政府为了整个国际社会的利益，按照麻醉品管制公约办事。 ①从事麻醉药品和精神药品合法流动的管制；与各国政府合作将麻醉药品的种植、生产、制造和供应完全限于满足医疗和科研需要，努力防止违法或非法种植、生产、制造、贩运和使用麻醉药品。 ②监督公约的实施：评价各国履行公约义务的情况：发现问题时就各种补救措施提出建议。 ③发表年度报告，综述当年有关毒品问题的世界形势，并预测毒品滥用趋向，提出采取措施的建议
联合国国际麻醉药品管制署（“联合国禁毒署”）（United Nations International Drug Control Programme，UNDCP）	1990 年	宗旨是：在国际范围内协调麻醉药品管制活动。 ①药物管制条约实施，政策实施和研究以及业务活动。 ②协助各成员国实施各项药品管制公约。 ③为麻委会的各附属机构及各国政府提供相关信息、报告、咨询和培训服务

（二）国际麻醉药品和精神药品管制的国际公约

自 1909 年上海召开第一次国际性的关于阿片滥用的禁毒会议以来，陆续出台了一系列麻醉药品和管制的国际条约，见表 10-6。

表 10-6 国际麻醉药品和精神药品管制的主要国际公约

公约名称	生效时间	公约主要内容
《修正的 1961 年麻醉品单一公约》	1975 年 8 月	限定了麻醉药品的范围，缔约国的一般义务，联合国经济及社会理事会麻醉品委员会及国际麻醉品管制局执行公约被授予的职权和职能，各类麻醉品在生产、种植、制造、国际贸易、分配、持有、使用中的限制、管制、监察和检查的措施，违反公约的处罚等

续表

公约名称	生效时间	公约主要内容
		该公约将管制药物按其医疗价值和药物依赖性大小列入四个表中进行管制：①列入表Ⅰ的麻醉药品：近100种，依赖性强，管制最严。含阿片类（如吗啡、鸦片、蒂巴因、海洛因）及（古柯叶、可卡因、大麻等）非阿片类物质。②列入表Ⅱ管制的有可待因、乙基吗啡等10种麻醉药品。这些药品，个人凭医生处方可以购买和使用。③列入表Ⅲ管制的药品为表Ⅱ所列药品的不超过浓度的制剂和表Ⅰ中5种药品不超过浓度的制剂，此表药品贸易不受管制。④表Ⅳ重复列入表Ⅰ中的18种麻醉药品，这些药品因危险性大，医疗价值有限（如海洛因、大麻、埃托啡），允许在管制下做科研使用，多数为策划药（designer drugs）
《1971年精神药物公约》	1976年8月	限定了精神药品的范围；精神药品的管制措施；各缔约国应向联合国的药品管制机构报送本公约在其领土实施的情况资料；违反公约的罚则等。 该公约将药品按其医疗价值和有害程度分别列入四个表中：列入表Ⅰ的主要是各种致幻剂如麦角酰二乙胺、麦司卡林、裸盖菇素、四氢大麻酚等，管制最严格，只能用于科研，禁止用于医疗目的的使用。列入表Ⅱ的包括中枢兴奋剂苯丙胺类以及甲喹酮（安眠酮）、甲苯吗啡等。列入表Ⅲ的包括中效和短效的巴比妥类及一些镇痛药（戊巴比妥、司可巴比妥、镇痛新等）。列入表Ⅳ的包括长效巴比妥类（巴比妥、苯巴比妥）和苯二氮䓬类镇静催眠药
《联合国禁止非法贩运麻醉药品和精神药物公约》	1990年11月	规定了有关毒品犯罪及制裁措施；规定在一定情况下，各缔约国应采取可能必要的措施对毒品犯罪确定本国的管辖权；就没收毒品犯罪非法收益和财产、对毒品犯罪的引渡、缔约国间相互法律协助、移交诉讼、支援过境国、控制下交付以及国际合作等问题作出了具体规定；缔约国应向联合国经济及社会理事会麻醉品委员会提供关于在其境内执行公约的情况等

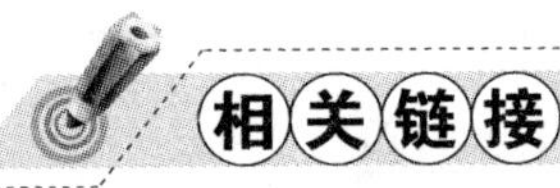

国际麻醉药品管制历史简介

关于阿片滥用的第一次国际性禁毒会议于1909年在上海召开，有13个国家参加，1912第一个国际禁毒公约《海牙禁止鸦片公约》在海牙出台。1924年《关于熟鸦片的制造、国内贸易及使用的协定》在日内瓦出台，1925年制定了《国际鸦片公约》，1931年在日内瓦和曼谷分别签订了《限制制造及调节分配麻醉品公约》与《远东管制吸食鸦片协定》，1936年在日内瓦签订了《禁止非法买卖麻醉品公约》，1961年联合国大会通过《1961年麻醉品单一公约》，该公约对过去的公约和协定进行了合并和修订，把管制范围扩大到了天然麻醉品原料的种植等方面，并对有关刑事管辖权的问题作了规定。1971年联合国在维也纳签订了《1971年精神药物公约》。

五、我国麻醉药品、精神药品的管理概况

（一）我国麻醉药品、精神药品的管制机构

国家食品药品监督管理部门负责全国麻醉药品和精神药品的监督管理工作，并会同国务院农业主管部门对麻醉药品药用原植物实施监督管理。国务院公安部门负责对造成麻醉药品药用原植物、麻醉药品和精神药品流入非法渠道的行为进行查处。国务院其他有关主管部门在各自的职责范围内负责与麻醉药品和精神药品有关的管理工作。

省、自治区、直辖市食品药品监督管理部门负责本行政区域内麻醉药品和精神药品的监督管理工作。县级以上地方公安机关负责对本行政区域内造成麻醉药品和精神药品流入非法渠道的行为进行查处。县级以上地方人民政府其他有关主管部门在各自的职责范围内负责与麻醉药品和精神药品有关的管理工作。

麻醉药品和精神药品的生产、经营企业和使用单位可以依法参加行业协会，行业协会应当加强行业自律管理。

（二）我国麻醉药品、精神药品相关法律、法规

新中国成立以来，人大常委会、国务院先后制定了一系列有关麻醉药品、精神药品管制和禁毒的法律法规，现阶段我国主要法律、法规见下表。

表 10-7　中国管制麻醉药品、精神药品和禁毒的主要法律法规

时间	名称	机构	主要内容
1984 年 9 月	药品管理法	国务院	对麻醉药品、精神药品、毒性药品、放射性药品，实行特殊管理
1987 年 11 月	《麻醉药品管理办法》	国务院	
1988 年 12 月	《精神药品管理办法》	国务院	
1988 年 12 月	《医疗用毒性药品管理办法》	国务院	对医疗用毒性药品生产、收购、炮制、销售等进行规定
1989 年 11 月	《放射性药品管理办法》	国务院	对放射性药品生产、经营等进行规定
1990 年 12 月	《关于禁毒的决定》	全国人大常委会	明确毒品是鸦片、海洛因、吗啡、大麻、可卡因以及国务院规定管制的其他能够使人形成瘾癖的麻醉药品和精神药品
1997 年 3 月	《中华人民共和国刑法》（修订）	全国人大常委会	规定了走私、贩卖、运输、制造毒品罪的刑事责任
2005 年 8 月	《麻醉药品和精神药品管理条例》	国务院	明确药品范围，对研制、生产、经营、罚则等进行规定
2005 年 10 月	《麻醉药品和精神药品生产管理办法》（试行）	原国家食品药品监督管理局	对麻醉药品和精神药品的生产、流通等管理作出了进一步的具体规定
2007 年 12 月	中华人民共和国禁毒法	全国人大常务委员会	对毒品管制、禁毒措施、禁毒国际合作、法律责任等进行了规定

（三）我国政府对麻醉药品、精神药品管理的其他举措

防范和打击麻醉药品、精神药品滥用是一项复杂的工程，我国政府采取了一系列措施来应对新情况、新问题，并积极参与国际麻醉药品和精神药品管制事务。

1. 成立国家禁毒委员会　国家禁毒委员会于1990年11月经国务院批准成立，主要任务是：打击毒品犯罪，严格执行禁毒法律法规、有关禁毒行政管理、禁毒宣传教育等涉及各个行业、部门的统筹协调工作；保障各项禁毒工作协调有序，富有成效地进行；研究制定开展和加强禁毒工作的重要政策、意见及措施，组织协调禁毒工作重大行动的开展以及重要举措的落实。

2. 制定禁毒工作方针　1991年6月，在国家禁毒委员会主持的全国禁毒工作会议上，将“三禁并举，堵源截流，严格执法，标本兼治”确定为我国禁毒方针；针对制造冰毒和走私、贩卖、制造易制毒化学品犯罪新动态，国家禁毒委员会及时调整工作方案；当前乃至今后一段时期，“禁吸、禁贩、禁种、禁制”四禁并举、预防为本、严格执法、综合治理为我国禁毒工作方针。

3. 开展全国药物滥用监测　药物滥用监测指应用流行病学的原理和基本方法，通过连续、系统地收集人群中滥用麻醉药品、精神药品的资料或开展相关调查，发现和分析评价药物滥用流行现状、程度、基本分布情况和可能的发展趋势，为禁毒工作和麻醉药品、精神药品管理服务。

4. 制定临床应用指导原则　2007年1月，原卫生部制定《麻醉药品临床应用指导原则》，《精神药品临床应用指导原则》，对适应证、应用原则、使用方法慎用及禁忌、不良反应、注意事项等方面作出规定，对医务人员合理使用麻醉药品和精神药品进行指导。

问题与思考

为什么要对麻醉药品和精神药品实行特殊管理？

第二节　麻醉药品和精神药品的管理

为加强麻醉药品和精神药品的管理，保证麻醉药品和精神药品的合法、安全、合理使用，防止流入非法渠道，根据药品管理法和其他有关法律的规定，国务院制定《麻醉药品和精神药品管理条例》（以下简称《条例》），对麻醉药品药用原植物的种植，麻醉药品和精神药品的实验研究、生产、经营、使用、储存、运输等活动以及监督管理等制定了相应的规定。除《条例》另有规定的外，任何单位、个人不得进行麻醉药品药用原植物的种植以及麻醉药品和精神药品的实验研究、生产、经营、使用、储存、运输等活动。

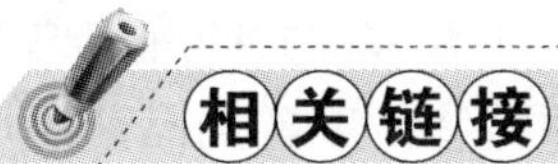

《麻醉药品和精神药品管理条例》

共9章、89条，其主要章节分别是：

第一章　总则　　第二章　种植、实验研究和生产
第三章　经营　　第四章　使用
第五章　储存　　第六章　运输
第七章　审批程序和监督管理　　第八章 法律责任
第九章　附则

一、麻醉药品和精神药品的实验研究和生产（种植）管理

国家根据麻醉药品和精神药品的医疗、国家储备和企业生产所需原料的需要确定需求总量，对麻醉药品药用原植物的种植、麻醉药品和精神药品的生产实行总量控制。

（一）麻醉药品和精神药品的实验研究管理

1. 实验研究立项实行审批制度　开展麻醉药品（包括含麻醉药品的复方制剂）和精神药品实验研究必须事先提出立项申请，报所在地省级食品药品监督管理部门，经省级食品药品监督管理部门对申请人实验研究条件进行现场检查后出具审查意见，连同申报资料报送国家食品药品监督管理部门审查。符合条件和规定的，发给《麻醉药品和精神药品实验研究立项批件》，方可进行试验研究。《麻醉药品和精神药品实验研究立项批件》不得转让。

2. 开展实验研究应具备的条件　①以医疗、科学研究或者教学为目的；②有保证实验所需麻醉药品和精神药品安全的措施和管理制度；③单位及其工作人员2年内没有违反有关禁毒的法律、行政法规规定的行为。

3. 不得开展实验研究的情况　依据《麻醉药品和精神药品实验研究管理规定的通知》，不得开展实验研究情况，包括：①医疗不得使用的麻醉药品和精神药品；②仿制国内监测期内的麻醉药品和精神药品；③仿制国内药品标准试行期内的麻醉药品和精神药品；④含罂粟壳的复方制剂；⑤不符合麻醉药品、精神药品生产企业的数量规定；⑥申请人在药品实验研究或生产中曾有违反有关禁毒法律、行政法规规定的行为；⑦其他不符合国家麻醉药品和精神药品有关规定情况申请人。

4. 在普通药品的实验研究过程中，如产生管制品种，则应当立即停止实验研究活动，并向国家食品药品监督管理部门报告。国家食品药品监督管理部门应根据情况，及时作出是否同意其继续进行实验研究的决定。

5. 麻醉药品和第一类精神药品的临床试验，不得以健康人为受试对象。

（二）麻醉药品药用原植物的种植管理

1. 年度计划要求　国家食品药品监督管理部门根据麻醉药品和精神药品的需求总量制定年度生产计划。同时，与国务院农业主管部门根据麻醉药品年度生产计划，制订麻醉药品药用原植物年度种植计划。

2. 对种植企业的确定　国家食品药品监督管理部门和国务院农业主管部门共同确定麻醉药品药用原植物种植企业，其他单位和个人不得种植麻醉药品药用原植物。麻醉药品药用原植物种植企业必须按计划种植，并定期向国家食品药品监督管理部门和国务院农业主管部门报告种植情况。

（三）麻醉药品和精神药品的生产管理

1. 定点生产制度　国家对麻醉药品和精神药品实行定点生产制度。国家食品药品监督管理部门根据麻醉药品和精神药品的需求总量，按照合理布局、总量控制的原则，确定麻醉药品和精神药品定点生产企业的数量和布局，并根据年度需求总量对数量和布局进行调整。

2. 定点企业的审批　从事麻醉药品、第一类精神药品生产以及第二类精神药品原料药生产的企业，经所在地省级食品药品监督管理部门初步审查后，由国家食品药品监督管理部门批准；从事第二类精神药品制剂生产的企业，由所在地省级食品药品监督管理部门批准。

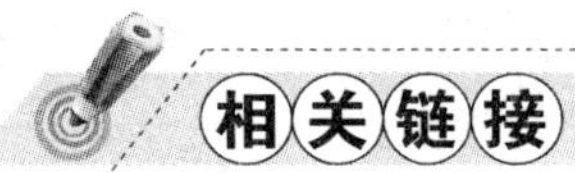

麻醉药品和精神药品的定点生产企业应当具备的条件

1. 有药品生产许可证；
2. 有麻醉药品和精神药品实验研究批准文件；
3. 有符合规定的麻醉药品和精神药品生产设施、储存条件和相应的安全管理设施；
4. 有通过网络实施企业安全生产管理和向药品监督管理部门报告生产信息的能力；
5. 有保证麻醉药品和精神药品安全生产的管理制度；
6. 有与麻醉药品和精神药品安全生产要求相适应的管理水平和经营规模；
7. 麻醉药品和精神药品生产管理、质量管理部门的人员应当熟悉麻醉药品和精神药品管理以及有关禁毒的法律、行政法规；
8. 没有生产、销售假药、劣药或者违反有关禁毒的法律、行政法规规定的行为；
9. 符合国家食品药品监督管理部门公布的麻醉药品和精神药品定点生产企业数量和布局的要求。

3. 生产管理

（1）生产产品要求：国家食品药品监督管理部门通过组织医学、药学、社会学、伦理学和禁毒等方面的专家成立专家组，对申请首次上市的麻醉药品和精神药品的社会危害性和被滥用的可能性进行评价，并提出是否批准的建议。

生产麻醉药品和精神药品，必须取得药品批准文号。未取得药品批准文号的，不得生产麻醉药品和精神药品。

（2）生产和报告：定点生产企业必须严格按照麻醉药品和精神药品年度生产计划安排生产，并依照规定向所在地省级食品药品监督管理部门报告生产情况。

（3）委托生产：经批准定点生产的麻醉药品、第一类精神药品和第二类精神药品原料药不得委托加工。第二类精神药品制剂可以委托加工。具体按《麻醉药品和精神药品生产管理办法》（试行）相关规定办理。

（4）发生重大突发事件，定点生产企业无法正常生产或者不能保证供应麻醉药品和精神药品时，国家食品药品监督管理部门可以决定其他药品生产企业生产麻醉药品和精神药品。重大突发事件结束后，国家食品药品监督管理部门应当及时决定前款规定的企业停止麻醉药品和精神药品的生产。

4. 定点生产企业的销售管理　定点生产企业只能将麻醉药品和精神药品销售给具有麻醉药品和精神药品经营资格的企业或者经批准的其他单位。麻醉药品和精神药品定点生产企业必须建立购买方的销售档案。

（1）麻醉药品药用原植物种植企业生产的麻醉药品原料（阿片）按照计划销售给国家设立的麻醉药品储存单位。国家设立的麻醉药品储存单位只能将麻醉药品原料按照计划销售给麻醉药品生产企业以及经批准购用的其他单位。

（2）定点生产企业生产的麻醉药品和第一类精神药品原料药只能按照计划销售给制剂生产企业和经批准购用的其他单位，小包装原料药可以销售给全国性批发企业和区域性批发企业。

定点生产的第二类精神药品原料药只能销售给定点全国性批发企业、区域性批发企业、专门从事第二类精神药品批发业务的企业、第二类精神药品制剂生产企业以及经备案的其他需用第二类精神药品原料药的企业，并应当按照备案的需用计划销售。

（3）定点生产的麻醉药品和第一类精神药品制剂只能销售给定点全国性批发企业、区域性批发企业以及经批准购用的其他单位。定点区域性批发企业从定点生产企业购进麻醉药品和第一类精神药品制剂，须经所在地省级食品药品监督管理部门批准。

定点生产的第二类精神药品制剂只能销售给全国性批发企业、区域性批发企业、专门从事第二类精神药品批发业务的企业、第二类精神药品零售连锁企业、医疗机构或经批准购用的其他单位。

5. 专有标志管理　麻醉药品和精神药品的标签应当印有国家食品药品监督管理部门规定的标志（图 10-2）。对同属于兴奋剂的品种，应用中文注明“运动员慎用”字样。

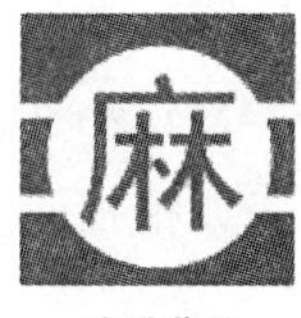

麻醉药品

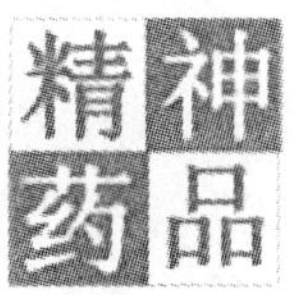

精神药品

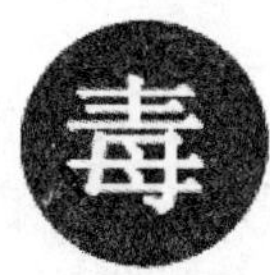

毒性药品

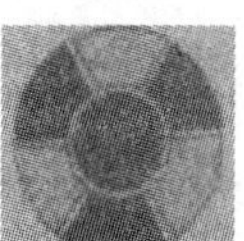
放射药品

图 10-2　麻醉药品、精神药品、毒性药品、放射药品专有标志

二、麻醉药品和精神药品的经营管理

（一）麻醉药品和精神药品的批发经营管理

1. 国家对麻醉药品和精神药品实行定点经营制度　国家食品药品监督管理部门应当根据麻醉药品和第一类精神药品的需求总量，确定麻醉药品和第一类精神药品的定点批发企业布

局，并应当根据年度需求总量对布局进行调整、公布。

药品经营企业不得经营麻醉药品原料药和第一类精神药品原料药。但是，供医疗、科学研究、教学使用的小包装的上述药品可以由国家食品药品监督管理部门规定的药品批发企业经营。

2. 定点批发企业的条件　麻醉药品和精神药品定点批发企业除应具备一般药品经营企业的开办条件外，还应具备下列条件：

（1）有符合《条例》规定的麻醉药品和精神药品储存条件。

（2）有通过网络实施企业安全管理和向药品监督管理部门报告经营信息的能力。

（3）单位及其工作人员2年内没有违反有关禁毒的法律、行政法规规定的行为。

（4）符合国家食品药品监督管理部门公布的定点批发企业布局。

麻醉药品和第一类精神药品的定点批发企业，还应当具有保证供应责任区域内医疗机构所需麻醉药品和第一类精神药品的能力，并具有保证麻醉药品和第一类精神药品安全经营的管理制度。

3. 定点批发企业的审批

（1）国家食品药品监督管理部门将麻醉药品和第一类精神药品经营企业分为全国性批发企业和区域性批发企业。

（2）全国性批发企业指跨省、自治区、直辖市从事麻醉药品和第一类精神药品批发业务的企业；应当经国家食品药品监督管理部门批准。

（3）区域性批发企业指在省、自治区、直辖市范围内从事麻醉药品和第一类精神药品批发业务的企业。应当经所在地省、自治区、直辖市食品药品监督管理部门批准。

（4）专门从事第二类精神药品批发业务的企业，应当经所在地省、自治区、直辖市食品药品监督管理部门批准。

4. 购进管理

（1）全国性批发企业应当从定点生产企业购进麻醉药品和第一类精神药品。

（2）区域性批发企业可以从全国性批发企业购进麻醉药品和第一类精神药品；经所在地省、自治区、直辖市食品药品监督管理部门批准，也可以从定点生产企业购进麻醉药品和第一类精神药品。

5. 销售管理

（1）全国性批发企业主要对区域性批发企业销售麻醉药品和第一类精神药品，经医疗机构所在地省级食品药品监督管理部门批准也可向取得麻醉药品和第一类精神药品使用资格的医疗机构以及其他经过批准的单位销售麻醉药品和第一类精神药品。

（2）区域性批发企业可以向本省行政区域内取得麻醉药品和第一类精神药品使用资格的医疗机构销售麻醉药品和第一类精神药品；经国家食品药品监督管理部门批准后可以就近向其他省行政区域内取得麻醉药品和第一类精神药品使用资格的医疗机构销售。

（3）全国性批发企业和区域性批发企业向医疗机构销售药品时应当将药品送至医疗机构，医疗机构不得自行提货。

（4）全国性批发企业和区域性批发企业可以从事第二类精神药品批发业务。第二类精神药品定点批发企业可以向医疗机构、定点批发企业和符合规定的药品零售企业销售第二类精神药品。

（5）药品经营企业销售不得经营麻醉药品原料药和第一类精神药品原料药，供医疗、科学研究、教学使用的小包装上述药品可以由国家食品药品监督管理部门规定的药品批发企业经营。

（二）麻醉药品和精神药品的零售管理

1. 麻醉药品和第一类精神药品不得零售，禁止使用现金交易，但个人合法购买麻醉药品和精神药品的除外。

2. 从事第二类精神药品零售的连锁企业，应严格执行统一进货、统一配送和统一管理，由本企业直接配送，不得委托配送。

3. 第二类精神药品零售企业应当凭执业医师出具的处方，按规定剂量销售第二类精神药品，并将处方保存2年备查；禁止超剂量或者无处方销售第二类精神药品；不得向未成年人销售第二类精神药品。

4. 麻醉药品和精神药品实行政府定价，在制定出厂和批发价格的基础上，逐步实行全国统一零售价格。

5. 麻醉药品目录中的罂粟壳只能用于中药饮片和中成药的生产以及医疗配方使用。

三、麻醉药品和精神药品的储存、运输、邮寄、进出口管理

（一）麻醉药品和精神药品储存管理

1. 专库储存　麻醉药品药用原植物种植企业、定点生产企业、全国性批发企业和区域性批发企业以及国家设立的麻醉药品储存单位，应当设置储存麻醉药品和第一类精神药品的专库。该专库应符合下列要求：①安装专用防盗门，实行双人双锁管理；②具有相应的防火设施；③具有监控设施和报警装置，报警装置应当与公安机关报警系统联网。

麻醉药品定点生产企业应当将麻醉药品原料药和制剂分别存放。

2. 专人负责　麻醉药品药用原植物种植企业、定点生产企业、全国性批发企业和区域性批发企业、第二类精神药品经营企业、国家设立的麻醉药品储存单位以及麻醉药品和第一类精神药品的使用单位，应当配备专人负责管理工作，并建立储存麻醉药品和第一类精神药品的专用账册。药品入库双人验收，出库双人复核，做到账物相符。专用账册的保存期限应当自药品有效期期满之日起不少于5年。

3. 第二类精神药品经营企业应当在药品库房中设立独立的专库或者专柜储存第二类精神药品，并建立专用账册，实行专人管理。专用账册的保存期限应当自药品有效期期满之日起不少于5年。

（二）麻醉药品和精神药品运输管理

1. 运输麻醉药品和精神药品的手续要求　托运或者自行运输麻醉药品和第一类精神药品的单位，应当向所在地省、自治区、直辖市食品药品监督管理部门申请领取运输证明。运输证明有效期为1年。运输证明应当由专人保管，不得涂改、转让、转借。

托运人办理麻醉药品和第一类精神药品运输手续，应当将运输证明副本交付承运人。

承运人应当查验、收存运输证明副本，并检查货物包装。承运人在运输过程中应当携带运输证明副本，以备查验。没有运输证明或者货物包装不符合规定的，承运人不得承运。

运输第二类精神药品无需办理运输证明。

2. 运输麻醉药品和精神药品安全保障措施 托运、承运和自行运输麻醉药品和精神药品的应防止麻醉药品和精神药品在运输过程中被盗、被抢、丢失。

3. 运输麻醉药品和精神药品的方式 铁路运输应当采用集装箱或行李车运输，通过公路或水路运输的应由专人押运。

4. 运输麻醉药品和精神药品的通报 定点生产企业、全国性批发企业和区域性批发企业之间运输麻醉药品、第一类精神药品，发货人在发货前应当向所在地省级食品药品监督管理部门报送本次运输的相关信息。属于跨省运输的，收到信息的食品药品监督管理部门应当向收货人所在地的同级食品药品监督管理部门通报；属于在本省行政区域内运输的，收到信息的食品药品监督管理部门应当向收货人所在地设区的市级食品药品监督管理部门通报。

（三）麻醉药品和精神药品邮寄管理

原国家食品药品监督管理局和国家邮政局共同制定了《麻醉药品和精神药品邮寄管理办法》，2005 年 11 月 1 日起实施。

寄件人邮寄麻醉药品和精神药品应当提交所在地省级食品药品监督管理部门出具的准予邮寄证明，邮寄证明一次有效。邮政营业机构对药品和邮寄证明进行查验后给予收寄。并将详情单与邮寄证明一并存档，邮寄证明保存 1 年备查。

省级邮政主管部门指定符合安全保障条件的邮政营业机构负责收寄麻醉药品和精神药品。

（四）麻醉药品和精神药品进出口管理

国家对麻醉药品和精神药品的进（出）口实行进（出）口准许管理制度。凭国家食品药品监督管理部门核发《精神药品进（出）口准许证》，向海关办理进（出）口手续。准许证一批一次有效。进口的麻醉药品和精神药品在包装标签、说明书上应注明药品注册证号和麻醉药品（或精神药品）进口准许证号。

个人携带麻醉药品和第一类精神药品出境，凭医疗机构出具的医疗诊断书、本人身份证明，可以携带单张处方最大用量以内的麻醉药品和第一类精神药品。医务人员携带麻醉药品和第一类精神药品出境，应持有省级以上食品药品监督管理部门发放的携带麻醉药品、精神药品证明。

四、麻醉药品和精神药品的使用管理

（一）《麻醉药品、第一类精神药品购用印鉴卡》管理

1. 申请《印鉴卡》的医疗机构的条件

医疗机构需要使用麻醉药品和第一类精神药品，须经所在地设区的市级卫生行政部门批准，取得《麻醉药品、第一类精神药品购用印鉴卡》。医疗机构凭《印鉴卡》向本省行政区域内的定点批发企业购买麻醉药品和第一类精神药品。

医疗机构购买第二类精神药品无需办理《印鉴卡》。经所在地省、自治区、直辖市食品药品监督管理部门批准，持有医疗机构制剂许可证的医疗机构可以配制临床需要但市场无供应的麻醉药品和精神药品。

设区的市级卫生行政部门发给医疗机构《印鉴卡》的同时，将取得《印鉴卡》的医疗机构情况抄送所在地市级食品药品监督管理部门，报省卫生行政部门备案；并将取得《印鉴卡》的医疗机构名单向本行政区域内的定点批发企业通报。

具有经过培训的、专职从事麻醉药品和第一类精神药品管理的药学专业技术人员；有获得麻醉药品和第一类精神药品处方资格的执业医师；有安全储存的设施和管理制度；有与使用麻醉药品和第一类精神药品相关的诊疗科目。

2.《印鉴卡》的申请和变更　对于首次申请《印鉴卡》的医疗机构，市级卫生行政部门在作出是否批准的决定前还应当组织现场检查，并留存现场检查记录。

3.《印鉴卡》的有效期　《印鉴卡》有效期为 3 年。《印鉴卡》有效期满前 3 个月，医疗机构应当向市级卫生行政部门重新提出申请。

（二）麻醉药品和精神药品的处方管理

1. 处方权限　执业医师对有关麻醉药品和精神药品使用知识进行培训，考核合格后才具有麻醉药品和第一类精神药品处方资格。但不得为自己开具该类药物处方。

2. 处方原则　按国家卫生行政部门制定的临床应用指导原则使用麻醉药品和精神药品。对确需使用麻醉药品或者第一类精神药品的患者，要满足其合理用药需求，同时遵守处方限量要求。对于癌症患者应遵循“癌症三级止痛阶梯疗法”治疗原则。为患者首次开局麻醉药品和第一类精神药品处方时，应当亲自诊查患者，并建立相应病历档案，留存患者身份证复印件，签署《知情同意书》。医疗机构必须要求使用麻醉药品非注射剂型和第一类精神药品的患者每 3 个月复诊或者随诊一次。

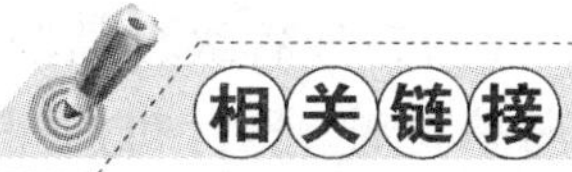

三级止痛阶梯治疗

三级止痛阶梯治疗是指对癌痛的性质和原因作出正确的评估后，根据患者的疼痛程度和原因适当地选择镇痛剂。三级止痛阶梯疗法也适用于慢性非癌痛的止痛治疗。阶梯给药是指轻度疼痛选择非甾体类解热镇痛抗炎药，代表药物阿司匹林、扑热息痛、去痛片、布洛芬等；中度疼痛选择弱阿片类药物，比如可待因、曲马多、氨酚待因等；重度疼痛选择强阿片类药物，如吗啡口服片、哌替啶、二氢埃托啡等。

3. 专用处方　麻醉药品和第一类精神药品为淡红色处方，处方右上角分别标注“麻”和“精一”；第二类精神药品为白色处方，右上角标注“精二”。麻醉药品和第一类精神药品处方统一编号，计数管理。调配麻醉药品和第一类精神药品处方时，处方的调配人、核对人应仔细核对，签署姓名，并予以登记；对不符合规定的，应拒绝发药。《麻醉药品和精神药品管理条例》规定麻醉药品处方保存至少 3 年，精神药品处方保存至少 2 年。麻醉药品及精神药品的处方限量见表 10-8。

4. 麻醉药品非注射剂型和第一类精神药品需要带出医疗机构外使用时，具有处方权的医师在患者或者其代办人出示下列材料后方可开具麻醉药品、第一类精神药品处方：①二级以上医院开具的诊断证明；②患者户籍簿、身份证或者其他相关身份证明；③代办人员身份证明。医疗机构可以在患者门诊病历中留存代办人员身份证明复印件。

表 10-8　麻醉药品、第一类精神药品、第二类精神药品处方限量

药品	剂型	患者类型	处方限量
麻醉药品 第一类精神药品	注射剂	门诊	1 次常用量
		癌痛、慢性中、重度非癌痛患者	不得超过 3 日常用量
		住院	1 日量
	控、缓释制剂	门诊	7 日常用量
		癌痛、慢性中、重度非癌痛患者	不得超过 15 日常用量
		住院	1 日量
	其他剂型	门诊	3 日常用量
		癌痛、慢性中、重度非癌痛患者	不得超过 7 日常用量
		住院	1 日量
第二类精神药品		一般疾病	不超过 7 日常用量
		慢性病或者某些特殊情况	可以适当延长，医师注明理由
哌醋甲酯		儿童多动症	不得超过 3 日常用量
盐酸二氢埃托啡			1 次常用量（限二级以上医院用）
盐酸哌替啶			1 次常用量（限医疗机构内使用）

（三）麻醉药品、精神药品制剂的配制管理

持有《医疗机构制剂许可证》和《印鉴卡》的医疗机构必须经过所在地省级食品药品监督管理部门批准，配制临床需要而市场无供应的麻醉药品和精神药品制剂。医疗机构配制的麻醉药品和精神药品制剂只能在本医疗机构内使用，不得对外销售。

（四）以戒毒为目的的使用管理

医疗机构、戒毒机构以开展戒毒治疗为目的时，申请《印鉴卡》后可以使用美沙酮或者国家确定的其他用于戒毒治疗的麻醉药品和精神药品。

（五）罂粟壳使用的管理

罂粟壳只能用于中药饮片和中成药的生产以及医疗配方使用。不准生用，严禁单味销售。经县（市、区）以上食品药品监督管理部门指定的中药饮片经营门市部凭盖有乡镇卫生院以上医疗单位公章的医生处方零售罂粟壳，处方保留 3 年备查。

五、麻醉药品和精神药品的监督管理

（一）药品监督管理部门的责任

药品监督管理部门对麻醉药品药用原植物的种植以及麻醉药品和精神药品的实验研究、生产、经营、使用、储存、运输活动进行监督检查。

药品监督管理部门在确定定点生产企业和定点批发企业时，审批部门应当在经审查符合条件的企业中，根据布局的要求，通过公平竞争的方式初步确定定点生产企业和定点批发企业，并予公布。

省级以上食品药品监督管理部门根据实际情况建立监控信息网络，对定点生产企业、定

点批发企业和使用单位的麻醉药品和精神药品生产、进货、销售、库存、使用的数量以及流向实行实时监控，并与同级公安机关做到信息共享；医疗机构还应当报所在地设区的市级人民政府卫生行政部门。

设区的市级食品药品监督管理部门每3个月向上一级食品药品监督管理部门报告本地区麻醉药品和精神药品的相关情况。

对已经发生滥用、造成严重社会危害的麻醉药品和精神药品品种，国家食品药品监督管理部门应当采取在一定期限内中止生产、经营、使用或者限定其使用范围和用途等措施。对不再作为药品使用的麻醉药品和精神药品，国家食品药品监督管理部门应当撤销其药品批准文号和药品标准，并予以公布。

各级食品药品监督管理部门必须将在麻醉药品药用原植物的种植以及麻醉药品和精神药品的实验研究、生产、经营、使用、储存、运输等各环节管理中的审批、撤销等事项通报同级公安机关。

（二）相关部门的责任

药品监督管理部门、卫生行政部门发现生产、经营企业和使用单位的麻醉药品和精神药品管理存在安全隐患时，应当责令其立即排除或者限期排除；对有证据证明可能流入非法渠道的，应及时采取查封、扣押的行政强制措施，在7日内作出行政处理决定，并通报同级公安机关。

药品监督管理部门发现取得《印鉴卡》的医疗机构未依照规定购买麻醉药品和第一类精神药品时，应当及时通报同级卫生行政部门。接到通报的卫生行政部门应当立即调查处理。必要时，药品监督管理部门可以责令定点批发企业中止向该医疗机构销售麻醉药品和第一类精神药品。

县级以上人民政府卫生行政部门应当对执业医师开具麻醉药品和精神药品处方的情况进行监督检查。

药品监督管理部门、卫生行政部门和公安机关必须互相通报麻醉药品和精神药品生产、经营企业和使用单位的名单以及其他管理信息。

公安机关接到报告、举报，或者有证据证明麻醉药品和精神药品可能流入非法渠道时，应当及时开展调查，并可以对相关单位采取必要的控制措施。药品监督管理部门、卫生行政部门以及其他有关部门应当配合公安机关开展工作。

六、法 律 责 任

对从事麻醉药品和精神药品相关活动违反我国法律法规规定的行为，将视具体情节，处以不同的行政处罚；构成犯罪的，依法追究刑事责任。

（一）对药品监督管理部门、卫生行政部门违反条例规定的处罚

药品监督管理部门、卫生行政部门违反规定，有下列情形之一的，由其上级行政机关或者监察机关责令改正；情节严重的，对直接负责的主管人员和其他直接责任人员依法给予行政处分；构成犯罪的，依法追究刑事责任：

1. 对不符合条件的申请人准予行政许可或者超越法定职权作出准予行政许可决定的；
2. 未到场监督销毁过期、损坏的麻醉药品和精神药品的；

3. 未依法履行监督检查职责，应当发现而未发现违法行为、发现违法行为不及时查处，或者未依照本条例规定的程序实施监督检查的；

4. 违反本条例规定的其他失职、渎职行为。

（二）对麻醉药品药用原植物种植企业违反条例规定的处罚

麻醉药品药用原植物种植企业违反规定，有下列情形之一的，由药品监督管理部门责令限期改正，给予警告；逾期不改正的，处5万元以上10万元以下的罚款；情节严重的，取消其种植资格：

1. 未依照麻醉药品药用原植物年度种植计划进行种植的；

2. 未依照规定报告种植情况的；

3. 未依照规定储存麻醉药品的。

（三）对定点生产企业违反条例规定的处罚

定点生产企业违反规定，有下列情形之一的，由药品监督管理部门责令限期改正，给予警告，并没收违法所得和违法销售的药品；逾期不改正的，责令停产，并处5万元以上10万元以下的罚款；情节严重的，取消其定点生产资格：

1. 未按照麻醉药品和精神药品年度生产计划安排生产的；

2. 未依照规定向药品监督管理部门报告生产情况的；

3. 未依照规定储存麻醉药品和精神药品，或者未依照规定建立、保存专用账册的；

4. 未依照规定销售麻醉药品和精神药品的；

5. 未依照规定销毁麻醉药品和精神药品的。

（四）对定点批发企业违反条例规定的处罚

定点企业违反规定销售麻醉药品和精神药品，或者违反规定经营麻醉药品原料药和第一类精神药品原料药的，由药品监督管理部门责令限期改正，给予警告，并没收违法所得和违法销售的药品；逾期不改正的，责令停业，并处违法销售金额2倍以上5倍以下的罚款；情节严重的，取消其定点批发资格。

定点批发企业违反规定，有下列情景之一的，有药品监督管理部门责令限期整改，给予警告；逾期不改正的，责令停业，并处2万元以上5万元以下的罚款；情节严重的，取消其定点批发资格：

1. 未按照规定购进麻醉药品和第一类精神药品的；

2. 未保证供应责任区域内的麻醉药品和第一类精神药品的供应的；

3. 未对医疗机构履行送货义务的；

4. 未依照规定报告麻醉药品和精神药品的进货、销售、库存数量以及流向的；

5. 未依照规定储存麻醉药品和精神药品，或者未依照规定建立、保存装用账册的；

6. 未依照规定销毁麻醉药品和精神药品的；

7. 区域性批发企业之间违反本条例的规定调剂麻醉药品和第一类精神药品，或者因特殊情况调剂麻醉药品和第一类精神药品后未按照规定备案的。

（五）对第二类精神药品零售企业违反条例规定的处罚

第二类精神药品零售企业违反规定储存、销售或者销毁第二类精神药品的，由药品监督管理部门责令限期改正，给予警告，并没收违法所得和违法销售的药品；逾期不改正的，责令停业，并处罚款金额5000元以上2万元以下罚款；情节严重的，取消其第二类精神药品零售资格。

（六）对取得《印鉴卡》的医疗机构违反条例规定的处罚

取得《印鉴卡》的医疗机构违反条例规定，有下列情形之一的，由设区的市级人民政府卫生行政部门责令限期改正，给予警告；逾期不改正，处5000元以上1万元以下的罚款；情节严重的，吊销其《印鉴卡》；对直接负责的主管人员和其他直接责任人员，依法给予降级、撤职、开除处分：

1. 未依照规定购买、储存麻醉药品和第一类精神药品的；

2. 未依照规定保存麻醉药品和精神药品专用处方，或者未依照规定进行处方专册登记的；

3. 未依照规定报告麻醉药品和精神药品的进货、库存、使用数量的；

4. 紧急借用麻醉药品和第一类精神药品后未备案的；

5. 未按照规定销毁麻醉药品和精神药品的。

（七）对处方开具人、调配人、核对人违反本条例规定的处罚

1. 具有麻醉药品和第一类精神药品处方资格的执业医师违反本条例的规定开具麻醉药品和第一类精神药品处方，或者未按照临床应用指导原则的要求使用麻醉药品和第一类精神药品，由其所在医疗机构取消其麻醉药品和第一类精神药品处方资格；造成严重后果的，由原发证部门吊销其执业证书。

2. 执业医师未按照临床应用指导原则的要求使用第二类精神药品或者未使用专用处方开具第二类精神药品，造成严重后果的，由原发证部门吊销其执业证书

3. 未取得麻醉药品和第一类精神药品处方资格的执业医师擅自开具麻醉药品和第一类精神药品处方，由县级以上人民政府卫生行政部门给予警告，暂停其执业活动；造成严重后果的，吊销其执业证书；构成犯罪的，依法追究刑事责任。

4. 处方的调配人、核对人违反规定未对麻醉药品和第一类精神药品处方进行核对的，造成严重后果的，由原发证部门吊销其执业证书

（八）对采取不正当手段取得实验研究、生产、经营、使用资格的处罚

提供虚假材料、隐瞒有关情况，或者采取其他欺骗手段取得麻醉药品和精神药品的实验研究、生产、经营、使用资格的，由原审批部门撤销其已取得的资格，5年内不得提出有关麻醉药品和精神药品的申请；情节严重的，处1万元以上3万元以下的罚款，有《药品生产许可证》、《药品经营许可证》、《医疗机构执业许可证》的，依法吊销其许可证明文件。

（九）对运输、邮寄、实验研究环节违反本条例规定的处罚

1. 违反本条例的规定运输麻醉药品和精神药品由药品监督管理部门和运输管理部门依照各自职责，责令改正，给予警告，处2万元以上5万元以下的罚款。

2. 收寄麻醉药品、精神药品的邮政营业机构未依照本条例的规定办理邮寄手续，由邮政主管部门责令改正，给予警告；造成麻醉药品、精神药品邮件丢失的，依照邮政法律、行政法规的规定处理。

3. 药品研究单位在普通药品的实验研究和研制过程中，产生本条例规定管制的麻醉药品和精神药品，未依照本条例的规定报告由药品监督管理部门责令改正，给予警告，没收违法药品；拒不改正的，责令停止实验研究和研制活动。

（十）对生产、销售假劣麻醉药品和精神药品及使用现金交易的处罚

定点生产企业、定点批发企业和第2类精神药品零售企业生产、销售假劣麻醉药品和精神药品的，由药品监督管理部门取消其定点生产资格、定点批发资格或者第二类精神药品零售资格，并依照《药品管理法》的有关规定予以处罚。

定点生产企业、定点批发企业和其他单位使用现金进行麻醉药品和精神药品交易的，由药品监督管理部门责令改正，给予警告，没收违法交易的药品，并处5万元以上10万元以下的罚款。

（十一）对被盗、被抢、丢失案件单的处罚

发生麻醉药品和精神药品被盗、被抢、丢失案件的单位，未按本条例采取必要的控制措施或者未依照本条例的规定报告的，由药品监督管理部门和卫生行政部门依照各自职责，责令改正，给予警告；情节严重的，处5000元以上1万元以下的罚款；有上级主管部门的，由其上级主管部门对直接负责的主管人员和其他直接责任人员，依法给予降级、撤职的处分。

（十二）对倒卖、转让、出租、出借、涂改许可证明文件的处罚

依法取得麻醉药品药用原植物种植或者麻醉药品和精神药品实验研究、生产、经营、使用、运输等资格的单位，倒卖、转让、出租、出借、涂改其麻醉药品和精神药品许可证明文件的，由原审批部门吊销相应许可证明文件，没收违法所得；情节严重的，处违法所得2倍以上5倍以下的罚款；没有违法所得的，处2万元以上5万元以下的罚款；构成犯罪的，依法追究刑事责任。

（十三）对致使麻醉药品和精神药品流入非法渠道造成危害的处罚

违反本条例的规定，致使麻醉药品和精神药品流入非法渠道造成危害，构成犯罪的，依法追究刑事责任；尚不构成犯罪的，由县级以上公安机关处5万元以上10万元以下的罚款；有违法所得的，没收违法所得；情节严重的，处违法所得2倍以上5倍以下的罚款；由原发证部门吊销其药品生产、经营和使用许可证明文件。

问题与思考

麻醉药品与精神药品处方管理有哪些内容？

第三节　医疗用毒性药品的管理

为加强医疗用毒性药品的管理，我国于1988年12月27日制定并颁布了《医疗用毒性药品管理办法》。为加强对A型肉毒毒素的监督管理，2008年7月21日，原国家食品药品监督管理局发布了《关于将A型肉毒毒素列入毒性药品管理的通知》，决定将A型肉毒毒素及其制剂列入毒性药品管理。

一、医疗用毒性药品的概念和品种

医疗用毒性药品（medicinal toxic drug）（以下简称“毒性药品”），系指毒性剧烈、治疗剂量与中毒剂量相近，使用不当会致人中毒或死亡的药品。目前列入《医疗用毒性药品管理办法》的毒性药品分为中药和西药两大类，共38种。

（一）毒性中药品种（包括原药材和饮片）

共27种：砒石（红砒、白砒）、砒霜、生川乌、水银、生巴豆、白降丹、生千金子、生马钱子、生甘遂、雄黄、生草乌、红娘虫、生白附子、生附子、生半夏、斑蝥、青娘虫、洋金花、生天仙子、生南星、红粉（红升丹）、生藤黄、蟾酥、雪上一枝蒿、生狼毒、轻粉、闹羊花。

（二）毒性西药品种（仅指原料，不包括制剂）

共11种：去乙酰毛花苷丙、阿托品、洋地黄毒苷、氢溴酸后马托品、三氧化二砷、毛果芸香碱、升汞、水杨酸毒扁豆碱、亚砷酸钾、氢溴酸东莨菪碱、士的宁。

以上毒性西药品种系指原料药，士的宁、阿托品、毛果芸香碱等包括其盐类化合物。

二、毒性药品的生产、经营和使用管理

（一）毒性药品的生产管理

省级食品药品监督管理部门根据医疗需要制定毒性药品年度生产、收购、供应和配制计划，同时下达给指定的毒性药品生产、收购、供应单位，并抄报国家食品药品监督管理部门和国家中医药管理局。生产单位不得擅自改变生产计划自行销售。

毒性药品生产企业必须由医药专业人员负责生产、配制和质量检验，并建立严格的管理制度。严防与其他药品混杂。每次配料，必须经2人以上复核无误，并详细记录每次生产所用原料和成品数。经手人要签字备查。生产中所有工具、容器要处理干净，以防污染其他药品。标示量要准确无误，包装容器要有医疗用毒性药品标志。必须妥善处理生产毒性药品过程中产生的废弃物，不得污染环境。

凡加工炮制毒性中药，必须按照《中华人民共和国药典》或者省级食品药品监督部门制定的《炮制规范》的规定进行。药材符合药用要求，方可供应、配方和用于中成药生产。

生产毒性药品及其制剂，必须严格执行生产工艺操作规程，在本单位药品检验人员的监督下准确投料，并建立完整的生产记录，保存5年备查。

（二）毒性药品的收购、经营

毒性药品的收购、经营单位由各级食品药品监督管理部门指定；配方用药由零售药店、医疗机构负责。其他任何单位或者个人均不得从事毒性药品的收购、经营和配方业务。

收购、经营、加工、使用毒性药品的单位必须建立健全保管、验收、领发、核对等制度，严防收假、发错，严禁与其他药品混杂，划定专用仓间或仓位，存放的专柜必须加锁并由专人保管。

毒性药品的包装容器上必须印有毒性标志。在运输毒性药品的过程中，应当采取有效措

施，防止发生事故。

（三）毒性药品的使用

医疗机构凭医生签名的正式处方供应和调配毒性药品；零售药店凭盖有医生所在的医疗机构公章的正式处方供应和调配毒性药品。每次处方剂量不得超过2日极量。处方一次有效，保存2年备查。

调配处方需经配方人员及具有药师以上职称的复核人员签字盖章后方可发出。对处方未注明“生用”的毒性中药，应当付炮制品。如发现处方有疑问时，须经原处方医生重新审定后再行调配。

科研和教学单位所需的毒性药品，必须持本单位的证明信，经单位所在地县级以上食品药品监督管理机构批准后，供应部门方能发售。

群众自配民间单、秘、验方需用毒性中药，购买时要持有本单位或者城市街道办事处、乡（镇）人民政府的证明信，供应部门方可发售。每次购用量不得超过2日极量。

三、法律责任

对违反《医疗用毒性药品管理办法》的规定，擅自生产、收购、经营毒性药品的单位或者个人，由县级以上食品药品监督管理机构没收其全部毒性药品，并处以警告或按非法所得的5～10倍罚款。情节严重、致人伤残或死亡，构成犯罪的，由司法机关依法追究其刑事责任。

第四节　放射性药品的管理

放射性药品是一类特殊药品，释放出的射线具有穿透性，当通过人体时，可与组织发生电离作用，具有一定危害性。依据国务院发布的《放射性药品管理办法》（1989年1月13日起实施）对其实行管理。

一、放射性药品概念和品种

放射性药品（radioactive pharmaceuticals）是指用于临床诊断或者治疗的放射性核素制剂或者其标记药物。包括裂变制品、对照制品、加速器制品、放射性同位素发生器及其配套药盒、放射免疫分析药盒等。治疗用放射性密封籽源也纳入放射性药品管理范畴。

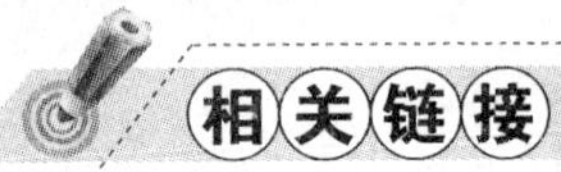

治疗用放射性密封籽源

治疗用放射性密封籽源是将放射性核素密封在金属或复合材料中，作为放射源植入体内。虽然“密封籽源”植入体内其放射性装置不参与体内吸收、分布、代谢，但植入体内后“密封籽源”即不再取出。常用于近距照射某些肿瘤。

《中华人民共和国药典》2010年版收载的品种有：磷［^{32}P］酸钠盐口服溶液、磷［^{32}P］酸钠注射液、氙［^{133}Xe］注射液、邻碘［^{131}I］马尿酸钠注射液、枸橼酸镓［^{67}Ga］注射液、胶体磷［^{32}P］酸铬注射液、高锝［^{99m}Tc］酸钠注射液、铬［^{51}Gr］酸钠注射液、氯化亚铊［^{201}Tl］注射液、碘［^{131}I］化钠口服溶液、碘［^{131}I］化钠胶囊、锝［^{99m}Tc］亚甲基二膦酸盐注射液、锝［^{99m}Tc］依替菲宁注射液、锝［^{99m}Tc］植酸盐注射液、锝［^{99m}Tc］喷替酸盐注射液、锝［^{99m}Tc］焦磷酸盐注射液、锝［^{99m}Tc］聚合白蛋白注射液。

二、放射性药品的研制、生产和经营管理

（一）放射性药品的研究管理

申请人体内放射性药物实验研究的单位必须具备以下条件：①具有核物理、放射化学、药学及相关专业技术人员；②具有与其研究领域相适应的工作场所、仪器设备及相应的规章制度；③具有确保产生的放射性废气、废液、固体废物达到标准排放的处理设施；④具有环境保护主管部门出具的辐射安全证明文件。研究方案须报国家食品药品监督管理部门备案。

（二）放射性药品的生产管理

1. 生产企业的开办条件　申请开办放射性药品（非放射性药盒除外）的生产企业，除具备一般的条件外，还需要具备的特殊条件包括：①生产体内放射性药品应当持有实验研究备案证明文件；②具有核物理、放射化学、药学及相关专业技术人员；③具有与放射性药品生产相适应的生产设施及辐射防护设施；④具有环境保护主管部门出具的辐射安全证明文件；⑤具有保证放射性药品安全生产的规章制度及辐射事故应急处理预案；⑥具有确保放射性废气、废液、固体废物达到标准排放的处理设施。

放射性药品生产企业必须通过《放射性药品生产质量管理规范》认证。放射性药品生产企业只能向持有《放射性药品生产许可证》、《放射性药品经营许可证》或《放射性药品使用许可证》的单位销售放射性药品。

2. 生产管理　放射性药品生产企业必须建立质量检验机构，严格按《药品生产质量管理规范》实施，质量检验符合国家药品标准后方可出厂。正电子类放射性药品必须按照国家食品药品监督管理部门发放的质量指导原则进行质量监控；含有短半衰期放射性核素的药品，可以边检验边出厂。但发现质量不符合国家药品标准时，该药品生产企业应当立即停止生产、销售，通知使用单位停止使用，并于24小时内报告所在地省级食品药品监督管理部门。

3. 包装和标签管理　放射性药品的包装必须安全、实用，符合放射性药品质量要求。具有与放射性剂量相适应的防护装置。包装（放免试剂盒除外）应当分内包装和外包装两部分。外包装标签必须印有放射性药品标志。

（三）放射性药品的经营管理

申请开办经营放射性药品的经营企业，除应具备开办一般药品经营企业的条件外，还需符合的条件包括：①具有核医药学专业技术人员；②具有与经营品种及规模相适应的储存、运输、辐射安全、放射性废物处理设施及相应管理制度；③具有环境保护主管部门出具的辐射安全证明文件。

放射性药品经营企业必须通过《放射性药品经营质量管理规范》认证。

（四）放射性药品的运输管理

放射性药品的运输与邮寄，按国家运输、邮政等部门制定的规定执行。放射性药品（豁免的除外）道路运输必须使用专用车辆。禁止任何单位和个人随身携带放射性药品乘坐公共交通运输工具。

（五）放射性药品的使用管理

1. 医疗机构使用放射性药品的基本条件 医疗机构设置核医学科、室（同位素室），经过批准，可以使用放射性药品。医疗机构使用放射性药品必须符合国家放射性同位素卫生防护管理的规定，必须配备与其医疗任务相适应的并经核医学技术培训的技术人员。医疗机构按照国家卫生行政部门的规定对医学技术人员进行放射性药物职业技术培训，经考核合格后，取得从事使用放射性药品的资格。

2. 放射性药品的许可证管理 医疗机构向所在省、自治区、直辖市食品药品监督管理部门提出申请，经省级食品药品监督管理部门检查验收合格并征求卫生、环保部门同意后，发给《放射性药品使用许可证》。该证有效期 5 年，期满前 6 个月，医疗机构向原发证的行政部门重新提出申请，经审批合格后换发新证。

3. 放射性药品的使用制度 放射性药品开瓶、稀释、分装时，工作人员要穿隔离衣，戴口罩、帽子、胶皮手套、防护眼镜等防护用品。并应在铅砖、铅玻璃防护屏后进行。开瓶应在通风橱内进行，开瓶前应按说明书核对放射性药物的标签。然后将放射源置于通风橱内，开瓶要仔细，勿用力过猛，以防打碎玻璃容器，造成污染。

4. 正电子类放射性药品管理 正电子类放射性药品是指含有发射正电子的放射性核素的药品。一般由医疗机构或正电子类放射性药品生产企业于临床前制备。

医疗机构使用和制备正电子类放射药品应持有《放射性药品使用许可证》，医疗机构制备正电子类放射药品还应有卫生行政主管部门的 PET-CT 或 PET 设备配置与使用许可证明文件，以及省、自治区、直辖市食品药品监督管理部门批准的《正电子类放射性药品备案批件》。

医疗机构制备的正电子类放射药品应符合《医疗机构制备正电子类放射性药品质量管理规范》和《正电子类放射性药品质量控制指导原则》，不得上市销售。如需向其他医疗机构调剂，须经国家食品药品监督管理部门认证通过，取得“正电子类放射性药品 GMP 批件”。

5. 放射性药品的保管制度 放射性药品必须有适当的专门贮存场所，符合每种放射性药品所规定的贮存条件，不同品种、不同批号的放射性药品应当分开存放，并采取必要的防火、防盗、防鼠、防辐射和防污染等措施，由专人负责保管，保证放射性药品质量和安全。贮存场所应当有放射性警示标志。

放射性核素和放射性核素发生器贮存在保险柜或专用库房，房间应设有报警装置，并有防盗设施，实行双人双锁，每次取用必须登记。贮存非放射性药盒和放射免疫试剂盒，必须有冷藏设施。

第五节　其他实行严格管理的药品

一、易制毒化学品的管理

易制毒化学品本身并不是毒品，但它是生产、制造或合成毒品必不可少的化学品，如被毒品犯罪分子用于生产毒品，将对社会造成严重危害，因此国家对这类物品的生产、运输、销售等制定了相应的管理办法，实行严格管制。目前，我国易制毒化学品管理的法律依据主要有：《中华人民共和国刑法》（根据2009年8月27日《全国人民代表大会常务委员会关于修改部分法律的决定》修正）、《易制毒化学品管理条例》（国务院令第445号，2005年8月26日）、《药品类易制毒化学品管理办法》（卫生部令第72号，2010年3月18日）等。国家食品药品监督管理部门主管全国药品类易制毒化学品生产、经营、购买等方面的监督管理工作。

县级以上地方食品药品监督管理部门负责本行政区域内的药品类易制毒化学品生产、经营、购买等方面的监督管理工作。

（一）易制毒化学品的概念和品种分类

1. 易制毒化学品的概念　易制毒化学品是指国家规定管制的可用于制造毒品的原料、配剂等化学物品，包括用以制造毒品的原料前体、试剂、溶剂及稀释剂、添加剂等。易制毒化学品也是医药、化工的一般工业原料。

2. 易制毒化学品的品种分类　根据《易制毒化学品管理条例》，易制毒化学品分为三类。第一类是可以用于制毒的主要原料，第二类、第三类是可以用于制毒的化学配剂。目前，我国列管的易制毒化学品品种有23种和1个麻黄碱类物质。在《易制毒化学品管理条例》附表品种目录的第一类易制毒化学品中有3种和1个麻黄碱类，即麦角酸、麦角胺、麦角新碱和麻黄碱类物质（包括麻黄碱、伪麻黄碱、消旋麻黄碱、去甲麻黄碱、甲基麻黄碱、麻黄浸膏、麻黄浸膏粉等）以及可能存在的相应盐类。

（二）易制毒化学品的生产、经营、购买、运输和进出口管理

1. 易制毒化学品的生产管理　实行许可制度管理。申请生产第一类中的药品类易制毒化学品，由国家食品药品监督管理部门审批，符合规定的在《药品生产许可证》上注明；申请生产第一类中非药品类易制毒化学品的，由省、自治区、直辖市人民政府安全生产监督管理部门审批，符合规定的发给生产许可证。生产第二类、第三类易制毒化学品的，应当自生产之日起30日内，将生产的品种、数量等情况，向所在地的设区的市级人民政府安全生产监督管理部门备案。

2. 易制毒化学品的经营管理　国家食品药品监督管理部门批准经营第一类中的药品类易制毒化学品，企业获批后在《药品经营许可证》上标注；省、自治区、直辖市人民政府安全生产监督管理部门审批第一类中的非药品易制毒化学品。第一类中的药品类易制毒化学品单方制剂，由麻醉药品定点经营企业经销，不得零售。第二类、第三类易制毒化学品应自经营起30日内，将经营的品种、数量、主要流向等情况向所在地设区的市级人民政府和所在地的县级安全生产监督管理部门备案。经营单位应建立易制毒化学品销售台账，销售台账和证明材料复印件应保存2年备查。

3. 易制毒化学品的购买管理　第一类中的药品类易制毒化学品购买由所在地省级食品药品监督管理部门审批，第一类中的非药品类易制毒化学品购买由省级人民政府公安部门审批。符合要求的发给购买许可证。持有《麻醉药品、第一类精神药品购用印鉴卡》的医疗机构购买第一类中的药品类易制毒化学品，无需申请购买许可证。个人不得购买第一类、第二类易制毒化学品。

4. 易制毒化学品的运输管理　跨设区的市级行政区域（直辖市为跨市界），或者国务院公安部门确定的禁毒形势严峻的重点地区跨县级行政区域，运输第一类易制毒化学品的，由运出地的设区的市级人民政府公安机关审批；运输第二类易制毒化学品的，由运出地的县级人民政府公安机关审批；运输第三类易制毒化学品的，应当向运出地县级人民政府公安机关备案，经审批取得易制毒化学品的运输许可证，有效期 3 个月；6 个月内运输安全状况良好的，发给 12 个月有效的运输许可证。

运输供教学、科研使用的 100 克以下的麻黄碱样品和供医疗机构制剂配方使用的小包装麻黄碱以及医疗机构或者麻醉药品经营企业购买麻黄碱片剂 6 万片以下、注射剂 1.5 万支以下，货主或者承运人持有依法取得的购买许可证明或者麻醉药品调拨单的，无需申请易制毒化学品运输许可。

因治疗需要，个人凭医疗机构出具的医疗诊断书和本人的身份证明，可以随身携带第一类中的药品类易制毒化学品制剂，但不得超过医用单处方的最大剂量。

5. 易制毒化学品的进出口管理　经国务院商务主管部门或委托的省级人民政府商务主管部门审批，取得进出口许可证后方可从事易制毒化学品的进出口活动。麻黄碱由国务院商务主管部门汇同国务院有关部门核定企业进出口。出境人员随身携带的用于自用且数量合理的第一类中的药品类易制毒化学品和高锰酸钾应接受海关监督。

二、生物制品批签发的管理

为确保疫苗质量，加强疫苗生产用菌、毒种及细胞的管理，我国实行了生物制品批签发（以下简称批签发）管理制度。批签发的主要法律依据有《药品管理法》、《疫苗流通和预防接种管理条例》（国务院令第 434 号，2005 年 4 月 19 日）和《生物制品批签发管理办法》（第 11 号局令，2004 年 7 月 13 日）。国家食品药品监督管理部门主管全国生物制品批签发工作；承担生物制品批签发检验或者审核工作的药品检验机构由国家食品药品监督管理部门指定。

（一）疫苗的概念和分类

疫苗是指为了预防、控制传染病的发生、流行，用于人体预防接种的疫苗类预防性生物制品。

疫苗分为第一类疫苗和第二类疫苗，第一类疫苗是指政府免费向公民提供，公民应当依照政府的规定受种的疫苗，包括国家免疫规划确定的疫苗，省、自治区、直辖市人民政府在执行国家免疫规划时增加的疫苗，以及县级以上人民政府或者其卫生行政部门组织的应急接种或者群体性预防接种所使用的疫苗；第二类疫苗，是指由公民自费并且自愿受种的其他疫苗。

（二）疫苗流通监督管理

1. 经营疫苗单位必须是经批准后的药品批发企业，药品零售企业不得从事疫苗经营活动。药品批发企业申请从事疫苗经营活动的条件是：具有从事疫苗管理的专业技术人员；具有保证疫苗质量的冷藏设施、设备和冷藏运输工具；具有符合疫苗储存、运输管理规范的管理制度。省、自治区、直辖市食品药品监督管理部门对药品批发企业进行审查；对符合条件的，在其药品经营许可证上加注经营疫苗的业务。

2. 第一类疫苗使用计划（以下称使用计划）的制定　由省级疾病预防控制机构根据国家免疫规划和本地区预防、控制传染病的发生、流行的需要决定，并向国家有关规定负责采购第一类疫苗的部门报告，同时报同级人民政府卫生行政部门备案。使用计划应当包括疫苗的品种、数量、供应渠道与供应方式等内容。

3. 第一类疫苗的采购　采购部门应当依法与疫苗生产企业或者疫苗批发企业签订政府采购合同，约定疫苗的品种、数量、价格等内容。

4. 第一类疫苗供应　疫苗生产企业或者疫苗批发企业应当按照政府采购合同的约定，向省级疾病预防控制机构或者其指定的其他疾病预防控制机构供应，不得向其他单位或者个人供应。疫苗生产企业、疫苗批发企业应当在其供应的纳入国家免疫规划疫苗的最小外包装的显著位置，标明“免费”字样以及国家卫生主管部门规定的“免疫规划”专用标识。具体管理办法由国家食品药品监督管理部门会同国家卫生主管部门制定。

5. 第一类疫苗组织工作　省级疾病预防控制机构按照使用计划将第一类疫苗组织分发到设区的市级疾病预防控制机构或者县级疾病预防控制机构。县级疾病预防控制机构发到接种单位和乡级医疗卫生机构。乡级医疗卫生机构将第一类疫苗发到承担预防接种工作的村医疗卫生机构。医疗卫生机构不得向其他单位或者个人分发第一类疫苗；分发第一类疫苗，不得收取任何费用。传染病暴发、流行时，县级以上地方人民政府或者其卫生行政部门需要采取应急接种措施的，设区的市级以上疾病预防控制机构可以直接向接种单位分发第一类疫苗。

6. 第二类疫苗销售和供应　疫苗批发企业可以向疾病预防控制机构、接种单位、疫苗批发企业销售第二类疫苗，疫苗生产企业仅能销售本企业生产的疫苗。县级疾病预防控制机构可以向接种单位供应第二类疫苗；设区的市级以上疾病预防控制机构不得直接供应第二类疫苗。疫苗生产企业、疫苗批发企业在销售疫苗时，应当提供生物制品每批检验合格或者审核批准证明复印件，加盖企业印章；疫苗批发企业经营进口疫苗的应提供进口药品通关单复印件，加盖企业印章。

7. 疾病预防控制机构、接种单位、疫苗生产企业、疫苗批发企业应当遵守疫苗储存、运输管理规范，保证疫苗质量。疫苗储存、运输管理规范由国务院卫生行政部门会同国家食品药品监督管理部门制定。

8. 疾病预防控制机构、接种单位在接收或者购进疫苗时应当向疫苗生产企业、疫苗批发企索取前款规定的证明文件，并保存至超过疫苗有效期 2 年备查。疫苗生产企业、疫苗批发企业应建立真实、完整的购销记录，并保存至超过疫苗有效期 2 年备查。疾病预防控制机构应建立真实、完整的购进、分发、供应记录，并保存至超过疫苗有效期 2 年备查。

（三）生物制品批签发的概念

是指国家对疫苗类制品、血液制品、用于血源筛查的体外生物诊断试剂以及国家食品药品监督管理部门规定的其他生物制品，在每批制品出厂上市或者进口时进行强制性资料审查或实验室检验的制度。检验不合格或者审核不被批准者，不得上市或者进口。

（四）实施国家批签发的生物制品品种

根据国家批签发生物制品品种目录，需要进行批签发管理的生物制品品种包括：①疫苗制品共49个品种，其中细菌类疫苗18个品种，病毒类疫苗31个品种；②血液制品4个品种；③体外诊断试剂9个品种。

（五）生物制品批签发的有关规定

1. 批签发的申请 凡是需要按照批签发管理的生物制品在生产、检验完成后，药品生产企业应当填写《生物制品批签发申请表》，向承担批签发检验或者审核的药品检验机构申请批签发。

申请批签发时应当提交以下资料及样品：①生物制品批签发申请表；②药品生产企业质量保证部门负责人签字并加盖本部门印章的批制造及检验记录摘要；③检验所需的同批号样品；④与制品质量相关的其他资料；⑤进口预防用疫苗类生物制品应当同时提交生产国国家药品管理当局出具的批签发证明文件，并提供中文译本。

2. 检验、审核与签发 疫苗类制品、血液制品、用于血源筛查的体外诊断试剂以及国家食品药品监督管理部门规定的其他生物制品在销售前或进口时，应当按照规定进行审核批准，由指定的药品检验机构进行检验；检验不合格的，不得销售或者进口。疫苗生产企业、疫苗批发企业在销售疫苗时，应提供由药品检验机构依法签发的生物制品每批检验合格或者审核批准证明复印件，并加盖企业印章。

承担批签发的药品检验机构的批签发检验或者审核工作可单独采取资料审查的形式，也可采取资料审查和样品检验相结合的方式。样品检验分为全部项目检验和部分项目检验。

国家食品药品监督管理部门根据批签发检验或者审核结果作出批签发的决定，并向申请批签发的药品生产企业发出批签发证明文件。承担批签发检验或者审核工作的药品检验机构应当根据资料审查的需要，派员到申报企业进行现场核查或者抽样。

疫苗批发企业经营进口疫苗的，还应当提供进口药品通关单复印件，并加盖企业印章。疾病预防控制机构、接种单位在接收或者购进疫苗时，应当向疫苗生产企业、疫苗批发企业索取前款规定的证明文件，并保存至超过疫苗有效期2年备查。

3. 处罚 销售未获得《生物制品批签发合格证》生物制品的，依照《药品管理法》第四十八条和第七十四条的规定予以处罚。

三、兴奋剂的管理

兴奋剂（dope）原指“供赛马使用的一种鸦片麻醉混合剂”，是为了提高运动员成绩而服用的药品，大多属于兴奋性的药品。兴奋剂类别较多，其中包含的精神刺激药、麻醉止痛剂等属管制药品范畴。

（一）管制的兴奋剂类别和品种

1. 兴奋剂的类别 国际奥委会规定的违禁药品有七大类。

（1）刺激剂：包括：①精神刺激药，包括苯丙胺及其相关衍生物以及其盐类；②拟交感神经胺类药物，以麻黄碱和它们的衍生物及其盐类为代表；③咖啡因类；④杂类中枢神经刺激物质，如胺苯唑、戊四氮、尼可刹米等。

（2）麻醉止痛剂：包括：①哌替啶类：哌替啶、安诺丁、二苯哌己酮和美沙酮，以及它们的盐类和衍生物，其主要功能性化学基团是哌替啶。②阿片生物碱类：包括吗啡、可待因、狄奥宁（乙基吗啡）、海洛因、羟甲左吗南和喷他佐辛（镇痛新），以及它们的盐类和衍生物。

（3）合成类固醇类：作为兴奋剂使用的合成类固醇品种繁多，多数为雄性激素的衍生物。国际奥委会只是禁用了一些主要品种，但禁用谱在不断扩大。

（4）利尿剂：目的是运动员通过快速排除体内水分，减轻体重；增加尿量，尽快减少体液和排泄物中其他兴奋剂代谢产物，以此来造成药检的假阴性结果。

（5）β受体拮抗剂：以抑制性为主，包括普萘洛尔（心得安）、氧烯洛尔（心得平）、普拉洛尔（心得宁）、阿普洛尔（心得舒）和吲哚洛尔（心得静）等。

（6）内源性肽类激素：大多以激素的形式存在于人体，例如人生长激素（hGH）、胰岛素、红细胞生成素（EPO）、促性腺素。

（7）血液兴奋剂：又称为血液红细胞回输技术。有报道称，血液回输引起的红细胞数量等血液指标的升高可延续3个月。

2. 我国兴奋剂目录　按照联合国教科文组织《反对在体育运动中使用兴奋剂国际公约》和国务院《反兴奋剂条例》的要求，国家体育总局、商务部、原卫生部、海关总署、原国家食品药品监督管理局于2010年1月1日联合公布2010年兴奋剂目录。

2010年版的兴奋剂目录共收载药品219个。其中蛋白同化制剂品种75个，肽类激素品种7个，麻醉药品品种11个，刺激剂（含精神药品）品种59个，药品类易制毒化学品品种2个，医疗用毒性药品品种1个，其他品种64个；并包括上述可能存在的盐及光学异构体，原料药及单方制剂；蛋白同化制剂品种包括其可能存在的盐、酯、醚及光学异构体等。

（二）兴奋剂的生产经营监督管理

根据原国家食品药品监督管理局《关于进一步加强兴奋剂管理的通知》（国食药监办［2008］712号），要求进一步加强国家对兴奋剂的管理，全面落实《反兴奋剂条例》。

1. 兴奋剂及其复方制剂的生产经营管理　生产企业在取得《药品生产许可证》和药品批准文号后，才可生产蛋白同化制剂、肽类激素；药品批发企业经省级食品药品监督管理部门批准后，方可从事蛋白同化制剂、肽类激素的批发业务。

药品生产企业、药品批发企业在销售蛋白同化制剂、肽类激素时，必须严格按规定渠道销售。要建立客户档案，认真核实购买方资质证明材料、采购人员身份证明等情况，确认无误后方可销售；跟踪核实药品到货情况。销售情况及核实记录保存至药品有效期2年后备查。

药品零售企业不得销售除胰岛素以外的蛋白同化制剂、肽类激素；对列入兴奋剂目录管理的药品单方制剂，必须严格凭处方销售；对含兴奋剂药品的复方制剂，应按照现行药品分类管理规定执行。

含兴奋剂的药品必须按规定在药品说明书或者标签上标注“运动员慎用”字样。未按规定标注的不得销售。

2. 强化对蛋白同化制剂和肽类激素生产、经营的监管　在保证辖区内相关药品供应的前提下，严格控制经营蛋白同化制剂、肽类激素药品批发企业的数量，并将审批情况及时反馈给国家食品药品监督管理部门。切实做好蛋白同化制剂、肽类激素出口审批工作，跟踪了解出口情况。

3. 加强对互联网兴奋剂信息发布和交易行为的监管　加强对互联网发布兴奋剂信息的监测，禁止未取得《互联网药品信息服务资格证书》的互联网站发布兴奋剂信息，禁止通过互联网违法销售蛋白同化制剂、肽类激素。对违规发布兴奋剂信息或销售蛋白同化制剂、肽类激素的网站，配合有关部门依法严肃处理。

4. 保持和完善联合治理工作机制，依法严肃处理违法违规生产经营行为 在地方政府的领导下，完善兴奋剂专项联合治理工作机制，配合有关部门畅通举报渠道，完善信息情报的收集。对接报或发现的违法生产经营线索，及时组织调查，追根溯源，依法查处。涉及其他部门职责的，要及时移送相关部门处理。

案例分析

吴某，男，有吸毒史，曾被强制戒毒。因毒瘾再次发作就诊于某小诊所，诊所医生王某将临床用的麻醉品给吴某注射，每支麻醉药品收费120元，并让吴某隔一日注射一次麻醉药品。经举报后民警将两人抓获。据查该诊所于2005年开业，王某有执业医师证。

诊所是否可以配备麻醉药品？王某的行为是否合法？如果违法，应如何处罚？

本章小结

本章对麻醉药品、精神药品、医疗用毒性药品、放射性药品、易制毒化学品、兴奋剂、生物制品批签发的管理等进行了论述。

特殊管理的药品是指麻醉药品、精神药品、医疗用毒性药品和放射性药品，国家对其实行特殊管制。麻醉药品和精神药品是指列入麻醉药品目录、精神药品目录的药品和其他物质。医疗用毒性药品是指毒性剧烈、治疗剂量与中毒剂量接近，使用不当会致人中毒或死亡的药品。毒性中药品种（包括原药材和饮片）共27种，毒性西药品种（仅指原料，不包括制剂）共11种。

麻醉药品和精神药品的实验研究、生产、经营、使用、储存、运输等活动以及监督管理，主要以《麻醉药品和精神药品管理条例》为依据。国家对麻醉药品和精神药品的经营管理实行定点生产、定点经营制度。医疗机构需要使用麻醉药品和第一类精神药品的，须经所在地设区的市级卫生行政部门批准后，取得《麻醉药品、第一类精神药品购用印鉴卡》，凭《印鉴卡》向本省行政区域内的定点批发企业购买麻醉药品和第一类精神药品。监督部门、研发机构、生产企业、经营企业以及使用单位等违反《麻醉药品和精神药品管理条例》，应承担法律责任。麻醉药品和第一类精神药品的安全管理要做到专人负责，专库加锁，专用账册，专用处方，专册登记。医疗用毒性药品生产由药品监督管理部门指定。经营企业严格执行GSP的相关规定，实行双人双锁保管，专账记录。

放射性药品是指用于临床诊断或者治疗的放射性核素制剂或者其标记药物。包括裂变制品、堆照制品、加速器制品、放射性同位素发生器及其配套药盒、放射免疫分析药盒等。

为确保疫苗质量，加强疫苗生产用菌、毒种及细胞的管理，我国实行生物制品批签发管理制度。同时，我国对兴奋剂的生产经营也进行监督管理。

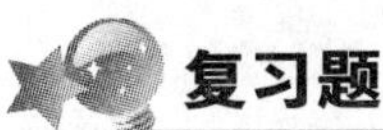

复习题

1. 为什么要对麻醉药品和精神药品进行特殊管理？
2. 麻醉药品、精神药品与毒品有什么区别？
3. 简述药物依赖性、生理依赖性、精神依赖性、耐受性的概念。
4. 麻醉药品、精神药品的生产、经营和使用各有哪些特殊规定？
5. 医疗用毒性药品的生产、供应和使用有什么规定？
6. 常用的兴奋剂有几类？
7. 简述生物制品批签发的程序。

（章　卓）

第十一章

中 药 管 理

学习目标

1. 掌握《药品管理法》对中药材、中药饮片、中成药的管理规定，中药品种保护的措施，野生药材资源保护管理的具体办法。
2. 熟悉《中药材生产质量管理规范（试行）》的主要内容及其认证程序，野生药材物种的分级管理。
3. 了解中药的概念，申请中药品种保护的意义和程序。

第一节 中药管理概述

中药管理是我国药事管理的重要内容之一，其核心是保证中药在生产、流通、使用过程中的安全性、有效性、经济性及合理性。中药有其独特的理论内涵和实践基础，如加工炮制、制剂工艺、剂量用法、配伍禁忌等方面均与现代药存在较大差异。

随着经济社会的发展，我国逐步加强了对野生药材资源、中药材、中药饮片、中成药等的管理及保护，在促进中药产业的规范化、科学化管理方面取得了一定成效。

一、中药的概念和分类

（一）中药的概念

中药（traditional Chinese medicine）是指在中医基础理论指导下，用以防病治病的药物，包括中药材、中药饮片、中成药和民族药。

1. 中药材（Chinese medicinal materials） 指药用植物、动物、矿物的药用部分采收后经产地初加工形成的原料药材，大部分来源于植物。植物药的药用部位有根、茎、花、果实、种子、皮等。药用动物来自于动物的骨、胆、结石、皮、肉及脏器。矿物类药材包括可供药用的天然矿物、矿物加工品种以及动物的化石等。

2. 中药饮片（Chinese herbal pieces） 指取药材切片作煎汤饮用之义。饮片有广义与狭义之分。就广义而言，凡是供中医临床配方用的全部药材统称“饮片”。狭义则指切制成一定形状的药材，如片、块、丝、段等称为饮片。中药饮片大多由中药饮片加工企业提供。

3. 中成药（Chinese traditional patent medicine） 指根据疗效确切、应用广泛的处方、验方或秘方，以中药材为原料配制加工而成的药品。中成药应由依法取得药品生产许可证的企业生产，质量符合国家药品标准，包装、标签、说明书符合《药品管理法》的规定。

4. 民族药 系指我国某些地区少数民族经长期医疗实践的积累并用少数民族文字记载的药品，在使用上有一定的地域性，如藏药、蒙药等。

（二）中药的分类

现代的中药分类方法，根据其目的与重点的不同，主要有下列四种：

1. 按药物功能分类，如解毒药、清热药、理气药、活血化瘀药等。

2. 按药用部分分类，如根类、叶类、花类、皮类等。

3. 按有效成分分类，如含生物碱的中草药、含挥发油的中草药、含苷类的中草药等。

4. 按自然属性和亲缘关系分类，先把中草药分为植物药、动物药和矿物药。再根据其原植物、动物的亲缘关系来分类和排列次序。如麻黄科、木兰科、毛茛科等。

二、中药行业发展概述

（一）中药材资源和中药生产

中药资源普查是制定科学规划，建立、完善我国中药资源的基础档案和数据库的必要条件。同时，进行全国中药材资源普查不仅关系到生态的平衡发展，还关系到药材种植、中药产业发展。我国于20世纪60～80年代先后进行了3次大规模中药资源普查，其中规模最大的第三次全国中药资源普查于1983年开始，至1987年结束。据第三次普查统计，我国的中药资源种类有12807种，其中药用植物约占全部种类的87%，药用动物约占12%，药用矿物不足1%，而这些中药资源大部分为野生药材资源。

目前，我国正在六个省份，开展全国第四次中药资源普查的试点工作，此次普查试点将按照国家中医药管理局的统一部署，进一步摸清中药资源现状，掌握重要中药材资源、生产和供需现状，建立中药材资源数据库、动态监测网络和预警体系，为制定中药产业发展规划和资源保护利用政策提供依据，促进中医药事业特别是中药产业加快发展。

我国中成药的生产已从传统的膏、丹、丸、散剂型，扩大到片剂、滴丸剂、浓缩丸剂、气雾剂、注射剂等40多种剂型，9000多个品种。其中，质量稳定、疗效确切的有4000多个品种。近20年来，国家相继批准了1000余种中药新药。

（二）中药现代化

中药现代化，就是把传统中药的特色与现代科学技术相结合，按照国际认可的标准规范，对中药进行研究、开发、生产、管理、为社会服务的过程。为了加强对我国中药现代化工作的宏观指导，从国家战略高度对中药现代化工作整体布局，进一步充分发挥特色优势，加快中药现代化进程，确保中药产业健康有序地发展，为更好地满足我国人民健康保障的需要，1998年《中药科技产业基地建设规划》出台；2002年《中药现代化发展纲要》发布；2005年《中医药创新发展规划纲要》实施；2006年“创新药物重大专项”上马；2007年3月21日，由科技部牵头制定、国务院16个部门联合发布了《中医药创新发展规划纲要

(2006—2020年)》；2011年12月28日，国家中医药管理局发布了《中医药事业发展“十二五”规划》。这些纲领性文件，明确了中药现代化发展的指导思想，基本原则和战略目标。

1. 中药现代化的指导思想　中药现代化的指导思想是坚持以人为本、为人类健康服务的根本宗旨，按照“自主创新，重点跨越，支撑发展，引领未来”的新时期科技工作方针，在继承发扬中医药学理论，充分利用科学理论和先进技术，推进中药现代化的发展；立足国内市场，积极开拓国际市场；以科技为动力，以企业为主体，以市场为导向，以政策为保障，充分利用中医药资源优势、市场优势和人才优势，构筑国家中药创新体系通过创新和重大技术的突破，逐步实现中药产品结构调整和产业升级，形成具有市场竞争优势的现代中药产业。

2. 中药现代化发展的基本原则　需要坚持继承和创新相结合、资源可持续利用和产业可持续发展、政府政策引导和企业为主共同推进、总体布局和区域发展相结合、与中医现代化协同发展的基本原则。

3. 中药现代化发展的战略目标　构筑国家现代中药创新体系；制定和完善现代中药标准和规范；开发一批疗效确切的中药新产品；培育具有市场竞争优势的现代中药产业。

三、中药管理发展

1949年中华人民共和国成立以后，我国制定了以“团结中西医和继承中医药学”为核心的政策，并采取了一系列有力措施发展中医药事业，中药管理取得了进一步的发展。1955年，我国成立了中国药材公司，以加强对中药产销的管理。1963年修订的《中国药典》(Ch. P.) 共收载中药材446种，中成药及复方制剂197种，这是我国首次对中药制定法定的质量标准。在此基础上，1985年原国家卫生部药典委员会颁布了《卫生部药品标准·中药成方制剂》各册，为中药质量管理工作奠定了基础。

国务院于1987年颁布了《野生药材资源保护管理条例》，对野生药材资源实行规范化管理；于1992年10月颁布了《中药品种保护条例》，对保护中药生产企业的合法权益，鼓励研制开发临床有效的中药品种实行规范化管理。1988年5月，国务院常务会议决定成立国家中医药管理局，把中药管理有关职能划归该部门，实行中医中药统一管理，由其负责中药产业方针、政策的制定和实施。1998年，原国家药品监督管理局（SDA）成立后，相关职能从国家中医药管理局中划归原SDA，并相继颁布了一系列的法律法规。如：2002年4月17日，颁布了《中药材生产质量管理规范（试行）》(Good Agricultural Practice for Chinese Crude Drugs，GAP)；2003年11月1日施行了《中药材生产质量管理规范认证管理办法（试行）》及《中药材GAP认证检查评定标准（试行）》；2007年4月13日发布《关于加强中药材专业市场监督检查的通知》；2008年1月10日颁布并实施了《中药注册管理补充规定》；2008年2月1日，发布《关于加强中药饮片生产监督管理的通知》；2008年12月24日发布《关于进一步加强中药注射剂生产和临床使用管理的通知》及2009年1月3日发布《关于开展中药注射剂安全性再评价工作的通知》。除此，在2009年2月原国家食品药品监督管理局(SFDA) 制定并发布的《中药品种保护指导原则》，标志着我国对中药的研制、生产、流通、使用和监督管理工作走上了法治化轨道，对保护中药名优产品、提高中药质量和信誉、推动中药生产企业的科学化发展具有重要意义。

2009年3月《中共中央、国务院关于深化医药卫生体制改革的意见》、《医药卫生体制改革近期重点实施方案（2009—2011年）》中，更是明确提出要“充分发挥中医药作用”、“大力推广包括民族药在内的中医药”、“采取扶持中医药发展政策，促进中医药继承和创新”、“加快中医药立法工作”，进一步突出了中医药在医药卫生体制中的重要作用。以上政策、法规的出台，标志着我国对中药管理的工作正不断向规范化、科学化、法治化推进。

第二节　中药材、中药饮片与中成药管理

一、中药材与中药饮片的管理

（一）中药材与中药饮片生产、经营、采购、包装管理

1. 中药材与中药饮片的批准文号管理　生产新药或者已有国家标准的中药材和中药饮片，须经国家食品药品监督管理部门批准，并发给药品批准文号，但生产没有实施批准文号管理的中药材和中药饮片除外。

对集中规模化栽培养殖，质量可以控制并符合国家食品药品监督管理部门规定条件的中药材品种，实行批准文号管理。实施批准文号管理的中药材、中药饮片品种目录由国家药品监督管理部门会同国家中医药管理部门制定。

“新发现和从国外引种的药材，经国务院药品监督管理部门批准后，方可销售。”

2. 中药材与中药饮片的生产管理　自2008年1月1日起，所有中药饮片生产企业必须在符合《药品生产质量管理规范》（GMP）条件下生产。凡持有《药品GMP证书》的中药材、中药饮片生产企业，必须严格按照工艺规程自行炮制生产，且只能生产销售认证范围内的品种。未取得《药品GMP证书》的中药材、中药饮片生产企业一律不得从事生产经营活动。

生产中药饮片必须持有《药品生产许可证》、《药品GMP证书》；必须以中药材为起始原料，使用符合药用标准的中药材，并尽量固定药材产地；必须严格执行国家药品标准和地方中药饮片炮制规范、工艺规程；必须在符合药品GMP条件下组织生产，出厂的中药饮片应检验合格，并随货附纸质或电子版的检验报告书。

中药饮片必须按照国家药品标准炮制，国家药品标准没有规定的，必须按照省级食品药品监督管理部门制定的炮制规范炮制。生产企业必须对其生产的中药饮片进行质量检验，不符合国家标准或不按照省级食品药品监督管理部门制定的中药饮片炮制规范炮制的，一律不得出厂。

3. 中药材与中药饮片的经营管理　“城乡集市贸易市场可以出售中药材，国家另有规定的除外。”“城乡集市贸易市场不得出售中药材以外的药品。”

“国家禁止设立除中药材专业市场以外的其他药品集贸市场，禁止在中药材专业市场内出售国家规定限制销售的中药材和中成药、中药饮片、化学原料药及其制剂、抗生素、生化药品、放射性药品、血清疫苗和诊断药品。”

“药品经营企业销售中药材，必须标明产地。”

批发零售中药饮片必须持有《药品经营许可证》、《药品GSP证书》，必须从持有《药品

GMP证书》的生产企业或持有《药品GSP证书》的经营企业采购。批发企业销售给医疗机构、药品零售企业和使用单位的中药饮片，应随货附加盖单位公章的生产、经营企业资质证书及检验报告书（复印件）。

严禁生产企业外购中药饮片半成品或成品进行分包装或改换包装标签等行为。严禁经营企业从事饮片分包装、改换标签等活动；严禁从中药材市场或其他不具备饮片生产经营资质的单位或个人采购中药饮片。

4. 中药材与中药饮片的储存养护管理 “经营中药材、中药饮片的，应当有专用的库房和养护工作场所，直接收购地产中药材的应当设置中药样品室（柜）。”“对中药材和中药饮片应当按其特性采取有效方法进行养护并记录，所采取的养护方法不得对药品造成污染。”

5. 中药材与中药饮片的采购管理 中药材、中药饮片经营企业、使用单位必须从具有《药品GMP证书》的中药材、中药饮片生产企业或具有中药材、中药饮片经营资质的药品经营企业购进饮片。

医疗机构从中药饮片生产企业采购，必须要求企业提供资质证明文件及所购产品的质量检验报告书；从经营企业采购的，除要求提供经营企业资质证明外，还应要求提供所购产品生产企业的《药品GMP证书》以及质量检验报告书。

严禁医疗机构从中药材市场或其他没有资质的单位和个人，违法采购中药饮片调剂使用。医疗机构如加工少量自用特殊规格饮片，应将品种、数量、加工理由和特殊性等情况向所在地市级以上食品药品监督管理部门备案。

医疗机构必须按照《医院中药饮片管理规范》的规定使用中药饮片，保证在储存、运输、调剂过程中的饮片质量。

6. 中药材与中药饮片的包装管理 “生产中药饮片，应当选用与药品质量相适应的包装材料和容器；包装不符合规定的中药饮片，不得销售。中药饮片包装必须印有或贴有标签。”

“中药饮片的标签必须注明品名、规格、产地、生产企业、生产批号、生产日期，实施批准文号管理的中药饮片还必须注明药品批准文号。”

“发运中药材必须有包装，在每件包装上，必须注明品名、产地、日期、调出单位，并附有质量合格的标志。”

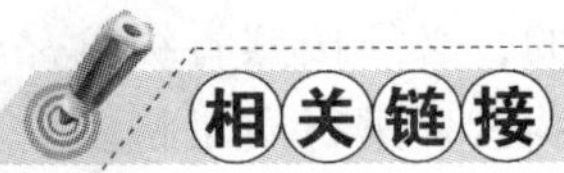

中药材、中药饮片管理的相关法律文件

1. 《国务院关于进一步加强药品管理工作的紧急通知》（国发［1994］53号），1994年9月29日发布，国务院。

2. 《药品管理法》，2001年12月1日起施行，中华人民共和国主席令。

3. 《药品管理法实施条例》，2002年9月15日起施行，中华人民共和国国务院令。

4. 《中药饮片GMP补充规定》，2003年1月30日颁发，原国家药品监督管理局。

5. 《中华人民共和国中医药条例》，2003年10月1日起施行，中华人民共和国国务院令。

6.《关于加强中药饮片包装监督管理的通知》，2003年12月18日发布，原国家食品药品监督管理局。

7.《中药饮片GMP认证检查项目》，2004年10月26日发布，原国家药品监督管理局。

8.《关于推进中药饮片等类别药品监督实施GMP工作的通知》，2004年10月26日印发，原国家食品药品监督管理局。

9.《濒危野生动植物种国际贸易公约》涉及中药材管理的规定，2005年1月12日起施行。

10.《进口药材管理办法（试行）》，2006年2月1日起施行，原国家食品药品监督管理局令第22号。

11.《医院中药饮片管理规范》，2007年3月12日发布，原卫生部、国家中医药管理局。

12.《国务院关于扶持和促进中医药事业发展的若干意见》（国发［2009］22号），2009年4月21日发布，国务院。

13.《关于加强中药饮片监督管理的通知》，2011年1月5日发布，原国家食品药品监督管理局。

（二）医疗机构中药饮片管理

为加强医疗机构中药饮片管理，保障人体用药安全有效，根据《药品管理法》及《药品管理法实施条例》等法律法规的有关规定，原卫生部和国家中医药管理局于2007年3月20日联合制定并颁布了《医院中药饮片管理规范》，共包括总则、人员要求、采购、验收、保管、调剂与临方炮制、煎煮、罚则、附则9章44条内容，适用于各级各类医疗机构中药饮片的采购、验收、保管、调剂、临方炮制、煎煮等管理。

1. 采购　医院应当建立健全中药饮片采购制度。医院应当定期对供应单位供应的中药饮片质量进行评估，并根据评估结果及时调整供应单位和供应方案。

2. 验收　医院对所购的中药饮片，应当按照国家药品标准和省、自治区、直辖市食品药品监督管理部门制定的标准和规范进行验收，购进中药饮片时，验收人员应当对品名、产地、生产企业、产品批号、生产日期、合格标志、质量检验报告书、数量、验收结果及验收日期逐一登记并签字。购进国家实行批准文号管理的中药饮片，还应当检查核对批准文号。

3. 保管　中药饮片仓库应当有与使用量相适应的面积，具备通风、调温、调湿、防潮、防虫、防鼠等条件及设施。中药饮片出入库应当有完整记录。应定期进行中药饮片养护检查并记录检查结果。养护中发现质量问题，应当及时上报本单位领导处理并采取相应措施。

4. 调剂　中药饮片调剂室应当有与调剂量相适应的面积，配备通风、调温、调湿、防潮、防虫、防鼠、除尘设施，工作场地、操作台面应当保持清洁卫生。中药饮片调剂室的药斗等储存中药饮片的容器应当排列合理，有品名标签。药品名称应当符合《中华人民共和国药典》或省、自治区、直辖市食品药品监督管理部门制定的规范名称。标签和药品要相符。

中药饮片装斗时要清斗，认真核对，装量适当，不得错斗、串斗。医院调剂用计量器具应当按照质量技术监督部门的规定定期校验，不合格的不得使用。

中药饮片调剂人员在调配处方时，应当按照《处方管理办法》和中药饮片调剂规程的有关规定进行审方和调剂。对存在“十八反”、“十九畏”、妊娠禁忌、超过常用剂量等可能引起用药安全问题的处方，应当由处方医生确认（“双签字”）或重新开具处方后方可调配。

中药饮片调配后，必须经复核后方可发出。二级以上医院应当由主管中药师以上专业技术人员负责调剂复核工作，复核率应当达到100%。医院应当定期对中药饮片调剂质量进行抽查并记录检查结果。中药饮片调配每剂重量误差应当在±5%以内。

5. 临方炮制　应当具备与之相适应的条件和设施，严格遵守国家药品标准和省、自治区、直辖市食品药品监督管理部门制定的炮制规范炮制，并填写“饮片炮制加工及验收记录”，经质量检验合格后方可投入临床使用。

6. 煎煮　医院开展中药饮片煎煮服务，应当有与之相适应的场地及设备，卫生状况良好，具有通风、调温、冷藏等设施。医院应当建立健全中药饮片煎煮的工作制度、操作规程和质量控制措施并严格执行。中药饮片煎煮液的包装材料和容器应当无毒、卫生、不易破损，并符合有关规定。

（三）毒性中药材饮片的管理

国家食品药品监督管理部门对毒性中药材的饮片，实行统一规划，合理布局，定点生产。

具有经营毒性中药资格的企业和医疗机构采购毒性中药饮片，必须从持有《毒性中药材的饮片定点生产证》的中药饮片生产企业和具有经营毒性中药资格的批发企业购进，严禁从非法渠道购进。

调配含有毒性中药饮片的处方，每次处方剂量不得超过2日极量。对处方未注明“生用”的，应给付炮制品。如在审方时对处方有疑问，必须经处方医生重新审定后方可调配。处方保存2年备查。

罂粟壳不得单方发药，必须凭有麻醉药品处方权的执业医师签名的麻醉药品处方方可调配，每张处方不得超过3日用量，连续使用不得超过7天，成人一次的常用量为每天3~6克。处方保存3年备查。

（四）中药材的进出口管理

1. 中药材进口管理　为加强进口药材监督管理，保证进口药材质量，原国家食品药品监督管理局于2005年10月21日颁布了《进口药材管理办法（试行）》，自2006年2月1日起施行。

（1）进口药材的申请与审批

药材进口申请包括首次进口药材申请和非首次进口药材申请。首次进口药材申请包括已有法定标准药材首次进口申请和无法定标准药材首次进口申请。

“进口药材申请人，应当是中国境内取得《药品生产许可证》或者《药品经营许可证》的药品生产企业或者药品经营企业。”

“国家食品药品监督管理局对申报资料的规范性、完整性进行形式审查，并发出受理或者不予受理通知书。中国食品药品检定研究院完成首次进口药材质量标准复核和样品检验，并将检验报告和复核意见报送国家食品药品监督管理局，国家食品药品监督管理局收到中国食品药品检定研究院检验报告和复核意见后，进行技术审评和行政审查。对符合要求的，颁发《进口药材批件》；对不符合要求的，发给《审查意见通知件》，并说明理由。非首次进口药材申请，不再进行质量标准复核，由国家食品药品监督管理局直接审批。"

（2）口岸检验

首次进口药材在销售使用前，必须经国家食品药品监督管理部门确定的药品检验机构抽样检验，检验合格后方可销售使用。

（3）进口药材的批件："《进口药材批件》分为一次性有效批件和多次使用批件。一次性有效批件的有效期为1年，多次使用批件的有效期为2年，《进口药材批件》编号格式为：国药材进字+4位年号+4位顺序号。"

"国家食品药品监督管理局对濒危物种药材或者首次进口药材的进口申请，颁发一次性有效批件。"

2. 中药材出口管理

（1）经济、药用野生动植物及其产品的出口管理

根据《中华人民共和国野生动植物保护法》和《濒危野生动植物国际贸易公约》的有关规定，凡经营出口经济、药用野生动植物及其产品的，如鹿茸、熊胆、天麻、石斛、云木香、兰花、珊瑚及含豹骨、麝香、犀牛角的药品等，需向中华人民共和国濒危物种进出口管理办公室申报，凭濒管办批准件或允许出口证明书，再予办理检疫、检验、放行。

（2）推行药用植物及制剂进出口绿色标志

《药用植物及制剂进出口绿色行业标准》是我国外贸活动中药用植物及制剂进出口的重要标准，《标准》对中药的重金属、砷盐、农药残留、黄曲霉素含量、微生物的限量指标作出了具体规定，适用于药用植物原料及制剂的进出口品质检验。进出口产品按《标准》经指定检验机构检验合格后，方可申请使用"药用植物及制剂进出口绿色标志"产品标签。

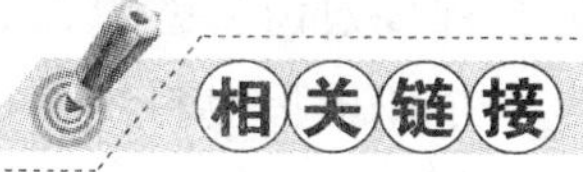

中药配方颗粒

中药配方颗粒（免煎饮片）：中药配方颗粒是用符合炮制规范的传统中药饮片作为原料，经现代制药技术提取、浓缩、分离、干燥、制粒、包装精制而成的纯中药产品系列。它保证了原中药饮片的全部特征，能够满足医师进行辨证论治，随证加减，药性强、药效高、同时又具有不需要煎煮、直接冲服、服用量少、作用迅速、成分完全、疗效确切、安全卫生、携带保存方便、易于调制和适合工业化生产等许多优点。近年来中药配方颗粒在美国、欧洲、澳大利亚、韩国、日本、台湾、香港等国家和地区发展极快。随着我国中药现代化的发展，中药配方颗粒正在推广。中药配方颗粒具有方便、安全、有效服用方法简单等特点。

推广中药配方颗粒（免煎中药饮片），是我们实现中药标准化、客观化的第一步，由它所带动的中医药理论与实践的发展必将在中医药发展史中占据重要的历史地位。对广大医生患者而言，推广免煎中药饮片，将为医患提供更高效、安全、稳定、方便、快捷、便宜、科学的保健治疗手段，使中医药以崭新的形象出现在世人面前，更是一件有历史性意义的事件。

根据《药品管理法》的有关规定，为推进中药饮片实施批准文号管理，规范中药配方颗粒的试点研究，中药配方颗粒将从2001年12月1日起纳入中药饮片管理范畴，实行批准文号管理。在未启动实施批准文号管理前仍属科学研究阶段，该阶段采取选择试点企业研究、生产，试点临床医院使用。试点生产企业、品种、临床医院的选择将在全国范围内进行。试点结束后，中药配方颗粒的申报及生产管理将另行规定。

为进一步加强中药配方颗粒（免煎中药饮片）管理，原国家药品监督管理局印发《中药配方颗粒管理暂行规定》（国药监注［2001］325号）。该规定对试点生产企业申报、品种使用范围、申报资料的要求、申报程序、试点工作期间的科研工作、中药配方颗粒质量标准研究的技术要求作出了相应的规定。

二、中成药管理规定

为加强中成药国家标准管理工作，维护药品监督管理法律法规的严肃性，确保公民用药安全有效，原国家药品监督管理局以“国药监注［2001］83号”下发了《关于强化中成药国家标准管理工作的通知》。

（一）解决中成药地方标准问题的基本原则

1. 坚持中成药一方一名的原则。

2. 对组方不合理、疗效不确切或安全性差的品种经专家审评认定后予以撤销。

3. 经专家审评认为组方合理、疗效确切、安全性好、质量可控的品种上升为国家标准。

（二）解决中成药地方标准问题的方法

1. 符合解决范围的中成药地方标准品种的药品生产企业，按要求向所在地省、自治区、直辖市食品药品监督管理局申报。省、自治区、直辖市食品药品监督管理局对申报资料审查核实后，将本辖区所有申报品种进行汇总，连同审查核实后的药品生产企业申报资料统一报国家食品药品监督管理部门，逾期视为放弃，不再受理；

2. 组织专家对申报资料进行医学和药学审查。医学审查结束后，品种明确分为：①通过品种；②需补充资料的品种；③统一调整品种；④拟撤销品种。医学审查结果将通知品种所在省、自治区、直辖市食品药品监督管理局。

3. 对医学审查通过的品种，将组织安排标准提高复核工作，并进行药学审查。

4. 药品生产企业对审查结果有异议的，可以通过所在地省、自治区、直辖市食品药品监督管理局提交复审要求，国家食品药品监督管理部门将组织专家将进行复审。

（三）中药注册管理规定

2000年4月，原国家药品监督管理局发布了《关于加强中药注册管理有关事宜的通知》，通知指出：

1. 针对已批准生产中药注射剂不良反应发生较多、原因复杂的情况，为加强中药注射剂的质量管理，决定：①暂停中药注射剂的仿制审批；②新药中药注射剂应固定药材产地，建立药材和制剂的指纹图谱标准；③已批准生产中药注射剂的企业，应参照中药注射剂有关要求，提高质量标准，并经省、自治区、直辖市食品药品监督管理局审核，否则将撤销其生产批准文号。

2. 为提高中药标准水平，逐步改变中成药低水平重复的情况，对仿制需提高质量标准的被仿制中成药品种实行试行标准管理制度。仿制药品获准生产后，仿制药品实行试行标准，试行期2年。

3. 已批准进口的天然药物申请国内生产批准文号，应持《进口药品注册证》按中药新药四类的程序和要求办理。

4. 为加强药用滑石粉、雄黄的管理，保证其质量，决定对药用滑石粉、雄黄实行生产批准文号管理。

（四）《中药品注册管理补充规定》中涉及中成药管理的规定

《中药品注册管理补充规定》（国食药监注［2008］3号，2008年1月7日生效）为体现中医药特色，遵循中医药研究规律，继承传统，鼓励创新，扶持促进中医药和民族医药事业发展，根据《药品注册管理办法》，对中药新药、中药复方制剂的研制要求、中药复方制剂注册申报资料、非临床研究与临床研究方面作了补充规定。对已上市药品改变剂型但不改变给药途径的注册申请，强调了应提供充分依据说明其科学合理性。应当采用新技术以提高药品的质量和安全性，且与原剂型有比较明显的临床应用优势。

第三节 《中药材生产质量管理规范（试行）》

为规范中药材生产，保证中药材质量，实现中药材标准化，2002年4月17日，原SDA颁布并实施了《中药材生产质量管理规范（试行）》（GAP）。

一、《中药材生产质量管理规范（试行）》概述

（一）实施中药材GAP的目的与范围

1. 实施中药材GAP的目的　实施中药材GAP的核心目的就是对中药材生产实施全面质量管理，保证中药材质量，促进中药标准化、现代化。生产企业运用规范化管理和质量监控手段，保护野生药材资源和生态环境，坚持“最大持续产量”原则，实现资源的可持续利用。

2. 实施中药材GAP的范围　GAP是中药材生产和质量管理的基本准则，适用于中药材生产企业（以下简称生产企业）生产中药材（含植物、动物药）的全过程。

（二）中药材GAP基本框架

GAP共10章57条，其基本内容涵盖了中药材生产的全过程。

二、《中药材生产质量管理规范（试行）》的主要内容

（一）产地生态环境

中药材GAP要求中药材生产企业按照中药材产地适宜性优化原则，因地制宜，合理布局。中药材GAP基地的环境，如空气、土壤、水资源、重金属和污染状况等应符合国家相应标准。空气应符合大气环境质量二级标准；土壤应符合土壤质量二级标准；灌溉水应符合

农田灌溉水质量标准；药用动物饮用水应符合生活饮用水质量标准。药用动物养殖企业应满足动物种群对生态因子的需求及与生活、繁殖等相适应的条件。

（二）种质和繁殖材料

中药材 GAP 要求对养殖、栽培或野生采集的药用动植物，应准确鉴定其物种，包括亚种、变种或品种，记录其中文名及学名。种子、菌种和繁殖材料在生产、储运过程中应实行检验和检疫制度以保证质量和防止病虫害及杂草的传播；防止伪劣种子、菌种和繁殖材料的交易与传播。

对于动物药，中药材 GAP 要求应按动物习性进行药用动物的引种及驯化，捕捉和运输时应避免动物机体和精神损伤，引种动物必须严格检疫并进行一定时间的隔离、观察。

中药材 GAP 特别强调，应加强中药材良种选育、配种工作，建立良种繁育基地，从而保护药用动植物种质资源。

（三）栽培与养殖管理

中药材 GAP 对药用植物的栽培与药用动物的养殖管理分别进行了规定，并依据动植物种类分别制定生产技术标准操作规程（SOP）。

1. 药用植物栽培管理　中药材 GAP 规定要根据药用植物生长发育要求，确定栽培适宜区域，并制定相应的种植规程。根据药用植物的营养特点及土壤的供肥能力，确定施肥种类、时间和数量。施用肥料的种类以有机肥为主，根据实际情况有限度地使用化学肥料，允许施用经充分腐熟达到无害化卫生标准的农家肥。禁止施用城市生活垃圾、工业垃圾及医疗机构垃圾和粪便。

中药材 GAP 要求根据药用植物不同生长发育时期的需水规律、气候条件及土壤水分状况，适时、合理灌溉和排水，保持土壤的良好通气条件。中药材 GAP 还强调要根据药用植物生长发育特性和不同的药用部位，加强田间管理，及时采取相应的栽培措施，调控植株生长发育，提高中药材产量，保持质量稳定。

中药材 GAP 对于药用植物病虫害的防治也做了规定，要求采取综合防治策略。如必须施用农药时，则应按照《中华人民共和国农药管理条例》的规定，采用最小有效剂量并选用高效、低毒、低残留农药，以降低农药残留和重金属污染，保护生态环境。

2. 药用动物养殖管理　中药材 GAP 规定应根据药用动物生存环境、食性、行为特点及环境的适应能力等，确定相应的养殖方式和方法，制定相应的养殖规程和管理制度；应科学配制饲料，定时定量投喂；适时适量地补充精料、维生素、矿物质及其他必要的添加剂，不得添加激素、类激素等添加剂；饲料及添加剂应无污染；养殖环境应保持清洁卫生，建立消毒制度；对药用动物的疫病防治，应以预防为主，定期接种疫苗；禁止将中毒、感染疫病的药用动物加工成中药材。

（四）采收与初加工

中药材 GAP 指出野生或半野生药用动植物的采集应坚持“最大持续产量”原则，有计划地进行野生抚育、轮采与封育，确定适宜的采收时间和方法。所用采收机械、器具应保持清洁、无污染。而药用部分采收后，经过拣选、清洗、切制或修整等适宜的加工，需干燥的应采用适宜的方法和技术迅速干燥。其中，鲜用中药材可采用冷藏、砂藏、罐贮、生物保鲜等适宜的保鲜方法，尽可能不使用保鲜剂和防腐剂。对于道地药材应按传统方法进行加工，如有改动，应提供充分试验数据，并不得影响药材质量。所用加工场地应清洁、通风，并且具有遮阳、防雨和防鼠、虫及禽畜的设施。

（五）包装、运输与贮藏

中药材 GAP 要求包装应按 SOP 操作，包装材料应符合中药材品质和相关要求，按规定建立包装记录，另外对中药材批量运输、中药材仓库应具备的设施和条件进行了规定。

（六）质量管理

中药材栽培与养殖过程中的质量管理是中药材 GAP 的核心。中药材 GAP 要求生产企业应设立质量管理部门，负责中药材生产全过程的监督管理和质量监控，明确了质量管理部门的主要职责。同时配备与中药材生产规模、品种检验要求相适应的人员、场所、仪器和设备。

中药材 GAP 要求质量检验部门应在中药材包装前对每批中药材，按中药材国家标准或经审核批准的中药材标准进行检验，建立检验报告并存档，明确检验项目、农药残留量、重金属及微生物限度。不合格的中药材不得出厂和销售。

（七）人员和设备

中药材 GAP 规定生产企业的技术负责人、质量管理部门负责人应有相关专业的大专以上学历，并有中药材生产实践经验。对从事中药材生产、田间工作、药用动物养殖人员的知识和技术提出了具体要求，并规定对从事加工、包装、检验人员应定期进行健康检查，患有传染病、皮肤病或外伤性疾病等不得从事直接接触中药材的工作。对从事中药材生产的有关人员应定期进行培训与考核。

中药材产地应设厕所或盥洗室，排出物不应对环境及产品造成污染。生产企业生产和检验用的仪器、仪表、量具、衡器等其适用范围和精密度应符合生产和检验的要求，有明显的状态标志，并定期校验。

（八）文件管理

中药材 GAP 对文件有着严格的要求，要求生产企业应制定生产管理、质量管理等标准作业程序。每种中药材的生产全过程均应详细记录，必要时可附照片或图像，另外对记录的内容做了具体的规定。所有原始记录、生产计划及执行情况、合同及协议书等均应存档，由专人保管，至少保存 5 年。

三、GAP 认证管理

（一）GAP 认证概述

为贯彻执行《药品管理法》及《药品管理法实施条例》，加强对中药材生产的监督管理，规范并保证中药材 GAP 认证工作的顺利进行，2003 年 11 月 1 日施行原国家药品监督管理局制定的《中药材生产质量管理规范认证管理办法（试行）》及《中药材 GAP 认证检查评定标准（试行）》。通过规范中药材生产全过程，从而提升中药材、中药饮片和中成药整体的质量。

中药材 GAP 认证是一项全新的工作，政策性、技术性和社会性都很强。自 2003 年 11 月 1 日起，国家食品药品监督管理部门正式受理中药材 GAP 认证，并组织开展了试点工作。

国家食品药品监督管理部门负责全国中药材 GAP 认证，中药材 GAP 认证检查评定标准及相关文件的制定、修订，中药材 GAP 认证检查员的培训、考核和聘任等管理工作。中药材 GAP 认证的具体工作由国家食品药品监督管理部门药品认证管理中心承担。省级食品药品监督管理部门负责本行政区域内生产企业的中药材 GAP 认证申报资料初审及对已通过中药材 GAP 认证的生产企业的日常监督管理工作。

（二）GAP 认证实施

1. 认证申请　申请中药材 GAP 认证的中药材生产企业，其申报的品种至少完成一个生产周期。申报时需按照《中药材生产质量管理规范认证管理办法（试行）》的规定，填写《中药材 GAP 认证申请表》，并向所在地省级食品药品监督管理部门提交相关资料。

2. 初审与审查　省级食品药品监督管理部门自收到中药材 GAP 认证申报资料之日起 40 个工作日内提出初审意见。符合规定的，将初审意见及认证资料转报国家食品药品监督管理部门。国家食品药品监督管理部门组织对初审合格的中药材 GAP 认证资料进行形式审查，必要时可请专家论证，审查工作时限为 5 个工作日（若需组织专家论证，可延长至 30 个工作日）。符合要求的予以受理并转报国家食品药品监督管理部门药品认证管理中心。国家食品药品监督管理部门药品认证管理中心在收到申请资料后 30 个工作日内提出技术审查意见，制定现场检查方案。

3. 现场检查　现场检查时间一般安排在该品种的采收期，时间一般为 3～5 天，必要时可适当延长。检查组成员的选派遵循本行政区域内回避原则，一般由 3～5 名检查员组成。根据检查工作需要，可临时聘任有关专家担任检查员。省级食品药品监督管理部门可选派 1 名负责中药材生产监督管理的人员作为观察员，联络、协调检查有关事宜。

（1）首次会议

现场检查首次会议应确认检查品种，落实检查日程，宣布检查纪律和注意事项，确定企业的检查陪同人员。检查陪同人员必须是企业负责人或中药材生产、质量管理部门负责人，熟悉中药材生产全过程，并能够解答检查组提出的有关问题。

（2）现场检查

检查组必须严格按照预定的现场检查方案对企业实施中药材 GAP 的情况进行检查。对检查发现的缺陷项目如实记录，必要时应予取证。检查中如需企业提供资料，企业应及时提供。

（3）综合评定

现场检查结束后，由检查组长组织检查组讨论并作出综合评定意见，形成书面报告。综合评定期间，被检查企业人员应予回避。现场检查报告须检查组全体人员签字，并附缺陷项目、检查员记录、有异议问题的意见及相关证据资料。

（4）末次会议

现场检查末次会议应现场宣布综合评定意见，被检查企业可安排有关人员参加。企业如对评定意见及检查发现的缺陷项目有不同意见，可作适当解释、说明。检查组对企业提出的合理意见应予采纳。检查中发现的缺陷项目，须经检查组全体人员和被检查企业负责人签字，双方各执一份。如有不能达成共识的问题，检查组须做好记录，经检查组全体成员和被检查企业负责人签字，双方各执一份。

4. 认证审批

现场检查报告、缺陷项目表、每个检查员现场检查记录和原始评价及相关资料应在检查工作结束后 5 个工作日内报送国家食品药品监督管理部门药品认证管理中心。药品认证管理中心在收到现场检查报告后20个工作日内进行技术审核，符合规定的，报国家食品药品监督管理部门审批。符合中药材GAP认证标准的，颁发《中药材GAP证书》并予以公告。对经现场检查不符合中药材GAP认证标准的，不予通过中药材GAP认证，由国家食品药品监督管理部门药品认证管理中心向被检查企业发认证不合格通知书。

《中药材GAP证书》有效期一般为5年。生产企业应在《中药材GAP证书》有限期满前6个月，重新申请中药材GAP认证。《中药材GAP证书》由国家食品药品监督管理部门统一印制，应当载明证书编号、企业名称、法定代表人、企业负责人、注册地址、种植（养殖）区域（地点）、认证品种、种植（养殖）规模、发证机关、发证日期、有效期限等项目。

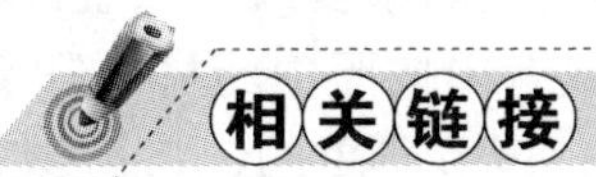

GAP认证资料

申请GAP认证中药材生产企业，其申报的品种至少完成一个生产周期。申报时须填写《中药材GAP认证申请表》（一式两份），并向所在地省级食品药品监督管理部门提交以下资料：

1. 《营业执照》（复印件）。

2. 申报品种的种植（养殖）历史和规模、产地生态环境、品种来源及鉴定、种植来源、野生资源分布情况和中药材动植物生长习性资料、良种繁育情况、适宜采收时间（采收年限、采收期）及确定依据、病虫害综合防治情况、中药材质量控制及评价情况等。

3. 中药材生产企业情况：包括组织形式并附组织机构图、运营机制、人员结构、企业负责人、生产和质量管理部门负责人背景资料（包括专业、学历和经历）、人员培训情况等。

4. 种植（养殖）流程图及关键技术控制点。

5. 种植（养殖）区域布置图（表明规模、产量、范围）。

6. 种植（养殖）地点选择依据及标准。

7. 产地生态环境检测报告（包括土壤、灌溉水、大气环境）、品种来源鉴定报告、法定及企业内控质量标准（包括质量标准依据及起草说明）、取样方法及质量检测报告书，历年来质量控制及检测情况。

8. 中药材生产管理、质量管理文件目录。

9. 企业实施GAP自查情况总结资料。

5. 申请中药材GAP认证的检查评定标准

《中药材GAP认证检查评定标准（试行）》共104项，其中关键项目19项，一般项目85项。根据具体申请认证品种确定相应的检查项目，关键项目不合格则称为严重缺陷，一般项目不合格则称为一般缺陷。结果评定见表11-1。

表 11-1 中药材 GAP 认证检查结果评定

项目		结果
严重缺陷	一般缺陷	
0	≤20%	通过中药材 GAP 认证
0	>20%	不通过中药材 GAP 认证
≥1 项	0	不通过中药材 GAP 认证

（三）GAP 认证后监督检查

国家食品药品监督管理部门负责组织对取得《中药材 GAP 证书》的企业，根据品种生长特点确定检查频次和重点进行跟踪检查。在《中药材 GAP 证书》有效期内，省级食品药品监督管理部门负责每年对企业跟踪检查一次，跟踪检查情况应及时报国家食品药品监督管理部门。取得《中药材 GAP 证书》的企业，如发生重大质量问题或者未按照中药材 GAP 组织生产的，国家食品药品监督管理部门将予以警告，并责令改正；情节严重的，将吊销其《中药材 GAP 证书》。

中药材生产企业《中药材 GAP 证书》登记事项发生变更的，应在事项发生变更之日起 30 日内，向国家食品药品监督管理部门申请办理变更手续，国家食品药品监督管理部门应在 15 个工作日内作出相应变更。

中药材生产企业终止生产中药材或者关闭的，由国家食品药品监督管理部门收回《中药材 GAP 证书》。申请中药材 GAP 认证的中药材生产企业应按照有关规定缴纳认证费用，未按规定缴纳认证费用的，中止认证或收回《中药材 GAP 证书》。

第四节 野生药材资源保护管理

中医药事业的发展，离不开药材资源。为保护和合理利用野生药材资源，适应人民医疗保健事业的需要，国务院 1987 年 10 月 30 日发布了《野生药材资源保护管理条例》，自 1987 年 12 月 1 日起施行。

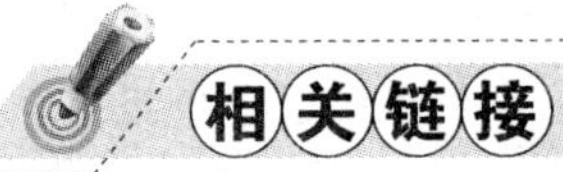

涉及野生药材资源保护的法规

国际公约：《濒危野生动植物种国际贸易公约（CITES)》。

国家法规：《中华人民共和国野生植物保护条例》、《中华人民共和国陆生野生动物保护实施条例》。

地方性法规：《湖南省野生植物资源保护条例》、《吉林省野生植物保护暂行条例》、《新疆维吾尔族自治区甘草资源保护暂行规定》、《黑龙江省野生药材资源保护条例》及宁夏回族自治区的《保护甘草资源的规定》等。

这些法律法规的颁布实施，初步实现了野生药材资源的开发、利用和保护有法可依，对我国野生动植物资源保护起到了一定的积极作用。

一、《野生药材资源保护管理条例》的适用范围及原则

（一）适用范围

在我国境内采猎、经营野生药材的任何单位和个人，除国家另有规定外，都必须遵守本条例。

（二）原则

国家对野生药材资源实行保护、采猎相结合的原则，并创造条件开展人工种养。

二、国家重点保护野生药材物种的分级及名录

（一）国家重点保护的野生药材物种分级

对国家重点保护的野生药材物种实行分级管理，具体分为三级：

一级：濒临灭绝状态的稀有珍贵野生药材物种。

二级：分布区域缩小、资源处于衰竭状态的重要野生药材物种。

三级：资源严重减少的主要常用野生药材物种。

（二）国家重点保护野生药材物种名录

国务院在颁布《野生药材资源保护管理条例》的同时，也公布了《国家重点保护野生药材物种名录》，共收载野生药材保护物种76种。其中一级保护野生药材物种4种、二级保护野生药材物种27种、三级保护野生药材物种45种。

一级保护药材名称：

虎骨（已禁止贸易）、豹骨、羚羊角、鹿茸（梅花鹿）。

二级保护药材名称：

鹿茸（马鹿）、麝香（3个品种）、熊胆（2个品种）、穿山甲、蟾酥（2个品种）、蛤蟆油、金钱白花蛇、乌梢蛇、蕲蛇、蛤蚧、甘草（3个品种）、黄连（3个品种）、人参、杜仲、厚朴（2个品种）黄柏（2个品种）、血竭。

三级保护药材名称：

川贝母（4个品种）、伊贝母（2个品种）、刺五加、黄芩、天冬、猪苓、龙胆（4个品种）、防风、远志（2个品种）、胡黄连、肉苁蓉、秦艽（4个品种）、细辛（3个品种）、紫草、五味子（2个品种）、蔓荆子（2个品种）、诃子（2个品种）、山茱萸、石斛（5个品种）、阿魏（2个品种）、连翘、羌活（2个品种）。

《国家重点保护野生药材物种名录》由国家食品药品监督管理部门会同野生动物、植物管理部门联合制定。在《国家重点保护野生药材物种名录》之外，需要增加的野生药材保护物种，由省级人民政府制定并抄送国家食品药品监督管理部门备案。

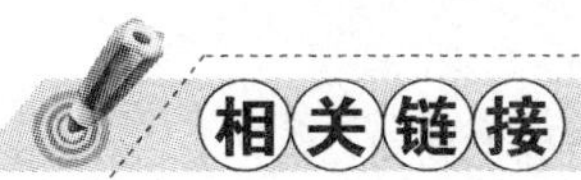

国家重点保护野生药材速记歌诀

一级稀有灭绝，二级重要衰竭，三级常用减少，资源由少到多，级别一二三降。二级衰竭一级珍，一马牧草射蟾蜍，二黄双蛤穿厚杜，三蛇狂饮人熊血。虎豹羚羊梅花鹿。

注：①马：马鹿茸；②草射蟾：甘草、麝香、蟾酥；③二黄：黄连、黄柏；④双蛤：蛤蚧、蛤士蟆油；⑤穿厚杜：穿山甲、厚朴、杜仲；⑥三蛇：蕲蛇、乌梢蛇、金钱白花蛇；⑦人熊血：人参、熊胆、血竭；⑧虎豹羚羊梅花鹿：指4种一级保护野生药材品种虎骨、豹骨、羚羊角、梅花鹿茸。

三级减少常用，紫薇丰腴赠猪肉，川味黄连送石斛，荆诃刺秦赴远东，胆大心细也难活。

注：①紫薇丰腴：紫草、阿魏、防风、山萸肉；②猪肉：猪苓、肉苁蓉；③川味黄连：川（伊）贝母、五味子、胡黄连、黄芩、连翘；④荆诃刺秦：蔓荆子、诃子、刺五加、秦艽；⑤远东：远志、天冬；⑥胆：龙胆（草）；⑦细：细辛；⑧活：羌活。

三、野生药材资源保护管理的具体规定

《野生药材资源保护管理条例》的颁布对于保护和合理利用野生药材资源，进而适应我国医疗保健事业的发展起到了重要的作用。

（一）野生药材资源保护管理

1. 对采猎保护野生药材物种的要求　禁止采猎一级保护野生药材物种；采猎、收购二、三级保护野生药材物种的，必须经批准后，持有采药证，按计划执行，不得在禁止采猎区、禁止采猎期进行采猎，并不得使用禁用工具进行采猎。取得采药证后，如需要进行采伐或狩猎的，须申请采伐证或狩猎证。

2. 对野生药材资源保护区的要求　建立国家或地方野生药材资源保护区时，需经国务院或县级以上地方人民政府批准，进入该保护区从事科研、教学、旅游等活动的，须经该保护区管理部门批准。在国家或地方自然保护区内建立野生药材资源保护区时，必须征得国家或地方自然保护区主管部门的同意，进入该保护区从事科研、教学、旅游等活动的，还须征得该自然保护区主管部门的同意。

3. 对野生药材保护物种的经营管理　一级保护野生药材物种属于自然淘汰的，其药用部分由各级药材公司负责经营管理，但不得出口；二、三级保护野生药材物种属于国家计划管理的品种，由国家药材主管部门统一经营管理，其余品种由产地县级药材公司或其委托单位按照计划收购；二、三级保护野生药材物种的药用部分，除国家另有规定外，实行限量出口，由国家食品药品监督管理部门会同有关部门确定限量出口的品种及野生药材的规格、等级标准。

（二）罚则

对违反野生药材资源保护管理的有关规定的，药品监督管理部门、工商行政管理部门及司法部门应依法给予相应处理，违法行为及处罚见表11-2。

表11-2　对违反野生药材资源保护管理的有关规定的违法行为的处罚

违法行为	处罚
违反采猎、收购、保护野生药材物种规定的单位和个人	由当地县以上药品生产经营主管部门会同同级有关部门没收其非法采猎的野生药材及使用工具，并处罚款

续表

违法行为	处罚
未经野生药材资源保护管理部门批准进入野生药材资源保护区从事科研、教学、旅游等活动者	当地县以上药品生产经营主管部门和自然保护区主管部门有权制止，造成损失的，必须承担赔偿责任
违反保护野生药材物种收购、经营、出口管理的	由工商行政管理部门或有关部门没收其野生药材和全部违法所得，并处罚款
保护野生药材资源管理部门的工作人员徇私舞弊的	由所在单位或上级管理部门给予行政处分，造成野生药材资源损失的，必须承担赔偿责任
破坏野生药材资源情节严重，构成犯罪的	由司法机关依法追究刑事责任

问题与思考

1. 二级野生药材物种的管理规定是什么？
2. 背诵国家重点保护野生药材速记歌诀，记忆国家重点保护的野生药材物种。

第五节 中药品种保护

为了控制中药生产低水平重复，提高中药品种的质量，鼓励研制开发临床有效的中药品种，1992 年 10 月，国务院颁布了《中药品种保护条例》，这是我国对中药品种实行保护的一项具体行政管理制度。为进一步加强中药品种保护的监督管理工作，2006 年 2 月 6 日，原国家食品药品监督管理局发布了《关于中药品种保护有关事宜的通知》。根据《中药品种保护条例》的有关规定，2009 年 2 月原国家食品药品监督管理局又制定并颁布实施了《中药品种保护指导原则》（以下简称《指导原则》），以提高技术门槛，体现中药品种保护管理的前瞻性。

一、中药保护品种等级划分、保护期限与保护申请类别

按照《中药品种保护条例》的规定，凡属于中国境内生产制造的中药品种，包括中成药、天然药物的提取物及其制剂和中药人工制成品，都在中药品种保护制度保护范围之内，但申请专利的中药品种除外。申请受保护的中药品种，必须是列入国家药品标准的品种。

国家中药品种保护审评委员会办公室成员由国家食品药品监督管理部门聘请中医药方面的医疗、科研、检验及经营、管理专家担任，主要负责国家中药品种保护审评委员会的日常工作，组织国家中药保护品种的技术审查和审评工作，配合国家食品药品监督管理部门制定或修订中药品种保护的技术审评标准、要求、工作程序以及监督管理局中药保护品种等。

（一）中药保护品种等级划分及保护期限

1. 符合下列条件之一的中药品种，可以申请一级保护

（1）对特定疾病有特殊疗效的

对特定疾病有特殊疗效，是指对某一疾病在治疗效果上能取得重大突破性进展。例如，对

常见病、多发病等疾病有特殊疗效；对既往无有效治疗方法的疾病能取得明显疗效；或者对改善重大疑难疾病、危急重症或罕见疾病的终点结局（病死率、致残率等）取得重大进展。

（2）相当于国家一级保护野生药材物种的人工制成品

相当于国家一级保护野生药材物种的人工制成品，是指列为国家一级保护物种药材的人工制成品，或目前虽属于二级保护物种，但其野生资源已处于濒危状态物种药材的人工制成品。

（3）用于预防和治疗特殊疾病的

特殊疾病，是指严重危害社会公众身体健康和正常社会生活经济秩序的重大疑难疾病、危急重症、烈性传染病和罕见病。如恶性肿瘤、终末期肾病、脑卒中、急性心肌梗死、艾滋病、传染性非典型肺炎、人禽流感、苯酮尿症、地中海贫血等疾病。其中用于预防和治疗重大疑难疾病、危急重症、烈性传染病的中药品种，其疗效应明显优于现有治疗方法。

中药一级保护品种保护期限分别为30年、20年、10年。

2. 符合下列条件之一的中药品种，可以申请二级保护

（1）符合上述一级保护的品种或者已经解除一级保护的品种。

（2）对特定疾病有显著疗效的

对特定疾病有显著疗效，是指能突出中医辨证用药理法特色，具有显著临床应用优势，或对主治的疾病、证候或症状的疗效优于同类品种。

（3）从天然药物中提取的有效物质及特殊制剂

从天然药物中提取的有效物质及特殊制剂，是指从中药、天然药物中提取的有效成分、有效部位制成的制剂，且具有临床应用优势。

中药二级保护品种保护期限为7年。

（二）中药品种保护申请类别

按照明确标准、保护先进，合理设定同品种管理要求，提高延长保护期门槛的原则，《指导原则》将中药保护品种划分为初次保护、同品种保护、延长保护期申请三个类别。

1. 初次保护申请　指首次提出的中药品种保护申请。其他同一品种生产企业在该品种保护公告前提出的保护申请，按初次保护申请管理。申报品种由多家企业生产的，应由原研企业提出首次申报。

2. 同品种保护申请　同品种，是指药品名称、剂型、处方都相同的品种。同品种保护申请，是指初次保护申请品种公告后，其他同品种生产企业按规定提出的保护申请。

3. 延长保护期申请　指中药保护品种生产企业在该品种保护期届满前按规定提出延长保护期的申请。申请延长保护的品种应能证明其对主治的疾病、证候或症状较同类品种有显著临床疗效优势。申请企业应提出在延长保护期内对品种改进提高的详细计划及实施方案。

二、中药品种保护受理与审批

1. 申请中药品种保护的企业，应按《指导原则》规定的中药保护品种申报资料项目向国家食品药品监督管理部门行政受理服务中心（以下简称局受理中心）报送1份完整资料，并将2份相同的完整资料报送申请企业所在地省级食品药品监督管理部门。局受理中心在收到企业的申报资料后，应在5日内完成形式审查，对同意受理的品种出具中药品种保护申请受理通知书，同时抄送申请企业所在地省级食品药品监督管理部门，并将申报资料转送国家

中药品种保护审评委员会办公室。

对已受理的中药品种保护申请，将在国家食品药品监督管理部门政府网站予以公示。自公示之日起至作出行政决定期间，各地一律暂停受理该品种的仿制申请。

2. 省级食品药品监督管理部门在收到企业的申报资料及局受理中心受理通知书后，应在20日内完成申报资料的真实性核查和初审工作，并将核查报告、初审意见和企业申报资料（1份）一并寄至国家中药品种保护审评委员会办公室。国家中药品种保护审评委员会办公室在收到上述资料后，开始进行审评工作，6个月内做出审评结论。

3. 根据国家中药品种保护审评委员会办公室的审评结论，由国家食品药品监督管理部门决定是否给予保护。对批准保护的品种，由国家食品药品监督管理部门发给《中药保护品种证书》，并在政府网站和《中国医药报》上予以公告；生产该品种的其他生产企业应自公告发布之日起6个月内向局受理中心提出同品种保护申请并提交完整资料，逾期提出申请的，局受理中心将不予受理；申请延长保护期的生产企业，应当在该品种保护期届满6个月前向局受理中心提出申请并提交完整资料；对已被终止保护的品种的生产企业，不得再次申请该品种的中药品种保护。

4. 申请企业对审批结论有异议的，可以在收到审批意见之日起60日内向国家食品药品监督管理部门提出复审申请并说明复审理由。复审仅限于原申报资料，国家食品药品监督管理部门应当在50日内做出结论，如需进行技术审查的，由国家中药品种保护审评委员会办公室按照原申请时限组织审评。

5. 中药保护品种生产企业变更保护审批件及证书中有关事项的，应向局受理中心提出中药保护品种补充申请。

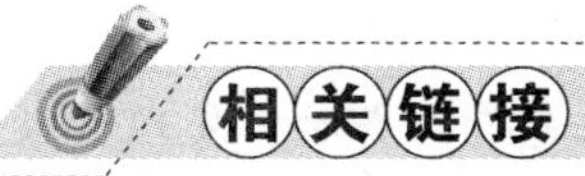

中药专利保护与中药品种保护的区别

中药专利保护与中药品种保护的区别主要反映在如下4个方面：

1. 法律效力不同　专利保护的法律依据是《中华人民共和国专利法》（以下简称《专利法》），属于国家法律，其保护方式是由专利局授予专利保护范围，由法院判定是否侵权；中药品种保护的依据是国务院制定的《中药品种保护条例》，属于国家法规，其保护方式是由国家食品药品监督管理部门采取行政保护措施。在法律效力上前者大于后者。

2. 被保护者的权利性质不同　专利权人享有该专利技术的独占权；而《中药保护品种证书》持有者的权利是非独占性的。此外，专利权可以进入商品流通领域进行自由买卖，而《中药保护品种证书》持有者的权利是不能自由进入商品流通领域进行买卖和转让的。

3. 两者保护的客体范围不同　专利保护的客体包括了中药复方、单方制剂，中药提取物及其制剂，中药的制备方法或加工工艺，中药的新用途，还包括正式批准的药物品种，正在研制中未上市的药物，中药品种保护的客体必须是列入国家药品标准的药物产品。

4. 两者保护的期限不同　药品发明专利保护的期限为20年，实用新型和外观设计专利保护期限为10年；中药一级保护品种分别为30年、20年、10年，中药二级保护品种为7年。

三、中药品种保护相关规定

（一）保密规定

中药一级保护品种的处方组成、工艺制法，在保护期限内由获得《中药保护品种证书》的生产企业和药品监督管理部门及有关单位和个人负责保密，不得公开。负有保密责任的有关部门、企业和单位应当按照国家有关规定，建立必要的保密制度。向国外转让中药一级保护品种的处方组成、工艺制法的应当按照国家有关保密的规定办理。

（二）生产规定

1. 被批准保护的中药品种，在保护期内限于由获得《中药保护品种证书》的企业生产。

2. 未获得同品种保护的企业，应按规定停止该品种的生产，如继续生产的，将中止其该品种药品批准文号的效力，并按规定进行查处；对已受理同品种保护申请和延长保护期申请的企业，在同品种审评、审批期间可继续生产、销售；对公告前已经生产的合格产品，准许其在产品有效期内继续销售使用。

3. 生产中药保护品种的企业，应当根据省级食品药品监督管理部门提出的要求，改进生产条件，提高品种质量。中药保护品种在保护期内向国外申请注册的，须经国家食品药品监督管理部门批准。

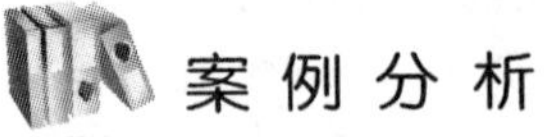

案例分析

使用假中药饮片案

1. 案情简介　A食品药品监督管理局在对辖区内某医疗机构进行检查时，发现其使用的中药饮片鹿角片存在可疑，遂对其进行抽样送检。经市药品检验所检验，该批中药饮片混有其他骨片，属于“形状不符合规定”。随后，A食品药品监督管理局对该批中药饮片进行了扣押。

2. 处理意见　对某医疗机构使用混有其他骨片中药饮片的行为，A食品药品监督管理局定性处理时内部产生了以下三种观点：

第一种观点认为，该中药饮片部分为正品药材，另一部分掺入了其他骨片，为伪品，属于“以非药品冒充药品或以他种药品冒充此种药品”。正品这部分不是假药，只有掺入的那部分违反了《药品管理法》第四十八条第二款第（二）项的规定，应定性为假药。但对处理时应区别对待。

第二种观点认为，应该把整个药品一起看待，由于不是全部药品都是以非药品冒充药品，因此，不能简单定性为《药品管理法》第四十八条第二款第（二）项的规定，“以非药品冒充药品或以他种药品冒充此种药品”。药品检验所出具的检验报告结论为“形状不符合规定”，对此应根据《药品管理法》第四十九条第二款第（六）项“其他不符合药品标准规定的”规定，把该批中药饮片定性为劣药。

第三种观点认为，应按掺假掺杂定性处理。《药品管理法》是特别法，《产品质量法》是一般法，根据“特别法有规定的适用特别法，特别法没有规定的适用一般法”的法律适用原则，既然《药品管理法》对中药饮片掺假没有一个很明确的定义，就应按照《产品质量法》第五条“禁止在生产、销售的产品中掺杂、掺假，以假充真，以次充好”的规定进行定性，按照该法第五十条的相关规定进行处罚。《产品质量法》的执法主体是质量技术监督部门，因此，应将此案移交产品质量技术监督部门进行处理。

你赞成哪一种处理意见？为什么？

本章小结

本章介绍了中药的概念；药事管理法律、法规对中药材、中药饮片、中成药的管理规定；《中药材生产质量管理规范（试行）》的主要内容；中药保护品种等级划分和保护措施；野生药材资源保护的具体办法以及《中药材生产质量管理规范认证管理办法（试行）》。其主要内容为：

中药是指在中医辨证理论的指导下，具有能用独特的性能描述其药性理论，用中医药学术语言表述其功效，依据君臣佐使关系、按照配伍规律一个整体功效的复方，施治与人的疾病和具有预防、保健作用的物质，这类物质包括中药材、中药饮片和中成药。药事管理法律、法规对中药材、中药饮片、中成药均有相应的管理规定。《中药材生产质量管理规范》是中药材生产和质量管理的基本准则，适用于中药材生产企业生产中药材（含植物药、动物药）的全过程。其核心内容和最终目标是生产优质高效的中药材。国家对《中药材生产质量管理规范》实行认证制度。国家重点保护野生药材物种分为三级管理。一级保护野生药材物种，系指濒危灭绝状态的稀有珍贵野生药材物种，禁止采猎。二级保护野生药材物种，系指分布区域缩小，资源处于衰竭状态的重要野生药材物种，三级保护野生药材物种，系指资源严重减少的主要常用野生药材物种。受保护的中药品种分为一级和二级。一级保护品种的保护期限分别为30年、20年、10年，二级保护品种的保护期限为7年。一级保护品种中的处方组成、工艺制法必须保密。被批准保护的中药保护品种在保护期内仅限于已获得《中药保护品种证书》的企业生产。

复习题

1. 中药、中药材、中药饮片、中成药的含义是什么？
2. 简述中药现代化的概念及中药现代化的发展目标和重要任务。
3. 简述《药品管理法》、《药品管理法实施条例》对中药管理的规定。
4. 为什么要对中药品种实行保护？中药保护品种的保护措施有哪些？
5. 野生药材资源保护的具体要求有哪些？
6. 为什么要制定GAP？简述GAP主要内容和意义？

（孟凡莉　郭丰广）

第十二章

药品信息管理

学习目标

1. 掌握药品说明书和标签的管理，药品广告的管理。
2. 熟悉药品信息的概念、收集与管理，国家药品编码与药品电子监管，互联网药品信息服务管理。
3. 了解药品信息的特征，药品信息服务，药品包装。

药品信息管理的内容非常广泛。从药事管理的角度，国家对药品信息的监督管理可包括对药品标识物的管理、对药品广告的管理和对互联网药品信息服务的管理等内容；其管理的相关法规除了《药品管理法》和《药品管理法实施条例》以外，还包括《药品说明书和标签管理规定》及相关说明书规范细则、《广告法》、《药品广告审查发布标准》、《药品广告审查办法》、《互联网药品信息服务管理办法》等。

第一节　药品信息概述

科学认为，人们通过获得、识别自然界和社会的不同信息来区别不同事物，得以认识和改造世界。在一切通讯和控制系统中，信息是一种普遍联系的形式。在药品与药事活动中，信息的作用巨大，对药品信息的管理也至关重要。

一、药品信息的概念与特征

（一）信息与药品信息的概念

1. 信息（information） 是组成物质世界的三大要素之一，是对客观世界中各种事物的运动状态和变化的反映，是客观事物之间相互联系和相互作用的表征，表现的是客观事物运动状态和变化的实质内容。

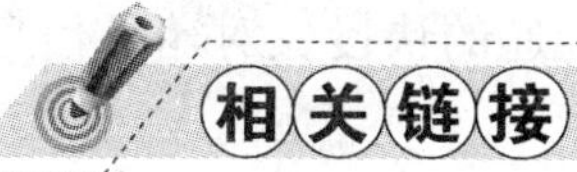

信息的有关概念

“信息”一词在英文、法文、德文、西班牙文中均是“information”，日文中为“情报”，我国台湾省称之为“资讯”，我国古代用的是“消息”。作为科学术语最早出现在哈特莱（R. V. Hartley）于1928年撰写的《信息传输》一文中。1948年，数学家香农在题为“通讯的数学理论”的论文中指出：“信息是用来消除随机不定性的东西”。美国数学家、控制论的奠基人诺伯特·维纳在他的《控制论——动物和机器中的通讯与控制问题》中认为，信息是“我们在适应外部世界，控制外部世界的过程中同外部世界交换的内容的名称”。英国学者阿希贝认为，信息的本性在于事物本身具有变异度。

2. 药品信息（drug information，DI）　是指与药品和药品活动有关的信息。药品是一种商品，其属性包括自然属性和社会属性，与之相关的药品信息也包括两方面内容：一是自然属性方面，即有关药品特征、特性和变化方面的信息，如药品的理化性质、构效关系、药理作用、有效性、安全性等方面的信息；二是社会属性方面，即有关药品活动方面的信息，如药品的研制、生产、经营、使用、监督管理等方面的信息。

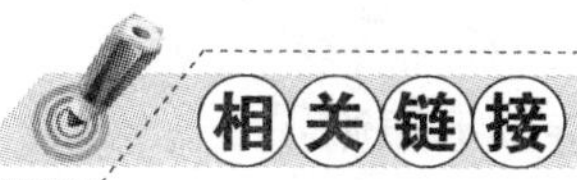

药品信息的类型

按照不同的分类标准，药品信息可以分为不同的类型：

1. 按照药品信息的载体形式划分，可分为文字信息、图像信息、语音信息、多媒体信息和计算机（电子）信息等；

2. 按照药品信息的内容划分，可分为药品科技信息、药品经济信息、药品政策法规信息、药品使用信息等；

3. 按照药品信息所处的注册阶段划分，可分为研究中（上市前）药品信息、注册中药品信息和上市后的药品信息等。

（二）药品信息的特征

药品信息与其他信息一样，具有以下特征：

1. 客观性　药品信息是药品的特征和变化的客观反映。由于药品的特征和变化是不以人们意志为转移的客观存在，所以反映这种客观存在的药品信息，同样带有客观性。

2. 时效性　人们获取药品信息的目的在于利用，而只有那些及时传递出来并适合需求者的药品信息才能利用。信息的价值在于及时传递给更多的需求者，从而创造出更多的物质财富。信息时过境迁就往往失去价值。所以，药品信息必须具有新内容、新知识，“新”、“快”是药品信息的重要特征。

3. 可传递性　传递是信息的一个要素，没有传递就没有信息，也就失去了信息的有效性，这也是药品信息的明显特征。因此，应高效地传递药品信息，传递的快慢，对药品信息的效用影响极大。

4. 可开发性　从信息作为一种资源看，由于它取之不尽，用之不竭，因而可以不断探索和开掘。从信息所载的内容看，由于客观事物的复杂性和事物之间的相互关联性，反映事物本质和非本质的信息常常交织在一起，并受到历史的和人们认识能力的局限，因而需要开发。

5. 无限性和有限性　人类生活所接触到的一切事物，都不断产生着信息，随着时间的推移，信息又在无限地发展，客观世界是无限的，因而信息也是无限的，药品信息也是如此。同时，药品信息又是有限的，它源于人们对药品的有限认识，以及人们在一定时间内能够处理的信息的有限性。因此，在药学实践中需要关注的是那些对工作目标最有价值的信息。

6. 目的性和价值性　人们收集和利用药品信息都是围绕一定的目的，常常是为了能够帮助人们了解自己面临的问题，并解决这些问题，因而药品信息都是有目的的。从另一方面来说，药品信息的价值性也正是因为它能够帮助人们实现各自的目的。

二、药品信息的收集与管理

（一）药品信息的收集

信息收集是指通过各种方式获取所需要的信息。信息收集是信息得以利用的第一步，也是关键的一步。

1. 药品信息收集的原则　为了保证药品信息收集的质量，应坚持以下原则：

（1）准确性原则：该原则要求所收集到的药品信息要真实可靠。这是药品信息收集工作的最基本的要求，信息收集者必须对收集到的药品信息反复核实，不断检验，力求把误差减少到最低限度。

（2）全面性原则：该原则要求所搜集到的药品信息要广泛，全面完整。只有广泛、全面地搜集信息，才能完整地反映管理活动和决策对象发展的全貌，为决策的科学性提供保障。

（3）时效性原则：药品信息的利用价值取决于该信息是否能及时地提供，即它的时效性。信息只有及时、迅速地提供给它的使用者才能有效地发挥作用。所以，只有信息是“事前”的，对决策才是有效的。

2. 药品信息的收集渠道　药品信息的来源很多，主要包括药学参考工具书、专业期刊、药事法规、各种数据库等，因此可通过以下渠道获取和收集药学信息。

（1）查阅药学参考工具书；

（2）检索药学专业期刊和学位论文、会议文献；

（3）利用计算机检索工具，查询相关数据库系统和网站；

（4）进行药学学术交流，参加药学学术会议、论坛、继续教育讲座；

（5）查询药事管理法律法规；

（6）咨询药品企业和药品信息服务机构；

（7）参加药学实践工作。

（二）药品信息的管理

药品信息管理，是指对药品信息活动的各种相关因素（主要是人、信息、技术和机构）

进行科学的计划、组织、控制和协调，以实现信息资源的合理开发与有效利用的过程。它既包括微观上对药品信息内容的管理，即信息的组织、检索、加工、服务等；又包括宏观上对药品信息机构和药品信息系统的管理，即药品信息活动的管理和国家对药品信息的监督管理。药品信息活动的管理旨在以最少的投入，充分地开发和利用药品信息，保证药品的客观、真实、准确和及时，以满足药事单位的需要。国家对药品信息的监督管理在于通过制订相关法律规范、政策指令和标准道德等，保证药品信息的真实性、准确性、全面性，以保证药品质量和用药合理，从而实现维护人们身体健康的目标。本章介绍的内容以国家对药品信息的监督管理为主。

三、药品信息服务

提供药品信息服务的工具主要包括：以期刊杂志为主，提供原始文献资料的一级信息源；提供引文和摘要服务的二级信息源；以参考工具书、药典等为主的三级信息源；以及国际互联网（internet）上的信息源。

（一）一级信息源

主要包括学术期刊、会议文献、学位论文、科技报告等。对药学人员实际工作帮助较大又比较容易获得的国内学术期刊包括《药学学报》、《中国药学杂志》、《中国药理学通报》、《中国新药杂志》、《中国医院药学杂志》、《中国药房》、《中国现代应用药学》、《中国药事》、《中国药师》等，国际知名的药学学术期刊有《Pharmacotherapy》、《The Annals of Pharmacotherapy》、《Journal of the American Pharmacist Association》、《drugs》等。

（二）二级信息源

作为检索工具的二级信息源一般为各种题录、索引和文摘型期刊，以及计算机数据库系统，在药品信息服务中作用巨大。

常用的药学专业方面中文数据库，印刷型（纸质型）的有《中国药学文摘》（Chinese Pharmaceutical Abstract，CPA）、《中文科技资料目录：医药卫生》和《中文科技资料目录：中草药》等；电子型的主要包括万方数据资源系统（中国科技情报网，http：//www. chinainfo. gov. cn）、维普数据库（http：//www. cqvip. com）、CNKI 数据库（中国知网、国家知识基础设施，http：//www. cnki. net），以及国家科技图书文献中心网络资源（http：//www. nstl. gov. cn）等。

常用的外文数据库有《国际药学文摘》（International Pharmaceutical Abstract，IPA），以及药学相关专业的世界闻名的四大二次文献：美国《化学文摘》（Chemical Abatract，CA）、美国《生物学文摘》（Biological Abstract，BA）、美国《医学索引》（Index Medicus，IM）和荷兰《医学文摘》（Excerpta Medica，EM）；电子型的有 Pubmed 系统（著名的 Medline 数据库中的一部分，http：//www. ncbi. nlm. nih. gov/pubmed）、Toxnet 毒理网数据库（http：//toxnet. nlm. nih. gov）、Micromedex 数据库（http：//www. thomsonhc. com）和 Embase 数据库（http：//www. embase. com）等。

（三）三级信息源

三级信息源数量众多，包括教科书、手册、指南、年鉴、百科全书、辞典、综述等，药品信息服务方面常用的有：

1. 药品标准和国家处方集类 包括《中华人民共和国药典》(ChP，2010 年版)、《中国国家处方集(化学药品与生物制品卷)》，《美国药典》(USP)、《美国国家处方集》(NF)，《英国药典》(BP)、《英国国家处方集》(BNF) 和《日本药局方》(JP) 等。

2. 药品集类 包括《中华人民共和国药典临床用药须知 (2010 年版)》、《新编药物学(第 17 版)》、《马丁代尔：药物参考大全》、《美国医院处方集服务处：药物信息》(AHFS DI)、《事实与比较》、《医师案头参考》(PDR)、《美国药典药物信息》(USP DI) 等。

3. 年鉴类 包括《中国药学年鉴》、《中国医药年鉴》、《中国中医药年鉴》、《世界卫生统计年鉴》、《美国医学会药物评价年鉴》、《药物副作用年鉴》 等。

4. 专著类 包括《药师手册》、《药物不良反应》、《Clarke's 药物和毒物分析》、《药物治疗学：病生理学的途径》、《治疗学课本》、《应用治疗学：临床药物的使用》、《梅氏药物副作用》、《雷明顿：药学技术与实践》 等。

5. 其他 如《中国药品通用名称》、《中华本草》、《全医药学大词典》、《中药辞海》、PASS 药学服务支持系统、《美国药品索引》(ADI)、《默克索引》、《药物研究进展》 等。

(四)互联网站

1. 原卫生部：http：//www. moh. gov. cn。

2. 国家食品药品监督管理总局：http：//www. sfda. gov. cn。

3. 美国 FDA：http：//www. fda. gov。

4. 中国药学会：http：//www. cpa. org. cn。

5. 中国执业药师协会：http：//www. clp. gov. cn。

6. 中国医学生物信息网 (CMBI) http：//cmbi. bjmu. edu. cn。

7. Cochrane 协作网：http：//www. cochrane. org。

第二节 药品标识物管理

一、药品标识物概述

(一)药品标识物的概念与功能

药品标识物包括药品的包装、标签和说明书等。药品标识物是作为整体产品概念的药品的重要组成部分，也是药品外在质量的主要体现，同时是医师、药师决定和指导用药以及患者选择购买药品的重要药品信息来源之一。

(二)药品包装

药品包装 (package) 是指药品在使用、保管、运输和销售过程中，为保持其价值和保护其安全而用包装材料经技术处理的一种状态。药品的包装分为内包装和外包装。内包装是指直接与药品接触的包装，如安瓿、大输液瓶、片剂或胶囊剂的泡罩铝箔等，是保证药品在生产、运输、贮藏及使用过程中质量，并便于医疗使用的重要因素之一。内包装以外的包装称为外包装，按由里向外可分为中包装和大包装。外包装根据药品特性选用不易破损的包装，以保证药品在运输、贮藏、使用过程中的质量。

通常认为，药品包装具有三个方面的基本功能：

1. 保护药品　药品包装的最主要功能是保护药品。一方面，药品在生产、运输、储存和使用过程中，易受外界自然环境，如温度、湿度、空气、光线等的影响，必须借由相应包装材料和容器提供防潮、密封、避光、控温等措施，以防止药品质量发生变化。药品外包装在药品储运过程中，发挥着防破损、防冻、陈潮、防虫鼠的作用。另一方面，完整的药品包装，能够有效防止掺杂、掺假，以及被儿童误用情况的发生，保护人们用药的安全。

2. 提高效率　在药品生产和流通过程中，按药品形态和标准订单数量包装药品，有助于提高物流作业的效率；合理的包装能够保证药品流通迅速便利，方便药品（尤其是原料药和中药材）的运输和储存，降低物流费用。不同的药物及其剂型选用适当的剂量包装，能够方便医疗使用。

3. 信息传递　这是药品包装的另一个重要功能。药品包装本身及其所附的标签和说明书上，往往简略或详细地列出药品名称、作用用途、用法用量、毒副作用、禁忌、注意事项、规格、贮藏、有效期、批准文号等内容，这是药品生产、流通部门向医药卫生专业人员和消费者宣传介绍药品特性、指导合理用药和普及医药知识的重要依据。

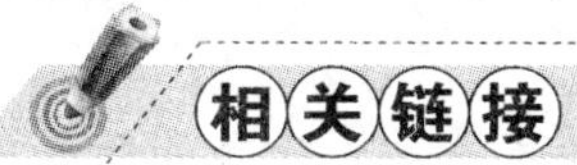

直接接触药品的包装材料和容器（简称“药包材”）的管理

原国家食品药品监督管理局于2004年7月发布了《直接接触药品的包装材料和容器管理办法》，其主要内容如下：

1. 生产、进口和使用药包材，必须符合药包材国家标准。由国家食品药品监督管理部门组织国家药典委员会制定和修订，并由国家食品药品监督管理部门颁布实施。

2. 国家食品药品监督管理部门制定注册药包材产品目录，并对目录中的产品实行注册管理。

3. 药包材注册申请包括生产申请、进口申请和补充申请。

生产申请，是指在中国境内生产药包材的注册申请。申请人应当是在中国境内合法登记的药包材生产企业。

进口申请，是指在境外生产的药包材在中国境内上市销售的注册申请。境外申请人应当是在境外合法登记的药包材生产厂商，其进口申请注册，应当由其驻中国境内的办事机构或者由其委托的中国境内代理机构办理。

补充申请，是指生产申请和进口申请经批准后，改变、增加或者取消原批准事项或者内容的注册申请。

申请药包材注册必须进行药包材注册检验。药包材注册检验包括对申请注册的药包材进行样品检验和标准复核。药包材注册检验由国家食品药品监督管理部门设置或者确定的药包材检验机构承担。

4. 申请人提出药包材生产申请的，应当在完成药包材试制工作后，填写《药包材注册申请表》，向所在地省级食品药品监督管理部门报送有关资料和样品。省级食品药品监督管理部门进行形式审查、组织现场检查、进行注册检验；国家食品药品监督管理部门组织技术审评并进行审批。符合规定的，核发《药包材注册证》。

5. 申请人提出药包材进口申请的，应当填写《药包材注册申请表》，向国家食品药品监督管理局报送有关资料和样品。国家食品药品监督管理部门进行形式审查、组织现场检查、进行注册检验，并组织技术审评并进行审批。符合规定的，核发《药包材注册证》。

6. 国家食品药品监督管理部门核发的《药包材注册证》或者《进口药包材注册证》的有效期为5年。有效期届满需要继续生产或者进口的，申请人应当在有效期届满前6个月申请再注册：填写《药包材生产再注册申请表》，同时提供有关申报资料，按照原申报程序申请注册和审批。

7. 药包材经批准注册后，变更药包材标准、改变工艺及《药包材注册证》或者《进口药包材注册证》中所载明事项等的，申请人应当提出补充申请。

药包材生产的补充申请，申请人应当填写《药包材补充申请表》，向所在地省、自治区、直辖市食品药品监督管理部门报送有关资料和说明，省、自治区、直辖市食品药品监督管理部门对申报资料进行形式审查、组织现场检查、进行注册检验；国家食品药品监督管理部门组织技术审评并进行审批，以《药包材补充申请批件》形式，决定是否同意。

8. 被退审的申请，申请人对有关试验或者资料进行了补充和完善后，应当按照原申请程序重新申报。

申请人对不予批准决定有异议的，可以向国家食品药品监督管理部门提出复审。复审的内容仅限于原申请事项、原报送的资料和样品。

二、药品说明书和标签管理

药品说明书和标签的管理主要依据《药品说明书和标签管理规定》（2006年3月15日国家食品药品监督管理局令第24号公布，自2006年6月1日起施行）。另外，原国家食品药品监督管理局先后发布了《关于印发化学药品和生物制品说明书规范细则的通知》和《关于印发中药、天然药物处方药说明书格式内容书写要求及撰写指导原则的通知》，对药品说明书的格式及书写要求等进行了规定。

（一）药品说明书和标签的概念

1. 药品说明书（package insert） 指药品生产企业印制并提供的，包含药理学、毒理学、药效学、医学等药品安全性、有效性重要科学数据和结论的，用以指导临床正确使用药品的技术性资料。

药品说明书的基本作用是指导安全、合理使用药品。它既是载明药品的重要信息的法定文件，也是医患选择药品的法定指南和合理、正确使用药品的指示说明。

药品生产企业生产供上市销售的最小包装必须附有说明书。

2. 药品标签（labeling of containers and packages） 指药品包装上印有或贴有的文字内容。药品标签既能为消费者提供药品信息，又是产品本身的外观形象，故药品标签应简明、语言通俗，不产生误导，能指导医患规范正确地用药品。

药品标签分为内标签和外标签。药品内标签指直接接触药品包装的标签，外标签指内标签以外的其他包装的标签，包括用于运输、储存包装的标签和原料药标签。

《药品说明书和标签管理规定》明确指出：药品包装必须按照规定印有或者贴有标签，不得夹带其他任何介绍或者宣传产品、企业的文字、音像及其他资料；药品的标签应当以说明书为依据，其内容不得超出说明书的范围，不得印有暗示疗效、误导使用和不适当宣传产品的文字和标识。

（二）药品说明书和标签管理的一般原则

1. 国家审批制度　在我国境内上市销售的药品，其说明书和标签由国家食品药品监督管理部门予以核准。

2. 文字表述的一般要求　药品说明书和标签的文字表述应当科学、规范、准确。非处方药说明书还应当使用容易理解的文字表述，以便患者自行判断、选择和使用。

药品说明书和标签中的文字应当清晰易辨，标识应当清楚醒目，不得有印字脱落或者粘贴不牢等现象，不得以粘贴、剪切、涂改等方式进行修改或者补充。

药品说明书和标签应当使用国家语言文字工作委员会公布的规范化汉字，增加其他文字对照的，应当以汉字表述为准。

出于保护公众健康和指导正确合理用药的目的，药品生产企业可以主动提出在药品说明书或者标签上加注警示语，国家食品药品监督管理部门也可以要求药品生产企业在说明书或者标签上加注警示语。

（三）药品说明书的管理规定

1. 药品说明书的内容

（1）药品说明书的内容应当以国家食品药品监督管理部门核准或获准修改的药品说明书为准，不得擅自增加和删改原批准的内容。

（2）药品说明书应当包含药品安全性、有效性的重要科学数据、结论和信息，用以指导安全、合理使用药品。

（3）药品说明书应当列出全部活性成分或者组方中的全部中药药味。注射剂和非处方药还应当列出所用的全部辅料名称。

（4）药品处方中含有可能引起严重不良反应的成分或者辅料的，应当予以说明。

（5）药品说明书核准日期和修改日期应当在说明书中醒目标示。

（6）药品说明书的具体格式、内容和书写要求由国家食品药品监督管理部门制定并发布。

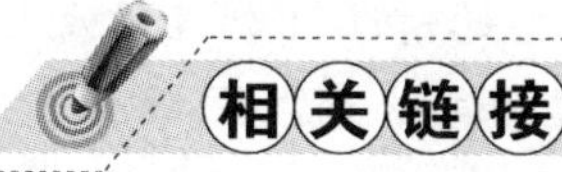

化学药品和治疗用生物制品说明书的格式与书写要求

核准日期（国家食品药品监督管理部门批准药品注册时间）

修改日期（按历次修改的时间顺序逐行书写）

特殊药品、外用药品标识位置

×××（通用名称）说明书

请仔细阅读说明书并在医师指导下使用。

（警示语位置）

【药品名称】

按顺序列出通用名称、商品名称、英文名称和汉语拼音。其中中国药典收载的品种，其通用名称应当与药典一致；药典未收载的品种，其名称应当符合药品通用名称命名原则。

【成分】

1. 列出活性成分的化学名称、化学结构式、分子式、分子量。并按下列顺序分行书写：化学名称、化学结构式、分子式、分子量。

2. 复方制剂可以不列出每个活性成分化学名称、化学结构式、分子式、分子量内容。本项可以表达为“本品为复方制剂，其组分为：”。组分按一个制剂单位（如每片、粒、支、瓶等）分别列出所含的全部活性成分及其量。

3. 多组分或者化学结构尚不明确的化学药品或者治疗用生物制品，应当列出主要成分名称，简述活性成分来源。

4. 处方中含有可能引起严重不良反应的辅料的，该项下应当列出该辅料名称。

5. 注射剂应当列出全部辅料名称。

【性状】包括药品的外观、臭、味、溶解度以及物理常数等。

【适应证】根据该药品的用途，采用准确的表述方式，明确用于预防、治疗、诊断、缓解或者辅助治疗某种疾病（状态）或者症状。

【规格】指每支、每片或其他每一单位制剂中含有主药（或效价）的重量或含量或装量。生物制品应标明每支（瓶）有效成分的效价（或含量及效价）及装量（或冻干制剂的复溶后体积）。表示方法一般按照中国药典要求规范书写，有两种以上规格的应当分别列出。

【用法用量】包括用法和用量两部分。需按疗程用药或者规定用药期限的，必须注明疗程、期限。详细列出该药品的用药方法，准确列出用药的剂量、计量方法、用药次数以及疗程期限，并应当特别注意与规格的关系。用法上有特殊要求的，应当按实际情况详细说明。

【不良反应】实事求是地详细列出该药品不良反应，并按不良反应的严重程度、发生的频率或症状的系统性列出。

【禁忌】列出禁止应用该药品的人群或者疾病情况。

【注意事项】列出使用时必须注意的问题，包括需要慎用的情况（如肝、肾功能的问题），影响药物疗效的因素（如食物、烟、酒），用药过程中需观察的情况（如过敏反应，定期检查血象、肝功、肾功）及用药对于临床检验的影响等。滥用或者药物依赖性内容可以在该项目下列出。

【孕妇及哺乳期妇女用药】着重说明该药品对妊娠、分娩及哺乳期母婴的影响，并写明可否应用本品及用药注意事项。未进行该项实验且无可靠参考文献的，应当在该项下予以说明。

【儿童用药】主要包括儿童由于生长发育的关系而对于该药品在药理、毒理或药代动力学方面与成人的差异，并写明可否应用本品及用药注意事项。未进行该项实验且无可靠参考文献的，应当在该项下予以说明。

【老年用药】主要包括老年人由于机体各种功能衰退的关系而对于该药品在药理、毒理或药代动力学方面与成人的差异，并写明可否应用本品及用药注意事项。未进行该项实验且无可靠参考文献的，应当在该项下予以说明。

【药物相互作用】列出与该药产生相互作用的药品或者药品类别，并说明相互作用的结果及合并用药的注意事项。未进行该项实验且无可靠参考文献的，应当在该项下予以说明。

【药物过量】详细列出过量应用该药品可能发生的毒性反应、剂量及处理方法。未进行该项实验且无可靠参考文献的，应当在该项下予以说明。

【临床试验】准确、客观地描述临床试验概述。包括临床试验的给药方法、研究对象、主要观察指标、临床试验的结果包括不良反应等。没有进行临床试验的药品不书写该项内容。

【药理毒理】包括药理作用和毒理研究两部分内容：

1. 药理作用为临床药理中药物对人体作用的有关信息。也可列出与临床适应证有关或有助于阐述临床药理作用的体外试验和（或）动物实验的结果。复方制剂的药理作用可以为每一组成成分的药理作用。

2. 毒理研究所涉及的内容是指与临床应用相关，有助于判断药物临床安全性的非临床毒理研究结果。应当描述动物种属类型，给药方法（剂量、给药周期、给药途径）和主要毒性表现等重要信息。复方制剂的毒理研究内容应当尽量包括复方给药的毒理研究结果，若无该信息，应当写入单药的相关毒理内容。未进行该项实验且无可靠参考文献的，应当在该项下予以说明。

【药代动力学】应当包括药物在体内吸收、分布、代谢和排泄的全过程及其主要的药代动力学参数，以及特殊人群的药代动力学参数或特征。说明药物是否通过乳汁分泌、是否通过胎盘屏障及血脑屏障等。应以人体临床试验结果为主，如缺乏人体临床试验结果，可列出非临床试验的结果，并加以说明。未进行该项实验且无可靠参考文献的，应当在该项下予以说明。

【贮藏】具体条件的表示方法按《中国药典》要求书写，并注明具体温度。如：阴凉处（不超过20℃）保存。生物制品应当同时注明制品保存和运输的环境条件，特别应明确具体温度。

【包装】包括直接接触药品的包装材料和容器及包装规格，并按该顺序表述。

【有效期】

【执行标准】列出执行标准的名称、版本，如《中国药典》2010年版二部，或者药品标准编号，如WS—10001（HD-0001）—2002。

【批准文号】指该药品的药品批准文号，进口药品注册证号或者医药产品注册证号。麻醉药品、精神药品、蛋白同化制剂和肽类激素还需注明药品准许证号。

【生产企业】按下列顺序分行列出：企业名称、生产地址、邮政编码、电话和传真号码（须标明区号）、网址（如无网址可不写，此项不保留）。

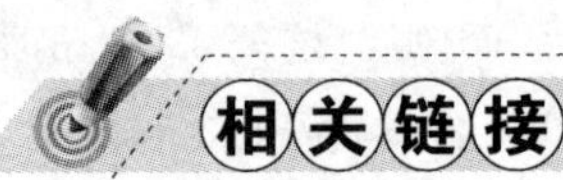

中药、天然药物处方药说明书的格式

核准日期和修改日期

特殊药品、外用药品标识位置

×××说明书

请仔细阅读说明书并在医师指导下使用

（警示语位置）

【药品名称】

通用名称：

汉语拼音：

【成分】

【性状】

【功能主治】/【适应证】

【规格】

【用法用量】

【不良反应】

【禁忌】

【注意事项】

【孕妇及哺乳期妇女用药】

【儿童用药】

【老年用药】

【药物相互作用】

【临床试验】

【药理毒理】

【药代动力学】

【贮藏】

【包装】

【有效期】

【执行标准】

【批准文号】

【生产企业】

企业名称：

生产地址：

邮政编码：

电话号码：

传真号码：

注册地址：

网　　址：

2. 药品说明书使用专用词汇表述的内容及规定　药品说明书对疾病名称、药学专业名词、药品名称、临床检验名称和结果的表述，应当采用国家统一颁布或规范的专用词汇，度量单位应当符合国家标准的规定。

3. 药品说明书中药品不良反应信息的注明

（1）药品说明书应当充分包含药品不良反应信息，详细注明药品不良反应。

（2）药品生产企业未根据药品上市后的安全性、有效性情况及时修改说明书或者未将药品不良反应在说明书中充分说明的，由此引起的不良后果由该生产企业承担。

4. 修改说明书的有关规定

（1）药品生产企业应当主动跟踪药品上市后的安全性、有效性情况，需要对药品说明书进行修改的，应当及时提出申请。

（2）根据药品不良反应监测、药品再评价结果等信息，国家食品药品监督管理部门也可以要求药品生产企业修改药品说明书。

（3）药品说明书获准修改后，药品生产企业应当将修改的内容立即通知相关药品经营企业、使用单位及其他部门，并按要求及时使用修改后的说明书和标签。

（四）药品标签的管理规定

1. 内、外标签标示的内容

（1）药品的内标签应当包含药品通用名称、适应证或者功能主治、规格、用法用量、生产日期、产品批号、有效期、生产企业等内容。因为包装尺寸过小无法全部标明上述内容的，至少应当标注药品通用名称、规格、产品批号、有效期等内容。

（2）药品外标签应当注明药品通用名称、成分、性状、适应证或者功能主治、规格、用法用量、不良反应、禁忌、注意事项、贮藏、生产日期、产品批号、有效期、批准文号、生产企业等内容。适应证或者功能主治、用法用量、不良反应、禁忌、注意事项不能全部注明的，应当标出主要内容并注明“详见说明书”字样。

2. 运输、储藏的包装标签和原料药标签标示的规定

（1）用于运输、贮藏的包装的标签，至少应当注明药品通用名称、规格、贮藏、生产日期、产品批号、有效期、批准文号、生产企业，也可以根据需要注明包装数量、运输注意事项或者其他标记等必要内容。

（2）原料药的标签应当注明药品名称、贮藏、生产日期、产品批号、有效期、执行标准、批准文号、生产企业，同时还需注明包装数量以及运输注意事项等必要内容。

问题与思考

试比较药品内标签、外标签、用于运输、储藏包装的标签的内容有何不同。

3. 同一药品生产企业生产的同一药品的标签规定

（1）药品规格和包装规格均相同的，其标签的内容、格式及颜色必须一致。

（2）药品规格或者包装规格不同的，其标签应当明显区别或者规格项明显标注。

（3）分别按处方药与非处方药管理的，两者的包装颜色应当明显区别。

4. 有效期的表述形式

（1）药品标签中的有效期应当按照年、月、日的顺序标注，年份用四位数字表示，月、日用两位数表示；

（2）具体标注格式为“有效期至××××年××月”或者“有效期至××××年××月××日”；

（3）也可以用数字和其他符号表示为“有效期至××××.××.”或者“有效期至××××/××/××”等；

（4）有效期若标注到日，应当为起算日期对应年月日的前一天，若标注到月，应当为起算月份对应年月的前一月。

（五）药品说明书和标签中药品名称和注册商标的使用规定

1. 药品通用名称、商品名的印制与标注

（1）药品说明书和标签中标注的药品名称必须符合国家食品药品监督管理部门公布的药品通用名称和商品名称的命名原则，并与药品批准证明文件的相应内容一致。

（2）药品通用名称应当显著、突出，其字体、字号和颜色必须一致，并符合以下要求：

1）对于横版标签，必须在上三分之一范围内显著位置标出；

2）对于竖版标签，必须在右三分之一范围内显著位置标出；

3）不得选用草书、篆书等不易识别的字体，不得使用斜体、中空、阴影等形式对字体进行修饰；

4）字体颜色应当使用黑色或者白色，与相应的浅色或者深色背景形成强烈反差；

5）除因包装尺寸的限制而无法同行书写的，不得分行书写。

（3）药品商品名称不得与通用名称同行书写，其字体和颜色不得比通用名称更突出和显著，其字体以单字面积计不得大于通用名称所用字体的二分之一。

2. 注册商标的使用及印制

（1）药品说明书和标签中禁止使用未经注册的商标以及其他未经国家食品药品监督管理部门批准的药品名称。

（2）药品标签使用注册商标的，应当印刷在药品标签的边角，含文字的，其字体以单字面积计不得大于通用名称所用字体的四分之一。

三、国家药品编码与药品电子监管

根据有关规定，药品标签和说明书上需标注国家药品编码和药品电子监管码。

（一）国家药品编码

1. 药品编码的概念与适用范围　国家药品编码是指在药品研制、生产、经营、使用和监督管理中由计算机使用的表示特定信息的编码标识。

国家药品编码以数字或数字与字母组合形式表现，适用于药品研究、生产、经营、使用和监督管理等各个领域以及电子政务、电子商务的信息化建设、信息处理和信息交换。

2. 药品编码的编制

（1）国家药品编码编制的原则：药品编码遵循科学性、实用性、规范性、完整性与可操作性的原则，同时兼顾扩展性与可维护性。

（2）国家药品编码编制的分类：药品编码分为本位码、监管码和分类码。其中本位码由药品国别码、药品类别码、药品本体码、校验码依次连接而成。

（3）国家药品编码本位码编制规则：药品编码本位码共14位，由药品国别码、药品类别码、药品本体码和校验码依次连接组成，不留空格。前2位药品国别码为“86”，代表在我国境内生产、销售的所有药品。第3位药品类别码为“9”，代表药品。4到13位为本体码，本体码的前5位为药品企业标识，根据《企业法人营业执照》、《药品生产许可证》，遵循一照一证的原则，按照流水的方式编制；本体码的后5位为药品产品标识，是指前5位确定的企业所拥有的所有药品产品，药品产品标识根据药品批准文号，依据药品名称、剂型、规格，遵循一物一码的原则，按照流水的方式编制。校验码是国家药品编码本位码中的最后一个字符，通过特定的数学公式来检验国家药品编码本位码中前13位数字的正确性。

（二）药品电子监管

药品电子监管有助于建立药品可追溯制度，防止假劣药品流入正规渠道，真正实现对药品生产、流通、使用等环节的全过程监管，最大化地保护企业的合法利益，确保人民群众用药安全。国家食品药品监督管理部门从2006年开始实施药品电子监管工作，不断完善相关规定和要求，不断加强药品电子监管，建立全国药品监督管理网络，逐步实施药品“电子身份证”监管制度。

1. 药品电子监管的基本要求　国家食品药品监督管理部门制定、公布《入网药品目录》和实施办法，按照全面规划、分步实施、逐步推进的原则，分类、分批将已批准注册的药品列入《入网药品目录》，并统一纳入药品电子监管。凡生产、经营《入网药品目录》中药品的企业，必须在规定的时间内加入药品电子监管网。《入网药品目录》中的品种上市前，必须在产品最小销售包装上加贴统一标识的药品电子监管码。凡生产列入《入网药品目录》药品的企业，在申请药品注册并获得药品注册生产批件时，必须同时办理该药品电子监管网入网手续并具备药品电子监管码赋码条件。新开办药品经营企业，如需经营《入网药品目录》药品的，在申请《药品经营许可证》时，应当办理药品电子监管网入网手续并配备药品电子监管码采集设备；已取得《药品经营许可证》的企业，如需经营《入网药品目录》药品的，应完成入网和相关设施的配备，并同时利用网络进行数据报送。对列入《入网药品目录》的药品品种，未入网及未使用药品电子监管码统一标识的，一律不得销售。药品生产、经营企业不得伪造和冒用药品电子监管码。

2. 已纳入电子监管的药品类别　麻醉药品、精神药品、血液制品、中药注射剂、疫苗、国家基本药物以及含麻黄碱类复方制剂、含可待因复方口服溶液、含地芬诺酯复方制剂。

3. “十二五”期间药品电子监管的工作目标　2015年年底前实现药品全品种全过程电子监管，保障药品在生产、流通、使用各环节的安全。

具体目标包括：

（1）在当前已实施的麻醉药品、精神药品、血液制品、中药注射剂、疫苗、基本药物全品种电子监管的基础上，逐步推广到其他药品制剂，实现药品电子监管的全品种覆盖；适时启动高风险医疗器械电子监管试点工作，并探索原料药实施电子监管。

（2）在当前已实现的药品生产、批发环节电子监管基础上，推广到药品零售和使用环节，从而实现覆盖生产企业、批发企业、零售药店、医疗机构的药品生产、流通和使用全过程可追溯。按照原卫生部的总体部署，开展医疗机构药品电子监管工作。

（3）拓展药品电子监管系统的深度应用，充分利用药品电子监管数据，为各级政府和监管部门提供决策支持服务，为广大社会公众提供药品信息检索、监管码查询、真伪鉴别等服务，探索电子监管系统与医保卡系统互联互通的可行性。

第三节　药品广告管理

一、药品广告管理概述

（一）广告与药品广告

广告（advertising，ad.）是为了某种特定的需要，通过一定形式的媒体，公开而广泛地向公众传递信息的宣传手段。广告有广义和狭义之分，广义包括非经济广告和经济广告。非经济广告指不以营利为目的的广告，又称效应广告，如政府行政部门、社会事业单位乃至个人的各种公告、启事、声明等，主要目的是推广；狭义仅指经济广告，又称商业广告，是指以营利为目的的广告，通常是商品生产者、经营者和消费者之间沟通信息的重要手段，或企业占领市场、推销产品、提供劳务的重要形式，主要目的是扩大经济效益。

《广告法》中对“广告”的定义是：商品经营者或者服务提供者承担费用，通过一定媒介和形式直接或者间接地介绍自己所推销的商品或者所提供的服务的商业广告。

根据《药品广告审查办法》，凡利用各种媒介或者形式发布的广告含有药品名称、药品适应证（功能主治）或者与药品有关的其他内容的，为药品广告。

问题与思考

联系实际表述什么是药品广告？

（二）目前我国药品广告的违法现状

目前我国药品广告违法现象严重。根据国家食品药品监督管理部门官方发布的统计数据，2009 年各地食品药品监督管理部门公告违法广告共计 6.28 万次，其中违法药品广告 4.05 万次、违法医疗器械广告 3295 次、违法保健食品广告 19004 次。2010 年全国共监测移送有关部门查处药品、医疗器械、保健食品违法广告 8.3 万个，采取暂停销售行政强制措施 1152 次，撤销或收回广告批准文号 242 个。

目前我国药品广告违法的状况主要包括：①无药品广告批准文号；②利用国家机关、医药科研单位、学术机构或者专家、学者、医师、患者的名义和形象作证明；③无药品生产批准文号；④含有不科学的表示功效的断言或者保证；⑤适应证、功能主治的宣传超出了国家食品药品监督管理部门批准的说明书内容；⑥非药品广告涉及药品的宣传等。

（三）药品广告管理的法律体系

目前我国现行的涉及对药品广告管理的主要法律规范如表 12-1 所示。

表 12-1　我国对药品广告管理的法律规范

法律规范名称	制定、修订机构及时间	公布	施行时间
《中华人民共和国反不正当竞争法》	1993 年 9 月 2 日第八届全国人民代表大会常务委员会第三次会议通过	中华人民共和国主席令第十号公布	自 1993 年 12 月 1 日起施行
《中华人民共和国广告法》	1994 年 10 月 27 日第八届全国人民代表大会常务委员会第十次会议通过	中华人民共和国主席令第三十四号公布	自 1995 年 2 月 1 日起施行
《中华人民共和国药品管理法》	2001 年 2 月 28 日第九届全国人民代表大会常务委员会第二十次会议修订	中华人民共和国主席令第四十五号公布	自 2001 年 12 月 1 日起施行
《中华人民共和国药品管理法实施条例》	国务院审议通过	2002 年 8 月 4 日中华人民共和国国务院令第 360 号公布	自 2002 年 9 月 15 日起施行
《药品广告审查发布标准》	原国家食品药品监督管理局、国家工商行政管理总局审议通过	2007 年 3 月 3 日国家工商行政管理总局局令第 27 号公布	自 2007 年 5 月 1 日起施行
《药品广告审查办法》	国家工商行政管理总局、原国家食品药品监督管理局审议通过	2007 年 3 月 13 日国家食品药品监督管理局局令第 27 号公布	自 2007 年 5 月 1 日起施行

二、有关法律、行政法规对药品广告管理的规定

（一）《反不正当竞争法》

经营者不得利用广告或者其他方法，对商品的质量、制作成分、性能、用途、生产者、有效期限、产地等作引人误解的虚假宣传。

广告的经营者不得在明知或者应知的情况下，代理、设计、制作、发布虚假广告。

（二）《广告法》

广告不得含有的情形和内容包括：①使用中华人民共和国国旗、国徽、国歌；②使用国家机关和国家机关工作人员的名义；③使用国家级、最高级、最佳等用语；④妨碍社会安定和危害人身、财产安全，损害社会公共利益；⑤妨碍社会公共秩序和违背社会良好风尚；⑥含有淫秽、迷信、恐怖、暴力、丑恶的内容；⑦含有民族、种族、宗教、性别歧视的内容；⑧妨碍环境和自然资源保护；⑨法律、行政法规规定禁止的其他情形。

药品、医疗器械广告不得含有的内容包括：①含有不科学的表示功效的断言或者保证的；②说明治愈率或者有效率的；③与其他药品、医疗器械的功效和安全性比较的；④利用医药科研单位、学术机构、医疗机构或专家、医师、患者的名义和形象作证明的。

药品广告的内容必须以国家食品药品监督管理部门批准的说明书为准。应当在医生指导下使用的治疗性药品广告中，必须注明“按医师处方购买和使用”。

麻醉药品、精神药品、毒性药品、放射性药品禁止发布广告。

药品、医疗器械的广告必须在发布前依照有关法律、行政法规由有关行政主管部门（广告审查机关）对广告内容进行审查；未经审查，不得发布。

（三）《药品管理法》

1. 药品广告的审批与内容规定　药品广告须经企业所在地省、自治区、直辖市食品药品监督管理部门批准，并发给药品广告批准文号；未取得药品广告批准文号的，不得发布。

药品广告的内容必须真实、合法，以国家食品药品监督管理部门批准的说明书为准，不得含有虚假的内容。

2. 处方药广告的媒介规定　处方药可以在卫生行政部门和国家食品药品监督管理部门共同指定的医学、药学专业刊物上介绍，但不得在大众传播媒介发布广告或者以其他方式进行以公众为对象的广告宣传。

3. 药品广告不得含有的内容　①不科学的表示功效的断言或者保证；②利用国家机关、医药科研单位、学术机构或者专家、学者、医师、患者的名义和形象作证明；③非药品广告不得有涉及药品的宣传。

4. 药品广告的监督管理　省、自治区、直辖市食品药品监督管理部门对于违反本法和《中华人民共和国广告法》的广告，应当向广告监督管理机关通报并提出处理建议，广告监督管理机关应当依法做出处理。

5. 违反药品广告管理规定的处罚

（1）违反本法有关药品广告的管理规定的，依照《中华人民共和国广告法》的规定处罚，并由发给广告批准文号的药品监督管理部门撤销广告批准文号，一年内不受理该品种的广告审批申请。

（2）构成犯罪的，依法追究刑事责任。

（3）药品监督管理部门对药品广告不依法履行审查职责，批准发布的广告有虚假或者其他违反法律、行政法规的内容的，对直接负责的主管人员和其他直接负责人员依法给予行政处分；构成犯罪的，依法追究刑事责任。

（四）《药品管理法实施条例》

1. 发布药品广告的审批　药品生产企业发布药品广告，应当向企业所在地省、自治区、直辖市食品药品监督管理部门报送有关材料。省、自治区、直辖市食品药品监督管理部门应当自收到有关材料之日起10个工作日内做出是否核发药品广告批准文号的决定；核发药品广告批准文号的，应当同时报国家食品药品监督管理部门备案。

进口药品广告，向进口药品代理机构所在地省、自治区、直辖市食品药品监督管理部门申请药品广告批准文号。

2. 跨省发布药品广告的备案管理　在药品生产企业所在地和进口药品代理机构所在地以外的省、自治区、直辖市发布药品广告的，发布广告的企业应当在发布前向发布地省、自治区、直辖市食品药品监督管理部门备案。

3. 应立即停止发布的广告　未经省、自治区、直辖市食品药品监督管理部门批准的药品广告，使用伪造、冒用、失效的药品广告批准文号的广告，或者因其他广告违法活动被撤销药品广告批准文号的广告，发布广告的企业、广告经营者、广告发布者必须立即停止该药品广告的发布。

经国务院或者省、自治区、直辖市食品药品监督管理部门决定，责令暂停生产、销售和使用的药品，在暂停期间不得发布该品种药品广告；已经发布广告的，必须立即停止。

4. 予以公告的情形　对违法发布药品广告，情节严重的，省、自治区、直辖市食品药品监督管理部门可以予以公告。

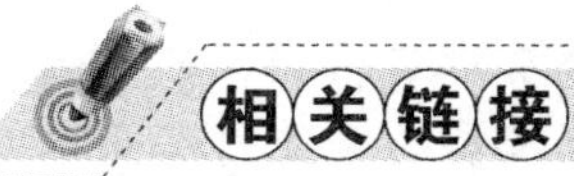

部分发达国家的药品广告监管模式

1. 美国药品广告的监管　美国药品广告的监管主要由美国联邦贸易委员会（Federal Trade Commission，FTC）和美国食品药品管理局（Food and Drug Administration，FDA）两个部门负责，FTC主要负责监管除处方药品广告外的所有广告，FDA主要负责监管药品标签和处方药品广告。为确保2个机构的雇员及其他资源在保护消费者权益方面都能够发挥最大的作用，FTC和FDA于1954年、1958年分别达成了“工作共识协议”和“联络协议”。“工作共识协议”对两者在药品广告监管中的职责进行了明确分工；而“联络协议”则规定，每个部门指定1名联络员作为主要联络者进行信息沟通，从而保证公众收益最大化，联络员定期召开会议，讨论2个机构的相关事项。在实际工作中，FTC和FDA一直都遵照上述2个谅解备忘录进行沟通与合作，以及解决药品广告监管争议。

行业自律在美国治理虚假药品广告中也功不可没。全国广告组织（National Advertising Division，NAD）是全国性的自律组织，对所有行业的广告进行监控，检验其真实性与正确性，增强广告的可信度。NAD纯系民间自律性组织，其行为并无法律强制力，但业者愿意遵循其决定。其原因为：NAD每个月会定期报告其活动内容，并详细地刊登于广告界最具威望的“Advertising Age”杂志，该杂志经常为著名的纽约时报所引述、报道，颇受关注；NAD所建立的审查标准通常也是FTC在审查广告时的重要参考依据之一，若NAD认为某广告不实，则在多数情况下，FTC也会对此广告作出“确属不实”的认定。

2. 澳大利亚药品广告的监管　澳大利亚药品广告的监管部门分为政府机构、综合监管委员会和行业协会三级。三级系统针对不同种类药品广告环节各负其责，对药品广告不同环节进行监督管理，使药品广告从审批到发布再到消费者的投诉解决都有相应部门负责，形成了联动机制，避免了职能交叉和重复工作。

隶属于澳大利亚联邦政府卫生与老人保健部（Department of Health and Ageing）的澳大利亚治疗产品监管局（Therapeutic Goods Administration，TGA）是监管药品广告唯一的政府部门，主要行使行政处罚权与非处方药品广告审批权。TGA由处方药与非处方药办公室等9个部门组成。其中，非处方药办公室负责非处方药品广告，而处方药品广告则主要依靠自律监管制度。治疗产品标准委员会（Therapeutic Goods Advertising Code Council，TGACC）和投诉解决小组（Complaints Resolution Panel，CRP）均由政府代表与各利益相关者代表组成综合性部门，分别负责药品广告的审批与投诉处理的具体工作。TGACC对主流媒体（包括大众报纸、杂志和电视等）发布的非处方药品广告进行审批。CRP对投诉进行接待和处理，经调查认定为违法的广告，CRP可建议或要求厂商停止发布，同时要求厂商刊登更正广告，但无法律强制力。如果厂商拒不服从，CRP可向TGA提出建议，由TGA要求厂商执行，情节严重的，吊销其批准文号。

澳大利亚药品广告监管的主导力量不是政府监管而是行业自律，行业协会在其中发挥了重要的作用，主要包括澳大利亚医药（Medicine Australia）、澳大利亚自我药疗行业协会（Australian Self Medication Industry，ASMI）和澳大利亚补充医疗保健协会（Complementary Healthcare Council，CHC）。

3. 法国药品广告的监管　法国的药品广告分为专业广告和公众广告两类，同时进行不同的评价管理。法国国家卫生制品安全局对面向医疗卫生专业人员的专业广告采取后评价模式，要求药品广告应符合产品特征摘要，特别强调对组成某种药品名称的所有文字必须采取统一标准处理，无论是字号、字体，还是颜色都应完全一样，以避免为突出广告效益而损害该药品名称的整体性；对面向一般公众的药品广告采取前评价模式，即企业应当在收到国家卫生制品安全局的签证（初步同意书）后方可发布广告。

在法国，广播电视广告审查机构由政府和3家国家电视台、法国消费者协会、广告公司等单位集资组成，其中政府投资占51%。该机构的主要职责是审查全国所有广播、电视广告内容，以保障广告的真实性。广告通过审查后才能制作，制作完成后，标准带还需交审查机构复审。没有审查机构的批准证明，任何媒介都不得播放。

4. 德国药品广告的监管　德国法律规定，所有国民都必须参加医疗保险，医药费用由保险公司核对报销。这样就有效剥离了社会医疗体系中医、患、产、销四者之间的直接利益关系，保险公司在其中承担了监督者的角色，致使药品广告的效果并不明显，这从营销渠道就遏止了药品的虚假广告。

德国于1994年修订颁布的《医疗广告法》，对包括医药及医疗设备等在内的所有医疗范畴的广告进行了严格规定，其中药品方面规定：处方药只允许在专业药店出售，也只允许在与医生、药店销售员及医学研究人员等相关的专业杂志上做广告；非处方药的广告投放稍微宽松一点，但对其广告描述有苛刻的限制。该法还规定，所有医药广告必须清楚注明药品不良反应及服用方法等相关要素，并单独注明“为预防用药风险及副作用，请您仔细阅读药品说明书并向专业医生询问”。如此严格的规定，对制药厂商来说，广告不能直接获取利益回报，还不如投资于新药研发。

三、药品广告审查办法

（一）药品广告审查

1. 药品广告审查的范围　凡利用各种媒介或者形式发布的广告含有药品名称、药品适应证（功能主治）或者与药品有关的其他内容的，为药品广告，应当按照本办法进行审查。

非处方药仅宣传药品名称（含药品通用名称和药品商品名称）的，或者处方药在指定的医学药学专业刊物上仅宣传药品名称（含药品通用名称和药品商品名称）的，无需审查。

2. 药品广告审查的依据　申请审查的药品广告，符合下列法律法规及有关规定的，方可予以通过审查：①《广告法》；②《药品管理法》；③《药品管理法实施条例》；④《药品广告审查发布标准》；⑤国家有关广告管理的其他规定。

3. 药品广告审查部门　省、自治区、直辖市食品药品监督管理部门是药品广告审查机关，负责本行政区域内药品广告的审查工作。国家食品药品监督管理部门对药品广告审查机关的药品广告审查工作进行指导和监督，对药品广告审查机关违反本办法的行为，依法予以处理。

4. 药品广告审查批准的程序　药品广告审查批准的程序如图12-1所示。

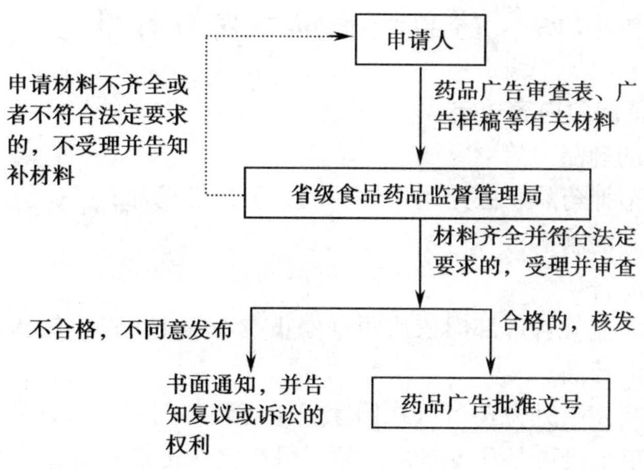

图12-1　药品广告审查批准程序

（1）申请：药品广告批准文号的申请人必须是具有合法资格的药品生产企业或者药品经营企业。药品经营企业作为申请人的，必须征得药品生产企业的同意。申请人可以委托代办人代办药品广告批准文号的申办事宜。

申请药品广告批准文号，应当向药品生产企业所在地的药品广告审查机关提出。申请进口药品广告批准文号，应当向进口药品代理机构所在地的药品广告审查机关提出。

申请药品广告批准文号，应当提交《药品广告审查表》，并附与发布内容相一致的样稿（样片、样带）和药品广告申请的电子文件，同时提交真实、合法、有效的有关证明文件。

（2）受理与审批：药品广告审查机关收到药品广告批准文号申请后，对申请材料齐全并符合法定要求的，发给《药品广告受理通知书》；申请材料不齐全或者不符合法定要求的，应当当场或者在5个工作日内一次告知申请人需要补正的全部内容；逾期不告知的，自收到申请材料之日起即为受理。

药品广告审查机关应当自受理之日起10个工作日内，对申请人提交的证明文件的真实性、合法性、有效性进行审查，并依法对广告内容进行审查。对审查合格的药品广告，发给药品广告批准文号；对审查不合格的药品广告，应当作出不予核发药品广告批准文号的决定，书面通知申请人并说明理由，同时告知申请人享有依法申请行政复议或者提起行政诉讼的权利。

经批准的药品广告，在发布时不得更改广告内容。药品广告内容需要改动的，应当重新申请药品广告批准文号。

5. 异地发布药品广告的备案　在药品生产企业所在地和进口药品代理机构所在地以外的省、自治区、直辖市发布药品广告的，在发布前应当到发布地药品广告审查机关办理备案。

（二）药品广告批准文号

药品广告批准文号为“×药广审（视）第0000000000号”、“×药广审（声）第0000000000号”、“×药广审（文）第0000000000号”。其中“×”为各省、自治区、直辖市的简称。“0”由10位数字组成，前6位代表审查年月，后4位代表广告批准序号。“视”、“声”、“文”代表用于广告媒介形式的分类代号。

药品广告批准文号有效期为1年，到期作废。

四、药品广告审查发布标准

（一）药品广告范围和内容规定

1. 不得发布广告的药品

（1）麻醉药品、精神药品、医疗用毒性药品、放射性药品；

（2）医疗机构配制的制剂；

（3）军队特需药品；

（4）国家食品药品监督管理部门依法明令停止或者禁止生产、销售和使用的药品；

（5）批准试生产的药品。

2. 处方药广告的规定　处方药可以在国家卫生行政部门和国家食品药品监督管理部门共同指定的医学、药学专业刊物上发布广告，但不得在大众传播媒介发布广告或者以其他方式进行以公众为对象的广告宣传。不得以赠送医学、药学专业刊物等形式向公众发布处方药广告。

处方药名称与该药品的商标、生产企业字号相同的，不得使用该商标、企业字号在医学、药学专业刊物以外的媒介变相发布广告。不得以处方药名称或者以处方药名称注册的商标以及企业字号为各种活动冠名。

3. 药品广告内容的有关规定　药品广告应当有忠告语。处方药广告的忠告语是：“本广告仅供医学药学专业人士阅读”。非处方药广告的忠告语是：“请按药品说明书或在药师指导下购买和使用”。

药品广告内容涉及药品适应证或者功能主治、药理作用等内容的宣传，应当以国家食品药品监督管理部门批准的说明书为准，不得进行扩大或者恶意隐瞒的宣传，不得含有说明书以外的理论、观点等内容。

药品广告中必须标明药品的通用名称、忠告语、药品广告批准文号、药品生产批准文号；以非处方药商品名称为各种活动冠名的，可以只发布药品商品名称。

药品广告必须标明药品生产企业或者药品经营企业名称，不得单独出现“咨询热线”、“咨询电话”等内容。非处方药广告必须同时标明非处方药专用标识（OTC）。药品广告中不得以产品注册商标代替药品名称进行宣传，但经批准作为药品商品名称使用的文字型注册商标除外。已经审查批准的药品广告在广播电台发布时，可不播出药品广告批准文号。

药品广告中涉及改善和增强性功能内容的，必须与经批准的药品说明书中的适应证或者功能主治完全一致。

问题与思考

处方药与非处方药广告的内容有何区别？

4. 药品广告中有关药品功能疗效宣传的规定　药品广告中有关药品功能疗效的宣传应当科学准确，不得出现下列情形：①含有不科学地表示功效的断言或者保证的；②说明治愈率或者有效率的；③与其他药品的功效和安全性进行比较的；④违反科学规律，明示或者暗示包治百病、适应所有症状的；⑤含有“安全无毒副作用”、“毒副作用小”等内容的；含有明示或者暗示中成药为“天然”药品，因而安全性有保证等内容的；⑥含有明示或者暗示该药品为正常生活和治疗病症所必需等内容的；⑦含有明示或暗示服用该药能应付现代紧张生活和升学、考试等需要，能够帮助提高成绩、使精力旺盛、增强竞争力、增高、益智等内容的；⑧其他不科学的用语或者表示，如“最新技术”、“最高科学”、“最先进制法”等。

5. 药品广告内容的禁止性规定　药品广告应当宣传和引导合理用药，不得直接或者间接怂恿任意、过量地购买和使用药品，不得含有以下内容：①含有不科学的表述或者使用不恰当的表现形式，引起公众对所处健康状况和所患疾病产生不必要的担忧和恐惧，或者使公众误解不使用该药品会患某种疾病或加重病情的；②含有免费治疗、免费赠送、有奖销售、以药品作为礼品或者奖品等促销药品内容的；③含有“家庭必备”或者类似内容的；④含有“无效退款”、“保险公司保险”等保证内容的；⑤含有评比、排序、推荐、指定、选用、获奖等综合性评价内容的。

药品广告不得含有利用医药科研单位、学术机构、医疗机构或者专家、医生、患者的名义和形象作证明的内容。药品广告不得使用国家机关和国家机关工作人员的名义。药品广告不得含有军队单位或者军队人员的名义、形象。不得利用军队装备、设施从事药品广告宣传。

药品广告不得含有涉及公共信息、公共事件或其他与公共利益相关联的内容，如各类疾病信息、经济社会发展成果或医药科学以外的科技成果。

药品广告不得含有医疗机构的名称、地址、联系办法、诊疗项目、诊疗方法以及有关义诊、医疗（热线）咨询、开设特约门诊等医疗服务的内容。

（二）药品广告发布对象和时间规定

药品广告不得在未成年人出版物和广播电视频道、节目、栏目上发布。药品广告不得以儿童为诉求对象，不得以儿童名义介绍药品。

电视台、广播电台不得在7：00～22：00发布含有涉及改善和增强性功能内容的广告。

五、药品广告的监督管理与法律责任

县级以上工商行政管理部门是药品广告的监督管理机关。

违反药品广告的规定，依照《药品管理法》、《广告法》、《反不正当竞争法》及其他相关法规的有关条款处罚。

第四节　互联网药品信息服务管理

对互联网药品信息服务，原国家食品药品监督管理局发布了《互联网药品信息服务管理办法》（2004年7月8日国家食品药品监督管理局令第9号公布，自公布之日起施行）进行管理。

一、互联网药品信息服务概述

（一）互联网药品信息服务的定义

互联网药品信息服务，是指通过互联网向上网用户提供药品（含医疗器械）信息的服务活动。

（二）互联网药品信息服务的分类

互联网药品信息服务分为经营性和非经营性两类。经营性互联网药品信息服务是指通过互联网向上网用户有偿提供药品信息等服务的活动；非经营性互联网药品信息服务是指通过互联网向上网用户无偿提供公开的、共享性药品信息等服务的活动。

（三）管理机构

国家食品药品监督管理部门对全国提供互联网药品信息服务活动的网站实施监督管理。省、自治区、直辖市食品药品监督管理局对本行政区域内提供互联网药品信息服务活动的网站实施监督管理。

二、互联网药品信息服务的审批

拟提供互联网药品信息服务的网站，应当在向国务院信息产业主管部门或者省级电信管理机构申请办理经营许可证或者办理备案手续之前，按照属地监督管理的原则，向该网站主办单位所在地省、自治区、直辖市食品药品监督管理部门提出申请，经审核同意后取得提供互联网药品信息服务的资格。

（一）提供互联网药品信息服务的条件

申请提供互联网药品信息服务，除应当符合《互联网药品信息服务管理办法》规定的要求外，还应当具备下列条件：

1. 互联网药品信息服务的提供者应当为依法设立的企事业单位或者其他组织；
2. 具有与开展互联网药品信息服务活动相适应的专业人员、设施及相关制度；
3. 有两名以上熟悉药品、医疗器械管理法律、法规和药品、医疗器械专业知识，或者依法经资格认定的药学、医疗器械技术人员。

（二）申请提供互联网药品信息服务应提交的材料

申请提供互联网药品信息服务，应当填写《互联网药品信息服务申请表》，向网站主办单位所在地省、自治区、直辖市食品药品监督管理部门提出申请，同时提交以下材料：

1. 企业营业执照复印件；
2. 网站域名注册的相关证书或者证明文件；
3. 网站栏目设置说明（申请经营性互联网药品信息服务的网站需提供收费栏目及收费方式的说明）；
4. 网站对历史发布信息进行备份和查阅的相关管理制度及执行情况说明；
5. 食品药品监督管理部门在线浏览网站上所有栏目、内容的方法及操作说明；
6. 药品及医疗器械相关专业技术人员学历证明或者其专业技术资格证书复印件、网站负责人身份证复印件及简历；

7. 健全的网络与信息安全保障措施，包括网站安全保障措施、信息安全保密管理制度、用户信息安全管理制度；

8. 保证药品信息来源合法、真实、安全的管理措施、情况说明及相关证明。

（三）审批程序

1. 受理　省、自治区、直辖市食品药品监督管理部门在收到申请材料之日起5日内做出受理与否的决定，受理的，发给受理通知书；不受理的，书面通知申请人并说明理由，同时告知申请人享有依法申请行政复议或者提起行政诉讼的权利。

对于申请材料不规范、不完整的，省、自治区、直辖市食品药品监督管理部门自申请之日起5日内一次告知申请人需要补正的全部内容；逾期不告知的，自收到材料之日起即为受理。

2. 审批　省、自治区、直辖市食品药品监督管理部门自受理之日起20日内对申请提供互联网药品信息服务的材料进行审核，并作出同意或者不同意的决定。同意的，由省、自治区、直辖市食品药品监督管理部门核发《互联网药品信息服务资格证书》，同时报国家食品药品监督管理部门备案并发布公告；不同意的，应当书面通知申请人并说明理由，同时告知申请人享有依法申请行政复议或者提起行政诉讼的权利。

（四）《互联网药品信息服务资格证书》的管理

1. 有效期　《互联网药品信息服务资格证书》有效期为5年。有效期届满，需要继续提供互联网药品信息服务的，持证单位应当在有效期届满前6个月内，向原发证机关申请换发《互联网药品信息服务资格证书》。

2. 变更　互联网药品信息服务提供者变更下列事项之一的，应当向原发证机关申请办理变更手续，填写《互联网药品信息服务项目变更申请表》，同时提供下列相关证明文件：①《互联网药品信息服务资格证书》中审核批准的项目（互联网药品信息服务提供者单位名称、网站名称、IP地址等）；②互联网药品信息服务提供者的基本项目（地址、法定代表人、企业负责人等）；③网站提供互联网药品信息服务的基本情况（服务方式、服务项目等）。

三、互联网药品信息服务的管理规定

（一）标注《互联网药品信息服务资格证书》的证书标号

提供互联网药品信息服务的网站，应当在其网站主页显著位置标注《互联网药品信息服务资格证书》的证书编号。

（二）互联网站登载药品信息的规定

提供互联网药品信息服务网站所登载的药品信息必须科学、准确，必须符合国家的法律、法规和国家有关药品、医疗器械管理的相关规定。

提供互联网药品信息服务的网站发布的药品（含医疗器械）广告，必须经过食品药品监督管理部门审查批准。提供互联网药品信息服务的网站发布的药品（含医疗器械）广告要注明广告审查批准文号。

（三）互联网站不得发布的药品信息

提供互联网药品信息服务的网站不得发布麻醉药品、精神药品、医疗用毒性药品、放射性药品、戒毒药品和医疗机构制剂的产品信息。

四、法律责任

未取得或者超出有效期使用《互联网药品信息服务资格证书》从事互联网药品信息服务的，由国家食品药品监督管理部门或者省、自治区、直辖市食品药品监督管理部门给予警告，并责令其停止从事互联网药品信息服务；情节严重的，移送相关部门，依照有关法律、法规给予处罚。

提供互联网药品信息服务的网站不在其网站主页的显著位置标注《互联网药品信息服务资格证书》的证书编号的，国家食品药品监督管理部门或者省、自治区、直辖市食品药品监督管理部门给予警告，责令限期改正；在限定期限内拒不改正的，对提供非经营性互联网药品信息服务的网站处以500元以下罚款，对提供经营性互联网药品信息服务的网站处以5000元以上1万元以下罚款。

互联网药品信息服务提供者违反本办法，有下列情形之一的，由国家食品药品监督管理部门或者省、自治区、直辖市食品药品监督管理部门给予警告，责令限期改正；情节严重的，对提供非经营性互联网药品信息服务的网站处以1000元以下罚款，对提供经营性互联网药品信息服务的网站处以1万元以上3万元以下罚款；构成犯罪的，移送司法部门追究刑事责任：

1. 已经获得《互联网药品信息服务资格证书》，但提供的药品信息直接撮合药品网上交易的；

2. 已经获得《互联网药品信息服务资格证书》，但超出审核同意的范围提供互联网药品信息服务的；

3. 提供不真实互联网药品信息服务并造成不良社会影响的；

4. 擅自变更互联网药品信息服务项目的。

案例分析

某药品广告的思考

糖尿病口服疫苗30天激活胰岛

1. 糖尿病的掘墓人

国医大师杨教授，自幼熟读《黄帝内经》《医宗金鉴》《本草纲目》等中医宝典，已经与糖尿病斗争了50年，成功发明了震惊世人的中药“口服疫苗”——益气消渴颗粒，被誉为糖尿病的掘墓人。

北京有位女作家患糖尿病30余年，餐前血糖14mmol/L，后并发眼底出血，视物模糊，乏力，靠家人伺候，写作生涯戛然而止，她几度轻生。后经人介绍改用杨教授发明的“口服疫苗”益气消渴颗粒，服用半个月，自身胰岛功能就恢复了活力，眼睛也能看清报纸上的小字，浑身有劲，餐前血糖5.6mmol/L，她说打算写一本新书《我与糖尿病抗争了30年》。

上海有位医学教授袁先生，自从得了糖尿病，不敢吃、不敢喝，就是迷信降糖药，几十年下来，糖没降下来，身体却垮掉了。胃、肝、肾都出了毛病，无奈求助杨教授，改用“口服疫苗”治疗45天，胰岛β细胞恢复年轻态，血糖控制得非常好。先停了一种降糖药，后来陆陆续续都停了，凭借自身逐渐恢复的胰岛功能，血糖、尿糖检测指标正常，这让袁先生非常吃惊。

2. 为何“口服疫苗”如此神奇呢?

(1) 可以修复胰岛β细胞功能指数，恢复胰岛素的分泌，并可与其他药物同时服用。

(2) 无抗药性和依赖性，安全可靠。

(3) 减服化学降糖药，血糖仍然稳定。

(4) 真正消除对化学降糖药物的依赖，摆脱长期吃药打针所带来的痛苦，可以像健康人一样享受正常的工作和生活。

3. 战胜糖尿病，激活胰岛是关键

住在武汉光谷的蒋先生说：“30 年，吃过的降糖药加起来得有十几斤，从便宜的到贵的，从国产的到进口的，真是吃上就离不了，越吃越得加量，刚开始浑身刺挠，接着看东西模糊，后来心脏还做了搭桥手术，老伴说这病没要命，也得让降糖药毒死。”听说杨老医术很高明，蒋先生专程找到杨教授，希望开一麻袋降糖药带回家，杨教授当场拒绝了。

后来蒋先生服用一个月“益气消渴颗粒”，自身胰岛功能恢复了，餐前餐后血糖很正常，浑身上下舒舒服服，吃的降糖药都停了，这让蒋先生喜出望外，没想到吃了30 年的降糖药，抵不上“口服疫苗”30 天！

北京、上海等多家三甲医院的临床报告显示，服用益气消渴颗粒（国药准字B20020356）2~3 个疗程：降糖有效率为90.83%，降低尿糖有效率为85.71%。糖尿病并发冠心病、脑血栓、高血压等疾病发生率下降81.7%，糖尿病肾病（尿毒症）发生率下降72%，四肢病变（坏疽）发生率下降35%，截肢率下降31%。

4. “口服疫苗”有3 大高明

很多病人说，得了糖尿病不敢吃、不敢喝，药越吃越多，并发症一点没见少。“口服疫苗”真能消除高血糖并发症吗？对此，中国卫生与保健促进会杨秘书长给出的答案非常肯定，比起降糖药、化糖药，“口服疫苗”具有三大高明：

高明一：15 天恢复肝肾功能，不依赖降糖药

糖尿病患者长期大量使用西药，血液中积累了大量的糖毒和药毒，严重损伤患者的肝肾功能。益气消渴颗粒，没有西药的毒副作用，服用“口服疫苗”，可降低血糖，排出药毒，消除高血糖和高血毒对身体的双重打击，极大减轻了肝肾负担。最快15 天，受损肝肾功能逐步恢复，很多糖尿病人药物越吃越少，最后摆脱药物依赖。

高明二：30 天恢复胰岛功能，正常吃喝

吃普通降糖药，血糖控制住了，饮食也受控制，不敢随便吃喝，成了苦行僧，患者痛苦不堪。服用“口服疫苗”30 天，患者的胰岛功能初步得到恢复，您可以试着吃一些水果，保证您的血糖不会升高。坚持治疗三个疗程以上，再不会出现血糖升高或过低的现象，您将和正常人一样，随便吃喝，不再做苦行僧。

高明三：90 天远离并发症危害

服用降糖药，无法避免并发症：出现全身瘙痒、眼底出血、视力模糊、浑身无力等症状。服用“口服疫苗”，可以快速激活人体免疫系统，恢复肾脏功能和人体化糖本能，很多患者治疗 90 天，全身瘙痒、眼底出血、视力模糊、浑身无力等各种并发症逐步消失，糖尿病患者可以像正常人一样生活，远离打针吃药的痛苦。

5. 后记

不能亲自为糖友排忧解难，杨老很遗憾。他说，“益气消渴颗粒”被列入非物质文化遗产名录，完全可以放心服用。用药只是手段，治好病不吃药才是目的。为方便大家服用“益气消渴颗粒”，恢复胰岛功能，回到得病前敢吃敢喝的健康状态，告别对降糖药、西药依赖，特公开口服疫苗“益气消渴颗粒”全国唯一指导热线：400-＊＊＊-＊＊＊＊，0731-＊＊＊＊＊＊＊。

（以上内容根据网络资源整理。资料来源：大众卫生报数字报刊平台 http：//epaper. voc. com. cn/dzwsb/html/2012-11/29/content_ 593986. htm？div = -1。）

问题：以上案例违反了我国关于药品广告管理的哪些规定？

提示：根据政府主管部门批准的药品说明书，“益气消渴颗粒”的批准文号为国药准字 B20020356，属于保健药品；其【功能主治】为：益气养阴，生津止渴，适用于Ⅱ型糖尿病气阴两虚证候，改善倦怠乏力，口干舌燥，烦渴多饮等症。

而在江苏省食品药品监督管理局发布的2009 年第 4 期违法药品广告公告（一）中，山西杨文水制药公司的益气消渴颗粒就榜上有名，其违法原因为“夸大产品适应证、功能主治或含有不科学地表示功效断言、保证、利用国家机关及其工作人员名义或利用医药科研单位、学术、医疗机构或专家、医生、患者等名义和形象作证明、含有治愈率、有效率、获奖及其他品种进行比较等综合性评价的内容、含有其他严重欺骗和误导消费者的内容。”

本章小结

药品信息是指与药品和药品活动有关的信息。药品信息管理是指对药品信息活动的各种相关因素进行科学的计划、组织、控制和协调，以实现信息资源的合理开发与有效利用的过程。

药品标识物包括药品的包装、标签和说明书等。药品说明书，是指药品生产企业印制并提供的，包含药品安全性、有效性重要科学数据和结论的，用以指导临床正确使用药品的技术性资料。药品标签是指药品包装上印有或贴有的文字内容，分为内标签和外标签。药品说明书和标签的管理主要依据是《药品说明书和标签管理规定》。根据有关规定，药品标签和说明书上需标注国家药品编码和药品电子监管码。

凡利用各种媒介或者形式发布的广告含有药品名称、药品适应证（功能主治）或者与药品有关的其他内容的，为药品广告。我国药品广告管理的现行法律规范主要包括：《广告法》、《药品管理法》、《药品管理法实施条例》、《药品广告审查办法》、《药品广告审查发布标准》以及其他有关规定。

互联网药品信息服务，是指通过互联网向上网用户提供药品（含医疗器械）信息的服务活动，分为经营性和非经营性两类。其管理依据为《互联网信息药品服务管理办法》。

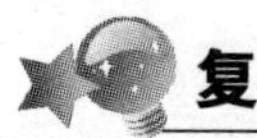

复习题

1. 简述药品信息的概念及其收集渠道。
2. 试述药品说明书和药品标签的概念与作用。
3. 药品标签中“有效期”如何表述？
4. 禁止发布广告的药品包括哪些？
5. 结合实际论述当前我国药品广告违法的状况。
6. 简述互联网药品信息服务的审批部门、程序和形式。

（颜久兴）

第十三章

药品不良反应及上市后再评价

学习目标

1. 掌握药品不良反应报告和监测的内容、要求、评价与控制，药品再评价的定义、主要内容。
2. 熟悉药品不良反应及其有关用语的含义，药品再评价的目的和处理方式。
3. 了解药品不良反应产生的原因，药品再评价的意义。

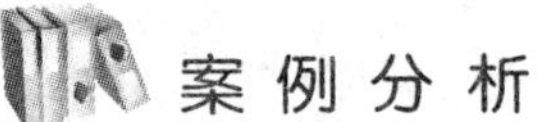

案例分析

己烯雌酚事件

1966～1969年间，美国波士顿妇科医院的医务人员发现多名15～22岁青少年妇女患阴道腺癌。通常情况，该种疾病多发生于50岁以上的女性。通过药物流行病学调查，发现怀孕期间服用过己烯雌酚的母亲，所生女儿到青少年时期患此癌症的危险性比对照组的女儿大130倍，相对危险度132倍。医务人员在此基础上又扩大调查，在其他地方也证明了这种情况。美国食品药品管理局（FDA）此后禁止孕妇使用己烯雌酚，避免了此类现象的重复发生。

第一节　药品不良反应概述

药品不良反应报告和监测是药品监督管理的一项重要内容，其目的是为了科学指导合理用药、提高全民的健康水平。依法开展药品不良反应报告和监测工作，是药品生产、经营企业、医疗卫生机构的重要职责。

一、药品不良反应及相关概念

（一）药品不良反应的概念

1. 世界卫生组织（WHO）国际药物监测合作中心规定：药品不良反应（adverse drug re-

action，ADR）是指一种有害的和非预期的反应，这种反应是在人类预防、诊断或治疗疾病，或为了改变生理功能而正常使用药物剂量时发生的。

2. 我国新修订的《药品不良反应报告和监测管理办法》规定："药品不良反应是指合格药品在正常用法用量下出现的与用药目的无关的有害反应。"

药品不良反应定义可以概括为以下几点：①是按国家标准生产、经营，质量检验合格的药品；②按照药品说明书规定的用法用量使用；③引起的反应与用药目的无关，而且对用药者有害；④医疗事故、用药差错、药品质量事故等产生的后果都不属于该范围。

（二）药品不良反应的相关概念

1. 严重药品不良反应（serious adverse drug reaction） 是指因使用药品引起以下损害情形之一的反应：①导致死亡；②危及生命；③致癌、致畸、致出生缺陷；④导致显著的或者永久的人体伤残或者器官功能的损伤；⑤导致住院或者住院时间延长；⑥导致其他重要医学事件，如不进行治疗可能出现上述所列情况的。

2. 新的药品不良反应（new adverse drug reaction） 是指药品说明书中未载明的不良反应。说明书中已有描述，但不良反应发生的性质、程度、后果或者频率与说明书描述不一致或者更严重的，都应按照新的药品不良反应处理。

3. 药品不良事件（adverse drug event，ADE） 指药物治疗过程中出现的任何有害的怀疑与药品有关的医学事件。

4. 药品群体不良事件（drug group adverse events） 是指同一药品在使用过程中，在相对集中的时间、区域内，对一定数量人群的身体健康或者生命安全造成损害或者威胁，需要予以紧急处置的事件。"同一药品"是指同一生产企业生产的同一药品名称、同一剂型、同一规格的药品。

5. 用药差错（medication errors） 是指人为因素的错误用药，可以预防，主要包括：①误诊；②处方差错（处方书写、选药、剂量、剂型、途径、滴速等方面差错）；③抄写差错；④配方差错（配发错误的药物、剂量、剂型，不适当的配制、标签、包装）；⑤给药差错（投药、剂量、途径、剂型、时间、疗程、配制、操作等差错）；⑥监测差错（未对药物治疗方案，或临床、实验室数据作出评价等）。

6. 药源性疾病（drug induced diseases，DID） 是指在预防、诊断、治疗或调节生理功能过程中，与用药有关的人体功能异常或组织损伤所引起的临床症状。与 ADR 不同的是，引起药源性疾病并不限于正常用法和用量，还包括过量、误用药物等用药差错所造成损害。

（三）药品不良反应与药品不良事件的区别

从药品不良反应（ADR）和药品不良事件（ADE）的概念中可以看出 ADR 与 ADE 是有区别的。

药品不良反应不包括用药差错、滥用药品、给药剂量不当、患者不依从等情况而引起的反应，也不同于医疗事故以及因药品质量问题（假药、劣药）而引起的有害反应。药品不良事件不仅包括药品不良反应，也包括用药差错和超剂量或滥用药品引起的作用，以及因药品质量问题而引起的有害反应等（表 13-1）。

表 13-1 药品不良反应和药品不良事件的区别

项目	药品不良反应	药品不良事件
药品质量	合格药品	合格药品和（或）不合格药品
用法用量	正常用法、正常剂量	不强调与用法，剂量的关系
因果关系	药品与不良反应有因果关系	药品与不良事件未必有因果关系
用药行为	不包括用药差错、药品滥用和治疗失误等情况	包括药品常规使用、滥用、误用、故意使用，药品相互作用等所引起的各种不良临床后果
风险责任	不属医疗纠纷，不承担赔偿责任	常规使用合格药品，且药品与事件有因果关系，不属医疗纠纷；误用、滥用、故意使用，使用不合格药品等的后果因医方导致，属医疗纠纷并承担相应责任

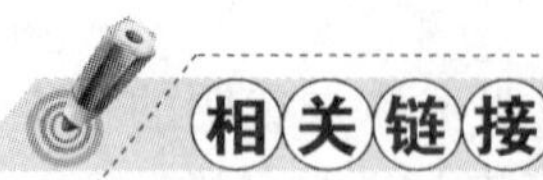

药品不良反应的发生率

药品不良反应的发生率是指一定范围（包括地区、人群、时间等）发生药品不良反应的几率，目前尚无统一的表示方法，有的国家用1/1000，1/10000等分数的方法表示，另外一些国家则用“时常”发生、“偶然”发生或“罕见”发生等表示。国际医学科学组织委员会（Council for International Organization of Medical Sciences，CIOMS）推荐为：①十分常见（≥10%）；②常见（1%～10%，含1%）；③偶见（0.1%～1%，含0.1%）；④罕见（0.01%～0.1%，含0.01%）；⑤十分罕见（<0.01%）。

二、药品不良反应的表现与分类

（一）药品不良反应的表现

药品不良反应临床表现各有不同，常见的有以下几种：

1. 副作用（side effects） 是指药物在治疗剂量时与治疗目的无关的药理学作用所引起的反应。副作用是药物固有的药理学作用所产生的。药物作用于人体常常产生多种药理作用，某一项作用选作治疗用途，其余作用就称为副作用。例如阿托品作用为解痉药时，抑制腺体分泌引起的口干、心悸则为副作用。副作用一般是不可避免的，但可通过调整剂量或合并用药来缓解、纠正。

2. 毒性反应（toxic reaction） 是指药物剂量过大或用药时间过长对机体产生的有害作用。毒性反应对机体的危害性极大，一般是可预知的，也是应该避免的。临床常见的毒性反应有以下几大类：①胃肠道毒性反应，临床表现为服药后恶心、呕吐、胃痛等；②中枢神经系统毒性反应，临床表现为头痛、眩晕、失眠、耳鸣、耳聋等反应；③造血系统毒性反应，临床表现为再生障碍性贫血、颗粒血细胞减少；④肝肾系统毒性反应，临床表现为肝肿大、肝痛、黄疸、肝肾功能衰竭、血尿、蛋白尿等；⑤心血管系统毒性反应，临床表现为心动过速、心律失常、心肌、心内膜心包和瓣膜损害，心外血管损害。防止毒性反应出现的主要措施是剂量个体化、控制给药时间和间隔、定期检查相关系统的功能状态，必要时应停药或更换其他药物。

3. 变态反应（allergic reaction）　是指机体因事先致敏而对某药或结构与之相似的药物发生的一种不良反应，由免疫系统介导，又称过敏反应。尽管变态反应发生率低，但对机体的危害性极大，在大多数情况下不易预测，与剂量无关。引起变态反应的致敏原可以是药物本身，也可以是药物的代谢产物或药物中的杂质。变态反应的表现多种多样，临床常见的过敏反应有以下两类：①全身性过敏反应：过敏性休克、心血管系统等多系统多器官反应；②皮肤过敏反应：药疹、剥脱性皮炎、皮肤红斑、光敏感性皮炎。

4. 后遗效应（after effect）　是指停药后血药浓度已降至最低有效浓度以下时残存的生物效应，又称后遗作用。后遗效应可能是短暂的，也可能是长期的，多数药物的后遗作用是可以恢复的，少数药物的后遗作用也可引起某些器官永久性的损害。

5. 继发反应（secondary effect）　是指不是药物本身的作用，而是药物作用诱发的效应，又称治疗矛盾。如长期应用广谱抗生素药物引起的菌群失调和二重感染，抗肿瘤药物引起机体免疫功能低下导致感染等。

6. 特异质反应（idiosyncratic reaction）　是指少数人用药后，发生与药物本身药理作用完全无关的反应，大多是由于机体缺乏某种酶，药物在体内代谢受阻所致，且多与遗传有关。如葡萄糖-6-磷酸脱氢酶（G-6-PD）缺乏的患者，服用8-氨喹啉类或磺胺类药物后，可引起溶血。

7. 致畸作用（teratogenesis effect）　是指作用于妊娠母体，干扰胚胎的正常发育，导致先天性畸形的毒副作用。致畸的机制包括：①对细胞各分裂阶段的影响；②影响核酸代谢；③导致生物合成的前体物质、底物及辅酶的减少；④能源的改变，对酶的影响；⑤渗透压等生物物理学的变化；⑥突然的变异等。妇女在妊娠最初的3个月中胎儿最易受“致畸药物”的影响。

8. 致癌作用（carcinogenesis effect）　是指长期接触或服用某些药物后引起机体某些器官、组织、细胞过度增殖，形成良性或恶性肿瘤。具有引起癌症作用的物质称为致癌因子（癌原因子）。目前，已确定有致癌性的药物有砷化物、氯霉素、环磷酰胺、己烯雌酚、美法仑、羟甲烯龙、非那西丁、苯妥英钠。

9. 致突变作用（mutagenesis effect）　是指某些药物可能会诱发染色体和基因出现变异，称之为致突变作用。突变可能是遗传物质发生改变，在已知的致突变物质中，90%都有致癌性，充分说明突变与癌有密切相关性。

10. 药物依赖性（drug dependence）　药物依赖性是指药物与机体相互作用所造成的一种精神状态，有时也包括身体状态，它表现出一种强迫要连续或定期用该药的行为和其他反应，为的是要去感受它的精神效应，或是为了避免由于断药所引起的不舒适。药物依赖性可分为两种：生理依赖性和精神依赖性。

11. 撤药反应（withdrawal reaction）　是指长期使用某种药物，机体对药物产生了适应性，一旦停药或减量过快使机体调节功能失调，而导致的功能紊乱，病情或症状反跳、回升，疾病加重等现象，又称撤药综合征。

12. 耐药性（tolerance）　是指药物进入机体后与作用部位产生相互作用，这种作用结果使药物失去原有活性。如耐药菌株的产生、受体对介质的应答反应降低等。

（二）药品不良反应的分类

目前常用的 ADR 分类方法是 1977 年由 Rawlines 和 Thompson 设计的分类方法，根据 ADR 与药理作用的关系可将 ADR 分为 A、B、C 三种类型：

1. A 型药品不良反应（量变型异常）　剂量相关型、剂量依赖型，这类药品不良反应是由于药品本身的药理作用增强或延长所致，常与剂量或合并用药有关。一般发生率高、死亡率低、容易预测。如氯苯那敏引起的嗜睡。A 型 ADR 包括副作用、毒性作用、继发反应、后遗效应、首剂效应、撤药反应等。

2. B 型药品不良反应（质变型异常）　非剂量相关型，这类药品不良反应与药品本身的药理作用完全无关。一般与剂量无关，发生率低，但死亡率高，难以预测。如氟烷引致的恶性高热，青霉素引起的过敏性休克。B 型 ADR 包括过敏反应、特异质反应等。

3. C 型药品不良反应（迟现型不良反应）　此类药品不良反应发生的药理学机制尚不清楚，发生率较高，非特异性，机制复杂，潜伏期较长，一般长期用药后发生。C 型 ADR 包括致癌、致畸、致突变作用等。

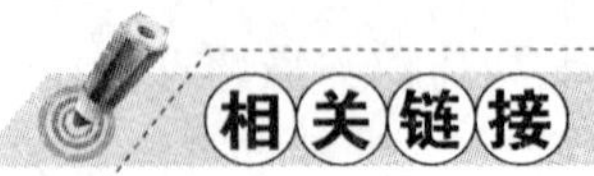

药品不良反应分类的新方法

新的 ADR 分类方法把 ADR 分为 9 类，它们是 A、B、C、D、E、F、G、H、U 类

A 类（扩大反应）：药物对人体呈剂量相关的反应，它可根据药物或赋形剂的药理学和作用模式来预知，停药或减量可以部分或完全改善。

B 类（bugs 反应）：由促进某些微生物生长引起的 ADR，这类反应可以预测，它与 A 类反应的区别在于 B 类反应主要针对微生物，但应注意，药物致免疫抑制而产生的感染不属于 B 类反应，如抗生素引起的腹泻等。

C 类（化学反应）：该类反应取决于赋形物或药物的化学性质，化学刺激是其基本形式，这类反应的严重程度主要取决于药物浓度，如静脉炎、注射部位局部疼痛外渗反应等可随已了解药物的化学特性进行预测。

D 类（给药反应）：反应由给药方式引起，它不依赖于成分的化学物理性质。给药方式不同会出现不同的 ADR，改变给药方式，ADR 消失。如注射剂中的微粒引起的血管栓塞。

E 类（撤药反应）：它是生理依赖的表现，只发生在停药或剂量减少后，再次用药症状改善。常见的引起撤药反应的药物有阿片类、苯二氮䓬类、二环类抗抑郁药、β-受体阻滞剂、可乐定、尼古丁等。

F 类（家族性反应）：仅发生在由遗传因子决定的代谢障碍敏感个体中的 ADR，此类反应必须与人体对某种药物代谢能力的正常差异而引起的 ADR 相鉴别，如葡萄糖 6-磷酸脱氢酶缺陷引起的镰状细胞性贫血是 F 类反应，而 CYP_2D_6 缺乏引起的反应则为 A 类反应。

G 类（基因毒性反应）：能引起人类基因损伤的 ADR，如致畸、致癌等。

H 类（过敏反应）：他们不是药理学可预测的，且与剂量无关，不良反应发生后必须停药。如光敏反应等。

U 类（未分类反应）：指机制不明的反应，如药源性味觉障碍等。

以上分类方法是以机制为依据，这样可使人们能找到共同的预防和治疗措施。任何分类方法的准确性和实用性都会受到对所涉及机制的认识程度的限制。随着知识的进步，分类法将吸收新的信息，进行修正或淘汰。

引自：国家食品药品监督管理总局执业药师资格认证中心．http：//www. cqlp. org/info/link. aspx？ id =177&page =1

第二节　药品不良反应报告及监测管理

新药获批准上市，只能代表一段研究、开发工作的结束，而监测安全性的工作却需要持续进行。1961 ~2001 年间，在英国和美国由于安全性原因撤市的药品有 82 种，主要原因为肝毒性、血液毒性（骨髓抑制）、心血管毒性、致癌性、肾脏毒性、滥用等。各级政府部门应该高度重视不良反应监管工作，制定相关法律法规，设立药品不良反应监测管理机构，明确相应的法律责任并加大执法力度，有效预防 ADR 的重复发生，促进临床合理用药，保障人民群众的用药安全。

一、药品不良反应报告与监测的目的及意义

（一）药品不良反应报告与监测的定义

药品不良反应报告和监测，是指药品不良反应的发现、报告、评价和控制的过程。其主要程序有：①通过各种渠道和形式收集药品不良反应信息并上报相关机构；②专业人员分析报告数据并进行关联性评价；③根据评价结果，对药品不良反应进行不同层级的控制；④及时向企业、医疗卫生机构和公众反馈药品不良反应信息，指导合理用药，确保患者用药安全。

（二）药品不良反应报告与监测的目的及意义

1. 目的　加强药品的上市后监管，尽早发现各类药物的不良反应，及时、有效地控制药品风险，避免 ADR 重复发生，保障公众用药安全，维护社会稳定。

2. 意义

（1）开展药品不良反应报告和监测工作，有助于提高医护人员、药师和患者自身对药品不良反应的认识和警惕，注意用药的安全性问题，从而提高全面合理用药的水平。

（2）开展药品不良反应报告和监测工作，促进临床药学的发展。医院临床药学逐渐开始以患者为中心的药学监护模式，深入临床参与查房，开展治疗药物监测，提供药物咨询，向医生和患者提供药学信息或合理用药建议，降低药品不良反应发生率以促进医疗质量，确保患者得到安全有效的治疗。

（3）开展药品不良反应报告与监测工作，有利于及时发现和处理不良反应事件。国家 ADR 监测中心对收集的药品不良反应信息进行分析、评价、研究，及时发布信息及采取措施，避免同类药害事件的重复发生，以保护更多人的用药安全和健康利益。

（4）完善药品信息，提高合理用药水平。由于有些ADR难以预测，而且新药上市前的临床试验样本量有限（一般为500～3000人），病种单一，多数情况下老人、孕妇和儿童等临床试验样本较少或没有，致使一些罕见的不良反应、迟发型反应以及发生于特殊人群的不良反应等难以发现。开展药品不良反应报告与监测工作，有助于完善药品信息，不断改进药品标签、说明书，提高合理用药水平，预防药源性疾病和药源性死亡。

（5）药品不良反应是药品上市后再评价工作的组成部分，ADR报告和监测工作在对药品安全性评价方面发挥着重要的、不可替代的作用。

二、药品不良反应报告与监测工作的发展

（一）全球药品不良反应报告与监测工作的发展

药品不良反应监测制度是国际上通行的科学、规范的制度，多数国家都已进入法制化程序。

20世纪60年代初爆发了震惊世界的反应停事件，为此，世界卫生组织（WHO）于1968年组织实施国际药品监测计划，并首先在澳大利亚、加拿大、新西兰、美国、瑞典、英国等10个当时已建立ADR自愿报告制度的国家推行药品不良反应报告制度，开始进行国际药品监测计划试点。收集和交流药物不良反应报告，制定药物不良反应报表，药物不良反应术语，药品目录，发展计算机报告管理系统。1970年世界卫生组织大会认为该合作试验计划已取得成功，决定在日内瓦设立一永久性的组织，名为WHO药物监测中心（WHO Drug Monitoring Centre）。该中心于1971年开始全面工作，1978年迁至瑞典的东部城市乌普沙拉（Uppsala），称之为世界卫生组织国际药物监测合作中心（WHO Collaborating Centre for International Drug Monitoring）。该中心负责将成员国的ADR报告进行汇总、分类、分级并把这些信息反馈给各成员国的ADR监测中心，同时定期出版《WHO药品不良反应通讯》，组织对重点药品进行药物流行病学研究。中心每年召开一次成员国ADR监测中心代表会议，总结年度工作、讨论并计划次年协作事宜。1997年WHO国际药物监测合作中心更名为乌普沙拉监测中心（Uppsala Monitoring Centre，UMC）并调整了内部组织机构。截至2012年6月，已有108个国家加入了世界卫生组织国际药品监测合作计划，我国于1998年加入。

美国是药品监管体系比较完善的国家，其ADR监测工作始于1954年美国医学会（AMA）建立的ADR监测报告系统，政府对ADR的监测分为两大块：一方面是对医药产品的生产、经营企业实行强制报告制度，另一方面是对消费者、医生、护士等实行自愿呈报制度。英国自1961年“反应停”事件后，于1964年成立药品安全委员会，建立了ADR报告系统。20世纪70年代中期，法国的一些医院开始设立ADR监察中心，1982年7月30日法国政府颁布了药物警戒的法令。日本1972年加入WHO国际药品监测合作计划。1978年开始推行药房（普通药店）监测制度，1979年立法确定了制药企业报告制度，成为日本药品上市后监测体系的重要组成部分。澳大利亚对所有药品（包括草药）不良反应均要报到澳大利亚药品管理局（TGA）的药品不良反应处，TGA的药品不良反应专家委员会（ADRAC）每年召开8次会议，以评价那些严重反应报告以及处理数据输入时难以正确分析的报告。

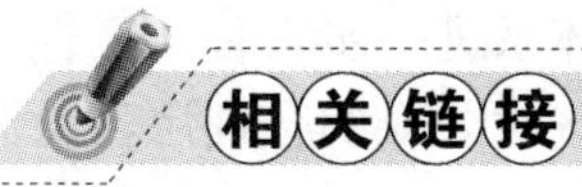

WHO 国际药物监测计划

1. 计划的拓展 WHO 国际药物监测计划开始于 1968 年，最初包括西欧、北美国家以及新西兰和澳大利亚。Jan Venulet 和 Margaretha Helling-Borda1 在近期发表的文章中描述了计划的发起和最初几年的工作。在 40 年中，该计划已经逐渐扩大到包括全球范围内的国家。

2. 计划的原则 WHO 国际药物监测计划的基础是所有成员国都有鼓励医疗卫生人员、制药公司和公众报告药品不良反应和其他与药物相关问题的系统。各个国家各自对这些单个病例安全性报告（ICSRs）进行评估，并有可能采取一些相关的药品安全性措施。WHO 计划的成员国同意与所有其他成员国共享其所收集的 ICSRs，并且有权使用其他成员国家收集的所有报告。技术术语的共享意味着 ICSRs 应以 E2B 格式提交给乌普萨拉的监测中心。对于许多国家来说，通过病例管理系统 VigiFlow 完成此报告是非常容易的。

3. 计划的目标 WHO 国际药物监测计划的目标是建立一个真正的覆盖了所有国家的全球化的合作关系，即在全球范围内与 WHO 总部紧密合作以支持患者的用药安全。

资料来源：药物警戒快讯 2011 年第 1 期

（二）我国药品不良反应报告与监测工作的发展

我国的药品不良反应报告与监测工作始于 20 世纪 80 年代。1983 年，原卫生部起草了《药品毒副反应报告制度》，后改名为《药品不良反应监测报告制度》，这是我国药品不良反应报告和监测工作迈出的第一步。

1984 年，国家颁布了《药品管理法》，为我国依法进行药品不良反应监测工作提供了依据。

1988 年，开始药品不良反应监测试点工作，原卫生部药政局和医政司先后在北京、上海、广东、湖北等地 14 个医疗单位进行药品不良反应监测报告试点工作。

1989 年，组建原卫生部药品不良反应监察中心，标志着我国药品不良反应报告和监测专业机构的诞生。之后陆续设立了北京、上海、湖北、河南、浙江、天津、辽宁、河北、福建、甘肃等地区及军队的药品不良反应监察中心。

1998 年，我国正式加入世界卫生组织（WHO）国际药物监测合作计划，成为正式成员国。

1999 年，原国家药品监督管理局与原卫生部联合公布了《药品不良反应监测管理办法（试行）》。把我国的药品不良反应报告与监测制度提高到国家的法律层面予以实施，极大地推动了我国药品不良反应事业的进一步发展。

自 2001 年 11 月开始，国家食品药品监督管理部门不定期向社会公开颁布《药品不良反应信息通报》，截至 2013 年 3 月共发布 53 期。

2004 年 3 月 15 日，原卫生部和原国家食品药品监督管理局联合发布修订后的《药品不良反应报告和监测管理办法》，这是我国首部药品不良反应报告和监测管理的行政法规，自实施以来，我国药品不良反应报告和监测工作得到迅速发展，监测体系进一步完善，报告数量和质量不断提高。并建立了药品不良反应监测信息网络系统，这些对公众的合理用药、保障用药安全起到了警示和指导的作用。

2011 年 5 月，为了更好地适应新形势下我国药品不良反应报告与监测工作需要，原卫生部印发新修订的《药品不良反应报告和监测管理办法》（卫生部令第 81 号），本办法共 8 章 67 条，并于 2011 年 7 月 1 日开始正式实施。该办法进一步明确了省以下监管部门和药品不良反应监测机构的职责，规范了报告程序和要求，增加了对严重药品不良反应、群体药品不良事件调查核实评价的要求，增加了“药品重点监测的要求”，并对生产企业主动开展监测工作提出更明确和更高的要求。

正在建成国家、省、市、县四级药品不良反应监测网络，全国基层药品不良反应监测体系建设取得了突破性的进展，且强调县一级的建设。333 个地市都成立了药品不良反应监测机构或指定专门机构及人员负责药品不良反应监测工作，为药品不良反应监测工作的深入开展奠定了基础。新建设的药品不良反应监测信息网络系统也在 2011 年开始试运行，大大提高了报告的时效性，网络直报覆盖面也越来越广，在线报告单位持续增加，监测数据的总体质量和可利用性不断提高，为公众用药安全提供了有效保障。

2012 年，国家药品不良反应监测网络共收到药品不良反应/事件报告 120 万余份。其中，新的和严重的药品不良反应/事件报告 24 万份，占同期报告总数的 20%。报告的及时性和报告质量得到提高。医疗机构依然是药品不良反应报告的主体，占报告的 74.8%，药品生产经营企业的报告比例有所提高。我国药品不良反应监测工作正朝着健康的方向蓬勃发展。

三、我国药品不良反应监测管理机构及职责

《药品不良反应报告和监测管理办法》第四条规定：“国家食品药品监督管理局主管全国药品不良反应报告和监测工作，地方各级药品监督管理部门应当建立健全药品不良反应监测机构，负责本行政区域内的药品不良反应报告和监测工作。各级卫生行政部门负责本行政区域内医疗机构与实施药品不良反应报告制度有关的管理工作。”

（一）各级食品药品监督管理机构

国家食品药品监督管理部门主管全国药品不良反应报告和监测工作，地方各级食品药品监督管理部门主管本行政区域内的药品不良反应报告和监测工作。

1. 国家食品药品监督管理部门　负责全国药品不良反应报告和监测的管理工作，并履行以下主要职责：①与国家卫生行政部门共同制定药品不良反应报告和监测的管理规定和政策，并监督实施；②与国家卫生行政部门联合组织开展全国范围内影响较大并造成严重后果的药品群体不良事件的调查和处理，并发布相关信息；③对已确认发生严重药品不良反应或者药品群体不良事件的药品依法采取紧急控制措施，作出行政处理决定，并向社会公布；④通报全国药品不良反应报告和监测情况；⑤组织检查药品生产、经营企业的药品不良反应报告和监测工作的开展情况，并与国家卫生行政部门联合组织检查医疗机构的药品不良反应报告和监测工作的开展情况。

2. 省、自治区、直辖市食品药品监督管理局　负责本行政区域内药品不良反应报告和监测的管理工作，并履行以下主要职责：①与同级卫生行政部门共同制定本行政区域内药品不

良反应报告和监测的管理规定，并监督实施；②与同级卫生行政部门联合组织开展本行政区域内发生的影响较大的药品群体不良事件的调查和处理，并发布相关信息；③对已确认发生严重药品不良反应或者药品群体不良事件的药品依法采取紧急控制措施，作出行政处理决定，并向社会公布；④通报本行政区域内药品不良反应报告和监测情况；⑤组织检查本行政区域内药品生产、经营企业的药品不良反应报告和监测工作的开展情况，并与同级卫生行政部门联合组织检查本行政区域内医疗机构的药品不良反应报告和监测工作的开展情况；⑥组织开展本行政区域内药品不良反应报告和监测的宣传、培训工作。

3. 设区的市级、县级食品药品监督管理局　负责本行政区域内药品不良反应报告和监测的管理工作；与同级卫生行政部门联合组织开展本行政区域内发生的药品群体不良事件的调查，并采取必要控制措施；组织开展本行政区域内药品不良反应报告和监测的宣传、培训工作。

（二）各级卫生主管部门

1. 国家卫生行政部门　主要履行以下职责：①与国家食品药品监督管理部门共同制定药品不良反应报告和监测的管理规定和政策，并监督实施；②与国家食品药品监督管理部门联合组织开展全国范围内影响较大并造成严重后果的药品群体不良事件的调查和处理；③与国家食品药品监督管埋部门联合组织检查医疗机构的药品不良反应报告和监测工作的开展情况。

2. 省级卫生行政部门　主要履行以下职责：①与同级食品药品监督管理部门共同制定本行政区域内药品不良反应报告和监测的管理规定，并监督实施；②与同级食品药品监督管理部门联合组织开展本行政区域内发生的影响较大的药品群体不良事件的调查和处理；③与同级食品药品监督管理部门联合组织检查本行政区域内医疗机构的药品不良反应报告和监测工作的开展情况；④负责本行政区域内医疗机构与实施药品不良反应报告制度有关的管理工作。

3. 设区的市级、县级卫生部门　主要履行以下职责：①负责本行政区域内医疗机构与实施药品不良反应报告制度有关的管理工作；②加强对医疗机构临床用药的监督管理，在职责范围内依法对已确认的严重药品不良反应或者药品群体不良事件采取相关的紧急控制措施。

（三）各级药品不良反应监测中心

1. 国家药品不良反应监测中心（National Center for ADR monitoring）　负责全国药品不良反应报告和监测的技术工作，并履行以下主要职责：①承担国家药品不良反应报告和监测资料的收集、评价、反馈和上报，以及全国药品不良反应监测信息网络的建设和维护；②制定药品不良反应报告和监测的技术标准和规范，对地方各级药品不良反应监测机构进行技术指导；③组织开展严重药品不良反应的调查和评价，协助有关部门开展药品群体不良事件的调查；④发布药品不良反应警示信息；⑤承担药品不良反应报告和监测的宣传、培训、研究和国际交流工作。

2. 省级药品不良反应监测中心　负责本行政区域内的药品不良反应报告和监测的技术工作，并履行以下主要职责：①承担本行政区域内药品不良反应报告和监测资料的收集、评价、反馈和上报，以及药品不良反应监测信息网络的维护和管理；②对设区的市级、县级药品不良反应监测机构进行技术指导；③组织开展本行政区域内严重药品不良反应的调查和评价，协助有关部门开展药品群体不良事件的调查；④组织开展本行政区域内药品不良反应报告和监测的宣传、培训工作。

3. 设区的市、县级药品不良反应监测中心　负责本行政区域内药品不良反应报告和监测资料的收集、核实、评价、反馈和上报；开展本行政区域内严重药品不良反应的调查和评价；协助有关部门开展药品群体不良事件的调查；承担药品不良反应报告和监测的宣传、培训等工作。

四、我国药品不良反应报告单位及职责

《药品不良反应报告和监测管理办法》规定："国家实行药品不良反应报告制度。药品生产企业（包括进口药品的境外制药厂商）、药品经营企业、医疗机构应当按照规定报告所发现的药品不良反应"。"国家鼓励公民、法人和其他组织报告药品不良反应。"

（一）药品生产企业(包括进口药品的境外制药厂商)

药品生产企业负责本企业药品（包括进口分包装药品）的不良反应报告和监测工作，履行以下主要职责：①建立药品不良反应报告和监测管理制度；②设立专门部门、配备专职人员承担本企业药品不良反应报告和监测工作；③主动收集药品安全性信息，发现药品不良反应，应及时通过药品不良反应监测信息网络报告；④对严重药品不良反应或者药品群体不良事件进行调查，必要时对药品采取紧急控制措施，同时积极配合有关部门的调查，提供调查所需的资料；⑤开展药品不良反应报告与药品质量的关联性分析，开展药品重点监测工作；⑥按规定撰写和提交药品定期安全性更新报告；⑦建立并保存药品不良反应报告和监测档案。

（二）药品经营企业

药品经营企业负责本企业经营药品的不良反应报告和监测工作，药品零售连锁总部负责所属零售连锁门店的药品不良反应报告和监测的管理工作，履行以下主要职责：①建立药品不良反应报告和监测管理制度；②设立或者指定部门，配备专（兼）职人员承担药品不良反应报告和监测工作，主动报告药品不良反应；③配合有关部门对药品不良反应或者药品群体不良事件进行调查，并提供调查所需的资料；同时对产生严重药品不良反应或者药品群体不良事件的相关药品采取紧急控制措施。④建立并保存药品不良反应报告和监测档案。

（三）医疗机构

医疗机构负责本单位使用药品（包括医疗机构制剂）的不良反应报告和监测工作，履行以下主要职责：①建立药品不良反应报告和监测管理制度；②设立或者指定机构并配备专（兼）职人员，承担药品不良反应报告和监测工作；③主动收集药品安全性信息，发现与本单位有关的药品不良反应，应及时通过药品不良反应监测信息网络报告，并对药品使用等诊治情况进行调查、分析和妥善处置；④积极开展药品不良事件与药品质量、合理用药、用药错误的关联性评价，组织开展严重药品不良反应病例的讨论；⑤配合有关部门对药品不良反应或者药品群体不良事件进行的调查，并提供调查所需的资料；对严重药品不良反应或者药品群体不良事件采取相关的紧急抢救或控制措施。⑥开展药品不良反应报告和监测的宣传，为患者提供用药咨询和指导。⑦建立并保存药品不良反应报告和监测档案。

（四）公民、法人和其他组织

国家鼓励公民、法人和其他组织报告药品不良反应。个人发现新的或者严重的药品不良

反应，可以向经治医师报告，也可以向药品生产、经营企业或者当地的药品不良反应监测机构报告，必要时提供相关的病历资料。

药品不良反应报告与监测，是一项专业性、技术性较强的工作。管理办法要求从事药品不良反应报告和监测的工作人员应当具有医学、药学、流行病学或者统计学等相关专业知识，具备计算机专业技能、软件使用、数据库分析等科学分析评价药品不良反应的能力。

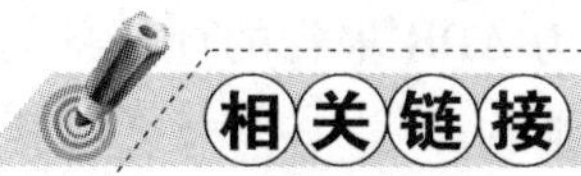

药品不良反应监测方法

1. 自发呈报系统（spontaneous reporting system，SRS）　医务人员将在临床实践过程中发现的可疑ADR报告给药品生产、经营企业、ADR监测专业机构、药品监督管理部门。目前，WHO国际药物监测合作中心的成员国大多采用这种方法。

2. 处方事件监测（prescription-event monitoring，PEM）　选定一种研究药品后，通过处方计价局识别出开过此药的处方，由药物安全研究小组（DSRU）把这些处方资料贮存起来，如果在ADR报告方面发现某种药品问题值得深入调查时，就向开过该药处方的医生发出调查表（绿卡），询问暴露于该药后患者的结果。

3. 医院集中监测　指在一定的时间、一定范围内对某一医院或某一地区所发生的ADR及药品利用情况进行详细记录，来探讨ADR的发生规律。这种监测既可以针对患有某种疾病的患者，也可以针对某种药品来进行。

4. 药物流行病学（drug epidemiology）研究　利用流行病学的原理和方法，对一些可疑的ADR进行深入的调查研究，从而明确了药品与不良反应之间的因果关系，并可计算发生率，为政府管理部门的决策提供科学依据。常用方法包括病例对照研究、队列研究等。

5. 医院信息管理系统监测　HIS是利用电子计算机和通讯设备，为医院所属各部门提供患者诊疗信息和行政管理信息的平台。ADR监测人员利用其收集、贮存、处理与可疑ADR有关的患者的临床信息、用药情况，或提出一些警告性的信号，再由专业人员对医院信息系统筛选的ADE进行分析、评价，最后确定是否为ADR。

五、药品不良反应报告及处置

（一）药品不良反应报告的基本要求

1. 药品不良反应报告主体　药品生产企业（包括进口药品的境外制药厂商）、药品经营企业、医疗机构是法定的药品不良反应报告的主体。国家鼓励公民、法人和其他组织报告药品不良反应。同时，药品不良反应报告主体应当配合药品监督管理部门、卫生行政部门和药品不良反应监测机构对药品不良反应或者群体不良事件的调查，并提供调查所需的资料。

2. 药品不良反应报告途径　实行网络在线直报。报告主体通过国家药品不良反应监测信息网络报告；不具备在线报告条件的，通过纸质报表报所在地药品不良反应监测机构，由所在地药品不良反应监测机构代为在线报告。

3. 药品不良反应报告内容　应当真实、完整、准确，以利于监测机构对事件给出科学、正确的评价及处理意见。

4. 药品不良反应报告原则　采取可疑即报的原则。即报告单位发现可能与用药有关的不良反应，即使当时无法确定药品与不良反应的关联性，也应立即报告。

5. 药品不良反应报告评价部门　各级药品不良反应监测机构作为 ADR 报告的评价部门，应当对本行政区域内的药品不良反应报告和监测资料进行评价和管理。

（二）药品不良反应报告及处置

1. 报告范围

（1）国产药品：处于新药监测期内的国产药品，应当报告该药品的所有不良反应；其他国产药品，报告新的（包括新的一般的、新的严重的）和严重的不良反应。

（2）进口药品：自首次获准进口之日起 5 年内，报告该进口药品的所有不良反应；满 5 年的，报告新的和严重的不良反应。

2. 报告时限　药品生产、经营企业和医疗机构发现或者获知新的、严重的药品不良反应应当在 15 日内报告，其中死亡病例须立即报告；其他药品不良反应应当在 30 日内报告。有随访信息的，应当及时报告。

3. 报告的处置

（1）设区的市级、县级药品不良反应监测机构应当对收到的药品不良反应报告的真实性、完整性和准确性进行审核。严重药品不良反应报告的审核和评价应当自收到报告之日起 3 个工作日内完成，其他报告的审核和评价应当在 15 个工作日内完成。

（2）省级药品不良反应监测机构，应当在收到下一级药品不良反应监测机构提交的严重药品不良反应评价意见之日起，7 个工作日内完成评价工作。

4. 对死亡病例的调查与处置

（1）药品生产企业应当对获知的死亡病例进行调查，详细了解死亡病例的基本信息、药品使用情况、不良反应发生及诊治情况等，并在 15 日内完成调查报告，报药品生产企业所在地的省级药品不良反应监测机构。

（2）市级、县级药品不良反应监测机构应当对死亡病例进行调查，详细了解死亡病例的基本信息、药品使用情况、不良反应发生及诊治情况等，自收到报告之日起 15 个工作日内完成调查报告，报同级食品药品监督管理部门和卫生行政部门，以及上一级药品不良反应监测机构。

（3）对死亡病例，事件发生地和药品生产企业所在地的省级药品不良反应监测机构均应当及时根据调查报告进行分析、评价，必要时进行现场调查，并将评价结果报省级食品药品监督管理部门和卫生行政部门，以及国家药品不良反应监测中心。

（4）国家药品不良反应监测中心应当及时对死亡病例进行分析、评价，并将评价结果报国家食品药品监督管理部门和国家卫生行政部门。

5.《药品不良反应/事件报告表》的填报　药品生产、经营企业和医疗机构应当主动收集药品不良反应，获知或者发现药品不良反应后应当详细记录、分析和处理，填写《药品不良反应/事件报告表》（表 13-2）并报告。

表 13-2　药品不良反应/事件报告表

首次报告□　　　　跟踪报告□　　　　编码：＿＿＿＿＿＿＿＿＿＿＿＿

报告类型：新的□　严重□　一般□　报告单位类别：医疗机构□　经营企业□　生产企业□　个人□
其他□＿＿＿＿

<table>
<tr><td colspan="2">患者姓名：</td><td>性别：
男□女□</td><td colspan="2">出生日期：
年月日
或年龄：</td><td>民族：</td><td>体重（kg）：</td><td colspan="2">联系方式：</td></tr>
<tr><td colspan="3">原患疾病：</td><td colspan="2">医院名称：
病历号/门诊号：</td><td colspan="4">既往药品不良反应/事件：有□　无□
不详□
家族药品不良反应/事件：有□　无□
不详□</td></tr>
<tr><td colspan="9">相关重要信息：吸烟史□　饮酒史□　妊娠期□　肝病史□　肾病史□　过敏史□＿＿＿＿
其他□＿＿＿＿</td></tr>
<tr><td>药品</td><td>批准文号</td><td>商品名称</td><td>通用名称（含剂型）</td><td>生产厂家</td><td>生产批号</td><td>用法用量（次剂量、途径、日次数）</td><td>用药起止时间</td><td>用药原因</td></tr>
<tr><td rowspan="3">怀疑药品</td><td></td><td></td><td></td><td></td><td></td><td></td><td></td><td></td></tr>
<tr><td></td><td></td><td></td><td></td><td></td><td></td><td></td><td></td></tr>
<tr><td></td><td></td><td></td><td></td><td></td><td></td><td></td><td></td></tr>
<tr><td rowspan="3">并用药品</td><td></td><td></td><td></td><td></td><td></td><td></td><td></td><td></td></tr>
<tr><td></td><td></td><td></td><td></td><td></td><td></td><td></td><td></td></tr>
<tr><td></td><td></td><td></td><td></td><td></td><td></td><td></td><td></td></tr>
<tr><td colspan="5">不良反应/事件名称：</td><td colspan="4">不良反应/事件发生时间：　　年　　月　　日</td></tr>
<tr><td colspan="9">不良反应/事件过程描述（包括症状、体征、临床检验等）及处理情况（可附页）：</td></tr>
<tr><td colspan="9">不良反应/事件的结果：痊愈□　好转□　未好转□　不详□　有后遗症□　表现：＿＿＿＿
死亡□　直接死因：　　　死亡时间：　　年　　月　　日</td></tr>
<tr><td colspan="9">停药或减量后，反应/事件是否消失或减轻？　　是□　否□　不明□　未停药或未减量□
再次使用可疑药品后是否再次出现同样反应/事件？　　是□　否□　不明□　未再使用□</td></tr>
<tr><td colspan="9">对原患疾病的影响：不明显□　病程延长□　病情加重□　导致后遗症□　导致死亡□</td></tr>
<tr><td colspan="2">关联性评价</td><td colspan="7">报告人评价：肯定□　很可能□　可能□　可能无关□　待评价□　无法评价□
签名：
报告单位评价：肯定□　很可能□　可能□　可能无关□　待评价□　无法评价□
签名：</td></tr>
</table>

续表

<table>
<tr><td rowspan="2">报告人信息</td><td>联系电话：</td><td colspan="3">职业：医生□　药师□　护士□　其他□________</td></tr>
<tr><td colspan="2">电子邮箱：</td><td colspan="2">签名：</td></tr>
<tr><td>报告单位信息</td><td>单位名称：</td><td>联系人：</td><td>电话：</td><td>报告日期：
年　月　日</td></tr>
<tr><td>生产企业请
填写信息来源</td><td colspan="4">医疗机构□　经营企业□　个人□　文献报道□　上市后研究□
其他□________</td></tr>
<tr><td>备注</td><td colspan="4"></td></tr>
</table>

注：

（1）有关患者情况填写：①患者姓名的填写：应填写患者真实姓名。当新生儿被发现有出生缺陷时，如报告人认为这种出生缺陷可能与孕妇在妊娠期间服用药品有关时，患者是新生儿；如果孕妇在妊娠期间服用药品出现不良反应没有影响到胎儿/新生儿（或致胎儿死亡或自然流产），患者均为母亲。②原患疾病：患者所患有的所有疾病。③既往药品不良反应/事件和家族药品不良反应/事件：如果选择为“有”，均应具体说明。④相关重要信息：过敏史一项是指药物过敏史之外的其他过敏经历，如花粉过敏等。药物过敏史应在“既往药品不良反应/事件”中说明。

（2）药品部分填写：①怀疑药品和并用药品：怀疑药品是指患者使用的怀疑与不良反应发生有关的药品。并用药品：指发生此药品不良反应时患者除怀疑药品外的其他用药情况，包括患者自行购买的药品或中草药等。②准确填写药品的批准文号和生产批号，同时填写药品的商品名称和通用名，均不能混淆；药品生产厂家须写全称；用法用量，包括每次用药剂量、给药途径、每日给药次数，例如，5mg，口服，每日2次。用药起止时间是指同一剂量药品开始和停止使用的时间。用药原因应填写使用该药品的具体原因。

（3）不良反应发生及转归：①不良反应/事件名称：对明确为药源性疾病的填写疾病名称，不明确的填写ADR中最主要、最明显的症状。不良反应/事件名称的选取参考《WHO药品不良反应术语集》。②不良反应/事件名称过程描述：主要包括不良反应发生时间、采取措施干预不良反应时间和不良反应终结时间；重点对药品不良反应出现时及其动态变化过程的相关症状、体征、相关检查和采取的干预措施及结果进行详细描述，同时对不良表现的填写尽可能明确具体，对与可疑不良反应/事件有关的辅助检查结果要尽可能明确填写。③不良反应/事件的结果：是指本次不良反应/事件经采取相应的措施后的结果，不是指原患疾病的后果。

（4）每一位患者填写一张药品不良反应/事件报告表。

（三）药品群体不良事件报告及处置

1. 报告方式及程序　药品群体不良事件因涉及一定数量的人群，性质和后果更为严重，因此，药品生产、经营企业和医疗机构以及相关部门获知或者发现药品群体不良事件后，应当立即通过电话或传真等最快速、最有效的方式向所在地的县级食品药品监督管理部门、卫生行政部门和药品不良反应监测机构报告。

药品群体不良事件原则上应逐级报告，但根据事件紧急程度和性质的严重程度，必要时可以越级报告。

2. 药品群体不良事件的调查

（1）药品生产企业获知药品群体不良事件后应当立即开展调查，详细了解药品群体不良事件的发生、药品使用、患者诊治以及药品生产、储存、流通、既往类似不良事件等情况，在7日内完成调查报告，报所在地省级食品药品监督管理部门和药品不良反应监测机构。

（2）市级、县级食品药品监督管理部门获知药品群体不良事件后，应当立即与同级卫生行政部门联合组织开展现场调查，并及时将调查结果逐级报至省级食品药品监督管理部门和卫生行政部门。

（3）省级食品药品监督管理部门与同级卫生行政部门联合对设区的市级、县级的调查进行督促、指导，对药品群体不良事件进行分析、评价，对本行政区域内发生的影响较大的药品群体不良事件，还应当组织现场调查，评价和调查结果应当及时报国家食品药品监督管理部门和国家卫生行政部门。

（4）对全国范围内影响较大并造成严重后果的药品群体不良事件，国家食品药品监督管理部门应当与国家卫生行政部门联合开展相关调查工作。

3. 药品群体不良事件的处置

（1）药品生产企业对药品群体不良事件上报后，应同时迅速开展自查，分析事件发生的原因，必要时应当暂停生产、销售、使用和召回相关药品，并报所在地省级食品药品监督管理部门。

（2）药品经营企业发现药品群体不良事件应当立即告知药品生产企业，同时对本单位药品进货渠道、储存情况等迅速开展自查，必要时应当暂停药品的销售，并协助药品生产企业采取相关控制措施。

（3）医疗机构发现药品群体不良事件后应当积极救治患者，这是医疗机构的首要职责。同时迅速开展临床调查，分析事件发生的原因，必要时可采取暂停药品的使用等紧急措施。

（4）药品监督管理部门可以采取暂停生产、销售、使用或者召回药品等控制措施。

（5）卫生行政部门应当采取措施积极组织救治患者。

4.《药品群体不良事件基本信息表》的填报　药品生产、经营企业和医疗机构获知或者发现药品群体不良事件后，在报告的同时应及时填写《药品群体不良事件基本信息表》（表13-3），对每一病例还需及时填写《药品不良反应/事件报告表》。

表 13-3　药品群体不良事件基本信息表

<table>
<tr><td colspan="3">发生地区：</td><td colspan="2">使用单位：</td><td colspan="2">用药人数：</td></tr>
<tr><td colspan="3">发生不良事件人数：</td><td colspan="2">严重不良事件人数：</td><td colspan="2">死亡人数：</td></tr>
<tr><td colspan="4">首例用药日期：　　年　月　　日</td><td colspan="3">首例发生日期：　　年　月　日</td></tr>
<tr><td rowspan="7">怀疑药品</td><td>商品名</td><td>通用名</td><td>生产企业</td><td>药品规格</td><td>生产批号</td><td>批准文号</td></tr>
<tr><td></td><td></td><td></td><td></td><td></td><td></td></tr>
<tr><td></td><td></td><td></td><td></td><td></td><td></td></tr>
<tr><td></td><td></td><td></td><td></td><td></td><td></td></tr>
<tr><td></td><td></td><td></td><td></td><td></td><td></td></tr>
<tr><td></td><td></td><td></td><td></td><td></td><td></td></tr>
<tr><td></td><td></td><td></td><td></td><td></td><td></td></tr>
</table>

续表

<table>
<tr><td rowspan="4">器械</td><td>产品名称</td><td>生产企业</td><td>生产批号</td><td>注册号</td></tr>
<tr><td></td><td></td><td></td><td></td></tr>
<tr><td></td><td></td><td></td><td></td></tr>
<tr><td colspan="4">本栏所指器械是与怀疑药品同时使用且可能与群体不良事件相关的注射器、输液器等医疗器械。</td></tr>
<tr><td colspan="5">不良事件表现：</td></tr>
<tr><td colspan="5">群体不良事件过程描述及处理情况（可附页）：</td></tr>
<tr><td colspan="2">报告单位意见</td><td colspan="3"></td></tr>
<tr><td colspan="2">报告人信息</td><td colspan="3">电话：　　电子邮箱：　　签名：</td></tr>
<tr><td colspan="2">报告单位信息</td><td colspan="3">报告单位：　　联系人：　　电话：</td></tr>
</table>

报告日期：　　年　　月　　日

注：

（1）发生地区：事件发生的地点，要求填写出现不良反应/事件的地点。

（2）使用单位：使用药品的单位，主要是医疗机构。

（3）用药人数：同一事件中所有使用怀疑药品的人数。

（4）发生不良事件人数：出现不良事件的实际人数。

（5）严重不良事件人数：发生严重不良事件的实际人数

（6）死亡人数：不良事件导致的死亡人数。

（7）首例用药日期：使用怀疑药品的人群中首例使用该药的日期。

（8）首例发生日期：发生不良事件的人群中，首例出现不良事件的日期。

（9）怀疑药品：报告人认为可能与不良事件发生有关的药品。

（10）器械栏：本栏所指器械是与怀疑药品同时使用且可能与群体不良事件相关的注射器、输液器等医疗器械。

（11）不良事件表现：该项可用描述性语言填写不良事件的表现，涉及不良反应名称的，应尽量使用《WHO药品不良反应术语集》中的规范术语。

（12）群体不良事件过程描述及处理情况：对群体不良事件经过整体描述，要具体明确，同时说明事件的影响及相关部门采取的措施及事件的发展情况。

（13）报告单位意见：即填写报告单位对该群体事件发生的原因及与药品关联性的评价意见。

（四）境外发生的严重药品不良反应报告及处置

1. 报告范围及时限

（1）进口药品和国产药品在境外发生的严重药品不良反应（包括自发报告系统收集的、上市后临床研究发现的、文献报道的），药品生产企业都应当填写《境外发生的药品不良反应/事件报告表》（表13-4），自获知之日起30日内报送国家药品不良反应监测中心。

（2）若国家药品不良反应监测中心要求提供原始报表及相关信息，药品生产企业需在5

日内提交。

（3）进口药品和国产药品在境外因药品不良反应被暂停销售、使用或者撤市的，药品生产企业应当在获知后24小时内书面报国家食品药品监督管理部门和国家药品不良反应监测中心。

2. 报告处置 国家药品不良反应监测中心应当对收到的药品不良反应报告进行分析、评价，每半年向国家食品药品监督管理部门和国家卫生行政部门报告，发现提示药品可能存在安全隐患的信息应当及时报告。

3.《境外发生的药品不良反应/事件报告表》的填报 《境外发生的药品不良反应/事件报告表》（表13-4）有关项目的填报，参考《药品不良反应/事件报告表》的有关要求。

表13-4 境外发生的药品不良反应/事件报告表

商品名：（中文： 英文： ） 通用名：（中文： 英文： ） 剂型：

编号	不良反应/事件名称	不良反应/事件发生时间	不良反应结果	用药开始时间	用药结束时间	用法用量	用药原因	性别	年龄	初始/跟踪报告	报告来源	来源国家	国内接收日期	备注

注：编号请填写本单位的编号；不良反应结果请填写：痊愈、好转、未好转、后遗症、死亡或不详；报告来源请填写：自发报告、研究、文献等。

报告单位： 联系人： 电话： 报告日期：

（五）定期安全性更新报告

国家要求药品生产企业对本企业生产药品的不良反应报告和监测资料进行定期汇总分析，包括国内外安全性信息，进行风险和效益评估，撰写药品定期安全性更新报告（简称PSUR），作为监管部门获得常规药品安全性信息的重要来源之一。国家药品不良反应监测中心负责制定定期安全性更新报告的撰写规范，同时，原国家食品药品监督管理局于2012年9月下发了《药品定期安全性更新报告撰写规范》（国食药监安［2012］264号）。

1. 报告的时限 设立新药监测期的国产药品，应当自取得批准证明文件之日起每满1年提交一次定期安全性更新报告，直至首次再注册，之后每5年报告一次；其他国产药品，每5年报告一次。

首次进口的药品，自取得进口药品批准证明文件之日起每满一年提交一次定期安全性更新报告，直至首次再注册，之后每5年报告一次。

定期安全性更新报告的汇总时间以取得药品批准证明文件的日期为起点计，上报日期应当在汇总数据截止日期后60日内。

2. 报告的格式和主要内容 《定期安全性更新报告》包含封面、目录和正文三部分内容。一般包含三级目录，目录应尽可能详细。主要内容包括：药品基本信息、国内外上市情况、因药品安全性原因而采取措施的情况、药品安全性信息的变更情况、用药人数估算资料、药品不良反应报告信息、安全性相关的研究信息、其他信息、药品安全性分析评价结果、结论、附录。

3. 报告的提交　国产药品的定期安全性更新报告向药品生产企业所在地省级药品不良反应监测机构提交。进口药品（包括进口分包装药品）的定期安全性更新报告向国家药品不良反应监测中心提交。

4. 报告评价与处置　省级药品不良反应监测机构应当对收到的定期安全性更新报告进行汇总、分析和评价，于每年 4 月 1 日前将上一年度定期安全性更新报告统计情况和分析评价结果报省级食品药品监督管理部门和国家药品不良反应监测中心。国家药品不良反应监测中心对收到的定期安全性更新报告进行汇总、分析和评价，于每年 7 月 1 日前将上一年度国产药品和进口药品的定期安全性更新报告统计情况和分析评价结果报国家食品药品监督管理部门和国家卫生行政部门。

六、药品不良反应评价与控制

（一）报告单位的评价与控制

1. 药品生产企业应当对收集到的药品不良反应报告和监测资料进行分析、评价，并主动开展药品安全性研究。药品生产企业对已确认发生严重不良反应的药品，应当通过各种有效途径将药品不良反应、合理用药信息及时告知医务人员、患者和公众；采取修改标签和说明书，暂停生产、销售、使用和召回等措施，减少和防止药品不良反应的重复发生。对不良反应大的药品，应当主动申请注销其批准证明文件。

药品生产企业应当将药品安全性信息及采取的措施报所在地省级食品药品监督管理部门和国家食品药品监督管理部门。

2. 药品经营企业和医疗机构应当对收集到的药品不良反应报告和监测资料进行分析和评价，并采取有效措施减少和防止药品不良反应的重复发生。

（二）监管机构的评价与控制

1. 国家药品不良反应监测中心应当每季度对收到的严重药品不良反应报告进行综合分析，提取需要关注的安全性信息，并进行评价，提出风险管理建议，及时报国家食品药品监督管理部门和国家卫生行政部门。

国家食品药品监督管理部门根据药品分析评价结果，可以要求企业开展药品安全性、有效性相关研究。必要时，应当采取责令修改药品说明书，暂停生产、销售、使用和召回药品等措施，对不良反应大的药品，应当撤销药品批准证明文件，并将有关措施及时通报国家卫生行政部门。

2. 省级药品不良反应监测机构应当每季度对收到的药品不良反应报告进行综合分析，提取需要关注的安全性信息，并进行评价，提出风险管理建议，及时报省级食品药品监督管理部门、卫生行政部门和国家药品不良反应监测中心。

省级食品药品监督管理部门根据分析评价结果，可以采取暂停生产、销售、使用和召回药品等控制措施，并监督检查，同时将采取的措施通报同级卫生行政部门。

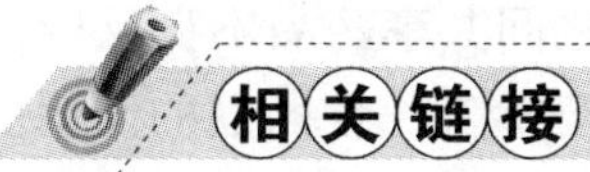

药品不良反应报告关联性评价方法

ADR 因果关系评价（causality assessment）是药物安全性监测管理中一项十分重要而复杂的步骤。目前，国际上对 ADR 因果关系评价有多种方法，如 Karach 和 Lasagna 方法，计分推算法，以及贝叶斯不良反应诊断法等。我国现在采用世界卫生组织乌普沙拉监测中心建议使用的关联性评价方法。

1. 评价准则　①用药与不良反应的出现有无合理的时间关系；②反应是否符合该药已知的不良反应类型；③停药或减量后反应是否消失或减轻；④再次使用可疑药品是否再次出现同样反应；⑤是否有其他可解释的原因（如既往疾病、伴随疾病、合并用药、医源性或环境因素、其他高危因素）。

2. 具体内容　依据上述五条准则，将关联性的确实程度分为肯定、很可能、可能、可能无关、待评价、无法评价六级。

肯定：用药及反应发生时间顺序合理；停药以后反应停止，或迅速减轻或好转；再次使用，反应再现，并可能加重（即激发试验阳性），同时有文献资料佐证，并已排除原患疾病等其他混杂因素影响。

很可能：无重复用药史，其他同“肯定”，或虽然有合并用药，但基本可排除合并用药导致反应发生的可能性。

可能：用药与反应发生时间关系密切，同时有文献资料佐证；但引发 ADR/ADE 的药品不止一种，或原患疾病病情进展因素不能排除。

可能无关：ADR/ADE 与用药时间相关性不密切，反应表现与已知该药的 ADR/ADE 不吻合，原患疾病发展同样可能有类似的临床表现。

待评价：报表内容填写不齐全，等待补充后再评价，或因果关系难以定论，缺乏文献佐证。

无法评价：报表缺项太多，因果关系难以定论，资料又无法补充。

（三）药品不良反应的信息管理

1. 信息的反馈与发布

（1）各级药品不良反应监测机构应当对收到的药品不良反应报告和监测资料进行统计和分析，有义务将分析结果等相关信息反馈给报告单位，或以信息通报等形式将不良反应监测信息向企业、医疗机构、公众等社会发布。

（2）省级以上食品药品监督管理部门应当定期发布药品不良反应报告和监测情况。

（3）国家药品不良反应监测中心应当根据对药品不良反应报告和监测资料的综合分析和评价结果，及时发布药品不良反应警示信息。

（4）国家食品药品监督管理部门和国家卫生行政部门统一发布，也可以授权省级食品药品监督管理部门和卫生行政部门发布的信息是：①影响较大并造成严重后果的药品群体不良事件；②其他重要的药品不良反应信息和认为需要统一发布的信息。

2. 信息的利用

（1）信息共享：鼓励医疗机构、药品生产企业、药品经营企业之间共享药品不良反应信息。生产企业应将药品安全性评价和警示信息及时告知医疗机构和经营企业，使药品的使用更加合理、安全，以保护患者利益。医疗机构和经营企业也应将不良反应信息和使用中发现的安全性问题及时反馈给生产企业，以便企业能够更准确的评估产品，采取有效的风险管理措施。

（2）药品不良反应报告的内容和统计资料是加强药品监督管理、指导合理用药的依据，不可作为医疗事故、医疗诉讼和处理药品质量事故的依据，也不可用于企业不正当的商业竞争。

3. 保密管理　在药品不良反应报告和监测过程中获取的商业秘密、个人隐私、患者和报告者信息，各相关部门应当予以保密，以维护患者和报告者的个人权益。

4. 药品不良反应的信息通报制度　根据《中华人民共和国药品管理法》、《药品不良反应报告和监测管理办法》规定，为进一步加强药品不良反应监测工作，及时反馈收集到的药品安全隐患的信息，经国家食品药品监督管理部门批准，国家药品不良反应监测中心负责不定期发布《药品不良反应信息通报》。

国家药品不良反应信息通报是很多国家尤其是一些发达国家药品不良反应监测机构反馈药品安全信息的有效方式。通过这种方式提示药品生产企业、医务工作者及公众注意某些药品存在的安全性问题。

发布《药品不良反应信息通报》，有利于提高医务工作者对药品不良反应的正确认识，促进临床合理用药；有利于提高临床监护水平，避免一些严重的药品不良反应的重复发生。同时可提示和促进被通报品种的生产企业不断加强对其生产品种的追踪监测，深入研究，改进工艺，提高质量，完善药品使用说明书，从而更有效地保障人民安全用药。对推动我国药品不良反应监测工作，保障广大群众用药安全起到了积极作用。

案例分析

关注中西药复方制剂珍菊降压片的用药风险

珍菊降压片为中西药复方制剂，含有野菊花膏粉、珍珠层粉2种中药成分及盐酸可乐定、氢氯噻嗪和芦丁3种化药成分。适应证为：降压，用于高血压症。2012年1月1日至2012年12月31日，国家药品不良反应监测中心病例报告数据库中有关珍菊降压片的不良反应病例报告共计443例，不良反应/事件主要累及胃肠系统、精神神经系统及皮肤及其附件等。

1. 严重病例的临床表现　珍菊降压片严重病例的不良反应/事件表现如下：消化系统损害表现为肝功能异常、黄疸、胰腺炎等；精神神经系统损害表现为头晕、视物模糊、运动障碍、麻木；皮肤及附件损害表现为剥脱性皮炎、全身水疱疹伴瘙痒等；代谢和营养障碍表现为低钾血症、低氯血症、低钠血症；有肾功能异常、心前区疼痛、心律失常、白细胞减少等个例报告。

2. 珍菊降压片安全风险因素分析　珍菊降压片在临床使用中易忽略其化药成分的安全性问题，主要表现在以下几方面：

(1) 与本品含有相同活性成分的药物合用造成单一成分过量，导致不良反应的发生。

(2) 本品组分盐酸可乐定能引起撤药反应。

(3) 本品组分氢氯噻嗪为排钾利尿药，可能导致低钾血症、低钠血症、高钙血症等症状。

(4) 联合用药中的严重不良反应病例报告比例为4.76%，单独用药中的严重不良反应病例报告比例为0.63%。

3. 如何避免或减少珍菊降压片用药风险

(1) 注意用药剂量。

(2) 防止撤药反应。

(3) 注意水、电解质及代谢紊乱，对症处置。

(4) 应注意珍菊降压片与合并用药的相互作用。

4. 相关建议

(1) 广大医务人员及患者在使用珍菊降压片前，应仔细阅读药品说明书，充分了解珍菊降压片的用药风险，并详细了解患者疾病史及用药史，避免或减少不良反应的发生。患者在服药过程中如发生不良反应需及时就诊，如需停药，应在医生指导下停药。

(2) 相关生产企业应尽快完善药品说明书的安全性信息，增加或修订警示语、不良反应、注意事项、禁忌、特殊人群用药及药物相互作用等项内容；同时应加强药品不良反应监测和临床合理用药的宣传，采取有效措施，降低用药风险。

资料来源：药品不良反应信息通报（第53期）

七、药品不良反应重点监测管理

（一）药品重点监测的定义

药品重点监测（drug monitoring of key），是指为进一步了解药品的临床使用和不良反应发生情况，研究不良反应的发生特征、严重程度、发生率等，开展的药品安全性监测活动。

（二）药品重点监测的主体

1. 药品生产企业　应当经常考察本企业生产药品的安全性，对新药监测期内的药品和首次进口5年内的药品，应当开展重点监测，并按要求对监测数据进行汇总、分析、评价和报告；对本企业生产的其他药品，应当根据安全性情况主动开展重点监测。

2. 省级以上食品药品监督管理部门　根据药品临床使用和不良反应监测情况，可以要求药品生产企业对特定药品进行重点监测；必要时，也可以直接组织药品不良反应监测机构、医疗机构和科研单位开展药品重点监测。

（三）药品重点监测的管理

省级以上药品不良反应监测机构负责对药品生产企业开展的重点监测进行监督、检查，并对监测报告进行技术评价。省级以上食品药品监督管理部门可以联合同级卫生行政部门指定医疗机构作为监测点，承担药品重点监测工作。

八、药品不良反应报告与监测的法律责任

（一）药品生产企业的法律责任

1. 药品生产企业有下列情形之一的，由所在地食品药品监督管理部门给予警告，责令限期改正，可以并处五千元以上三万元以下的罚款：

（1）未按照规定建立药品不良反应报告和监测管理制度，或者无专门机构、专职人员负责本单位药品不良反应报告和监测工作的；

（2）未建立和保存药品不良反应监测档案的；

（3）未按照要求开展药品不良反应或者群体不良事件报告、调查、评价和处理的；

（4）未按照要求提交定期安全性更新报告的；

（5）未按照要求开展重点监测的；

（6）不配合严重药品不良反应或者群体不良事件相关调查工作的；

（7）其他违反本办法规定的。

2. 药品生产企业有上述规定第（4）项、第（5）项情形之一的，按照《药品注册管理办法》的规定对相应药品不予再注册。

3. 药品生产企业违反相关规定，给药品使用者造成损害的，依法承担赔偿责任。

（二）药品经营企业的法律责任

1. 药品经营企业有下列情形之一的，由所在地食品药品监督管理部门给予警告，责令限期改正；逾期不改的，处三万元以下的罚款：

（1）无专职或者兼职人员负责本单位药品不良反应监测工作的；

（2）未按照要求开展药品不良反应或者群体不良事件报告、调查、评价和处理的；

（3）不配合严重药品不良反应或者群体不良事件相关调查工作的。

2. 药品经营企业违反相关规定，给药品使用者造成损害的，依法承担赔偿责任。

（三）医疗机构的法律责任

1. 医疗机构有下列情形之一的，由所在地卫生行政部门给予警告，责令限期改正；逾期不改的，处三万元以下的罚款。情节严重并造成严重后果的，由所在地卫生行政部门对相关责任人给予行政处分：

（1）无专职或者兼职人员负责本单位药品不良反应监测工作的；

（2）未按照要求开展药品不良反应或者群体不良事件报告、调查、评价和处理的；

（3）不配合严重药品不良反应和群体不良事件相关调查工作的。

2. 药品监督管理部门发现医疗机构有前款规定行为之一的，应当移交同级卫生行政部门处理。卫生行政部门对医疗机构作出行政处罚决定的，应当及时通报同级食品药品监督管理部门。

3. 医疗机构违反相关规定，给药品使用者造成损害的，依法承担赔偿责任。

（四）监管部门的法律责任

各级食品药品监督管理部门、卫生行政部门和药品不良反应监测机构及其有关工作人员在药品不良反应报告和监测管理工作中违反本办法，造成严重后果的，依照有关规定给予行政处分。

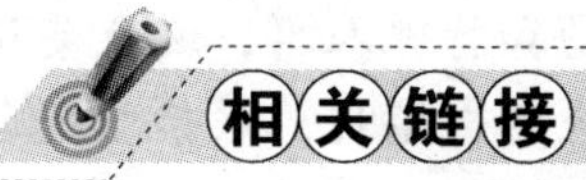

近年来国家药品监督管理部门通报的药品不良反应

1. 他汀类药品血糖异常不良反应及与HIV蛋白酶抑制剂的相互作用　近期，美国、欧盟药品监督管理部门先后发布了有关他汀类药品的安全性信息，警示他汀类的血糖异常等不良反应和药物相互作用，并修订了药品说明书。国家药品不良反应监测中心针对其安全性问题进行了分析和评估，并向广大医务人员和公众发布此期药品不良反应信息通报，以促进临床安全、合理使用他汀类药品。

2. 维生素 K_1 注射液的严重过敏反应　2004年1月1日至2011年5月31日，国家药品不良反应监测中心病例报告数据库中有关维生素 K_1 注射液不良反应/事件报告8146例，其中严重病例893例。严重不良反应/事件主要为全身性损害、呼吸系统损害和心血管系统损害等。发生严重不良反应的病例，用药途径主要为静脉给药（占95.3%）。全身性损害主要表现为过敏性休克、过敏样反应、发热、寒战等；呼吸系统损害主要表现为呼吸困难、胸闷、呼吸急促、支气管痉挛等；心血管系统损害主要表现为低血压、心悸、心动过速等。

3. 细辛脑注射剂的严重过敏反应　2004年1月1日至2011年2月28日，国家药品不良反应监测中心病例报告数据库中有关细辛脑注射剂的病例报告共计5631例，不良反应/事件主要为全身性损害、皮肤及其附件损害、胃肠系统损害等。严重病例报告中6岁以下儿童患者较多，占所有严重病例的半数以上，主要不良反应表现为过敏性休克、过敏样反应、呼吸困难等。

建议：①建议6岁以下儿童慎用；②医护人员应严格按照说明书规定的用法用量给药，不得超剂量使用，并在使用细辛脑注射剂时尽量单独用药，以减少严重不良反应的发生。

4. 门冬氨酸钾镁注射剂的严重过敏反应　门冬氨酸钾镁说明书中明确提示：作为电解质补充剂，临床主要用于低钾血症、洋地黄中毒引起的心律失常（主要是室性心律失常）以及心肌炎后遗症、充血性心力衰竭、心肌梗死的辅助治疗。但2012年9月国家药品不良反应监测中心病例报告数据库显示，不良反应报告中用药原因除了补充电解质外，严重病例报告中约20%的病例属于超适应证使用，如用于急性胃肠炎、肝癌、肝炎、保肝、感冒等的治疗。

5. 双膦酸盐药物的严重不良反应　双膦酸盐药物主要用于骨质疏松症、恶性肿瘤骨转移及高钙血症等疾病的治疗。国外关于双膦酸盐药物安全性的警示信息：导致颌骨坏死、肌肉骨骼痛、食管癌、肾功能衰竭。2011年4月国家药品不良反应监测数据库监测情况：国家药品不良反应监测数据库中双膦酸盐药物不良反应涉及系统广泛。全身性损害主要表现为发热/高热、无力/乏力、过敏样反应、寒战、流感样症状等；胃肠系统损害主要表现为呕吐、腹泻、恶心、腹痛、胃肠道反应等；肌肉骨骼系统损害主要表现为骨痛、肌痛、关节痛、肌肉骨骼痛、骨关节痛等。其他严重不良反应表现还包括神志不清、急性心肌梗死、心源性休克、呼吸衰竭、肾功能衰竭等。

6. 盐酸氨溴索注射剂的严重过敏反应　2012年国家药品不良反应监测中心报道称盐酸氨溴索注射剂不良反应/事件报告分析显示，该产品在临床上存在不合理使用的现象，此现象在儿童病例中尤为突出。79例儿童严重不良反应/事件的病例报告中，用药剂量超出盐酸氨溴索剂量范围的51例，占严重病例的64.56%。

建议临床医生在使用盐酸氨溴索注射剂时，需注意用药剂量和特殊人群，避免超适应证用药，对有过敏史、高敏状态，如支气管哮喘等气道高反应患者慎用；严禁盐酸氨溴索注射剂与其他药品混合同瓶滴注，注意配伍用药，避免与偏碱性液体、头孢类抗生素、中药注射剂等配伍使用。

第三节 药品上市后再评价

药品是人们防病治病、调节生理功能、提高健康水平的重要武器，它与人民大众的生活水平、生命质量以及社会发展密切相关。药品上市后再评价，即对上市药品安全性、有效性等方面的监测和评价，作为整个药品监督管理体系的有机组成部分，近年来受到人们的日益关注，已成为药品监督管理工作的重要内容。目前，国际上许多国家已经或正将工作重点从药品的上市审批转移到上市后的再评价上。

一、药品上市后再评价的必要性

国务院发布的《国家药品安全“十二五”规划》中明确规定：“健全药品上市后再评价制度。开展药品安全风险分析和评价，重点加强基本药物、中药注射剂、高风险药品的安全性评价。完善药品再评价的技术支撑体系。经再评价认定疗效不确切、存在严重不良反应、风险大于临床效益危及公众健康的药品，一律注销药品批准证明文件。”将药品再评价纳入药品安全监管的重要日程。

在我国药品上市后再评价工作滞后于上市前的评价，这对全面评价药品的安全性及有效性，对药品的使用进行及时监控，以及在发生药品安全事故时提供相应的技术支持等方面都存在极为重要的影响。

（一）药品上市后再评价概念

所谓药品上市后再评价（drug post- marketed reassessment），是指根据医药学的最新学术水平，从药理学、药学、临床医学、药物流行病学、药物经济学及药物政策等主要方面，对已批准上市的药品在社会人群中的疗效（有效性）、不良反应（安全性）、用药方案、稳定性及费用等是否符合安全、有效、经济的合理用药原则做出科学的评价和估计。

（二）药品上市后药品存在的问题

1. 上市前药物临床研究存在缺陷性　新药在经过了严格的动物实验和临床研究后才被批准上市。但药品上市前的临床研究只是一个模型化的实验，受许多因素的限制，存在着局限性。主要原因有：动物实验的结果不足以用于预测人类用药的安全性；临床试验对象人数有限，且用药条件控制严格；研究时间短；试验目的单纯等，会导致药品其他不良反应难以在上市前发现。

2. 使用中存在严重的不合理用药现象　在实际临床用药过程中，不合理用药现象也决定必须进行上市后的再评价工作。合理使用药品是以当代的系统化综合医药学、管理学知识指导用药，使药物治疗符合安全、有效、经济的基本要求。目前世界各国都存在着大量的不合理用药现象。临床不合理用药主要表现在用药指征不明确、违反禁忌证、疗程过长或过短、给药途径不适宜、合并用药过多等。不合理用药的药品主要涉及抗生素、解热镇痛、肾上腺皮质激素等品种。

3. 存在药品临床疗效、适应证等规范问题　从长期疗效、最佳适应证和治疗人群、最佳给药方案、用药指南的制度等方面来看，对药品进行上市后的再评价也是必不可少的。例如磺酰尿素，原是用于治疗糖尿病的，通过临床应用后发现，忌并用噻嗪类药物，否则降糖效果会下降；普萘洛尔，其适应证是高血压，实际应用后发现中国人的用量是白人的一半；克尿噻原来的适应证是治疗Ⅰ、Ⅱ期高血压，临床应用后发现，对Ⅲ、Ⅳ期高血压也有较好疗效。因此，药品上市后进行临床应用的过程中，通过医生实践的体会以及对药品的再评价，才能不断完善对上市药品的全面评价。

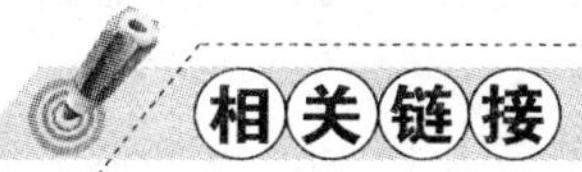

撤销新药现象

一种新药上市后，在大量人群应用后，因疗效不确切、严重不良反应或药物相互作用等原因会从市场上撤销。

美国FDA在1980～1998年近20年里，已先后从市场上撤销了13种在1973～1997年批准的新药。这些新药审批最短时间为15个月，最长时间为61个月，而这些药从上市至撤出市场的时间，最短的4个月，最长的是24年。因此，每种药品批准上市，并不意味着对其评价的结束，而是表明已具备在社会范围内对其进行更深入研究的条件，换言之，一个药品只要在生产、使用中，就要不断对其进行再评价。

（三）药品上市后再评价的意义

1. 药品上市后再评价，为药品监督管理部门加强药品市场监管及相应药品管理政策制定提供依据。再评价机构通过对大量的药品临床使用资料的分析、评估，为我国的《国家基本药物目录》、《非处方药目录》、《淘汰品种目录》和《新药试生产期转正》等药物政策的实施提供依据。

2. 药品上市后再评价，有助于医生、药师科学、合理地制定和调整治疗方案，确保为患者提供最佳的药物治疗方案。

3. 合理用药涉及广大群众的切身利益，而社会发展、科学技术与管理水平决定着合理用药的水平。除了在临床上要大力推行“国家基本药物”的使用外，也要用新的科学技术通过再评价的方式对一个药品的实况进行调研与分析评价，使得该药品在临床上得以准确的应用，使患者在治病中以最小的代价获得最大的利益。

4. 药品上市后再评价是对上市前评价的延续、补充和完善。药品上市前潜在的、没有被人们发现的不良反应、特殊人群的用药评价和药品远期疗效的评价及药品终生评价，都必须通过药品上市后再评价来完成。

5. 从药物利用目的出发，对上市后药物的临床疗效进行评价，决定淘汰还是继续使用。

6. 药品上市后再评价能够就特定药品的安全性和有效性做出客观评价。

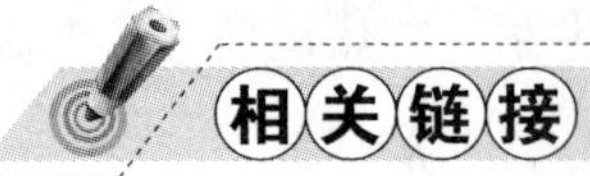

相关链接

药物流行病学

药物流行病学（pharmacoepidemiology，PE）是临床药理学和流行病学相互渗透形成的。1995年4月，我国首届全国药物流行病学学术会议建议将药物流行病学定义为：药物流行病学是运用流行病学的原理和方法，研究人群中药物利用及其效应的应用科学。目的是通过在大量的人群中研究药物的应用及效果，为安全、有效、经济、合理地进行药物治疗提供依据。

近些年来药物流行病学研究领域不断扩大，从不良反应监测扩大到不良事件监测，从强调药物利用（drug utility）扩大到研究有益的药物效应，以及药物疗效的卫生经济学评价、生命质量评价和meta分析等。药物流行病学的主要研究内容包括：

1. 药物流行病学的方法学研究，做到能快速并准确地发现用药人群中出现的不良反应，保证用药人群安全。

2. 在众多药品中挑选和推荐经过科学评价的药品，保障合理用药。

3. 使药品上市后监测方法规范化与实用化，尤其是计算机的应用与用药人群数据库的建立。

4. 研制实用药物不良反应因果关系判断程序图或逻辑推理流程图。

5. 研究处方者的决策因素，改善其处方行为，提高处方质量。

6. 通过广大用药人群，对常见病、多发病的用药（抗癌药、心血管药、抗感染药、解热止痛药）进行重点研究，推动合理用药。

7. 以社会人群为基础对抗菌药合理应用与控制病原体耐药性的研究与成果，进行系统、深入、有效地推动与实践。

二、药品上市后再评价的内容

（一）药品不良反应研究(安全性评价)

药物的安全性评价是一个从实验室到临床，又从临床到实验室的多次往复过程。药品的不良反应研究实际上是对上市前研究的支持和印证。在广大人群中考察经长时期应用药品发生的不良反应，以及停药后发生的不良反应，同时研究不良反应发生的因素（药品、给药方法、药物相互作用等）是药品上市后再评价的主要内容。可采取回顾性或前瞻性方法对药品的不良反应病例进行分析，必要时采用流行病学方法进行研究，以便得出准确的评价结论，然后根据评价结果采取必要措施。

（二）药品有效性研究(疗效评价)

鉴于上市前研究的局限性，药品上市后在广大人群中应用的有效率、长期效应和发现新的适应证以及临床疗效中存在的可影响药品疗效的各种因素（治疗方案、患者年龄、生理状况、合并用药、食物等）的研究是上市后再评价的重要内容。上市后的有效性再评价可充分补充上市前研究的不足，对全面认识药物的性质，掌握应用规律，具有重要意义。其再评价的内容应包括对现有临床适应证疗效的再评价、新适应证疗效的再评价，并根据具体情况采取相应措施。药品的有效性评价可借助于药效学、药动学、药剂学方法及临床疗效方法给予评价。

（三）药物经济学研究（经济学评价）

药物经济学利用微观经济学的评价方法对药物治疗的方案进行评价，是对成本（投入）和结果（产出）进行的完整的评价。经济学评价目的是如何合理的选择和利用，以高效、安全又经济节省地提供医疗保健服务，使患者得到最佳的治疗效果和最小的经济负担，以最大限度地合理利用现有药物资源，从而合理地分配有限的医疗资源。

治疗费用的上涨是世界难题，20 世纪 80 年代兴起的药物经济学从社会角度出发，运用药物经济学的理论与方法通过对成本和相应效益两方面进行鉴别、比较，决定出最佳医疗服务方案，因此这也是再评价的内容之一。主要有以下几种分析方法：最小成本分析法（cost-minimization analysis，CMA）、成本效果分析法（cost-effectiveness analysis，CEA）、成本效用分析法（cost-utility analysis，CUA）、成本效益分析法（cost-benefit analysis，CBA）。

（四）药品质量评价

药品质量评价也是上市后再评价的重要内容，通过不断地提高药品的控制标准和检测方法的准确性与精确性，为药品上市后的安全有效、经济合理提供保障。

药品的质量因原材料产地（国别）、生产工艺、生产技术、生产条件的差异造成品种质量的差异是客观存在的事实。以中成药为例，由于中成药本身具有的特殊性、复杂性及各种原因，使中成药质量检测工作有一定难度，中成药的质量再评价显得尤为重要。现行中成药质量标准中，多数还处在经验检查和常规检查水平，缺乏有效的检测指标。通过再评价，增加用现代科技方法和手段进行检测的内容，准确客观地反映药品内在质量。另外，中药与西药合用时所产生的化学反应和拮抗作用长期以来一直被忽视，中西药联用不合理情况较多，直接影响着治疗水平和用药安全，所以中西药配伍再评价也十分重要。

三、药品上市后再评价的实施与处理方式

（一）药品上市后再评价的实施方式

目前我国药品再评价包括三种实施方式：一是由国家食品药品监督管理部门发起，企业组织实施，药品监督管理部门进行监督的药品再评价，主要针对国内外上市不足 5 年的一类、二类新药（包括化学药品、中药）、治疗用生物制品、进口药品、需确定不良反应发生率的药品、临床使用中有严重不合理用药现象的药品、临床试用疗效不确切的药品。二是由药品生产单位、使用单位或专业学术团体提出的药品再评价，主要以评价上市后药品安全性和有效性为目的，并有科学的试验设计和方法，经国家食品药品监督管理部门审查备案后，由发起单位实施，国家监督管理部门对其进行监督管理。三是由各发起单位自行组织实施的药品上市后再评价工作，其评价结果可提供给国家食品药品监督管理部门。

药品上市后再评价可采取定期系统性评价和不定期的专题评价相结合的模式。定期系统评价是根据市场现有药品的使用情况，按药品评价指导原则有计划、按系统地组织评价。它

是在相应的法规或制度的框架下，按程序由相关部门或企业组织实施的常规性评价。不定期专题评价是根据国家基本药物和非处方药遴选提出的需要以及不良反应事件的因果分析等的需要进行的评价。它主要是对有特殊要求或已出现不良反应事件的药品而进行的专门评价。

（二）药品上市后再评价的处理方式

1. 国外药品再评价的处理方式　包括发出临床治疗警告；修改药品说明书，对新的警告信息用黑框标明警示；对存在较严重安全性隐患，但临床急需或没有更好的替代治疗的药品，采取限制使用措施；发布临床用药指南，特别标明严重的用药风险并告知患者应采取的避免措施；药品被召回、暂停药品生产或销售；药品被撤销上市权。

2. 我国药品再评价的处理方式　对于药品上市后再评价后果的处理，在《药品管理法》及《药品不良反应报告和监测管理办法》等法规中均有规定，可以采取重点监测，发出临床治疗警告；责令修改药品说明书，对新的警告信息用黑框标明警示；对存在较严重安全性隐患，但临床急需或没有更好的替代治疗的药品，采取限制使用措施，限制其使用范围；发布临床用药指南，特别标明严重的用药风险并告知患者应采取的避免措施；将非处方药转换为处方药；采取召回、暂停生产、销售和使用以及淘汰等措施进行处理；撤销该药品批准证明文件，撤销上市权等。

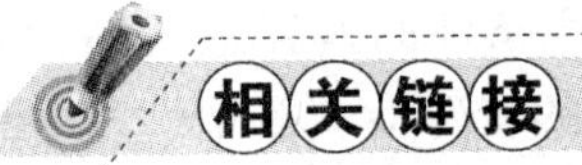

美国对上市后药品再评价的处理方式

药品安全性再评价的核心在于利益-风险分析，因此要把握好药品上市后风险与利益的尺度。通过利益-风险评估，对上市后药品采取撤销、限制使用和修改说明书等手段，以保障合理用药。这一点我国可以借鉴美国的做法。

1. 撤销药品　经利益-风险评估，风险大于利益的产品，应从市场上撤销，对于有替代治疗的药物更应从严把关。如用于治疗多动症的药品“匹莫林”，在上市后的监测中发现非预期致命的肝损害病例，在采取修改说明书、限制该药仅用于二线治疗等措施后，风险依然存在，考虑到有多个替代药物，FDA 决定撤市。

2. 限制作用　经利益-风险评估，对风险较大的品种限制其使用。对于沙立度胺（反应停）引发的药害人们至今仍心有余悸，但对该药可用于治疗红斑结节性麻风具有一定疗效，如何把握该药的利益-风险是非常棘手的问题。美国 FDA 采取了慎重稳妥的态度，广泛争取了各方面的看法，于 1998 年批准其用于红斑结节性麻风病，并实行了前所未有的严格限制性使用。为了保证药品使用安全，FDA 建立了反应停教育和处方保障体系，该体系包括限制医生处方权和药师调配权、对患者进行广泛的有关反应停危害的教育、使用该药患者要 100% 登记备案、对育龄期妇女进行严密的药物检测。该项政策达到了孕期杜绝接触反应停的目的，保证了反应停安全合理的使用。

3. 修改说明书　药品使用说明书是指导医生和患者合理用药的基础，所以，药品上市后收集到的与安全性有关的信息应体现在药品使用说明书中。

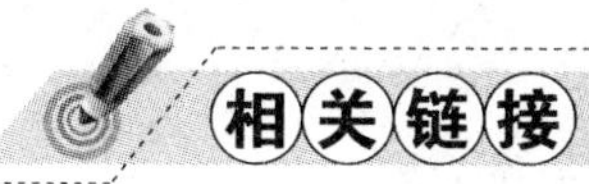

药物警戒

药物警戒（pharmacovigilance，PV）一词最初由法国科学家 Begaud 于 1974 年提出，但未对该词下定义。Begaud 在 1993 年的专著中对药物警戒提出如下阐述：监测和防止药品不良反应的所有方法，不仅限于针对上市后的药品，还包括药品在临床甚至临床前的研制阶段中的监测。药物警戒应用的方法可以是流行病学方法，也可以是实验室的（如为了弄清机制，应用动物模型重复某种不良反应）和诊断性的（如归因的方法），帮助制定包括临床上的准确治疗方案和药品管理。2002 年，WHO 给药物警戒下的定义是：药物警戒是发现、评估、理解和预防药物不良作用或其他任何药物相关问题的科学和活动。

药物警戒不仅涉及药物的不良反应，还涉及与药物相关的其他问题，如不合格药品、药物治疗错误、缺乏有效性的报告、对没有充分科学根据而不被认可的适应证的用药、急慢性中毒的病例报告、与药物相关的病死率的评价、药物的滥用与错用、药物与化学药物、其他药物和食品的不良相互作用等。

药物警戒与药品不良反应监测具有很多的相似之处。最主要的在于，它们的最终目的都是为了提高临床合理用药的水平，保障公众用药安全，改善公众身体健康状况，提高公众的生活质量。但事实上，药物警戒与药品不良反应监测工作是有着相当大的区别的。药物警戒涵括了药物从研发直到上市使用的整个过程，而药品不良反应监测仅仅是指药品上市前提下的监测。药物警戒扩展了药品不良反应监测工作的内涵。

本章小结

本章主要学习了药品不良反应报告和监测管理的基本理论和基本方法。讲述药品不良反应的概念和相关知识，药品不良反应是指合格药品在正常用法用量下出现的与用药目的无关的有害反应。其相关概念包括严重药品不良反应、新的药品不良反应、药品群体不良事件等。介绍了国内外药品不良反应监测的现状；依据《药品不良反应报告和监测管理办法》对我国各级药品不良反应监测管理机构及报告单位的职责和法律责任进行了明确的说明，国家食品药品监督管理部门主管全国药品不良反应报告和监测工作，地方各级食品药品监督管理部门主管本行政区域内的药品不良反应报告和监测工作。各级卫生行政部门负责本行政区域内医疗机构与实施药品不良反应报告制度有关的管理工作。地方各级食品药品监督管理部门应当建立健全药品不良反应监测机构，负责本行政区域内药品不良反应报告和监测的技术工作；重点对个例药品不良反应、药品群体不良事件、境外发生的严重药品不良反应及定期安全性更新等报告的评价、处置与控制、信息管理进行了较详细的讲解。对药品上市后再评价的概念、必要性、内容及处理方法等进行了探索性的介绍。药品上市后再评价可采取定期系统性评价和不定期的专题评价相结合的模式。对于药品上市后再评价的后果，可以采取重点监测，责令修改药品说明书，限制其使用范围、暂停生产、销售和使用的措施，将非处方转换为处方药或撤销该药品批准证明文件，还可以采取召回、淘汰等措施进行处理。

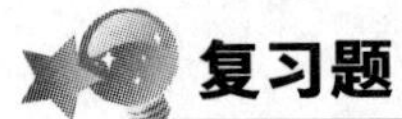

复习题

1. 什么是药品不良反应？药品不良反应与药品不良事件的区别是什么？
2. 为什么需要建立 ADR 监测报告制度？
3. 我国药品不良反应监测与报告机构及职责有哪些？
4. 简述药品上市后进行安全性评价的意义。
5. 药品上市后再评价的主要内容是什么？

（李　璠）

第十四章

医药知识产权

学习目标

1. 掌握知识产权的概念及特征，药品专利的类型，药品专利权的申请与审批，专利权的保护，商标权的主体、客体、内容，著作权的概念、主体及客体，医药商业秘密的概念、特征、类型，医药未披露数据保护的含义及医药未披露数据的内容。
2. 熟悉专利的概念及其特征，专利权的保护期限、范围及限制，注册商标的申请、变更、转让和使用，药品商标权的保护，著作权的法律保护，侵犯商业秘密的行为及其法律规制，医药未披露数据的定义等。
3. 了解我国医药知识产权保护的法律体系的主要构成，与知识产权有关的国际公约，药品专利信息检索，实施医药知识产权保护的意义，有关医药未披露数据保护的法律规定等。

第一节 医药知识产权概述

一、知识产权

（一）知识产权的概念

知识产权（intellectual property，IP）是智力成果的创造人依法所享有的权力和生产经营活动中标记所有人依法所享有的权利的总称，又称“智慧财产权、智力财产权”。

知识产权是一个法律概念，包括人身权利和财产权利。人身权利，是指权利同取得智力成果的人的人身不可分离，是人身关系在法律上的反映。例如，作者在其作品上署名权、发表权、修改权等，又称精神权利。财产权也称为经济权利，是指智力成果被法律承认以后，权利人可利用这些智力成果取得报酬或者得到奖励的权利。这些被列入知识产权范围的权利都是与创造性智力成果有关的权利。任何人未经权利人许可，不得随意使用和占有他人的知识产权，任何他人不得以生产经营为目的使用其智力成果，否则，其行为即构成侵权。

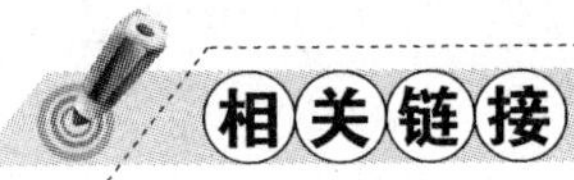

智力成果与知识产权

1. 智力成果 知识产权是指人们就某些智力成果所享有的权利。其中的智力成果，是指人的大脑与客观物质和其他信息相互作用而产生的信息。这些信息或者智力成果，可以是人们对于自然和社会的认识，也可以是人们改造自然和社会的方案，知识产权所保护的智力成果，仅仅是"某些"信息或者智力成果，而非全部的智力成果。到目前为止，受到知识产权法律保护的智力成果，主要有作品、技术发明、工业品外观设计、集成电路布图设计、植物新品种、商业秘密、各种商业标记及其所代表的商誉等。与此相应，知识产权也就有了版权、专利权、工业品外观设计权、集成电路布图设计权、植物新品种培育者权、商标权和各种制止不正当竞争的权利。

2. 知识产权 在英文中，与"知识产权"相对应的术语是 Intellectual Property。其中的 intellectual 意为智力，property 意为财产权。如果将这一术语直译过来，应当是智力财产权，其含义是指人的智力成果和由此而产生的财产权。而中文的"知识产权"，从字面上来看，似乎是说"知识"可以产生财产权。显然，"知识"不等于"智力"。在这里，为人们带来财产权利的，不是含义广泛的"知识"，而是特定的一些智力活动成果。尽管中文的"知识产权"这一术语，没有很好地反映这类权利的基本特征，但"知识产权"已经成为一个普遍接受的概念，因而没有必要强行更改使用其他概念，如智力财产权等。不过，对于初学者来说，应该非常清楚地意识到，知识产权是指人们就某些智力成果所享有的财产权利，而非就某些"知识"所享有的财产权利。

（二）知识产权的范围

知识产权包括版权（在我国称为著作权）（copyright）和工业产权（industrial property）两部分（图 14-1）。

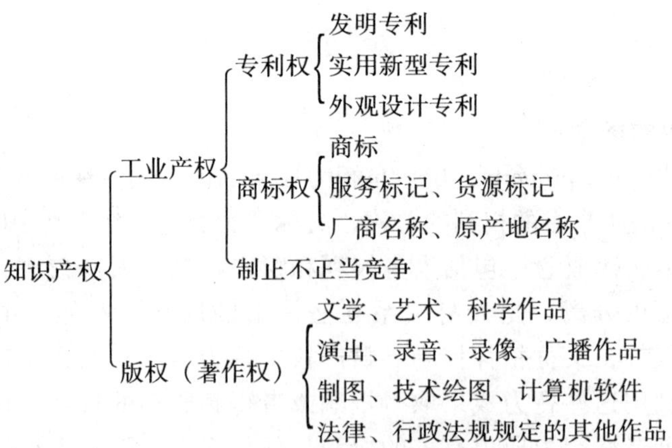

图 14-1 知识产权的范围

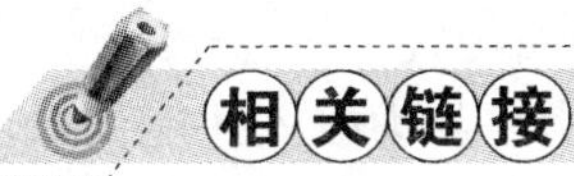

不同角度界定下的知识产权范围

根据1967年的《建立世界知识产权组织公约》第二条，“知识产权”应当包括与以下内容相关的权利：

1. 文学、艺术和科学作品；
2. 表演艺术家的表演，录音制品和广播；
3. 所有领域中人类作出的发明；
4. 科学发现；
5. 工业品外观设计；
6. 商品商标，服务商标，商号和各种标记；
7. 对于制止不正当竞争的保护；
8. 以及所有其他的工业、科学、文学和艺术领域中智力活动成果的权利。

世界贸易组织《与贸易有关的知识产权协议》（Trips 协议），也从贸易的角度出发，界定了知识产权的范围。根据协议的第一条和其他条款，知识产权包括以下的内容：

1. 版权与相关权；
2. 商标权；
3. 地理标志权；
4. 工业品外观设计权；
5. 专利权；
6. 集成电路布图设计权；
7. 未披露过的信息专有权。

（三）知识产权的特征

1. 无形财产　知识产权的客体是一种无形的财产，既不是物，也不是行为，而是智力成果，是一种没有形体的精神财富。虽然智力成果不具有物质形态，也不占据一定空间，但权利人却能用法律赋予的权利控制他人对其智力成果的使用，这是知识产权最重要、最根本的特征之一。

2. 独占性　也称专有性或垄断性，是指权利人对其智力成果享有独占、垄断和排他的权利，任何人未经权利人的许可，都不得使用权利人的智力成果（法律另有规定的除外）。知识产权的独占性意味着权利人排斥非权利人对其智力成果进行不法仿制、假冒或剽窃。这种权利只授予智力成果的创造者。

3. 地域性　知识产权的地域性是指对权利人的一种空间限制。任何一个国家或地区所授予的知识产权，仅在该国或该地区的范围内受到保护（签有国际公约或双边互惠协定的例外）。知识产权既具有地域性，在一定条件下又具有国际性。

4. 时间性　知识产权的时间性是指这种权利仅在法律规定的期限内，权利人享有排他性的权利，期限届满，权利便自行终止，即使作为知识产权客体的智力成果仍能发挥效用，但因其保护期限的终止，智力成果便成为社会的公共财富，为所有人和整个社会所有和使用。

如我国《专利法》规定发明专利的保护期为20年。

5. 可复制性　知识产权的客体——智力成果，需要花很大的人力、物力投入才能创造出来。但一经创造出来，就很容易大量复制，从而使得知识成果得以再现和传播，这一特征谓之可复制性。

问题与思考

如何理解知识产权的无形特征？

（四）知识产权制度的作用

知识产权制度通过法律设定的权利，让权利人从自己的创造成果中得到利益，从而激励更多的人从事创造性活动，促进全社会科学技术、文学艺术的发展。具体地说，知识产权制度的主要作用如下：

1. 激励企业和个人发明创造　提高企业的研发能力，使企业能够在当今以高技术为核心的知识经济时代的国际市场竞争中取得一席之地。知识产权给企业带来的巨大经济利润，一方面足以弥补研发阶段的资金成本；另一方面，又可再次投入到新的知识产权开发项目中，从而造成企业的知识产权开发战略的良性循环。

2. 有效配置科技资源　知识产权制度在有效配置科技资源，提高研究开发起点和水平，避免人力、财力、物力的浪费中具有重要的作用。世界知识产权组织的研究结果表明，全世界最新的发明创造信息，90%以上首先都是通过专利文献反映出来的。在研究开发工作的各个环节中注意运用专利文献，发挥专利制度的作用，不仅能提高研究开发的起点，而且能节约40%的科研开发经费和60%的研究开发时间。

3. 促进新技术商品化和产业化　新技术的商品化和产业化是研发活动的一个关键环节，也是研发活动的根本目的和归宿。知识产权制度是市场经济的产物，其规则是按市场经济规则和市场机制运作的。知识产权制度可以有效地解决我国科技与经济这两个问题，在极大程度上促使研发活动形成良性循环。

（五）与知识产权有关的国际公约

目前国际上有关知识产权的公约主要有：

1. 关于建立国际性知识产权组织的公约　《建立世界知识产权组织公约》于1967年7月14日在斯德哥尔摩签订，1970年生效。我国于1980年6月3日批准参加。截至2004年12月31日，共有181个国家参加。该公约缔结的目的是：各国之间在尊重主权和平等基础上，为谋求共同利益、增进了解与合作而贡献力量；为鼓励创造性活动而加强世界知识产权保护；在充分尊重各联盟独立性的条件下，使为保护工业产权和文学艺术作品而建立的各联盟的管理趋于现代化并提高效率。该公约共有21个条款，其中涉及实体法内容的是对知识产权所包括的具体权利进行的明确规定。

2. 关于工业产权的公约

（1）《保护工业产权的巴黎公约》：该公约于1883年在巴黎签订，并多次进行过修改。我国于1985年3月19日批准参加该公约。截至2004年12月31日，《巴黎公约》缔约方总数为168个国家。该公约共有30条，涉及的主要实体内容包括：工业产权范围（第一条）、专利类型、商标、优先权等（第四条A～I）、同一发明在不同国家的保护（第四条二）、署名（第四条三）、专利的不实施、强制许可、商标的不使用、共用等（第五条）、期限（第五条二）、驰名商标（第六条二）、商标的禁例（第六条三）、服务标记（第六条六）、集体商标（第七条二）、厂商名称（第八条）、不正当竞争（第十条二）等，同时对国民待遇、优先权进行了明确的规定。

（2）《商标国际注册马德里协定》：该公约于1891年在马德里签订，并于1967年、1979年和1989年进行多次修改。我国于1989年5月25日参加。

（3）除此之外，还有1891年在马德里签订的《制裁商品来源的虚假或欺骗性标志协定》、1957年在尼斯签订的《为商标注册目的而使用的商品与服务的国际分类协定》、1970年在华盛顿签订的《专利合作公约》（我国于1993年参加）、1973年在维也纳签订的《商标图形国际分类协定》、1980年在维也纳签订的《商标注册条约》（我国于1994年参加）、1994年在日内瓦签订的《商标法条约》等15个有关工业产权的公约。

3. 关于著作权和邻接权的公约

（1）《保护文学艺术作品伯尔尼公约》：该公约于1886年在伯尔尼签订，我国于1992年10月15日开始受其约束。截至2004年12月31日，共有157个国家参加。该公约共有44条，其涉及的主要实体内容包括：文学艺术作品的解释（第二条）、作品发表的解释（第三条三）、作者身份权（第六条二）、保护期限（第七条）、各种专有权（第八条～第十四条）等。同时，在该公约中，确立了国民待遇原则、自动保护原则、权利独立原则和最低限度保护原则。

（2）《世界著作权公约》：该公约于1952年在日内瓦签订。我国于1992年参加。截至2000年10月15日，有99个国家参加。该公约由联合国教科文组织管理，共有21条，其涉及的主要实体内容包括：作品的范围（第一条）、保护期限（第四条）、作者的基本权利（第四条二）、权利的限制（第五条三）等。

（3）《保护表演者、录音制品者和广播组织的国际公约》：该公约于1961年在罗马缔结，1964年5月18日生效，简称《罗马公约》。截至2004年12月31日，有79个国家参加。该公约共有34条，其对表演者、唱片、唱片制作者、复制、广播、转播等术语进行了明确解释；对表演者、唱片制作者和广播组织的权利义务及权利保护期等亦作了相当详细的规定。

（4）《保护录音制品制作者防止未经许可复制其录音制品公约》（简称《唱片公约》）：该公约于1971年签订。我国于1992年批准参加。截至2003年7月15日，有72个国家参加。

（5）此外，还有1989年签订的《关于集成电路的知识产权条约》（我国于1990年参加）和关于科学发现等方面的3个公约。

（6）为解决网络环境下的版权保护问题，1996年12月20日在日内瓦签订了《世界知识产权组织版权条约》（简称WCT）和《世界知识产权组织表演和录音制品条约》（简称WPPT），截至2004年12月31日，已有50个国家加入了WCT，48个国家加入了WPPT。按公约规定，这两个公约均已正式生效。

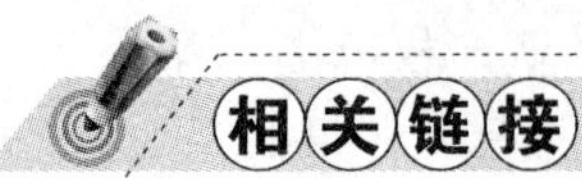

世界知识产权组织（WIPO）

在国际上，存在着一个全球性的知识产权保护组织——世界知识产权组织。它是在联合国内设立的一个专门机构，是一个管理性、协调性组织，专门负责处理在其设立之前及之后产生的相关国际公约的有关问题。世界知识产权组织是根据《建立世界知识产权组织公约》而设立。在此之前，国际上有两个国际公约《保护工业产权巴黎公约》与《保护文学艺术作品伯尔尼公约》分别由巴黎联盟和伯尔尼联盟实施管理，在世界知识产权组织成立后，所有的管理责任及相应的权利、义务与财产均归该组织。

世界知识产权组织的宗旨是：①通过国家之间的合作并在适当情况下与其他国际组织配合促进在全世界保护知识产权；②保证各联盟之间的行政合作。

二、医药知识产权

（一）医药知识产权的概念

医药知识产权是指一切与医药行业有关的发明创造和智力劳动成果所产生的财产权。

（二）医药知识产权的分类

医药知识产权并不限于某一新产品、新技术，也不限于某一专利或商标的保护，它是一个完整的体系，是相互联系、相互作用、相互影响的有机体。概括地说，医药知识产权主要包括四大类别：

1. 专利类　专利是保护医药发明创造最有效的手段，凡具有新颖性、创造性、实用性的医药新产品、新材料、新物质、新工艺、新配方、新用途、新的给药途径、新的加工处理方法、新动物、新矿物、新微生物以及新剂型、制药装备、医疗器具和新颖的药品包装、药品造型等，可以申请发明专利、实用新型与外观设计专利。

2. 商标类　商标是生产经营者在其商品或服务上使用的标记，主要包括医药企业已注册的标志，涉及医药行业已批准上市的药品。

3. 商业秘密　商业秘密主要是指不为公众所知悉、能为权利人带来经济利益、具有实用性并经权利人采取保密措施的技术信息和经营信息。主要包括医药企业拥有的市场、服务、管理、研究开发、工程设计、财务分析与投资途径、技术转让、人员客户网络等方面必须取得保密措施的生产、经营信息和技术信息。

4. 版权类　涉及医药领域的专著、文献、百科全书、摄影、录像、年鉴、辞书、教材、论文、档案、资料、产品说明书、医药计算机软件（如 GMP、GLP、GCP、GMP、GSP、GAP 管理系统等）、数据库、网络系统等作品的著作权。

（三）我国医药知识产权保护的法律体系

为了鼓励药品的研究开发活动和技术创新，规范新药的研制和审批，加强药品的监督管理，维护药品市场的秩序，保障人体用药安全，维护人民身体健康，我国已经先后出台了许多有关的知识产权法律和行政法规（表 14-1）。

表 14-1 我国制定的与知识产权相关的法律与行政法规（部分）

时间	制度建立	修订
1982 年	全国人大常委会通过《中华人民共和国商标法》	1993 年第一次修订 2001 年第二次修订
1984 年	全国人大常委会通过《中华人民共和国专利法》	1992 年第一次修订 2000 年第二次修订 2008 年第三次修订
1984 年	全国人大会常委会通过《中华人民共和国药品管理法》	2001 年第一次修订
1986 年	全国人大审议通过《民法通则》专节规定了知识产权	
1990 年	全国人大常委会审议通过《中华人民共和国著作权法》	2001 年第一次修订
1991 年	国务院常务会议通过《计算机软件保护条例》	2001 年第一次修订
1992 年	国务院发布《中药品种保护条例》	
1993 年	全国人大常委会通过《中华人民共和国反不正当竞争法》	
1995 年	国务院发布《中华人民共和国知识产权海关保护条例》	
2001 年	国务院发布《中华人民共和国专利法实施细则》	2002 年第一次修订 2010 年第二次修订
2002 年	国务院发布《中华人民共和国药品管理法实施条例》	
2002 年	国务院发布《中华人民共和国著作权法实施条例》	
2002 年	国务院发布《中华人民共和国商标法实施条例》	

此外，我国自 1980 年以后陆续地加入了《世界知识产权组织公约》、《商标国际注册马德里协定》、《世界版权公约》、《专利合作条约》、《商标注册用商品和服务国际分类尼斯协定》、《与贸易有关的知识产权协议》等（表 14-2）。

表 14-2 中国政府加入的与医药知识产权相关的国际公约

加入时间	名称
1980 年	《世界知识产权组织》
1980 年	《生物多样性公约》
1985 年	《保护工业产权巴黎公约》
1985 年	《保护世界文化和自然遗产公约》
1989 年	《商标国际注册马德里协定》
1992 年	《世界版权公约》
1992 年	《保护文学艺术作品伯尔尼公约》
1993 年	《专利合作条约》
1994 年	《商标注册条约》
2001 年	《与贸易有关的知识产权协议》（简称 TRIPS）

由全国人民代表大会及其常务委员会、国务院制定的法律法规、国务院各部委制定的有关知识产权保护规章，与中国参加的国际公约共同构成了医药知识产权保护的法律体系，使我国医药知识产权保护基本与世界接轨。

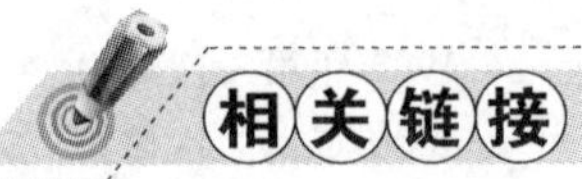

药品注册中知识产权问题的规定

为预防和解决药品注册过程中的知识产权问题，引导我国药品研发生产单位转变观念，合理利用知识产权有关制度进行药品研发，保护自身合法权益，《药品注册管理办法》中明确了有关知识产权的要求和规定。

1. 注册申报中知识产权状态说明的要求　申请人应当对其申请注册的药物或者使用的处方、工艺、用途等，提供申请人或者他人在中国的专利及其权属状态的说明；他人在中国存在专利的，申请人应当提交对他人的专利不构成侵权的声明。药品监督管理部门在受理时应当对申请人提交的说明或声明予以公示。另外，《药品注册管理办法》还规定，药品注册所报送的资料引用文献应当注明著作名称、刊物名称及卷、期、页等；未公开发表的文献资料应当提供资料所有者许可使用的证明文件。外文资料应当按照要求提供中文译本。这样不仅可保证所提供资料的真实性、可靠性，也可避免知识产权的纠纷。

2. 药品注册过程中专利纠纷的处理　药品注册过程中发生专利权纠纷的，当事人可以自行协商解决，或者依照有关法律、法规的规定，通过管理专利工作的部门或者人民法院解决。

3. 专利到期药品的申请与审批　对他人已获得中国专利权的药品，申请人可以在该药品专利期届满前2年内提出注册申请。国家食品药品监督管理部门按照《药品注册管理办法》予以审查，符合规定的，在专利期满后核发药品批准文号、《进口药品注册证》或者《医药产品注册证》。这是我国《药品注册管理办法》鼓励仿制药研发的政策措施之一，通过专利到期药品提前两年的申请，可加快药品上市进程，有利于企业抢占药品市场。

4. 对技术秘密的保护　对获得生产或者销售含有新型化学成分药品许可的生产者或者销售者提交的自行取得的且未披露的试验数据和其他数据，国家食品药品监督管理部门自批准该许可之日起6年内，对未经已获得许可的申请人同意，使用其未披露数据的申请不予批准；但是申请人提交自行取得数据的除外。

（四）医药知识产权保护的意义

作为高新科技和信息技术运用最为广泛的领域之一，医药行业不仅是绝大多数国家重要的工业产业支柱，也是无形资产集中的主要领域。因此，世界各国对医药领域的知识产权保护问题都十分重视。医药知识产权保护的意义主要体现在以下几个方面：

1. 在鼓励权利人更多地创造智力成果的同时，要求发明人尽快向社会公开发明成果，以促进人类的科技进步。从发达国家上百年和我国已实行20余年的专利制度实践可以看出，专利制度不但不会阻止科学技术的发展，而且还会大大促进科学技术的进步和创新。一方面专利制度对花费了巨大投资进行风险性技术开发的发明创造者给予对市场一定时间的独占权，使其得到丰厚的回报，可以大大调动其技术创新的积极性，并继续新的发明创造；另一方面，专利制度促进了技术情报的提前公开，从而避免了大量低水平重复研究，使得有限的科研资金得到合理的配置，全部用于研究开发新产品和新技术。据美国一著名经济学家研究分析，如果没有专利保护，60%的药品发明不能研究出来，65%不会被利用；化学发明有38%不会研究出来，30%不会被利用。由此足以见其积极意义所在。

2. 医药知识产权保护有利于合理调整智力成果创造者的个人与社会利益关系。知识产权保护的时间性限制主要在于满足发明人的个人利益，使新药开发者认识到冒大风险就会有高额的利润回报。但保护时间不宜过长，因为智力成果的长期个人垄断会对社会造成不公平，干扰社会正常使用这一财富，医药知识产权保护合理调整了这两者的利益冲突，既以法律的强制力保障权利人的智力成果，满足个体物质利益需求，又为人类造福。

3. 医药知识产权保护有利于加强国际交流和技术贸易。我国作为一个发展中大国，已经加入大多数主要的知识产权保护国际公约，知识产权保护的法律体系正逐步完善。良好的知识产权保护氛围可以吸引更多的国家和企业在我国进行医药开发的技术投资与科研合作，也有利于我国医药产品与技术，尤其中医药产品的对外出口与贸易。

4. 医药知识产权保护有利于提高医药企业竞争意识与能力。中国加入世界贸易组织后，医药知识产权保护将得到更加严格的实施，我国长期以来以仿制无自主知识产权药品为主的绝大多数医药企业会面临更加严峻的竞争形势。医药企业能否在残酷的国际与国内竞争中立于不败之地，很大程度上将取决于是否拥有更多的医药知识产权。

第二节　药品的专利保护

一、专利的概念及其特征

（一）专利的概念与内涵

1. 专利的概念　专利是受法律规范保护的发明创造，它是指一项发明创造向国家审批机关提出专利申请，经依法审查合格后向专利申请人授予的在规定的时间内对该项发明创造享有的专有权。

2. 专利的内涵　专利（英文为patent）原意具有公开和垄断双重含义，而现代意义上的“专利”一词，通常包含3个内容：

一是指专利权：专利权是核心内容。专利权是国家专利主管部门依照《专利法》授予发明创造人或合法申请人对某项发明创造在法定期间内所享有的一种独占权或专有权。除强制许可情形外，未经专利权人许可，他人不得利用该项专利技术。

二是指专利技术或专利设计：专利技术是获得专利权的发明和实用新型的成果本身；专利设计是外观设计本身。

三是指专利文献：即记载着发明创造详细内容，受法律保护的法律文书。

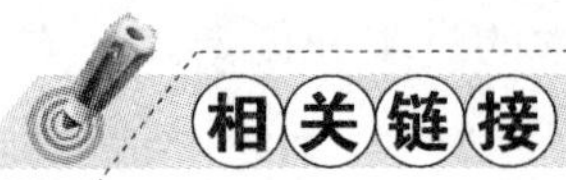

专利制度的内涵

专利制度是国家利用法律手段，保护发明创造者的合法权益，鼓励发明创造，推动科学技术进步的一项重要法律制度。这一制度的核心，是国家专利局根据专利法规定的程序和条件，对申请专利的发明创造进行审查，对符合条件的发明创造授予专利权，使专利权人取得在法定的期限内垄断实施该项发明创造的权利。专利制度通过授予专利权人一定期限的垄断权，换取发明人将发明成果公开，推动科技进步，提高社会的整体利益。专利制度主要包括专利申请审查制度、公开制度和权利保护制度等。

（二）专利的特征

1. 专有性　也称排他性或独占性。它是指一项发明创造所产生的专利权只能授予单位或个人，并且非经专利权人许可，任何人不得实施和使用专利技术。专利权人对其完成的发明创造享有占有、使用、收益和处分的权利。

（1）发明和实用新型专利权被授予后，任何单位或者个人未经专利权人许可，都不得实施其专利，即不得为生产经营目的制造、使用、许诺销售、销售、进口其专利产品，或者使用其专利方法以及使用、许诺销售、销售、进口依照该专利方法直接获得的产品。

（2）外观设计专利权被授予后，任何单位或者个人未经专利权人许可，都不得实施其专利，即不得为生产经营目的制造、许诺销售、销售、进口其外观设计专利产品。

2. 时间性　是指专利权只在法律规定的保护期限内有效。专利权的有效保护期限结束以后，专利权人所享有的专利权便自动丧失，一般不能续展。

3. 地域性　是指一个国家或一个地区所授予的专利权仅在该国或该地区有效，对其他国家和地区不发生法律效力。除了在有些情况下，依据保护知识产权的国际公约，以及个别国家承认另一国批准的专利权有效以外，技术发明在哪个国家申请专利，就由哪个国家授予专利权，而且只在专利授予国的范围内有效，而对其他国家则不具有法律的约束力，但是，同一发明可以同时在两个或两个以上的国家申请专利，获得批准后其发明便可以在所有申请国获得法律保护。

表 14-3　我国专利制度发展历程

时间	制度建立	意义
1898 年	清朝光绪皇帝颁发的《振兴工艺给奖章程》	我国最早有关专利的法规
1944 年	当时的国民党政府颁布的《专利法》。该法规定对发明、新型和新式样授予专利权，这部专利法解放前没有实行，后于 1949 年 1 月 1 日在台湾地区正式实行	我国历史上第一部正式的专利法
1950 年	中央人民政府政务院颁布了《保障发明权与专利权暂行条例》。该条例采用了前苏联的发明证书和专利证书的双轨制	
1954 年	颁布了《有关生产的发明、技术改造及合理化建议奖励暂行条例》。获得发明证书的，依条例颁发奖金	

续表

时间	制度建立	意义
1963 年	国务院颁布了新的《发明奖励条例》，由发明奖励制度取代了发明保护制度	
1979 年	我国开始专利立法的准备工作	
1980 年	国家专利局成立	
1984 年	《中华人民共和国专利法》经第六届全国人民代表大会常务委员会第四次会议审议通过，该法于 1985 年 4 月 1 日起正式施行	标志着我国专利制度的开始
1992 年	《中华人民共和国专利法》第一次修改，并于 1993 年 1 月 1 日起实行	
2000 年	为了适应我国经济体制改革的深化和与 TRIPS 协议接轨，《中华人民共和国专利法》第二次修改	为我国技术创新工作的开展创造了更有利的条件
2001 年	《中华人民共和国专利法实施细则》	
2002 年	《中华人民共和国专利法实施细则》第一次修订	
2008 年	《中华人民共和国专利法》第三次修改	
2010 年	《中华人民共和国专利法实施细则》第二次修订	

二、药品专利的类型

专利的类型是指《专利法》所保护的客体，即发明、实用新型和外观设计三种。医药产品专利权的客体同样也包括发明、实用新型和外观设计专利三大类。

（一）药品发明专利

发明是指对产品、方法或其改进所提出的前所未有的技术方案，包括产品发明和方法发明。产品发明是指人工制造、以有形物品形式出现的发明；方法发明则是指为解决某一问题所采用的手段与步骤。

医药领域可授予专利权的发明创造以最终的物质表现不同分为两大类：

1. 药品产品发明专利　包括新物质、已知化合物、药物组合物、微生物及其代谢物、制药设备及药物分析仪器、医疗器械等。

（1）新物质：包括有一定医疗用途的新化合物；新基因工程产品；新生物制品；用于制药的新原料、新辅料、新中间体、新代谢物和药物前体；新异构体；新有效晶型；新分离或提取得到的天然物质等。

（2）已知化合物，或是首次发现其有医疗价值，或发现其有第二医疗用途的可以申请药品发明专利。

（3）药物组合物：由两种或两种以上物质组成，其中至少一种是活性成分，一般要求这种组合具有协同作用或增强疗效作用，具有显而易见的优点的，可以申请药品发明专利。

（4）微生物及其代谢产物：经过分离成为纯培养物并具有一定的工业用途时，可申请发明专利。

（5）新的药品研究、生产设备，新的医疗器械产品以及该器械的生产设备等，可申请发明专利。

2. 药品方法发明专利　包括新的生产工艺、工作方法和新的药品用途发明。

（1）生产工艺：药物的合成、提取、分离等方法；生物制剂的生产技术与方法；新微生物的生产技术等。

（2）工作方法：药物分析的新方法等。

（3）药品用途发明：其包括两种情况，一是已知化合物首次发现其医疗价值；二是已知化合物发现其有第二医疗用途。

（二）药品实用新型专利

实用新型是指对产品的形状、构造或其结合所提出的适于实用的新的技术方案。实用新型与发明的不同之处在于：第一，实用新型只限于具有一定形状的产品，不能是一种方法，也不能是没有固定形状的产品；第二，对实用新型的创造性要求不太高，而实用性较强。

在医药领域可申请实用新型专利的对象主要包括以下几种：

1. 某些与功能相关的药物剂型、形状、结构的改变；
2. 诊断用药的试剂盒与功能有关的形状、结构；
3. 生产药品的专用设备；
4. 某些药品的包装容器的形状、结构；
5. 某些医疗器械的新构造等。

（三）药品外观设计

外观设计是指工业品的外观设计，也就是工业品的式样。它与发明或实用新型完全不同，即外观设计不是技术方案。外观设计专利应当符合以下要求：

1. 是指形状、图案、色彩或者其结合的设计；
2. 必须以产品为载体；
3. 必须富有美感；
4. 必须是适于工业上的应用。

需要注意的是，外观设计专利是使产品增加美感，并不增加或改进产品的功能，属于只改变外观而不改变实质功能的专利。

在医药领域中可申请外观设计专利的对象主要包括，有形药品的新造型或其与图案色彩的搭配和组合；新的盛放容器（如药瓶、药袋、药品瓶盖）；富有美感和特色的说明书、容器、包装盒等。

三、药品专利权的申请与审批

发明创造完成以后，必须依法申请并经过专利机关按照法定的条件和程序，审查批准以后方能够取得专利权。

（一）授予专利权的条件

发明创造要取得专利权，必须满足实质条件和形式条件。实质条件是指申请专利的发明创造自身必须具备的属性要求；形式条件则是指申请专利的发明创造在申请文件和手续等程序方面的要求。此处所讲的授予专利权的条件，仅指授予专利权的实质条件。

1. 授予发明和实用新型专利权的条件　应当具备新颖性、创造性和实用性。

（1）新颖性，是指该发明或者实用新型不属于现有技术，也没有任何单位或者个人就同样的发明或者实用新型在申请日以前向国务院专利行政部门提出过申请，并记载在申请日以后公布的专利申请文件或者公告的专利文件中。

（2）创造性，是指与现有技术相比，该发明具有突出的实质性特点和显著的进步，该实用新型具有实质性特点和进步。

（3）实用性，是指该发明或者实用新型能够制造或者使用，并且能够产生积极效果。

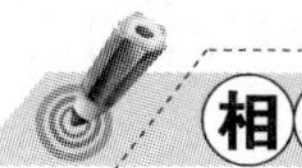

相关链接

发明或者实用新型专利满足新颖性的标准

申请专利的发明或者实用新型满足新颖性的标准，必须不同于现有技术，同时还不得出现抵触申请。

1. 现有技术，是指申请日以前在国内外为公众所知的技术。公开的方式有三种：①出版物公开，即通过出版物在国内外公开披露技术信息。这里的出版物，是指记载有技术或设计内容的独立存在的有形传播载体，可以是印刷、打印、手写的，也可以是采用电、光、磁、照相等其他方式制成的。其载体不限于纸张，也包括各种其他类型的载体，如缩微胶片、影片、磁带、光盘、照相底片等。公开披露技术信息，是指技术内容向不负有保密义务的不特定相关公众公开。公开的程度以所属技术领域一般技术人员能实施为准。②使用公开，即由于使用而导致技术方案的公开，或者导致技术方案处于公众可以得知的状态。使用公开的方式包括能够使公众得知其技术内容的制造、使用、销售、进口、交换、馈赠、演示、展出等方式。③其他方式的公开，即以出版物和使用以外的方式公开，主要指口头方式公开，如通过口头交谈、讲课、作报告、讨论发言、在广播电台或电视台播放等方式，使公众了解有关技术内容。

2. 抵触申请，是指一项申请专利的发明或者实用新型在申请日以前，已有同样的发明或者实用新型由他人向专利局提出过申请，并且记载在该发明或实用新型申请日以后公布的专利申请文件中。先申请被称为后申请的抵触申请。抵触申请会破坏新颖性，防止专利重复授权。

3. 不丧失新颖性的情形

申请专利的发明创造在申请日以前六个月内，有下列情形之一的：

（1）在中国政府主办或者承认的国际展览会上首次展出的；

（2）在规定的学术会议或者技术会议上首次发表的；

（3）他人未经申请人同意而泄露其内容的。

2. 授予专利权的外观设计应当具备的条件

（1）应当不属于现有设计，也没有任何单位或者个人就同样的外观设计在申请日以前向国务院专利行政部门提出过申请，并记载在申请日以后公告的专利文件中。授予专利权的外观设计与现有设计或者现有设计特征的组合相比，应当具有明显区别。其中所称的现有设计是指申请日以前在国内外为公众所知的设计。

（2）授予专利权的外观设计不得与他人在申请日以前已经取得的合法权利相冲突。

3. 不授予专利权的项目

（1）科学发现；

（2）智力活动的规则和方法；

（3）疾病的诊断和治疗方法；

（4）动物和植物品种；

（5）用原子核变换方法获得的物质；

（6）对平面印刷品的图案、色彩或者二者的结合作出的主要起标识作用的设计。对前款第（4）项所列产品的生产方法，可以依照本法规定授予专利权。

（二）专利的申请原则

1. 书面原则　每个具有法律意义的步骤都应以书面形式办理，不能以口头说明或提交实物来代替书面申请和对申请文件进行修改补正。

2. 先申请原则　两个以上的申请人分别就同样的发明创造申请专利的，专利权授予最先申请的人。

3. 单一性原则　同样的发明创造只能授予一项专利权。但是，同一申请人同日对同样的发明创造既申请实用新型专利又申请发明专利，先获得的实用新型专利权尚未终止，且申请人声明放弃该实用新型专利权的，可以授予发明专利权。

4. 优先权原则　优先权原则是指申请人自发明或者实用新型在国外第一次提出专利申请之日起12个月内，或者自外观设计在国外第一次提出专利申请之日起6个月内，又在中国就相同主题提出专利申请的。依照该国同中国签订的协议或者共同参加的国际条约，或者依照互相承认优先权的原则，可以享有优先权。如果申请人自发明或者实用新型在中国第一次提出专利申请之日起12个月内，又向国务院专利行政部门就相同主题提出改进的专利申请的，就第一次提出申请的内容可以享有优先权。

（三）专利的申请程序

申请专利分三个阶段：第一个阶段撰写申请文件；第二个阶段提交申请文件；第三个阶段办理受理后审批程序中的专利事务。

1. 专利申请文件

（1）发明和实用新型专利的申请文件：应该包括：发明专利请求书、权利要求书、说明书（必要的时候，说明书应当有附图）、说明书摘要。

申请专利如果委托专利代理机构办理的，应当填写专利代理人委托书；要求享受优先权的，应递交有关证明文件；要求申请费用减缓的，应当填写费用减缓请求书；发明专利如果在申请时就请求实质审查，还应填写实质审查申请书。

（2）外观设计专利的申请文件：应该包括：外观设计专利请求书、该外观设计的图片或照片、该外观设计的简要说明。

申请人提交的有关图片或者照片应当清楚地显示要求专利保护的产品的外观设计。

2. 专利申请文件的提交　专利申请人提交专利申请文件时，可以直接提交给国家专利局或国家专利局指定的专利代办处，还可以将申请文件挂号邮寄给中国专利局或者代办处。如果发明创造涉及国家安全或者重大利益的，则需要依照专利法中有关保密的规定进行。

3. 专利的申请审查程序　发明专利申请的审查程序与实用新型、外观设计申请的审查程序有所不同。发明专利申请要经过初审、公开、实审阶段；而实用新型、外观设计专利申请仅需经过初审阶段。因此，一件发明专利申请从受理到批准，其间要经过一个长达两年或更长时间的审查阶段。一件发明专利完整的申请审批程序见图 14-2。

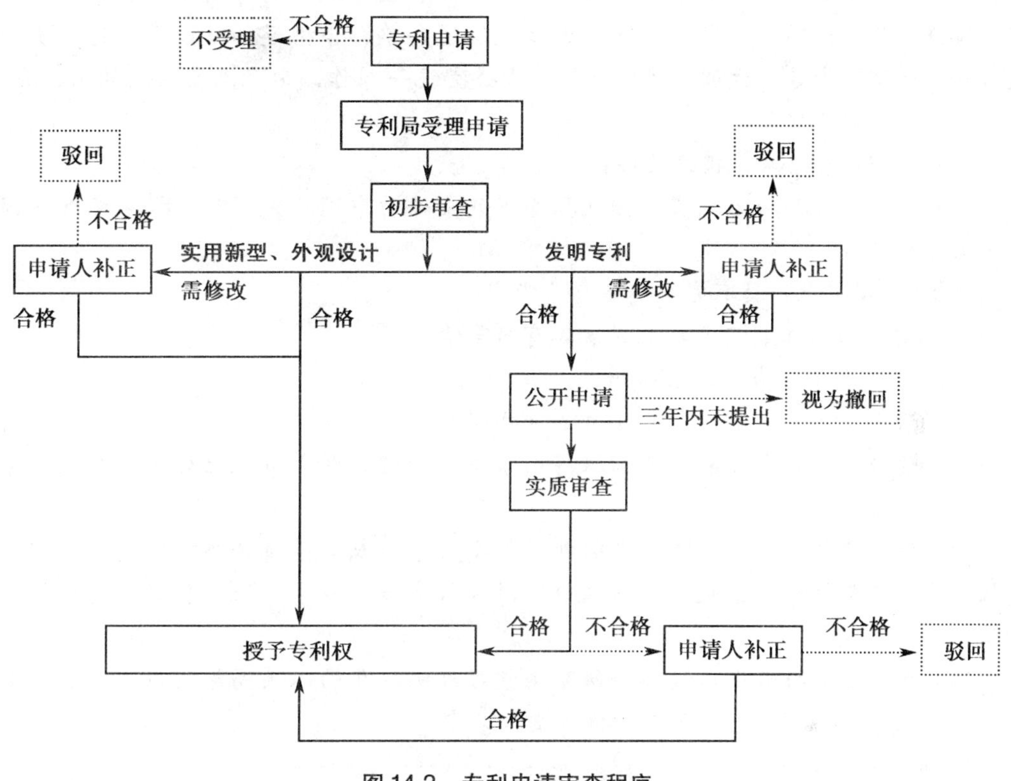

图 14-2　专利申请审查程序

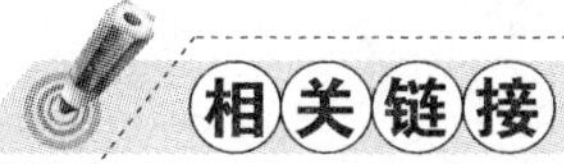

相关链接

专利代理及全国专利代理人资格考试

（1）专利代理：专利代理是指在专利申请、专利许可证贸易或专利纠纷的解决过程中，代理人受专利申请人或专利权人的委托，以申请人的名义进行的法律行为。

我国目前的专业代理机构可以分为办理涉外专利事务的专利代理机构、办理国内专利事务的专利代理机构和办理国内专利事务的律师事务所三大类。

这些专利代理机构主要承担工作为：专利咨询；代写专利申请文件，办理专利申请、请求实质审查或者复审的有关事务；提出异议、请求宣告专利权无效的有关事务；办理专利申请权、专利权的转让及专利许可的有关事务；接受聘请，指派专利代理人担任专利顾问；以及帮助委托人办理其他有关事务。

（2）全国专利代理人资格考试：（网址：http：//agent. sipo. gov. cn：8000/sipo/index. action）全国专利代理人资格考试是国家知识产权局举办的从事专利代理行业的职业资格考试，开始于1992年。全国专利代理人资格考试每年举行一次，一般在11月全国十几个考点城市同时进行。考试分为三门科目，分别是专利法律知识、相关法律知识、专利代理实务。考试采取闭卷方式进行。专利法律知识和相关法律知识两门科目采用填涂机读答题卡方式，专利代理实务科目采用论述答题和实际撰写方式。考试结束后，由专利代理人考核委员会根据专利工作的实际需要和当年试题的难易程度，经充分讨论确定合格分数线。全国专利代理人资格考试成绩通知单、合格通知单以及合格人员的专利代理人资格证书由专利代理人考核委员会办公室统一制作，由考点所在地的省、自治区、直辖市知识产权局发放。

专利代理人资格考试报名条件：

拥护中华人民共和国宪法，并且具备下列条件的中国公民，可以报名参加全国专利代理人资格考试。

1. 18周岁以上，具有完全民事行为能力；
2. 高等院校理工科专业毕业或者具有同等学力；
3. 熟悉专利法和有关的法律知识；
4. 从事过两年以上科学技术工作或者法律工作。

高等院校理工科专业毕业是指取得国家承认的理工科大专以上学历，并获得毕业文凭或者学位证书。

持香港、澳门、台湾地区或者国外高等学校学历或者学位证书报名的，其学历或者学位证书须经教育部留学服务中心认证，符合报考学历或者学位条件的，可以报名参加考试。

高等院校理工科专业在读硕士研究生学习期满两年的以及高等院校理工科专业在读博士研究生，视为从事过两年以上科学技术工作。

四、专利权的保护期限、范围及限制

（一）专利权的期限、终止和无效

1. 专利权的保护期限　根据《专利法》第四十二条的规定，发明专利权的保护期限为二十年，实用新型专利权和外观设计专利权的保护期限为十年，均自申请日起计算。

2. 专利权的终止　根据《专利法》第四十四条的规定，有下列情形之一的，专利权在期限届满前终止：①没有按照规定缴纳年费的；②专利权人以书面声明放弃其专利权的；③专利权在期限届满前终止的，由国务院专利行政部门登记和公告。

3. 专利权的无效　自国务院专利行政部门公告授予专利权之日起，任何单位或者个人认为该专利权的授予不符合《专利法》有关规定的，可以请求专利复审委员会宣告该专利权无效。经审核确定为无效的由国务院专利行政部门登记和公告。宣告无效的专利权视为自始即不存在。

（二）专利权的保护范围

根据《专利法》第五十九条的规定，发明或者实用新型专利权的保护范围以其权利要求的内容为准，说明书及附图可以用于解释权利要求的内容；外观设计专利权的保护范围以表示在图片或者照片中的该产品的外观设计为准，简要说明可以用于解释图片或者照片所表示的该产品的外观设计。

（三）专利权保护的限制

专利权是一种独占权，具有排他效力，专利权人有权禁止他人实施其专利。但是，由于专利权是法律赋予专利权人的一种垄断性权利，所以有可能产生权利滥用。因此，基于利益平衡原则，法律规定在某些情况下他人未经许可使用相关专利，不构成专利侵权，这是对专利权的合理限制。

1. 不视为侵犯专利权的例外情形　《专利法》第六十九条规定了不视为侵犯专利权的五种情形：

（1）专利产品或者依照专利方法直接获得的产品，由专利权人或者经其许可的单位、个人售出后，使用、许诺销售、销售、进口该产品的；

（2）在专利申请日前已经制造相同产品、使用相同方法或者已经作好制造、使用的必要准备，并且仅在原有范围内继续制造、使用的；

（3）临时通过中国领陆、领水、领空的外国运输工具，依照其所属国同中国签订的协议或者共同参加的国际条约，或者依照互惠原则，为运输工具自身需要而在其装置和设备中使用有关专利的；

（4）专为科学研究和实验而使用有关专利的；

（5）为提供行政审批所需要的信息，制造、使用、进口专利药品或者专利医疗器械的，以及专门为其制造、进口专利药品或者专利医疗器械的。

2. 专利的强制许可　指依照法定条件和程序，国家知识产权局专利局可以应符合要求的强制许可申请人的请求，不经专利权人同意，给予强制许可。申请人有偿使用相应发明或者实用新型专利技术的权利。

（1）有下列情形之一的，国务院专利行政部门根据具备实施条件的单位或者个人的申请，可以给予实施发明专利或者实用新型专利的强制许可。

1）专利权人自专利权被授予之日起满三年，且自提出专利申请之日起满四年，无正当理由未实施或者未充分实施其专利的；

2）专利权人行使专利权的行为被依法认定为垄断行为，为消除或者减少该行为对竞争产生的不利影响的。

（2）在国家出现紧急状态或者非常情况时，或者为了公共利益的目的，国务院专利行政部门可以给予实施发明专利或者实用新型专利的强制许可。

（3）为了公共健康目的，对取得专利权的药品，国务院专利行政部门可以给予制造并将其出口到符合中华人民共和国参加的有关国际条约规定的国家或者地区的强制许可。

（4）一项取得专利权的发明或者实用新型比前已经取得专利权的发明或者实用新型具有显著经济意义的重大技术进步，其实施又有赖于前一发明或者实用新型的实施的，国务院专利行政部门根据后一专利权人的申请，可以给予实施前一发明或者实用新型的强制许可。

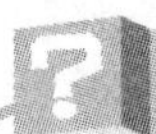

问题与思考

《专利法》设立专利权利限制制度的目的是什么？

五、专利权的保护

未经专利权人许可，实施其专利，即侵犯其专利权。

（1）引起纠纷的，由当事人协商解决；

（2）可以请求管理专利工作的部门处理；

（3）专利权人或者利害关系人可以向人民法院起诉。

管理专利工作的部门处理时，认定侵权行为成立的，可以责令侵权人立即停止侵权行为，当事人不服的，可以自收到处理通知之日起十五日内依照《中华人民共和国行政诉讼法》向人民法院起诉；侵权人期满不起诉又不停止侵权行为的，管理专利工作的部门可以申请人民法院强制执行。进行处理的管理专利工作的部门应当事人的请求，可以就侵犯专利权的赔偿数额进行调解；调解不成的，当事人可以依照《中华人民共和国民事诉讼法》向人民法院起诉。

专利侵权的责任可以分为民事责任、行政责任和刑事责任三类（表 14-4）。

表 14-4　专利侵权的责任分类及处罚

分类	处罚
民事责任	诉前禁令、停止侵害、赔偿损失、消除影响。赔偿额的计算可以以权利人的实际损失或侵权人的非法所得为准，也可以是许可使用费合理倍数的数额。没有标准可参照的，赔偿额在 1 万元以上 100 万元以下
行政责任	责令改正并公告、没收违法所得、并处违法所得四倍以下罚款，没有违法所得，处 20 万以下罚款
刑事责任	《专利法》规定，假冒他人专利，构成犯罪的，依法追究刑事责任。 《刑法》也规定，假冒他人专利，情节严重的，处三年以下有期徒刑或者拘役，并处或者单处罚金

六、药品专利信息检索

（一）专利文献信息的价值

专利文献信息是申请人向专利局申请专利时所提交的各种文件的总称，包括说明书、摘要、附图和权利要求书等。专利法规定申请专利的发明创造要有为解决具体问题而提出的技术方案，要具有实用性，所以专利申请人提交的说明书必须能够清楚、完整地说明发明创造的技术方案，并以同技术领域的普通技术人员能够实施为准。对权利要求书，则要求说明发明创造的保护范围。因此，可以说专利文献信息是非常详尽、清晰可用的技术资料。它相对于一般科技论文更实用、更有价值。

专利文献是世界上反映科技发明成果发展水平最迅速、最系统、最全面的信息资源，是科学技术竞争情报中最活跃的因素。据世界知识产权组织（WIPO）统计，世界90%以上的发明成果能在专利文献中查到，并且许多发明只能在专利文献中查到。专利说明书中含有90%～95%的研发成果，其中80%以上的技术将不再出现于其他技术文献中。

（二）药品专利信息检索

专利信息检索是新药研究过程中重要的一环。通过对专利信息的检索可以了解当前国际上相关领域的技术发展状况，有利于判断所研制新药的新颖性，避免重复劳动，使新药的开发立足于技术领域前沿，并从中获得方法学的支持，有助于开阔设计思路，减少失误。

1. 药品专利信息检索方法　方法有手工检索和计算机检索两种方法。手工检索也称为传统的文献检索，它是指不借助任何机器，通过手工翻阅专利文献检索工具书，如专利分类索引、年度索引、申请人索引等，查找专利信息的方式。采用这种方式进行检索的效率较低，且容易发生漏检的情况。随着计算机的普及，特别是互联网的飞速发展，计算机检索已经得到广泛应用，使得专利文件检索效率大大提高。这里主要介绍计算机检索的常用方法。

（1）关键词检索：选取药物制剂的通用名作为关键词在专利名称和摘要中进行检索。但在药品信息中可能同时存在化学名、商品名及常用名等，给专利检索带来难度。可以用模糊检索的方式，选用关键字，同时使用截词符扩大检索范围，但必须浏览检索结果后才能确定是否符合检索要求。

（2）专利归属检索：使用发明和申请人名、机构及公司名称作为检索词在发明人和申请人项中进行检索。

（3）IPC分类号检索：使用国际专利分类（International Patent Classification，IPC）分类号作为检索字段，适宜对某一方面的专利文献进行全面检索。IPC是目前国际上较为通用的专利分类系统，目前的数据库大都采用该分类系统对专利文献进行分类。

（4）专利号和申请号检索：使用专利号或申请号作为检索字段进行检索，该方法仅适用于已知专利号或申请号查询专利文摘或详细说明书的检索。

（5）逻辑组合检索：使用操作符“+”、“*”、“-”、布尔算符“and”、“or”及单括号“()”，同时采用多个字段或检索项进行检索。此种方法可对检索范围进行限定，以得到更精确的检索结果。

2. 常用免费网络专利数据库　随着互联网技术的发展，网上检索专利文献已逐步成熟，部分专利数据库的相关信息见表14-5。

表14-5　常用免费网络专利数据库

序号	专利数据库名称	网址	开发机构或数据库内容
1	国家知识产权局-专利检索	http://www.sipo.gov.cn/zljs/	1985年9月10日以来公布的全部中国专利信息
2	中国专利网-专利检索	http://www.cnpatent.com/zljs.asp	由国家知识产权局专利局，中国专利技术开发公司主办

续表

序号	专利数据库名称	网址	开发机构或数据库内容
3	美国专利全文数据库	http：//patft. uspto. gov/	提供1976年以来到最近一周发布的美国专利全文库，以及1790～1975年的专利全文扫描图像
4	欧洲专利数据库	http：//worldwide. espacenet. com/	由欧洲专利组织（EPO）及其成员国的专利局提供
5	日本专利局JPO专利数据库	http：//www. jpo. go. jp/	可检索1976年10月以后所有公开的日本专利说明书扫描图形，其中1993年以后的说明书都实现了英文全文代码化
6	加拿大专利检索	http：//patents1. ic. gc. ca/srch_ bool-e. html	该库包括1920年以来的加拿大专利文档
7	PCT国际专利数据库	http：//www. wipo. int/patentscope/en	由世界知识产权组织提供

第三节　药品的商标保护

一、商标的概念、特征及分类

（一）商标的概念

1. 商标（trademark）　商品标记，俗称牌子，是识别商品或者服务的标志。

世界知识产权组织（WIPO）关于商标的定义是：“商标是用来区别某一工业和商业企业或这种企业集团的商品标志”。

根据我国《商标法》的规定，商标是指在商品或者服务项目上所使用的，用以识别不同经营者所生产、制造、加工、挑选、经销的商品或者提供的服务的，由显著的文字、图形或者其组合构成的标志。

2. 药品商标　指药品的生产者、经营者或者医疗服务的提供者为了使自己生产、经营的药品或者提供的医疗服务，同他人生产、经营的同类药品或同类医疗服务相区别而使用的一种标记。

（二）商标的特征

根据《商标法》的规定，商标是由文字、图形、字母、数字、三维标志和颜色组合及上述要素的可视性标志。其主要特征为：

1. 显著性　商标使用的目的是为了与其他的商品来源或服务项目进行区别，便于消费者识别，所以要求它具有显著的特征，即不与他人的商标相混同。只有将具有鲜明个性的标记用于特定的商品或服务，才能方便消费者识别和记忆。

2. 独占性　商标对于其所有人来说是一种重要的无形资产，其对商标具有专有权、独占权，未经注册商标所有人许可，他人不得擅自使用，否则即构成侵权。

3. 依附性　商标依附于商品或服务而存在。商标是区别商品来源的标记，只有附着在商品上用来表明商品来源，并区别其他同类商品的标志才是商标。

4. 价值性　商标代表着一种商品或服务的质量、信誉、社会影响及其包含的专有技术和管理水平。一个企业的信誉，象征着一个企业的市场，因此它是企业的知识产权、无形资产。知名商标具有重大的经济价值。

5. 竞争性　商标依附于商品或服务进入市场，参与竞争。生产经营者的竞争就是商品或服务质量与信誉的竞争，商标知名度越高，其商品或服务的竞争力就越强。

（三）商标的分类

1. 按商标的使用者分　制造商标、销售商标、服务商标、集体商标等。

2. 按商标的构成要素分　文字商标、字母商标、图形商标、颜色商标、立体商标、数字商标、组合商标等。

3. 按商品的使用对象分　药品商标、医疗服务商标等。

4. 按商标的功能和作用分　等级商标、备用商标、联合商标、证明商标、防御商标等。

5. 其他分类　普通商标、驰名商标；注册商标、未注册商标等。

二、商标权的主体、客体、内容

（一）商标权的主体

商标权的主体是指依法享有注册商标专用权的单位和个人。具体包括：

1. 企事业单位、社会团体、个体工商户及合伙组织。

2. 在中国通过申请注册或继承、转让等方式取得商标权的外国企业及团体。

（二）商标权的客体

商标权的客体，是指法律对商标权所保护的对象，包括注册商标和未经注册的驰名商标。

（三）商标权的内容

《商标法》规定，经国家工商行政主管部门核准为注册商标后，其注册人享有商标的专用权，受到法律的保护。商标专用权的内容包括以下几个方面：

1. 独占使用权　商标权人只能在核定使用的商品上使用核准注册商标的权利，同时可以禁止他人在未经许可的情况下在同一种商品或类似商品上使用该注册商标或相近似的商标，否则就构成侵权。

2. 禁止权　商标权人有权禁止他人未经许可使用其注册商标或以其他方式侵犯其商标专用权。商标权人有权禁止他人在相同或者类似商品或者服务项目上使用与该注册商标相同或者近似的商标；有权禁止他人在同一种或者类似商品上，将与该注册商标相同或者近似的标志或图案作为商品名称或者商品装潢使用，误导公众；有权禁止他人将该注册商标使用于企业名称中。但是，将受保护的注册商标或与其类似的易混淆商标使用到与商标权人不相类似的商品或服务项目上，不属于侵犯商标权。对于驰名商标，国家实行扩大保护，即商标权人有权禁止他人将驰名商标或与驰名商标相类似的商标使用到任何商品和服务项目上。

3. 转让权　商标权人在法律允许的范围内将其注册商标有偿或无偿转让的权利。商标权转让后，原商标注册人的一切权利丧失，转移给新的商标权人。

4. 许可权　商标权人有权通过签订许可使用合同，允许他人有偿或无偿使用其注册商标。

5. 续展权 商标权人对有效期届满的注册商标，有权在法定期间内申请续展。我国商标法规定，商标权有效期间为10年。有效期满后，需要继续使用的，应当在期满前6个月内申请续展注册；在此期间未能提出申请的，可以给予6个月的宽展期。每次续展注册的有效期为10年。有效期届满，商标权人未在法定期间办理续展，其注册商标将被依法注销。

问题与思考

商标权的独占使用权和禁止权的范围是否相同？

三、注册商标的申请、变更、转让和使用

（一）注册商标的申请

1. 商标注册申请的含义 自然人、法人或者其他组织对其生产、制造、加工、拣选或经销的商品或者提供的服务需要取得商标专用权的，应当依法向国家工商行政管理总局商标局提出商标注册申请。

狭义的商标注册申请仅指商品和服务商标注册申请、商标国际注册申请、证明商标注册申请、集体商标注册申请、特殊标志登记申请。广义的商标注册申请除包括狭义的商标注册申请的内容外，还包括变更、续展、转让注册申请，异议申请，商标使用许可合同备案申请，以及其他商标注册事宜的办理。

2. 商标注册申请的程序 根据我国现行的《商标法》规定，国家工商行政管理局统一办理全国商标注册工作。商标局对每一件商标注册申请，依照法定的形式审查和实质审查程序进行审查，对符合注册条件的，方予注册。

药品商标注册申请和注册程序为：商标申请者按规定的药品分类表，填报使用商标的药品类别和药品名称，商标局对符合商标法有关规定的商标的注册申请进行初步审定，予以公告，自公告之日起3个月内无异议的予以核准注册，发给商标注册证，并予以公告。注册商标的有效期为10年。

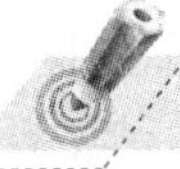

相关链接

商标和注册商标的有关规定

1. 商标的文字、图形规定 根据我国《商标法》第十条和第十一条规定，商标和注册商标中禁用以下文字、图形：①同中国、外国或政府间组织的国家名称、国旗、国徽、军旗、勋章相同或近似的，以及同中央国家机关所在地特定地点的名称或者标志性建筑物的名称、图形相同的，同外国的国家名称、国旗、国徽、军旗相同或者近似的，但该国政府同意的除外；②同“红十字”、“红新月”的标志名称相同或近似的；③本商品的

通用名称和图形；④直接表示商品的质量、主要原料、功能、用途、重量、数量及其他特点的；⑤带有民族歧视性的；⑥夸大宣传并带有欺骗性的；⑦有害于社会主义道德风尚或有其他不良影响的；⑧县级以上行政区划的地名或公众知晓的外国地名。但是，地名具有其他含义或者作为集体商标、证明商标组成部分的除外；已经注册的使用地名的商标继续有效。

2. 商标的内容规定 下列标志不得作为商标注册：①仅有本商品的通用名称、图形、型号的；②仅仅直接表示商品的质量、主要原料、功能、用途、重量、数量及其他特点的；③缺乏显著特征的，前款所列标志经过使用取得显著特征，并便于识别的，可以作为商标注册。根据我国《药品管理法》第五十条的规定，列入国家药品标准的名称为药品通用名称，药品通用名称不能作为药品商标使用。

3. 商标注册的原则

（1）在先申请原则：即谁先申请商标注册，商标就授予谁。

（2）自愿注册的原则：即商标是否注册，由生产者或经营者根据需要自行决定。

（3）统一注册原则：即全国商标注册和管理的工作由国务院工商行政管理部门商标局主管。

（二）药品注册商标的变更

变更商标注册人名义、地址或者其他注册事项的，经向商标局提交变更申请书被核准后，发给商标注册人相应证明并予以公告。变更商标注册人名义的，还应当提交有关登记机关出具的变更证明文件。变更商标注册人名义或者地址的商标注册人应当将其全部注册商标一并变更。

（三）转让注册商标

转让人和受让人应当向商标局提交转让注册商标申请书，转让注册商标申请手续由受让人办理。商标局核准转让注册商标申请后，发给受让人相应证明，并予以公告。转让注册商标的商标注册人对其在同一种或者类似商品上注册的相同或者近似的商标，应当一并转让；对可能产生误认、混淆或者其他不良影响的转让注册商标申请，商标局不予核准。商标专用权因转让以外的其他事由发生移转的，接受该注册商标专用权移转的当事人应当凭有关证明文件或者法律文书到商标局办理注册商标专用权移转手续。注册商标专用权移转的注册商标专用权人在同一种或者类似商品上注册的相同或者近似的商标，应当一并移转；未一并移转的，由商标局通知其限期改正。期满不改正的，视为放弃该移转注册商标的申请，商标局应当书面通知申请人。

（四）注册商标的使用

使用注册商标，商标权人可以在药品、药品包装、说明书或者其他附着物上标明“注册商标”或者注册标记。注册标记包括㊟和®。注册标记标注在商标的右上角或者右下角。

使用注册商标，有下列行为之一的，由商标局责令限期改正或者撤销其注册商标：①自行改变注册商标的；②自行改变注册商标的注册人名义、地址或者其他注册事项的；③自行转让注册商标的；④连续3年停止使用的。

使用注册商标，其药品粗制滥造，以次充好，欺骗消费者注册的，由各级工商行政管理部门分别不同情况，责令限期改正，并可予以通报或者处以罚款，或者由商标局撤销其注册商标。

注册商标被撤销的或者期满不再续展注册的，自撤销或注销之日起一年内，商标局对与该商标相同或者近似的商标注册申请，不予核准。

四、药品商标权的保护

（一）商标权的保护范围

注册商标的专用权，以核准注册的商标和核定使用的商品为限。

（二）商标权的保护期限

注册商标的有效期为十年，自核准注册之日起计算。注册商标有效期满，需要继续使用的，应当在期满前六个月内申请续展注册；在此期间未能提出申请的，可以给予六个月的宽展期。宽展期满仍未提出申请的，注销其注册商标。每次续展注册的有效期为十年。

（三）商标侵权的认定和处理

根据《商标法》规定，有下列行为之一的，均属侵犯注册商标权的行为：

1. 未经注册商标所有人的许可，在同一种商品或类似商品上使用与其注册商标相同或近似商标的。

2. 销售侵犯注册商标专用权的商品的。

3. 伪造、擅自制造他人注册商标标识或销售伪造、擅自制造的注册商标标识的。未经商标注册人同意，更换其注册商标并将该更换商标的商品又投入市场的。

4. 给他人的注册商标专用权造成其他损害的。对于商标侵权行为，引起纠纷的，由当事人协商解决；不愿协商或者协商不成的，商标注册人或者利害关系人可以向人民法院起诉，也可以请求工商行政管理部门处理。工商行政管理部门处理时，认定侵权行为成立的，可以责令侵权人立即停止侵权行为，没收、销毁侵权商品和专门用于制造侵权商品、伪造注册商标标识的工具，并可处以罚款。构成犯罪的，应当依法追究刑事责任。

（四）法律责任

依据我国现有的法律，对商标侵权规定了三种责任形式，即民事责任、行政责任及刑事责任。

1. 商标侵权的民事责任形式，一般有：停止侵害、消除影响、赔偿损失等。

2. 商标侵权的行政责任形式，主要有：责令停止侵权、收缴并销毁侵权商标标识、消除现存商品上的侵权商标、罚款、责令赔偿损失等。

3. 商标侵权的刑事责任形式，一般有四项罪名，即：假冒注册商标罪、销售假冒注册商标商品罪、非法制造注册商标标识罪以及销售非法制造的注册商标标识罪。

第四节　医药商业秘密和未披露数据保护

一、医药商业秘密

（一）医药商业秘密的概念

医药商业秘密是指在医药行业中，不为公众所知悉、能为权利人带来经济利益、具有实用性并经权利人采取保密措施的技术信息和经营信息。

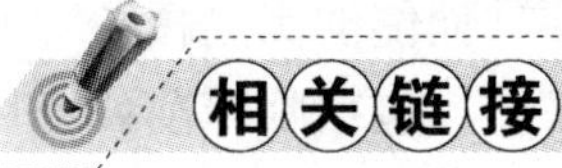

医药商业秘密概念解释

不为公众知悉，是指该信息是不能从公开渠道直接获取的能为权利人带来经济利益。

具有实用性，是指该信息具有可确定的可应用性，能为权利人带来现实的或者潜在的经济利益或者竞争优势。

权利人采取保密措施，包括订立保密协议，建立保密制度及采取其他合理的保密措施。

技术信息和经营信息，包括设计、程序、产品配方、制作工艺、制作方法、管理诀窍、客户名单、货源情报、产销策略、招投标中的标底及标书内容等信息。

（二）医药商业秘密的特征

1. 秘密性与保密性　医药商业秘密首先必须是处于秘密状态的信息，不可能从公开的渠道所获悉；其次，只有当权利人采取了包括订立保密协议，建立保密制度及采取其他合理的保密手段，才能成为法律意义上的商业秘密。

2. 实用性与价值性　商业秘密与其他成果的根本区别就在于其具有现实或潜在的实用价值，并能实现权利人经济利益的目的。对于不能直接或间接使用于生产经营活动的信息，不属于商业秘密。

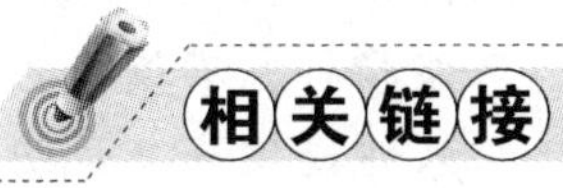

医药商业秘密保护的优势

1. 保护对象广泛　商业秘密可以分为两类：技术秘密与经营秘密。经营信息是不可能得到专利保护，只能通过商业秘密的方式来进行保护。对于技术信息是否适合专利保护的方法也需要进一步加以区分。那些不为产品直接反映的结构、工艺、不能利用“反向工程”获取的技术、工艺性、配方性的技术信息，采取商业秘密保护的方法将更加适宜。

2. 保护期限永久　商业秘密的保护期是不确定的，如果能永久保密，则享有无限的保护期。而知识产权中各种权利都是有保护期限的，如发明专利保护期只有20年。但是如果商业秘密被泄露，保护期也就随之结束。

3. 保护无地域限制　商业秘密的所有人可以向任何国家、任何愿意得到它的人发放许可证；而专利等均有地域性限制，在一个国家有知识产权不一定在另一国有相应的权利，但有关知识产权的信息却是在世界范围内公开的。

（三）医药商业秘密的类型

医药商业秘密以药品的研制、生产、经营和使用为依托，它主要包括以下几种类型：

1. 药品研发中的商业秘密　涉及新药研发的技术信息种类非常多，而能够满足授予专利权法定条件的信息很少，大部分的技术信息只能作为商业秘密进行保护。包括临床前研究中获得的新药的理化性质参数、合成工艺、制剂工艺、质量控制、药理学、毒理学数据，还包括在临床试验中得到的大量病例数据。

2. 药品生产管理中的商业秘密　药品生产企业在执行药品生产质量管理规范（Good Manufacturing Practice，GMP）的过程中，所形成的属于医药企业独有的各种制度、办法和标准操作规程（Standard Operation Procedure，SOP）等，只要是医药企业单独掌握的并且能给企业自身带来竞争优势的生产管理信息都属于医药商业秘密。

3. 药品经营中的商业秘密　主要是指在医药企业市场营销活动中产生的各种经营信息，比如某种药品市场调查与预测报告、医药企业经营策略和投资意向、营销渠道、客户名单、人员招聘的方法和程序、员工培训方法和销售人员管理经验与诀窍等，只要具备属于医药企业独有而且经医药企业采取保密措施保护的法律特征都属于医药商业秘密。

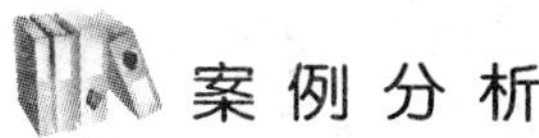

案例分析

某制药厂的保密措施

东北某制药厂发明了一种具有国际先进水平的维生素C生产工艺技术，通过运用该技术使该厂在市场上占有极大的优势。对于这项技术，企业采取了严格的保密措施，包括制定保密守则、工艺技术保密制度、重点车间的保密规则等规章制度，在职工中培养保密意识；外来人员到该厂参观，必须由厂领导或保卫干部陪同；调离企业的技术人员必须交出所有掌握的技术资料，并签订跟踪保密协议；涉外谈判，只谈指标，不谈工艺流程和数据；外商来厂参观考察，只准进入接待室；对外提供资料，只许提供产品说明和工厂简介，严禁提供技术资料；对技术资料实行分割保管办法，由三人各保管一部分资料，只有三人保管的资料合起来才可以构成完整的技术资料；在生产工艺上，实行工段控制法，每个工人只知道添加剂的数量，不知道是何种添加剂和化学成分。

（四）侵犯商业秘密的行为及其法律规制

《反不正当竞争法》第十条规定经营者不得采用下列手段侵犯商业秘密：

1. 以盗窃、利诱、胁迫或者其他不正当手段获取权利人的商业秘密。盗窃是指行为人以秘密窃取的方式获得权利人的商业秘密，是最常见的一种侵犯商业秘密的行为。利诱是指行为人为了获得商业秘密，以金钱、财物或其他利益为诱惑，收买或指使他人获取权利人商业秘密的行为。胁迫是指行为人为了获取他人商业秘密，对权利人本人或者其他涉及商业秘密的人员采取恐吓等暴力威胁行为，使对方心理上产生恐惧，被迫交出商业秘密的行为。

2. 披露、使用或者允许他人使用以前项手段获取的权利人的商业秘密。此种行为属于滥用商业秘密的行为，是指行为人以不正当手段获得商业秘密后，要么自己使用商业秘密以谋取经济利益，要么将商业秘密告知第三人或者转让给第三人使用。

3. 违反约定或者违反权利人有关保守商业秘密的要求，披露、使用或者允许他人使用其所掌握的商业秘密。此行为主要发生在具有合同关系的当事人之间，这既是一种违反约定或者违反有关保守商业秘密条款的要求的违约行为，也是一种侵犯商业秘密的侵权行为。

4. 第三人明知或者应知是上述违法行为，获取、使用或者披露他人的商业秘密，视为侵犯商业秘密。这是一种恶意利用商业秘密的行为。

根据《反不正当竞争法》和国家工商局《关于禁止侵犯商业秘密行为的若干规定》的规定，对侵犯商业秘密的不正当行为，工商行政管理机关应当责令停止违法行为，可以根据情节处以一万元以上二十万元以下的罚款，并可对侵权物品作如下处理：责令并监督侵权人将载有商业秘密的图纸、软件及其他有关资料返还权利人；监督侵犯人销毁使用权利人商业秘密生产的、流入市场将会造成商业秘密公开的产品。但权利人同意收购、销售等其他处理方式的除外。

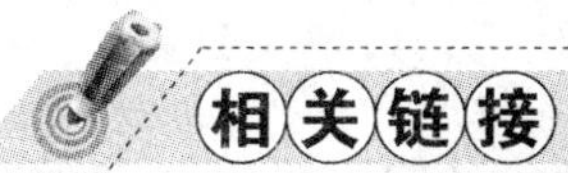

《民法通则》、《合同法》、《劳动法》、《刑法》中关于商业秘密的法律规定

《民法通则》第一百一十八条规定：公民、法人的著作权、专利权、商标专用权、发现权、发明权和其他科技成果权受到剽窃、篡改、假冒等侵害的，有权要求停止侵害，消除影响，赔偿损失。

《合同法》第四十三条规定：当事人在订立合同过程中知悉的商业秘密，无论合同是否成立，不得泄露或者不正当地使用。泄露或者不正当地使用该商业秘密给对方造成损失的，应当承担损害赔偿责任。

《劳动法》则规定本公司雇员或者前雇员违反企业商业秘密的规章制度，劳动合同中的保密条款，保密合同或者竞业禁止合同约定，给企业造成损失的，企业可以依据劳动法的规定向劳动争议仲裁委员会申请劳动仲裁，要求违反上述约定的雇员承担损害赔偿责任。

《刑法》第二百一十九条规定：有下列侵犯商业秘密行为之一，给商业秘密的权利人造成重大损失的，处三年以下有期徒刑或者拘役，并处或者单处罚金；造成特别严重后果的，处三年以上七年以下有期徒刑，并处罚金：①以盗窃、利诱、胁迫或者其他不正当手段获取权利人的商业秘密的；②披露、使用或者允许他人使用以前项手段获取的权利人的商业秘密的；③违反约定或者违反权利人有关保守商业秘密的要求，披露、使用或者允许他人使用其所掌握的商业秘密的。明知或者应知前款所列行为，获取、使用或者披露他人的商业秘密的，以侵犯商业秘密论。

二、医药未披露数据保护

（一）医药未披露数据的定义

医药未披露数据是指在含有新型化学成分药品注册过程中，申请者为获得药品生产批准证明文件向药品注册管理部门提交的关于药品安全性、有效性、质量可控性的未披露的试验数据。

（二）医药未披露数据的内容

医药未披露数据来源于药品研发过程中的临床前试验和临床试验，主要包括以下内容：

1. 针对试验系统试验数据　包括动物、细胞、组织、器官、微生物等试验系统的药理、毒理、动物药代动力学等试验数据。

2. 针对生产工艺流程、生产设备与设施、生产质量控制等研究数据　包括药物的合成工艺、提取方法、理化性质及纯度、剂型选择、处方筛选、制备工艺、检验方法、质量指标、稳定性；中药制剂还包括原药材的来源、加工及炮制等；生物制品还包括菌毒种、细胞株、生物组织等起始材料的质量标准、保存条件、遗传稳定性及免疫学等研究数据。

3. 针对人体的临床试验数据　包括通过临床药理学、人体安全性和有效性评价等获得人体对于新药的耐受程度和药代动力学参数、给药剂量等试验数据。

（三）医药未披露数据保护的含义

医药未披露数据保护是对未在我国注册过的含有新型化学成分药品的申报数据进行保护，在一定的时间内，负责药品注册的管理部门和药品仿制者既不能披露也不能依赖该新药研发者提供的，证明药品安全性、有效性、质量可控性的试验数据。

为药品注册过程中的未披露的数据提供有效保护，目的在于禁止后来的药品注册申请者直接或者间接地依赖前者的数据来进行药品的注册申请，以保护新药开发的积极性。

（四）有关医药未披露数据保护的法律规定

我国《药品管理法实施条例》第三十五条规定：国家对获得生产或者销售含有新型化学成分药品许可的生产者或者销售者提交的自行取得且未披露的试验数据和其他数据实施保护，任何人不得对该未披露的试验数据和其他数据进行不正当的商业利用。

自药品生产者或者销售者获得生产、销售新型化学成分药品的许可证明文件之日起6年内，对其他申请人未经已获得许可的申请人同意，使用前款数据申请生产、销售新型化学成分药品许可的，药品监督管理部门不予许可。但是，其他申请人提交自行取得数据的除外。

除下列情形外，药品监督管理部门不得披露本条第一款规定的数据：①公共利益需要；②已采取措施确保该类数据不会被不正当地进行商业利用。

这一规定是我国为履行加入世界贸易组织时的承诺而制定的对未披露信息的保护措施。作为WTO的一揽子协议之一，《与贸易有关的知识产权协议》（TRIPS协议）规定了一系列知识产权保护的最低标准，要求成员国必须履行。TRIPS协议第7节第三十九条即是对未披露信息的保护，该条规定：①各成员应对属于商业秘密的未披露信息和提交政府或政府机构的数据进行保护；②自然人和法人应采取合理的措施，以防止商业秘密在未经其权利人同意的情况下，以违反诚实商业行为的方式向他人披露，或被他人取得或使用；③各成员应对申请销售使用许可者提交的，需经过巨大努力才能取得且未披露的，含有新型化学物质的药品或农业化学产品的试验数据或其他数据进行保护，以防止不正当的商业使用。各成员应保护这些数据不被披露，即便是为保护公众利益所必需时，也应采取措施以保证这类数据不会被用于不正当的商业目的。

除《药品管理法实施条例》之外，这一对未披露试验数据的保护制度也在《药品注册管理办法》中得到进一步予以明确。我国2007年10月1日起实施的《药品注册管理办法》第二十条也做了相应规定："对获得生产或者销售含有新型化学成分药品许可的生产者或者销售者提交的自行取得且未披露的试验数据和其他数据，国家食品药品监督管理局自批准该许可之日起6年内，对未经已获得许可的申请人同意，使用其未披露数据的申请不予批准。但是申请人提交自行取得数据的除外。”

通过《药品管理法实施条例》和《药品注册管理办法》，我国已经完全履行了所做的国际承诺，对未披露的试验数据进行了完善的保护，同时也保障了科研工作者和医药企业的权益。

第五节 著作权及其保护

一、著作权和著作权法

（一）著作权的概念

著作权是法律赋予文学艺术或科学作品的创作者对其作品的权利。包括署名、发表、出版、获得报酬等权利。它是知识产权的重要组成部分。我国著作权法规定，著作权与版权为同一概念。

（二）著作权的客体与主体

1. 著作权的客体

（1）作品的概念：著作权的客体是指著作权法保护的对象，即作品。

作品，是指文学、艺术和科学领域内具有独创性并能以某种有形形式复制的智力成果。

著作权法所称创作，是指直接产生文学、艺术和科学作品的智力活动。为他人创作进行组织工作，提供咨询意见、物质条件，或者进行其他辅助工作，均不视为创作。

我国著作权法对作品进行保护，但保护的对象不是作品中的思想、情感本身，而是这些思想、情感的外在表达或表现。因为独创性存在于作品表达之中，作品中所包含的思想并不要求具有独创性。著作权法保护作品的表达。

（2）作品的构成要件：①属于文学、艺术和自然科学、社会科学、工程技术等科学领域中的智力成果；②具有独创性。其含义有二：一是作品独立创作完成，而非剽窃之作；二是作品必须体现作者的个性特征，属于作者智力劳动成果，即具有创作性。③可复制性，即作品必须可以通过某种形式复制，从而被他人所感知。

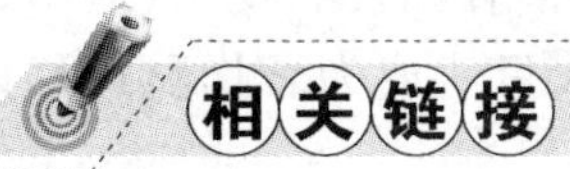

作品的种类

1. 文字作品，是指小说、诗词、散文、论文等以文字形式表现的作品。

2. 口述作品，是指即兴的演说、授课、法庭辩论等以口头语言形式表现的作品。

3. 音乐、戏剧、曲艺、舞蹈、杂技艺术作品。音乐作品，是指歌曲、交响乐等能够演唱或演奏的带词或者不带词的作品；戏剧作品，是指话剧、歌剧、地方戏等供舞台演出的作品；曲艺作品，是指相声、快书、大鼓、评书等以说唱为主要形式表演的作品；舞蹈作品，是指通过连续的动作、姿势、表情等表现思想情感的作品；杂技作品，是指杂技、魔术、马戏等通过形体动作和技巧表现的作品。

4. 美术、建筑作品。美术作品，是指绘画、书法、雕塑等以线条、色彩或者其他方式构成的有审美意义的平面或立体造型艺术作品；建筑作品，是指以建筑物或者构筑物表现形式表现的有审美意义的作品。

5. 摄影作品、电影作品。摄影作品是指借助器械在感光材料或者其他介质上记录客观物体形象的艺术作品；电影作品和以类似摄制电影的方法创作的作品，是指摄制在一定介质上，由一系列有伴音或者无伴音的画面组成，并且借助适当装置放映或者以其他方式传播的作品。

6. 图形作品和模型作品。图形作品是指为施工、生产绘制的工程设计图、产品设计图，以及反映地理现象、说明事物原理或者结构的地图、示意图等作品；模型作品，是指为展示、试验或者观测等用途，根据物体的形状和结构，按照一定比例制成的立体作品。

7. 计算机软件，是指计算机程序及其文档。

8. 法律、行政法规规定的其他作品。如民间文学艺术作品等。

2. 著作权的主体　著作权的主体即著作权人，是指依法享有著作权的人。而著作权的原始所有人是作者。作者是当然的著作权人，其他著作权人是依法能够推定为著作权主体的除作者以外的公民，法人，其他组织以及国家。任何作品的著作权都来源于公民的创作行为，其他著作权人的著作权，均来自于作者。

(1) 作者：创作作品的公民是作者。创作，是指产生文学、艺术和科学作品的智力活动。创作是一种事实行为，而非法律行为，不受自然人行为能力状况的限制，但创作成果必须符合作品的条件，创作主体才能取得作者身份。

创作本来只能是具有直接思维能力的自然人特有的活动，但单位也可在特定情形下通过其特定机构或自然人行使或表达其自由意志，因而单位也可为作者。著作权法第十一条第3款规定：由法人或者其他组织主持，代表法人或者其他组织意志创作，并由法人或者其他组织承担责任的作品，法人或者其他组织视为作者。单位被视为作者时，可以成为完整的著作权主体，承担作者义务。如无相反证明，在作品上署名人或者其他组织为作者。当事人著作权的底稿、原件、合法出版物记证书、认证机构出具的证明等，都可作为认定作者的证据。

(2) 继受人：是指因发生继承、赠受、转让等法律事实而取得著作财产，受著作权人包括继承人、受赠人、受让人、作品原件的合法持有人，受著作权人只能成为著作财产移体，因著作人身权具有不可转让性。

(3) 外国人和无国籍人：只要符合下列条件之一，外国人的作品受我国著作权法保护：

外国人、无国籍人的作品根据其所属国或者经常居住地国同中国签订的协议或者共同参加的国际条约享有著作权的。

其作品首先在中国境内出版的，或在中国境外首先出版，30 日内又在中国境内出版的，视为该作品同时在中国境内出版。

未与中国签订协议或者共同参加国际条约的国家的作者以及无国籍人的作品首次在中国参加的国际条约的成员国出版的或者在成员国和非成员国同时出版的。

（三）著作权法

著作权法是指调整因著作权的产生、控制、利用和支配而产生的社会关系的法律规范的总称。我国的《著作权法》于1990年9月7日经第七届全国人民代表大会常委会第十五次会议审议通过，自1991年6月1日起实施。为了进一步完善我国的著作权保护制度，适应我国加入世界贸易组织的进程，根据2001年10月27日第九届全国人民代表大会常务委员会第二十四次会议《关于修改 <中华人民共和国著作权法> 的决定》进行了修正。

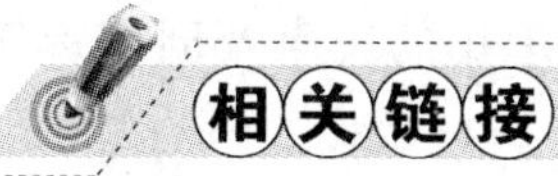

著作权法不保护的客体

1. 违禁作品，即依法禁止出版、传播的作品。

2. 官方文件，即法律、法规、国家机关的决议、决定、命令和其他具有立法、行政、司法性质的文件及其官方正式译文。

3. 时事新闻，是指通过报纸、期刊、广播电台、电视台等媒体报道的单纯事实消息。时事新闻虽从总体上不受著作权法保护，但传播报道他人采编的时事新闻，应当注明出处。

4. 历法、通用表格和公式。这类成果表现形式单一，应成为人类共同财富，不宜被垄断使用。

二、著作权的产生与保护期限

（一）著作权的产生

著作权自作品完成创作之日起产生，并受著作权法的保护。外国人或无国籍人的作品首先在中国境内出版的，其著作权自首次出版之日起产生。

（二）著作权的保护期限

1. 著作人身权的保护期限　著作人身权中的署名权、修改权和保护作品完整权的保护期不受限制，可以获得永久性保护。但著作人身权中的发表权的保护有时间限制。

2. 自然人作品的发表权和财产权的保护期　公民的作品，其发表权和使用权的保护期分别为作者终生及其死后50年，截止于作者死亡之后第50年的12月31日；如果是合作作者，截止于最后死亡的作者死亡后第50年的12月31日。

作者生前未发表的作品，如果作者未明确表示不发表，作者死亡后50年内，其发表权可由继承人或者受遗赠人行使；没有继承人又无人受遗赠的，由作品原件的所有人行使。

3. 法人或其他组织的作品的发表权和财产权的保护期　单位作品，著作权（署名权除外）由法人或者其他组织享有的职务作品，其发表权和使用权的保护期为50年，截止于作品发表后第50年的12月31日，但作品自创作完成后50年内未发表的，著作权不再保护。

4. 作者身份不明作品使用权的保护期　其使用权的保护期截止于作品发表后第50年的12月31日；作者身份确定后，适用著作权法第二十一条的规定，按不同作品类型分别确定保护期。

5. 计算机软件著作权的期限　软件著作权的保护期为25年，截止于软件首次发表后第

25 年的 12 月 31 日。可对其加以续展，但保护期最长不超过 50 年。另外，软件开发者身份权的保护期不受时间限制。

三、著作权的法律保护

《著作权法》中规定了对侵犯著作权的行为认定和侵权者应该承担的民事及刑事责任，具体见表 14-6。

表 14-6　著作权侵权行为及应承担的法律责任

侵权行为	法律责任
1. 未经著作权人许可，发表其作品的； 2. 未经合作作者许可，将与他人合作创作的作品当做自己单独创作的作品发表的； 3. 没有参加创作，为谋取个人名利，在他人作品上署名的； 4. 歪曲、篡改他人作品的； 5. 剽窃他人作品的； 6. 未经著作权人许可，以展览、摄制电影和以类似摄制电影的方式使用作品，或者以改编、翻译、注释等方式使用作品的，本法另有规定的除外； 7. 使用他人作品，应当支付报酬而未支付的； 8. 未经电影作品和以类似摄制电影的方法创作的作品、计算机软件、录音录像制品的著作权人或者与著作权有关的权利人许可，出租其作品或者录音录像制品的，本法另有规定的除外； 9. 未经出版者许可，使用其出版的图书、期刊的版式设计的； 10. 未经表演者许可，从现场直播或者公开传送其现场表演，或者录制其表演的； 11. 其他侵犯著作权以及与著作权有关的权益的行为；	应当根据情况，承担停止侵害、消除影响、赔礼道歉、赔偿损失等民事责任
12. 未经著作权人许可，复制、发行、表演、放映、广播、汇编、通过信息网络向公众传播其作品的，本法另有规定的除外； 13. 出版他人享有专有出版权的图书的； 14. 未经表演者许可，复制、发行录有其表演的录音录像制品，或者通过信息网络向公众传播其表演的，本法另有规定的除外； 15. 未经录音录像制作者许可，复制、发行、通过信息网络向公众传播其制作的录音录像制品的，本法另有规定的除外； 16. 未经许可，播放或者复制广播、电视的，本法另有规定的除外； 17. 未经著作权人或者与著作权有关的权利人许可，故意避开或者破坏权利人为其作品、录音录像制品等采取的保护著作权或者与著作权有关的权利的技术措施的，法律、行政法规另有规定的除外； 18. 未经著作权人或者与著作权有关的权利人许可，故意删除或者改变作品、录音录像制品等的权利管理电子信息的，法律、行政法规另有规定的除外； 19. 制作、出售假冒他人署名的作品的	应当根据情况，承担停止侵害、消除影响、赔礼道歉、赔偿损失等民事责任；同时损害公共利益的，可以由著作权行政管理部门责令停止侵权行为，没收违法所得，没收、销毁侵权复制品，并可处以罚款；情节严重的，著作权行政管理部门还可以没收主要用于制作侵权复制品的材料、工具、设备等；构成犯罪的，依法追究刑事责任

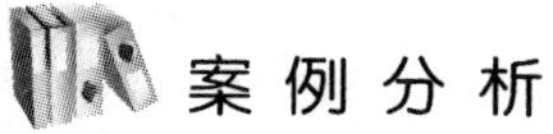
案例分析

“伟哥”之争

持续了三年多的洋“伟哥”万艾可专利纠纷终于落下帷幕，北京高院终审判决国家知识产权局专利复审委员会撤销“万艾可”专利无效决定，这个伟哥蓝色药品的所有者全球第一大制药企业美国辉瑞公司最终笑到了最后。而这场旷日持久的专利纠纷给中国医药行业带来的经验和教训也许将会使得医药界铭记。

北京高院认为，专利复审委员会认为“说明书所述的治疗效果及实验数据缺乏明确的指向及关联”的说法，属于认定事实有误，应予纠正。北京高院终审撤销专利复审委员会“伟哥”专利无效的决定，辉瑞公司重新获得“伟哥”专利权。

据悉，早在1994年，辉瑞就向国家知识产权局申请万艾可专利。2001年9月19日，国家知识产权局授予辉瑞公司“伟哥”发明专利权，而在这期间，国内已经有多家企业自己投入研发万艾可的主要成分西地那非。

1. 专利曾判无效　辉瑞获得专利之后，国内12家企业成立“伟哥联盟”联名向国家知识产权局专利复审委员会提出申请，认为万艾可不具有创造性，而且在英国等国也未被给予专利，请求宣告“伟哥”专利无效。2004年7月5日，国家知识产权局专利复审委员会作出决定：辉瑞公司的“万艾可”专利无效，原因是“专利说明书公开不充分”。

2004年9月，辉瑞一纸诉状将国家知识产权局专利复审委告上法庭，同时还把国内12家企业列为第三人拉上了被告席。2005年3月31日，北京市一中院知识产权庭首次开庭审理此案，直到2006年6月2日，一中院认为，辉瑞该专利说明书已经附有实验数据，一般技术人员“无需花费创造性劳动”即可实现，专利复审委“认定事实有误，适用法律错误，应予撤销”。

2. 国内开发要等到2014年　一中院宣判后，作为第三人的国内12家企业不服，上诉至北京市高院。北京高院做出上述判决。

12家企业之一广州某药厂厂长表示：由于该专利是发明专利，不是工艺上的专利，国内企业想绕过专利开发很难，看来要等到2014年，辉瑞专利过期之后了。

据悉，国内12家企业对该药投入了很高的研发资金，有的已经投入3000余万元，而花费的研发时间也都在3年以上，甚至已有企业开始做临床试验，并拿到了国家食品药品监督管理部门颁发的新药证书。

这么多人力和时间投入却因专利问题而一直无法转化成“万艾可”拥有专利，无疑给这些企业研发“伟哥”判了个“有期徒刑”，而这个期限将是7年。但7年之后，也许万艾可已经在中国整个抗阳痿（ED）市场抢占霸主地位，加之美国礼来、德国拜耳的同类抗ED药物在华的凶猛上市，到那时候是否有国产“伟哥”一片天地还真难预料。

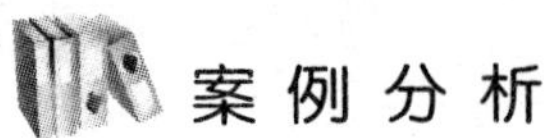

案例分析

一场无硝烟的战争

抑郁症是一种比较普通的精神疾病，据 WHO 统计，该病终身患病率达 3% ~5%。全世界 3.4 亿人罹患此症，美国约有抑郁症患者 1800 万人。全球每年用于抑郁症的医疗费用达 600 亿美元，抗抑郁药物 2004 年销售额达 195 亿美元，市场巨大。

盐酸氟西汀（fluoxetine）是全球第一个上市的选择性 5-羟色胺再摄取抑制剂（SSRIs），美国 LL 公司研制成功后于 1986 年首先在比利时上市，1988 年初获 FDA 批准后在美国上市，随后在全球进行了广泛开发。LL 公司作为全球氟西汀最大的生产厂商，药物发明者获世界医学界最高荣誉“年度最佳发明奖”，产品被全球著名《福布斯》杂志誉为世纪之药。1999 年全球最畅销的处方药中，LL 公司的氟西汀（商品名：百忧解，Prozae）销售额为 26.1 亿美元，排名第 5 位，在抗抑郁症药物市场中占绝对的竞争优势。

2001 年 8 月，LL 公司的氟西汀专利到期。自 2001 年夏天，先后有 20 多个氟西汀通用名药物进入全球市场，其售价仅为品牌药品价格的 70% 左右。2001 年，Prozae 全球销售额从 2000 年的 25.9 亿美元降至 19.9 亿美元，2002 年降低到 7.34 亿美元，2003 年继续下滑，跌出畅销药品排行榜前 14 位。

为应对氟西汀非专利普通制剂的激烈竞争，2001 年，LL 公司推出了一周服一次的 SSRI 类抗抑郁药氟西汀控释制剂，在美国获准上市，商品名：Prozac Weekly，用于长期治疗抑郁症，其月用药总费用（63 美元）较普通制剂（71.26 美元）低。同时，LL 公司寻找该药的新适应证，开发了另一个新药，商品名为 Sarafem，这是唯一用于经前焦虑症的处方药。2001 年 Prozac Weekly 的销售额约 5500 万美元，Sarafem 约 6300 万美元稍弥补了 Prozac 专利到期销售额的下降。

同时，LL 公司积极研发新的抗抑郁药物 Cymbalta（度洛西汀，duloxetine）。2003 年 9 月，FDA 完成了度洛西汀的标签审核。2004 年 8 月，Cymbalta 获得 FDA 的批准上市，2004 年 9 月 Cymbalta 的适应证扩展到糖尿病并发的神经痛领域。2005 年前 9 个月该药实现年销售额 4.51 亿美元，2007 年销售额约 10 亿美元。金融投资公司莱曼兄弟公司预计，Cymbalta 在 10 年后将创造 30 亿美元的年销售额。

请运用本章及相关知识对上述案例分析探讨。

本章小结

本章介绍了医药知识产权的概念、分类，药品专利保护，药品商标保护，医药商业秘密和医药未披露数据的保护等内容。

医药知识产权是指一切与医药行业有关的发明创造和智力劳动成果所产生的财产权。其具有无形性、独占性、地域性、时间性和可复制性。主要分为专利类、商标类、商业秘密和版权类。对于药品发明专利包括药品产品发明专利、药品方法发明专利。

发明创造要取得专利权，必须满足实质条件和形式条件。实质条件是指申请专利的发明创造自身必须具备的属性要求。形式条件则是指申请专利的发明创造在申请文件和手续等程序方面的要求。发明专利权的保护期限为二十年，实用新型专利权和外观设计专利权的保护期限为十年，均自申请日起计算。

药品商标是指药品的生产者、经营者或者医疗服务的提供者为了使自己生产、经营的药品或者提供的医疗服务，同他人生产、经营的同类药品或同类医疗服务相区别而使用的一种标记。其主要内容包括独占使用权、禁止权、转让权、许可权和续展权。

医药商业秘密是指在医药行业中，不为公众所知悉、能为权利人带来经济利益、具有实用性并经权利人采取保密措施的技术信息和经营信息。

医药未披露数据是指在含有新型化学成分药品注册过程中，申请者为获得药品生产批准证明文件向药品注册管理部门提交的关于药品安全性、有效性、质量可控性的未披露的试验数据。

复习题

1. 联系以前学习的内容，试分析新药研究与医药知识产权的关系。
2. 根据我国医药知识产权保护的法律体系，在我国对药物发明创造的保护可以采取的措施包括哪些？
3. 简述医药专利的类型和医药专利权的取得程序。
4. 比较医药发明专利与实用新型专利的差异。
5. 试述医药未披露数据的特征及保护的特点。

（任丽平　胡善民）

参考文献

1. 杨世民．药事管理学．第5版．北京：人民卫生出版社，2011
2. 杨书良，刘兰茹．药事管理学．北京：化学工业出版社，2010
3. 孟锐．药事管理学．第2版．第3版．北京：科学出版社，2009，2012
4. 邵瑞琪．药事管理学．北京：人民卫生出版社，2007
5. 吴蓬．药事管理学．第2版．第3版．第4版．北京：人民卫生出版社，2001，2003，2007
6. 邹延昌．药事管理学．济南：泰山出版社，2008
7. 马风余，张琳琳．药事管理学．西安：第四军医大学出版社，2007
8. 翁开源，汤新强．药事管理学（案例版）．北京：科学出版社，2009
9. 杨克钊．实用药事管理学．北京：中国医药科技出版社，2000
10. 黄泰康．现代药事管理学．北京：中国医药科技出版社，2004
11. 杨世民．药事管理与法规．北京：高等教育出版社，2010
12. 杨世民．药事管理与法规（国家执业药师资格考试应试指南）．北京：中国医药科技出版社，2012
13. 宿凌．药事管理与法规．北京：中国医药科技出版社，2010
14. 中国药师职业协会组织．药事管理与法规（国家执业药师资格考试指南）．北京：人民卫生出版社，2011
15. 杨悦，田丽娟．药事管理与法规（国家执业药师资格考试推荐辅导用书）．北京：人民军医出版社，2012
16. 国家食品药品监督管理局执业药师资格认证中心．国家执业药师资格考试指南——药事管理与法规．北京：中国医药科技出版社，2011，2012
17. 陈燕，黄迎燕，方建国．专利信息采集和分析．北京：清华大学出版社，2006
18. 陈玉文．医药电子商务．中国医药科技出版社，2007
19. 程卯生．医药伦理学．第2版．北京：中国医药科技出版社，2008
20. 邓超英．刑法各论．武汉：中国地质大学出版社，2003
21. 费安玲．知识产权法学案例教程．第2版．北京：知识产权出版社，2006
22. 葛现琴．法学概论．郑州：郑州大学出版社，2005
23. 国家卫生部．2010中国卫生统计年鉴．北京：中国协和医科大学出版社，2010
24. 侯胜田．医药市场营销学．北京：中国医药科技出版社，2009
25. 扈纪华，张桂龙．中华人民共和国药品管理法实务全书（下）．北京：中国言实出版社，2001
26. 李春雷．刑法学．北京：中国民主法制出版社，2004
27. 李全林．新医药开发与研究．北京：中国医药科技出版社，2008
28. 李兴国．信息管理学．北京：高等教育出版社，2007
29. 梁毅．新版GMP教材．北京：中国医药科技出版社，2011

30. 刘兰茹．医药知识产权理论与实践．北京：人民卫生出版社，2007
31. 刘嗣元，彭俊良．法学概论．北京：人民法院出版社，中国社会科学院出版社，2004
32. 彭磷基．国际医院管理标准（JCI）中国医院实践指南．北京：人民卫生出版社，2008
33. 邵蓉．中国药事法理论与实务．北京：中国医药科技出版社，2010
34. 刘兰茹．处方药营销与实务．北京：人民卫生出版社，2011
35. 汤少梁，申俊龙．医药电子商务．南京：南京大学出版社，2009
36. 汤少梁．医药市场营销学．北京：科学出版社，2008
37. 陶鑫良．知识产权基础．北京：知识产权出版社，2006
38. 吴永佩，张钧．医院管理学药事管理分册．第2版．北京：人民卫生出版社，2011
39. 徐蓉．药事法教程：要点探讨·案例分析．北京：化学工业出版社，2008
40. 徐叔云．临床药理学．第3版．北京：人民卫生出版社，2007
41. 中国医药报刊协会，中国医药工业科研开发促进会．新中国药品监管与发展经典荟萃．北京：中国医药科技出版社，2011
42. 朱士俊．医院管理学质量管理分册．第2版．北京：人民卫生出版社，2011
43. Larry E Boh. 陆进等译．药学临床实践指南．北京：化学工业出版社，2007
44. 邵蓉．药品监管相关政策法规．北京：中国医药科技出版社，2011
45. 邵蓉．药品生产监管法律法规．北京：中国医药科技出版社，2011
46. 邵蓉．药品流通监管法律法规．北京：中国医药科技出版社，2011
47. 邵蓉．特殊药品监管法规．北京：中国医药科技出版社，2011
48. 邵蓉．中国药事法理论与实务．北京：中国医药科技出版社，2010
49. 邵蓉．药品注册法律法规．北京：中国医药科技出版社，2011
50. 邵蓉．医疗机构药品监管政策法规．北京：中国医药科技出版社，2011
51. 杜晓曦．《药品不良反应报告与监测管理办法》培训教材．北京：中国医药科技出版社，2012
52. 张新平，陈连剑．药事法学．北京：科学出版社，2004
53. Shayne C. Gad. 药物安全性评价．北京：化学工业出版社，2006
54. 陈晓莉．中国药品GMP认证制度．中国新药杂志，1999，8（1）：53-55
55. 彭洪兴，杨东泉．毒性中药、国家重点保护野生药材速记歌诀．中华现代中医学杂志，2006，2（2）：7
56. 刘晓霞．药害制度防范与救济制度研究．上海：复旦大学博士学位论文，2011
57. 朱江，卫敏．我国药学技术人员管理现状与改进对策．上海医药，2007，28（4）：175-177
58. 刘兰茹，张丽军，孙志丹．药品信息与药品安全．中医药指南．2008，6（3）：151-153
59. 刘兰茹，兰恭赞．谈药品属性和分类．中国药事．2008，22（2）：96-98
60. American Society of Health-System Pharmacists. ASHP guidelines：minimum standard for pharmacies in hospitals. Am J Health-Syst Pharm，1995，52：2711-2717
61. American Society of Health-system Pharmacists. Policy Positions & Guidelines. http：//www. ashp. org/menu/PracticePolicy/PolicyPositionsGuidelinesBestPractices. aspx [2012-10-09]
62. Thomas R. Brown. Handbook of Institutional Pharmacy Practice. 4th edition. ASHP Publications Production Center，2006
63. WHO. Drug and Therapeutics Committees（2003）- A Practical Guide. http：//apps. who. int/ medicinedocs/fr/d/Js4882e/16. html
64. National Institute for Occupational Safety and Health. NIOSH List of Antineoplastic and Other Hazardous Drugs in Healthcare Settings 2012. http：//www. cdc. gov/niosh/docs/ 2012-150/pdfs/2012-150. pdf
65. ISMP's List of High-Alert Medications. http：//www. ismp. org/Tools/highalertmedications. pdf